Tumormarker
Aktuelle Aspekte und klinische Relevanz

Tumormarker-Symposium
29./30. November 1985
Münster/Westfalen

Gerhard Wüst (Hrsg.)

Tumormarker

Aktuelle Aspekte und klinische Relevanz

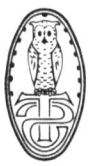

Steinkopff Verlag Darmstadt

Prof. Dr. med. Gerhard Wüst
Med. Universitätsklinik
Abteilung A
Albert-Schweitzer-Straße 33
4400 Münster/Westfalen

CIP-Kurztitelaufnahme der Deutschen Bibliothek

Tumormarker : aktuelle Aspekte u. klin. Relevanz
/ [Tumormarker-Symposium, 29./30. November 1985,
Münster/Westfalen]. G. Wüst (Hrsg.). – Darmstadt:
Steinkopff, 1986.
 ISBN 978-3-642-88540-2   ISBN 978-3-642-88539-6 (eBook)
 DOI 10.1007/978-3-642-88539-6
NE: Wüst, Gerhard [Hrsg.]; Tumormarker-Symposium
<1985, Münster, Westfalen>

Alle Rechte vorbehalten
(insbesondere des Nachdruckes und der Übersetzung)

Kein Teil dieses Buches darf in irgendeiner Form (durch Photokopie, Xerographie, Mikrofilm, unter
Verwendung elektronischer Systeme oder anderer Reproduktionsverfahren) ohne schriftliche Genehmigung des Verlages reproduziert werden.

Copyright © 1987 by Dr. Dietrich Steinkopff Verlag, GmbH & Co. KG, Darmstadt
Verlagsredaktion: Juliane K. Weller – Herstellung: Heinz J. Schäfer

Die Wiedergabe von Gebrauchsnamen, Handelsnamen, Warenbezeichnungen usw. in dieser Veröffentlichung berechtigt auch ohne besondere Kennzeichnung nicht zu der Annahme, daß solche Namen im Sinne der Warenzeichen- und Markenschutz-Gesetzgebung als frei zu betrachten wären und daher von jedermann benutzt werden dürften.

Gesamtherstellung: Meister-Druck, Kassel

Vorwort

Tumormarker gewinnen durch neue Entwicklungen in Klinik, Immunologie, Immunhistochemie und Biochemie in zunehmendem Maße an praktischer Bedeutung für die Verlaufsbeobachtung maligner Tumoren nach Therapie (monitoring), aber auch für die Diagnose und Prognose eines Karzinoms.
Das vorliegende Buch enthält die Ergebnisse eines internationalen, interdisziplinären Symposiums über aktuelle Aspekte und klinische Relevanz von Tumormarkern, das am 29. und 30. November 1985 in Münster/Westfalen stattfand. Das Ziel der Tagung bestand darin, den Stand der Tumormarkerforschung und ihrer Anwendung in Praxis und Klinik zu reflektieren. 30 Hauptvorträge namhafter Forscher unterrichteten über die neuesten Ergebnisse der Tumormarkerdiagnostik. Dabei wurden alle wichtigen und häufigen Tumoren abgehandelt: gastrointestinale Tumoren, Bronchialkarzinom, gynäkologische Tumoren, Mammakarzinom, urologische Tumoren, malignes Melanom, Schilddrüsenkarzinom usw. Die Kurzwiedergabe von 65 freien Vorträgen ergänzten das klinische Spektrum der oben genannten Tumoren und ließen genügend Raum auch für wissenschaftliche Ergebnisse auf experimenteller Ebene.
Wie ein roter Faden zieht sich durch das Programm die immer wiederkehrende Frage nach Sensitivität und Spezifität unserer Testmethoden. Bedeutende Fortschritte in dieser Richtung sind in neuester Zeit durch die Verwendung monoklonaler Antikörper zu verzeichnen. Auf wachsendes Interesse stoßen die „Marker der neuen Generation", von denen in rascher Folge immer mehr in die Klinik eingeführt werden. Meist wird ihnen eine Organspezifität zugeschrieben. Es bleibt weiteren kritischen Untersuchungen vorbehalten, die vielfach postulierte Organ-Tumorspezifität dieser Marker unter Beweis zu stellen.

Münster, im August 1986   Gerhard Wüst

Danksagungen
Für seine einleitenden Worte zum Tumormarker-Symposium in Münster danke ich dem Dekan der Medizinischen Fakultät der Westfälischen Wilhelms-Universität, Herrn Prof. Dr. Schröer. Dem Präsidenten der Deutschen Krebsgesellschaft, Herrn Prof. Dr. E. Grundmann, und dem Präsidenten der Deutschen Gesellschaft für Hämatologie und Onkologie, Herrn Prof. Dr. J. van de Loo, danke ich für ihre Unterstützung bei der Vorbereitung des Kongresses.
Ganz besonders danke ich den zahlreichen Helfern bei der praktischen Vor- und Nachbereitung des Symposiums: dem Programmkommitee mit den Kollegen PD. Dr. G. Heidl, Dr. H. Pielken, Dr. O. Koch, Dr. P. Preusser; der Sekretärin des Tumorzentrums Münster, Frau H. Lossmann, für die Hilfe bei der Programmerstellung und der Drucklegung; Frau Ch. Wilken und den studentischen Hilfskräften für vielfältigen Einsatz während der Tagung.

Inhaltsverzeichnis

Vorwort V
Monoklonale Antikörper in der Diagnostik und Therapie maligner Tumoren
Birkmayer, D. 1
Die Immunchemie der neuen Kohlenhydrat-Tumormarker
Uhlenbruck, G., F.-G. Hanisch, C. Dienst 8
Tumormarker in der diagnostischen Routine – Immunhistopathologie
Nathrath, W. B. J. 14

I. Gastrointestinale Tumoren

Vergleichende Bewertung von Ca 19-9, Ca 12-5 und CEA als Tumormarker bei Magen- und Dickdarmkarzinomen
Quentmeier, A., P. Schlag, H. P. Geisen, H. Schmidt-Gayk 20
CA 19-9 in the follow-up of colorectal cancer
Tommasi, M., B. Fantappiè, C. Fucini, G. Malatantis 28
Kritische Bewertung des neuen Tumormarkers CA 19-9 bei kolorektalen Karzinomen
Kleist von, S., P. Back, A. Hohneck 35
Ergebnisse der Second-look-Operation bei rezidivierenden gastrointestinalen Tumoren nach vorheriger Messung der Tumormarker
Hornung, A., H.-J. Staab, G. Kieninger, E. Stumpf 40
Serologische und histopathologische Bedeutung von TPA und CEA bei kolorektalen Karzinomen
Oehr, P., J. Vogel, C. Winkler, P. Gedigk 46
Tumormarker beim Pankreaskarzinom
Lamerz, R., P. Stieber, A. Fatah-Moghadam 51
Präoperative CEA-Werte beim Magenkarzinom: Prognostische Bedeutung?
Wittekind, Chr., R. Kirchner, S. von Kleist 58
Korrelation von CEA und TPA bei kolorektalen Karzinomen
Sasse, W., J. Jackowski 60
Diagnostik isolierter Metastasen mit CEA und CA 19-9 IRMAs
Lorenz, M., F. D. Maul, C. Hottenrott, R. P. Baum, I. Sieper, M. Reimann-Kirkowa 62
Ursachen der TPA-Freisetzung aus Tumorzellen und deren Bedeutung für die Verlaufskontrolle bei Karzinompatienten
Oehr, P., M. Krämer, B. Schult, J. Vogel, H. Rink 65
Der Spiegel freier Plasma-Aminosäuren als potentieller Tumormarker bei gastrointestinalen Karzinomen
Brenner, U., L. Herbertz, J. M. Müller, H. Reinauer, M. Walter, O. Besant . 67
Hepatozelluläre Karzinommarker bei einem primären Gallenblasenkarzinom
Knuth, A., O. Klein, R. Moll, A. Garbe, W. Dippold, K. H. Meyer zum Büschenfelde 69
Gewebe-CEA bei kolorektalen Adenomen bezogen auf Größe, Histologie und Zellatypie
Fischbach, W., W. Borutta, J. Mössner, W. Koch 71
Immunhistochemische Untersuchungen zur Verteilung des CEA und der reifen Makrophagen in Magenkarzinomen
Heidl, G., E. Grundmann, G. Zwadlo, Th. Grüter, C. Sorg, S. Düchting, M. S. Jagoda 73

CA 19-9 und CA 12-5: Korrelation von immunhistologischem Nachweis in verschiedenen Geweben mit Serummarkerspiegeln
Arps, H., M. Dietel, L. Hoffmann, R. Klapdor 75

CEA in neutrophilen Granulozyten – eine unspezifische Bindung von Immunglobulinen
Koch, O. M., G. Uhlenbruck 78

Radioimmunszintigrafie kolorektaler Tumoren mit monoklonalen Antikörpern gegen CA 19-9 und CEA (Radioimmuncocktail): Vergleich zwischen In Vivo- und In Vitro-Diagnostik
Baum, R. P., M. Lorenz, F. D. Maul, C. Hottenrott, J. Happ, R. Senekowitzsch, R. Klapdor, G. Hör 80

Das Auftreten gastrointestinaler Tumormarker in der fetalen Entwicklung
Kaup, F. G., F. Borchard 82

II. Bronchialkarzinom

Tumormarker beim kleinzelligen Bronchialkarzinom: Ergebnisse einer prospektiven multizentrischen Studie
Havemann, K., R. Holle, G. Jaques, C. Gropp, N. Victor, P. Drings, H. G. Manke, K. Hans, M. Schroeder, M. Heim 84

Carcinoembryonic antigen (CEA) and tissue polypeptide antigen (TPA) for prognosis and monitoring of patients with lung cancer
De Angelis, G., A. Cipri, C. Maccone, F. Pau, F. Pigorini, F. Salvati 95

Neuron specific enolase in lung cancer and children's tumours
Cooper, E. H., T. A. W. Splinter, J. Pritchard, D. A. Brown 105

Der diagnostische Wert von Tumormarkern in Aszites- und Pleurapunktaten
Lamerz, R., J. Mezger, A. L. Gerbes 109

Tumormarker und Bronchialcarcinom
Blum, U., M. Lorenz, D. Drahovsky, F. D. Maul, P. Kaltwasser, M. Jackisch 118

CEA und dTT-Phase als Marker für das nicht-kleinzellige Bronchialkarzinom
Dahlmann, N., R. Pompecki, P. Thomsen 121

Neuron-spezifische Enolase (NSE) bei verschiedenen nichtendokrinen Tumoren und gutartigen chronischen Lungenerkrankungen
Fischbach, W., B. Jany, R. Nelkenstock, J. Mössner 123

Die Bedeutung der neuron-spezifischen Enolase (NSE) für die Diagnostik rundzelliger Tumoren und anderer Neoplasien
Vierbuchen, M., G. Bertram, A. Imdahl, R. Fischer 125

Katecholamin-produzierende Tumoren: Tumormarker und Proteohormonsekretion
Winterberg, B., A. M. Wasylewski, Th. Hossdorf, K. Hengst, G. Niederlein, H. Vetter, G. Wüst 127

Bronchoalveoläre Lavage – Bewertung konventioneller und potentieller Tumormarker
Schultek, Th., J. Braun, A. Florenz, W. G. Wood 129

Der diagnostische Nutzen von CEA und Sialinsäure als Tumormarker bei Pleuraergüssen
Ebert, W., L. Heger, K. W. Kayser, P. Drings 130

DNS-Aneuploidie als hochspezifischer Marker maligner Zellen in Pleuraergüssen
Hiddemann, W., H. J. Kleinemeier, D. B. von Bassewitz 132

Immunhistochemische Bestimmung von Tumormarkern beim Bronchial-Karzinom und ihre Beziehung zu den Tumormarkerserumwerten
Blum, U., M. Jackisch, M. Lorenz, M. Schneider 133

Verschiedene Tumorantigene beim Bronchialkarzinom – immunhistochemische und immunbiochemische Befunde
Schultek, Th., B. Borisch, B. E. Wenzel, W. G. Wood 136
Nachweis der Neuroblastomdifferenzierung durch Expression immunhistochemischer Marker
Schmidt, D., W. Keil, D. Harms 138

III. Gynäkologische Tumoren

Der Wert des Tumormarkers CA 12-5 beim Ovarialkarzinom im Vergleich mit anderen Markern
Möbus, V., R. Kreienberg. 140
Stellenwert des Tumormarkers CA 12-5 bei der Primärdiagnostik und Verlaufskontrolle verschiedener Karzinome des weiblichen Genitaltraktes – ein Vergleich mit TPA und CEA
Crombach, G., H. Würz. 146
Vergleichende Untersuchungen zur klinischen Bedeutung der prä- und postoperativen Serumspiegel konventioneller Tumormarker und des monoklonalen Testsystems CA 12-5 beim Ovarialkarzinom
Paulick, R., H. Kaesemann, H. Caffier 152
Verlaufskontrolle beim Ovarialkarzinom mit einer Kombination von 16 Tumormarkern
Pohl, A. L., A. Preisinger. 154
CA 12-5 Serumkonzentrations-Bestimmungen bei Patientinnen mit Ovarialkarzinom
Jäger, W., L. Wildt, P. Braun, G. Leyendecker 158
Erfahrungen mit CA 12-5 als Tumormarker bei gynäkologischen Malignomen, speziell beim Ovarialkarzinom
Meier, W., P. Stieber, A. Fateh-Moghadam, W. Eiermann 163
Serum-RNase-Aktivität (SRA) und CA 12-5 beim Ovarialkarzinom
Schleich, H. G., R. Schmidt, I. Hofmann, F. Melchert, W. Wiest 164
Die klinische Relevanz von TPA in Geburtshilfe und Gynäkologie
Tonfeld-Bosdorf, R., P. Schmidt-Rhode, K. D. Schulz, A. Bosdorf, G. Sturm, H. Prinz. 166
Nachweismuster von verschiedenen epithelialen Immunmarkern, S 100, Faktor 8 und Erdnußlektin in zystischen, papillären und soliden benignen Läsionen sowie Adenomatoidtumoren, klarzelligen Ovarialkarzinomen und malignen Mesotheliomen
Vogel, J., D. Kindermann, P. Oehr 169

IV. Mammakarzinom

The role of tumour markers in the management of breast cancer
Wang, D. Y., B. S. Thomas, J. W. Moore, R. D. Rubens, R. R. Millis 171
Tumormarker beim Mammakarzinom: Verlaufsbeobachtung, Therapiekontrolle und Prognose
Staab, H.-J., M. Zwirner, L. M. Ahlemann, F. A. Anderer 174
CA 15-3 as a marker in the follow-up of patients with breast cancer
Dalen van, A., J. M. G. Bonfrer, H. Dupree, K. J. Heering, D. L. van der Linde, W. J. Nooijen. 182
Erste Erfahrungen mit einem neuen Tumormarker (CA 15-3) beim Mammakarzinom
Schmidt-Rhode, P., G. Sturm, K.-D. Schulz, T. Bauer, A. Frick 186
Serum CEA und PHI als Prognosefaktoren beim metastasierten Mammakarzinom
Paulick, R., H. Caffier 198

Klinische Verlaufskontrolle bei Patienten mit fortgeschrittenem Mamma-, Kolon- oder Bronchialkarzinom durch Bestimmung des CEA und CA 19-9 mit monoklonalen Antikörpern – Ein Rückblick nach 2 Jahren Anwendung von Tumormarkern
Souchon, R., G. v. Ingersleben, E. Bürmann, R. Fitzner 200

Vier Jahre Erfahrung mit der Überwachung von Brustkrebspatientinnen durch Bestimmung der Plasmakonzentration von TPA und CEA (Nachsorge)
Gömpel, B., P. Schmidt-Rhode, K.-D. Schulz, H. Prinz 202

Bedeutung von TPA und CEA bei Diagnostik und Therapiekontrolle des metastasierten Mammakarzinoms
Kuck, J., P. Schmidt-Rhode, M. Frick, K.-D. Schulz, G. Sturm 204

Plasma Fibronektin beim Mammakarzinom
Miller, B., L. Heilmann, R. Callies, E. Kuwert 206

Immunhistochemischer Nachweis von Knochenmarksmetastasen beim primären Mammakarzinom
Untch, M., R. Bartl, W. Eiermann 208

Immunhistologischer Nachweis der TPA-Expression bei gut- und bösartigen Tumoren der Mamma
Döll, S., U. Klinge, A. Schauer, G. Bandlow, K. Mross 210

Die Beziehung zwischen dem Mammakarzinom-assoziierten T-Antigen und dem MN-Precursor der Erythrozyten. Immunhistochemische Untersuchungen mit monoklonalen Antikörpern mit Spezifität für verschiedene Epitope des Asialoglycophorin A
Seitz, R. Chr., G. Bein, W. Böcker, A. Poschmann, K. Fischer 213

V. Urologische Tumoren

Klinischer Wert von Tumormarkern (β-HCG, AFP) bei metastasierenden Hodentumoren
Janetschek, G., K. Scheiber, G. Bartsch 215

Serum tumour marker patterns, after chemotherapy for malignant germ-cell tumours, of the testis
Horwich, A. 221

AFP und HCG-Monitoring während und nach Chemotherapie bei disseminierten, nichtseminomatösen Hodentumoren
Gonnermann, D., A. v. Palleske 229

Wertigkeit der Tumormarker vor und nach Polychemotherapie des fortgeschrittenen Keimzellentumors
Jaeger, N., P. Oehr, W. Vahlensieck 234

Prostatic specific antigen and prostatic acid phosphatase in carcinoma of the prostate
Siddall, J. K., E. H. Cooper, The Yorkshire Regional Urological Cancer Research Group 236

TPA-Nachweis in der Diagnostik und Nachsorge bei Harnblasenkarzinomen
Oehr, P., J. Vogel, R. Maisey, J. Jäger, W. Vahlensieck 240

Immunhistochemische Untersuchungen an entzündlichen und tumorösen Veränderungen der Prostata
Vogel, J., B. Helpap 241

VI. Tumoren des Kopf-Hals-Bereichs

Tumormarker in der Verlaufskontrolle des Schilddrüsenkarzinoms
Reiners, Chr. 243

Tumormarker beim C-Zellkarzinom der Schilddrüse: Katakalzin, Kalzitonin, Kalzitonin-„gene-related-peptide" und karzinoembryonales Antigen
Raue, F., Girgis S., M. Boden, R. Ziegler 258

Möglichkeit und Grenzen der Rezidivfrüherkennung mit Hilfe des kombinierten CEA/TPA-Testes nach Radikaloperation von Mundhöhlenkarzinomen
Meyer zu Natrup, W., G. Habel, R. Becker, U. Steffen, G. Wüst 260

Tumormarker in normalem und tumorösem Speicheldrüsengewebe
Wustrow, J., J. Caselitz, G. Seifert 262

DNS menschlicher Papillomaviren beim Kehlkopfkarzinom
Stremlau, A., H. P. Zenner, H. zur Hausen 264

Der Wert von Ia-Antigen als histologischer Marker für das Nasopharynxkarzinom
Ebbers, J., P. Koldovsky, K.-H. Vosteen 266

Zum Problem der Antigenidentifikation in zirkulierenden Imunkomplexen
Koldovsky, P., J. Ebbers, U. Koldovsky 268

VII. Malignes Melanom

Zum Stellenwert verschiedener Tumormarker im Serum beim malignen Melanom der Aderhaut. Untersuchung an 350 Fällen
Küchle, H. J., B. Dieckhues 270

Diagnostische und prognostische Bedeutung monoklonaler Antikörper beim malignen Melanom der Haut
Bröcker, E. B., L. Suter 275

Können Urin-Indol-Melanogene als Tumormarker bei Patienten mit malignem Melanom eingesetzt werden?
Krüger, I., F. Ghussen 281

VIII. Neopterin als Tumormarker

Die klinische Bedeutung des Neopterin als Tumormarker
Reibnegger, G., A. Bichler, D. Fuchs, A. Hausen, H. Hetzel, E. R. Werner, H. Wachter 284

Klinische Daten zur Beurteilung der Neopterinwerte im Urin bei der Verlaufskontrolle von Krebspatienten
Douwes, F. R., B. C. C. Tschechne, D. I. Wolfrum 289

Neopterinspiegel bei Tumorpatienten unter Therapie mit xenogenen Peptiden und Proteinen – Verlauf und Ansprechrate
Röhrer, H., W. Voelter 291

IX. Leukämien und Lymphome

Verhalten von Lymphozytenstimulation und Lymphozyten-Sub-Polulationen bei Patienten mit akuter myeloischer Leukämie in kompletter Remission (AML in CR)
Pielken, H. J., P. Koch, D. Urbanitz 294

Serumferritinmessung mit monoklonalen und polyklonalen Antikörpern bei soliden Tumoren und Leukämien
Schalk, K. P., J. P. Kaltwasser, H. S. Kim 296

Serum-Ferritin und Serum-β_2Mikroglobulin als Tumormarker bei Patienten mit malignen Lymphomen
Aulbert, E., H. Thiel 299

X. Experimentelle Untersuchungen

Meßwerte von menschlichem CEA in xenotransplantierten BALB/c-Nacktmäusen
Schmitz, R., W. Nikolaizik, G. Langkau, M. Nagelschmidt 301

Solider HeLa-Zell-Tumor in Nacktratten als Modell für Tumormarker- und immunszintigraphische Studien
Oehr, P., A. Giryes, M. W. Wolff, C. Winkler 303

Biochemische und immunchemische Charakterisierung eines besonderen Pyruvatkinase-Subtypes M_2 in malignen Tumoren
Eigenbrodt, E., M. Reinacher 305

Expression myelo-monozytärer Zellmarker während der In-vitro- und In-vivo-Kultur von CALL-A-positiven Nalm 6M1-Zellen
Lau, B., G. Jäger, P. Dörmer 306

Immunchemische und ultrastrukturelle Untersuchungen an Membran-Antigenen des Nierenadenokarzinoms, der Fetal-/adulten Niere und der Plazenta
Scherberich, J. E., G. Wolf, J. Mauck, V. Haase, H. Hess, L. Schmids, W. Schoeppe 307

XI. Varia

Der LAI-Test und sein diagnostischer Wert bei bösartigen Tumoren
Voigtmann, R. 309

Möglichkeiten und Grenzen der „In-vitro"-Diagnostik von Tumoren mit monoklonalen Antikörpern
Strecker, H. J., G. K. Schnorr, L. Seidel 315

Proliferationsmuster von Knochentumoren, dargestellt durch den monoklonalen Antikörper Ki-67
Vollmer, E., A. Roessner, W. Mellin, J. Gerdes, H. Stein, E. Grundmann 317

Differenzierung von Adenokarzinomen mit monoklonalen CEA-Antikörpern
Neumann, K., J. Lüttges 319

Ergebnisse einer internationalen Qualitätskontrollstudie mit CA 12-5
Zwirner, M., Ch. Bieglmayer, R. Klapdor, R. Kreienberg, M. Zwirner, H. J. Staab . 321

Statistische Methoden zur Analyse der diagnostischen und prognostischen Wertigkeit von Tumormarkern
Abel, U. 324

Radioimmunszintigraphie maligner Tumoren mit Emmissionscomputertomographie (ECT)
Happ, J., R. P. Baum, I. Loose-Wagenbach, F. D. Maul, Th. Schmitt-Bylandt, G. Hör 326

Monoklonale Antikörper in der Diagnostik und Therapie maligner Tumoren

J. D. Birkmayer

Medizinisch-chemisches Institut der Universität Graz

Einleitung

Die Antikörperbildung erfolgt in den Plasmazellen, die aus den B-Lymphozyten durch Differenzierungs- und Proliferationsvorgänge entstehen. Eine jede Plasmazelle kann nur einen Antikörper gegen ein definiertes Antigen, also nur gegen ein Membran- oder gegen ein lösliches Antigen produzieren. In der immunologischen Abwehr bildet immer ein ganzer Stamm (KLON) von Plasmazellen einen identischen Antikörper, wobei die Syntheseleistung einer einzelnen Plasmazelle bei etwa 2000 Molekülen pro Sekunde liegt. Die biologische Lebensspanne einer einzelnen Plasmazelle begrenzt zeitlich ihre Antikörperproduktion. Bei der Herstellung monoklonaler Antikörper in vitro (18) werden Antikörperproduzierende B-Lymphozyten mit potentiell unsterblichen Myelomzellen der Maus fusioniert. Die weitere Zucht der einzelnen Klone erfolgt in der Kultur oder effektiver in der Aszitesflüssigkeit der Maus.

Was sind nun die wesentlichen Charakteristika monoklonaler Antikörper?
1. Die Antigen- und Epitopspezifität. Jeder Klon bildet nur Antikörper gegen ein einzelnes Epitop eines komplexen Antigens.
2. Die proteinchemischen und immunologischen Eigenschaften aller Antikörper des Klones sind identisch:
   – Immunglobulinklasse
   – Proteinstruktur
   – Affinität, Avidität und Epitopspezifität

Monoklonale Antikörper weisen gegenüber polyklonalen Antiseren mit einem heterogenen Antikörpergemisch bedeutende Vorteile auf. Durch die potentielle Unsterblichkeit der Hybridomazelle sind sie in theoretisch unbegrenzter Menge quantitativ verfügbar. Die stets gleichen proteinchemischen und immunologischen Kenndaten definieren konstante Chargeneigenschaften bei der Herstellung von Radio-, Enzymimmunoassays oder anderen immunologischen Testsystemen.

Ein weiterer, für die Suche nach neuen Tumormarkern bestimmender Vorteil ist, daß bei der Herstellung eines monoklonalen Antikörpers es nicht mehr notwendig ist, ein gereinigtes und angereichertes Tumorantigen zur Immunisierung anzubieten. Man kann nur teilgereinigte Extrakte, oder sogar ganze Tumorzellen zur Immunisierung verwenden. Die Auswahl des „tumorspezifischen", antikörperproduzierenden Klones kann später in Screening und Absorptionstesten herausgefunden werden. Durch diese methodische Vereinfachung, die die Antigensuche und Isolation überflüssig macht, sind vor allen in den letzten Jahren eine große Anzahl neuer und auch weitaus spezifischerer Tumormaker für die onkologische Diagnostik und Therapie entwickelt worden.

1. Monoklonale Antikörper in der Diagnostik maligner Tumoren

Die derzeitigen Anwendungsgebiete in der Diagnostik unterteilen sich im wesentlichen in die Bereiche:
- Immunhistopathologie
- Serum Tumormarkerdiagnostik
- Radioimmunoimaging (Radioimmunodetection)
- NMR Immunoimaging (Kernspinimmunotomographie

Immunhistopathologie

Durch den Einsatz monoklonaler Antikörper sind entscheidende Verbesserungen bei der histopathologischen Differentialdiagnose erreicht worden. Antikörper gegen Zytoskelettstrukturen ermöglichen oftmals die Tumorklassifizierung. Das sind aktinassoziierte Mikrofilamente, mikrotubulinassoziierte Elemente und die Intermediärfilamente (2).
Die Intermediärfilamente selbst sind heterogen. Bislang sind mindestens drei verschiedene Proteinmoleküle, Vimentin, Desmin und Zytokeratin identifiziert worden.
Vimentin findet sich typischerweise im Fibroblasten, ist aber auch in mesenchymalen und endothelialen Zellen, sowie in Schwann-Zellen nachgewiesen worden. Es gibt Hinweise, daß von dieser Klasse von Intermediärfilamenten eine lymphoide und eine nichtlymphoide Untergruppe existieren, die mit polyklonalen Antiseren nicht identifiziert werden können (11).
Die zweite Gruppe von Intermediärfilamenten, das Desmin, ist dem Vimentin nahe verwandt, jedoch mit Hilfe monoklonaler Antikörper unterscheidbar. Es ist auf bestimmte mesenchymale Zellen, wie Skelett-, Herz-, und glatte Muskelzellen beschränkt.
Zur dritten Gruppe, den Zytokeratinen, gehört eine Ansammlung von ca. 20 Peptiden mit einem Molekulargewicht zwischen 40.000 und 70.000 Dalton. Zytokeratine gelten als Kennzeichen für Zellen epithelialen Ursprungs (22). Das seltenere gliafibrilläre saure Protein (GFBA) ist ausschließlich auf Astroglia- und Epidermalzellen beschränkt. Schließlich wurden noch durch Einsatz monoklonaler Antikörper Intermediärfilamente entdeckt, die auschließlich in Neuronen vorkommen (26). Erst mit Hilfe monoklonaler Antikörper wurden Untergruppen dieser Intermediärfilamente durch Erkennung einzelner Epitope an diesen Peptiden gefunden.
Aufgrund dieser Eigenschaften sind die Intermediärfilamente für die Differentialdiagnose von menschlichen Tumoren von großer Bedeutung. Antikörper gegen Vimentin reagieren nur mit Mesenchymzellen, wogegen Desminantikörper muskelspezifisch sind und Antikörper gegen GFBA nur mit Epidermal- oder Gliazellen reagieren. Beim neoplastischen Gewebe findet man, daß anti-Vimentin Antikörper nur mit Sarkomen und Lymphomen reagieren, anti-Desmin Antikörper binden dagegen an Rabdomyosarkomen und Leiomyosarkomen, das gliafibrilläre Protein läßt sich nur in Gliazelltumoren nachweisen. Antizytokeratinantikörper reagieren nur mit Karzinomzellen. Bestimmte Tumorzellen werden aufgrund ihrer gemischten Abstammung mehr als ein Intermediärfilament produzieren und binden daher verschiedene Antikörpern. Dies gilt z. B. für das Endometriumkarzinom und für einige neuroendokrine Tumoren. Mit Hilfe monoklonaler Antikörper gegen Untergruppen der Zytokeratine hat man die Tumoren einer weiteren Klassifizierung unterzogen.
Es gibt Karzinome, die mit Antikörpern gegen zwei verschiedene Gruppen von Zytokeratinen reagieren. Hierzu gehören Mammakarzinome. Tumoren der Gallengänge und der Gallenblase, des Pankreas, Mesotheliome, Übergangszellkarzinome und Tumoren der

Speicheldrüsen. Diese Karzinome stellen generell duktale Tumoren dar. Nur mit einem Antizytokeratinantikörper reagieren Karzinome des Ovar, des Gastrointestinaltraktes und der Thyreoidea. Anderseits reagieren bestimmte Karzinome positiv mit Antikörpern gegen die Hauptgruppe der Zytokeratine. Das trifft zu für Hepatome, Endometriumkarzinome, Nierenkarzinome und kleinzellige Bronchialkarzinome. Vor allem bei der Differenzierung kleinzelliger, rundzelliger Tumoren hat für die Unterscheidung des kleinzelligen Bronchialkarzinoms von Lymphomen oder rundzelligen Sarkomen der Nachweis der Neuron spezifischen Enolase (NSE) durch einen monoklonalen Antikörper Bedeutung erlangt. Schließlich findet man Tumoren, die mit keinem der bisher zur Verfügung stehenden monoklonalen Antikörper reagieren. Dies gilt für Lymphome und Seminome. Neben den monoklonalen Antikörpern gegen Zytoskelettproteine werden auch solche gegen Tumormarker, wie CEA, CA 19–9, CA 12–5 und andere zur histochemischen Antigenlokalisation eingesetzt (5,19). Auch hier können immunhistochemisch bei unbekanntem Primärtumor Rückschlüsse auf die Herkunft des Tumors gewonnen werden. Ein wichtiger Fortschritt für die Diagnose und Therapie von hormonabhängigen Mammakarzinomen ist durch den Nachweis der Östrogen- und Progesteronrezeptoren im Tumorgewebe durch monoklonale Antikörper gelungen (14).

Serumtumormarkerdiagnostik

Für die Serodiagnostik maligner Tumoren steht heute ein großes Panel verschiedener Tumormarker zur Verfügung (Tab. 1). Bei signifikant erhöhten Titern dieser Marker kann auf das Vorhandensein eines malignen Tumors geschlossen werden. Die Tumormarker gliedern sich in onkofetale Protein- und Glykoproteine, in tumorcharakteristische Enzyme oder Hormone, und in tumorcharakteristische Kohlenhydratstrukturen, die sich zumeist aus Vorstufen oder pathologischen Veränderungen des physiologischen Glykosylierungsmusters ergeben (28):
1. Blockierung der physiologischen Glykosylierung
   (CA 50, Glykolipid X, Gangliosid GD3)
2. Neosynthese
   (A-like Antigene in O-Personen, P1-Antigen bei P-negativen Individuen, Forsman Antigen)
3. Aufnahme eines fetalen Syntheseweges
   (CA 19–9)
4. Überwechseln von einem Glykosylierungsweg auf einen anderen „Shifting"

Keiner der bislang gefundenen Tumormarker ist streng tumorspezifisch, sondern findet sich auch, wenngleich in geringerer Konzentration, in Serum gesunder Probanden (3). Bei entzündlichen, organzerstörenden Prozessen werden auch bei nicht tumorösen Erkrankungen signifikant erhöhte Titer gefunden (30).
Bei der Therapiekontrolle und in der Nachsorge chirurgisch, radiologisch, oder zytostatisch behandelter Tumoren sind die Tumormarker von unschätzbarem Wert. Das gilt auch für die Fälle, bei denen die prätherapeutische Markerbestimmung ein negatives Ergebnis hatte. Da ein beachtlicher Teil solider Tumoren ein verschiedenes Muster von Markern (CEA, TPA, CA 50, CA 19–9, CA 12–5) ins Serum abgibt, ist eine sinnvolle Auswahl mehrerer Marker durchaus anstrebenswert.
Eine Markererhöhung in der Therapiekontrolle geht oftmals der klinischen Nachweisbarkeit einer Metastase oder eines Rezidives voraus, so daß bei Titeranstiegen Verkürzungen der Nachsorgeintervalle getroffen werden können (27,29).

Tabelle. Tumormarker bei verschiedenen Organtumoren, klinisch relevante Marker unterstrichen.

TUMOR	TUMORMARKER
Gastrointestinaltrakt	CEA, CA 50, CA 19-9, TPA, CA 12-5, FETALES SULFOANTIGEN, ß-ONKOFETALES ANTIGEN, LEx, TENESSEE ANTIGEN
Pankreas	CA 19-9, CA 50, CEA, TPA ONKOFETALES PANCREASANTIGEN, CA 12-5
Leber	ALPHA FETOPROTEIN
Lunge	TA 4 (SCC), NEURONSPEZIFISCHE ENOLASE BIG ACTH, CEA, TPA
Mamma	CA 15-3, CEA, TPA, THOMSEN-FRIEDENREICH ANTIGEN, TF-ANTIKÖRPER, CASEIN, PHOSPHOHEXOSEISOMERASE
Ovar	CA 12-5, AFP, ß-HCG, CARCINO-PLAZENTARE ALKALISCHE PHOSPHATASE, PHI
Endometrium	CEA, PHI
Cervix	TA 4 (SCC)
Niere	FETALES NIERENANTIGEN
Prostata	SAUREPROSTATAPHOSPHATASE(PAP), PROSTATA SPEZIFISCHES ANTIGEN
Haut	MELANOM ANTIGENE, z. B. GD 3
Mundboden, Pharynx	TA 4 (SCC), GAMMA FETOPROTEIN, ALPHA-2-H PROTEIN
Schilddrüse	CALCITONIN, THYREOGLOBULIN
Leukämie, Lymphom	β-2 MICROGLOBULIN, S2-ANTIGEN, FERRITIN, F/S ANTIGEN, THYMIDIN KINASE

Radioimmunoimaging – Radioimmunodetection

Beim Radioimaging (Radioimmunoimaging, Radioimmunszintigraphie) wird ein „tumorspezifischer" Antikörper mit einem radioaktiven Tracer direkt (Radio-Jod) oder über einen Chelatbildner (Radio-Indium) gekoppelt. Das Konjugat wird dem Patienten verabreicht und die Verteilung mit einer Gammakamera gemessen (1, 8, 12, 20). Die Verwendung der Computeremissionstomographie dient der weiteren Verbesserung der Darstellbarkeit. Damit konnten Subtraktionsverfahren und die Gabe eines zweiten Nukleotides zur Erzeugung eines Bildes verlassen werden (28). Die Verwendung von Radioimmunococktails (CEA, CA 19-9 und / oder CA 17-11a) kann durch Erfassung mehrerer Epitope die Trefferquote und auch die Auflösung des Verfahrens, das derzeit bei Tumoren von ca. 1–1,5 cm liegt, verbessern.

Die Verwendung des heterologen Fremdimmunglobulins führte bislang auch bei mehrfacher Wiederholung des Verfahrens nicht zu schwerwiegenden Komplikationen. Studien mit Anti-CEA FAB-Fragmenten haben gezeigt, daß die nicht gebundenen Moleküle signifikant rascher (HWZ 50h) als die intakten Moleküle (HWZ 88h) aus der Zirkulation entfernt werden (21). Je nach verwendetem Isotop finden sich unspezifische Anreicherungen im retikulohistozytären System, in Leber, Knochenmark, Schilddrüse und Harnblase. Die Halbwertszeiten sind neben der Affinität des Antikörpers zum Rezeptor für den Zeitpunkt der Szintigraphieaufnahmen von Bedeutung, die besten Ergebnisse werden 48–72h nach der Injektion der Antikörper erzielt.

Die Indikationen zur Radioimmunszintigraphie sind, nicht zuletzt wegen der Verwendung des Fremdimmunglobulins und der damit verbundenen möglichen Komplikationen, streng zu stellen. So sollte sie durchgeführt werden bei einem kontinuierlichen Serumtumormarkeranstieg in der Nachsorge bei fehlendem klinischen Rezidiv- oder Metastasennachweis (Ersatz für die Second-look Operation beim Ovarial- und Kolon-Karzinom). Eine weitere Indikation ist gegeben bei Verdacht auf ein Lokalrezidiv im operierten oder bestrahlten Tumorbett bei unklarem radiologischen Befund. Inwieweit sich durch das Verfahren die biologische Aktivität eines Tumors beurteilen läßt, ist derzeit noch nicht zu beantworten.

Beim NMR Immunoimaging wird der monoklonale Antikörper mit einer ferromagnetischen Substanz gekoppelt. Neben der fehlenden Hintergrundaktivität hat dieses Verfahren auch durch die gleichzeitige Darstellung der Organgrenzen und anderer Strukturen theoretisch Vorteile gegenüber dem Radioimmunoimaging. Die Anwendung ist bisher aber rein experimentell, verwertbare Ergebnisse liegen für die Klinik noch nicht vor.

2. Monoklonale Antikörper in der Therapie maligner Tumoren

Bei der Anwendung monoklonaler Antikörper in der Therapie werden experimentell verschiedene Richtungen verfolgt:
1. Immuntoxintherapie
2. Radioimmuntherapie
3. Allogene Aktivierung der körpereigenen Tumorabwehr

Bei den Immuntoxinen wird die Toxinkette eines Polypeptitoxins. z. B. die A-Kette des Ricinus communis Lektins oder die Toxinkette des Diphtherietoxins an einen monoklonalen Antikörper gekoppelt. Die biologische Toxizität dieser Hybride ist wesentlich höher als die pharmakologischer Zytostatika, die Spezifität bedeutend größer (10). Neben Rizin wurde auch Methotrexat an monoklonale Antikörper gebunden und seine Wirkung auf menschliche Tumoren untersucht (7,24). Das Konjugat hatte in vivo beim osteogenen Sarkom eine wesentliche stärkere Wirkung als das freie Methotrexat (7,24). Ein einziges Molekül Rizin A ist in der Lage, sämtliche Ribosomen einer Zelle zu blockieren und dadurch die gesamte Proteinsynthese zu inhibieren. Die klinische Anwendung dieser Konjugate hat allerdings nicht den gewünschten Erfolg erbracht, da die Bindung an den Tumor, wie auch beim Imaging, nicht (in Hinblick auf die hohe Toxizität des Hybriden) hinreichend ist und dadurch zu gravierenden Nebenwirkungen führen kann. Ein Indikationsgebiet für die Immuntoxine wird aber künftig zunehmend beim „Purging" von Knochenmarkstransplantaten sein, um hier latente Tumorzellen, vor allem bei akuten Leukosen in Remission bei der autologen Transplantation, selektiv zu eliminieren. Auch die Anwendung des reinen IgG2a Antikörpers ohne weitere Konjugation mit Zytostatika oder Toxinen wird in Phase I/II Studien bei soliden Tumoren und Hämoblastosen erprobt (31).

Bei der Radioimmuntherapie wird ein energiereiches Isotop, wenn möglich mit hoher ß-Energie, mit dem monoklonalen Antikörper gekoppelt. In einer Pilotstudie konnte nach intrakavitärer, intraperitonealer Applikation eines entsprechenden Konjugates eine klinische Remission beim Ovarialkarzinom erreicht werden (15). Die systemische Applikation hat noch nicht zu den gewünschten Therapieerfolgen geführt, da wegen der noch relativ geringen Affinität eines monoklonalen Antikörperkonjugates die systemische Strahlenbelastung (Knochenmark, aber auch Leber und Schilddrüse) ein erhebliches Ausmaß annimmt.

Zusammenfassung und Ausblick

Monoklonale Antikörper gegen tumorcharakteristische Protein-Glykoprotein- und Glykolipidantigene haben in den letzten Jahren die Möglichkeiten der immunologischen Tumordiagnostik rasch erweitert und Perspektiven für eine Immuntherapie eröffnet. Einen festen Platz haben die monoklonalen Antikörper in der Immunhistologie und der Tumormarker Serumdiagnostik. Das Gebiet der bildgebenden Verfahren (Immunoimaging) expandiert zunehmend und wird ständig qualitativ verbessert. Schon jetzt, da ausschließlich allogene Hybridoma-Klone noch nicht zur Verfügung stehen, gehören monoklonale murine Antikörper mit zum Konzept der Therapie mit den sog. ,,Biomodifiers". Ob kombinierte Anwendungen von Interferonen, Interleukinen und Interleukin-II aktivierten Killerzellen mit monoklonalen Antikörpern die immuntherapeutischen Konzepte erweitern werden, wird Gegenstand künftiger Untersuchugen und klinischer Studien sein.

Literatur

1. Ballou B, Levine G, Hakala TH, Solter D (1979), Science 206: 844–857
2. Bignami A, Dahl D, Rueger DC (1980), Adv Cell Neurobiol 1:285–310
3. Birkmayer JGD (1984), Tumorbiologie, Karger, München, Basel, New York
4. Blythman HE, Bord A, Buisson I, Jansen FK, Richter G, Thurneyssen O (1984), in: ed. Peeters H: Protides of the Biological Fluids 32:421–424
5. Bjoerklund V, Bjoerklund B, Wittekind CH, von Kleinst S (1982), Acta Path Microbiol Scand Sect A 90:471–476
6. Eiklid K, Olsnes S, Phil A (1980), Exp Cell Res 126:321–326
7. Embleton MJ, Garnett MC, Baldwin RW (1984) in: Peeters H: Protides of the Biological Fluids 32:429–431
8. Epenetos AA, Bodmer WF, Britton KE (1982), Eur J Cancer Clin Oncol 18:121–123
9. Fairweather DS, Keeling AA, Dykes PW, Bradwell AR (1984) in: Peeters H: Protides of the Biological Fluids 32:469–472
10. Frankel AE, Houston LL, Issell BF (1986) Ann Rev Med 37:125–142
11. Gabbiani G, Kapanci Y, Barazzone P, Franke W (1981) Am J Path 104:206–216
12. Goldenberg DN, DeLand F, Kim E, Bennet S, Primus FJ, Van Nagell JR, DeSimone P, Rayburn P (1978), N Engl J Med 298:1384–1388
13. Gown AM, Vogel AM (1984), Surv Synth Res 3:369–385
14. Greene GL, Sobel BN, King WJ, Jensen EV (1984), J Steroid Biochem 20:51–56
15. Griffin TW, Haynes LR, DeMartino JA (1982), JNCI 69:799–805
16. Kenemans P (1985), Eur J Obstet Gyn Reprod Biol 19:339–364
17. Klavins JV (1985) Tumor Markers, Alan Liss Inc., New York
18. Köhler G, Milstein C (1975), Nature 256:495–497
19. Kufe D, Inghirami G, Abe M, Hayes D, Justi-Wheeler H, Schlom J (1984), Hybridoma Vol. 3, No. 3
20. Mach JP, Carell M, Forni M, Ritschard J, Donath A, Alberto P (1980), N Engl Med 303:5–10
21. Mariani G, Callegaro L, Mazzuca N, Cecconato E, Molea N, Dovis M, Fusani L, Deleide G, Buraggi GL, Bianchi R (1984) in: Peeters H: Protides of the Biological Fluids 32:483–486
22. Mol R, Franke WW, Schiller DL (1982), Cell 31:11–24
23. Neville DM, Youle RJ (1982), Immunol Rev 62:75–91
24. Vietta ES, Krolick KA, Miyama Inuba M, Cushley W, Uhr JW (1983), Science 219:644-650
25. Yamaizumi M, Mekada E, Uchida T, Okada Y (1978), Cell 15:245–250
26. Yen SH, Fields KL (1981), J Cell Biol 88:115–126
27. Wintzer G, Koch O, Uhlenbruck G (1980), Internist 21:181–188
28. Koch O, Uhlenbruck G, Gross R (1984), Deutsches Ärzteblatt 81,12:923–928
29. Koch OM, Wintzer G, Uhlenbruck (1981), in: Uhlenbruck G: CEA-Carcinoembryonales Antigen und andere Tumormarker, Tumor Diagnostik Verlag: 342–354, Leonberg 1981

30. Wüst G, Steffen U, Koch O, Becker R, Habel G (1986): Third International Conference on Tumor Markers, Naples Apr. 23–26, Abstract Book: 193
31. Sears HF, Mattis J, Herlyn D, Häyry P, Atkinson B, Ernst C, Steplewski, Koprowski H (1982), Lancet Apr.3:762–765

Anschrift des Verfassers:

Dr. J. D. Birkmayer
Medizinisch-chemisches Institut
der Universität Graz
Harrachgasse 21
A–8021 Graz

Die Immunchemie der neuen Kohlenhydrat-Tumormarker

G. Uhlenbruck, F.-G. Hanisch und C. Dienst
Medizinische Universitätsklinik I Köln (Direktor: Prof. V. Diehl)

Tumormarker sind „Tumor-assoziierte Antigene", die von der Tumorzelle gebildet werden, in bzw. auf ihr nachgewiesen werden können und oft im Serum von Tumorkranken in hoher Konzentration serologisch zu bestimmen sind, wobei es sich um von normalen biochemischen Zellbestandteilen abgeleitete Verbindungen oder Stoffwechselprodukte handelt, welche in
- quantitativ vermehrter,
- topochemisch verändert lokalisierter
- und qualitativ meist abgewandelter Form vorkommen.

Historisch gesehen, kann man drei Entwicklungsperioden auf diesem Gebiet unterscheiden, aus denen sich schon die heutigen Perspektiven ablesen lassen: Die Beziehungen zu Blutgruppensubstanzen, ihr Glykokonjugatcharakter und die Tatsache, daß alle „Tumormarker" nicht spezifisch sind, sondern auch in den verschiedensten Normalgeweben vorkommen (Tabelle 1).

Tabelle 1. Historische Entwicklung der Tumormarker-Forschung

I. Von 1929 (Witebsky, Hirszfeld) bis zur Entdeckung des CEA:
    a) Glycokonjugate? (Perjodat-Empfindlichkeit)
    b) Beziehung zu Blutgruppe? („Gruppensubstanzen")
    c) Verschiedene Extraktions-Verfahren.
II. Ab 1965: CEA durch Gold & Freedman
    a) Spezifität? (Protein auch im „Normalgewebe")
    b) Marker im Serum! (Routine-Diagnostik)
    c) Lektine als Marker? (Anti-T „peanut" Lektin!)
III. Entwicklung monoklonaler Antikörper seit 1975/1980
    a) Immunchemie: Glykoproteine und Glykolipide!
    b) Nicht spezifisch, sondern „assoziiert"!
    c) Beziehungen zu Blutgruppen: „Precursor"-Theorie!

Eine Übersicht, die wir vor 10 Jahren angefertigt haben, ergibt sich aus Abbildung 1: Hier zeigt sich die Bedeutung des unvollständigen Aufbaus von verschiedenen Vorstufensubstanzen („Precursors") für die Entstehung und das Auftreten von Tumormarkern, die auch bei der Metastasierung als Rezeptoren für Organlektine eine Rolle spielen. Eine Einteilung von Tumormarkern nach neueren Gesichtspunkten ergibt sich aus Tabelle 2.

Die Biosynthese der tumorassoziierten Kohlenhydratantigene Sialyl-Le^a (Ca 19–9), Sialyl-Le^x, Le^x (My 1, Leu M1, X, SSEA1), Le^y (Y) und Ca 50 ist noch weitgehend ungeklärt. Aufgrund der strukturellen Besonderheiten und Verwandtschaft dieser Marker darf jedoch vermutet werden, daß zumindest einige der an ihrer Synthese beteiligten Glykosyltransferasen identisch sind, darüberhinaus aber selten exprimierte und/oder tumor-assoziierte Varianten bekannter Fucosyl- oder Sialyltransferasen existieren müssen, die sich durch eine veränderte (breite?) Substratspezifität auszeichnen. Die genannten Kohlenhydratantigene

Tabelle 2. Einteilung von Tumormarkern

I. *Primäre, tumor-assoziierte Marker*
   1. Membran-integriert, nicht sezerniert: GD2, GD3 u. a. Glykolipide, Leukämie-assoziierte Antigene (HD-Antigen)
   2. Membran-integrierte und sezernierte (Glykoprotein) Marker: CEA, AFP, SP1, PSG Ca 19-9, Ca 12-5, Ca 50, Ca 15-3, Le^y, Sialyl-Le^x, Le^x.

II. *Sekundäre, von Tumorzellen produzierte Marker*
   1. Virus-Antigene (Epstein-Barr)
      (spezifisch)
   2. Proliferationsantigene, TPA, β_2 Mikroglobulin
      (unspezifisch)
   3. Lektine

III. *Sekundäre, von der Tumor-Krankheit induzierte Marker:*
   1. Ektopische Hormone (ACTH, FSH, Calcitonin)
   2. Enzyme: PAP, PHI, Lysozyme, γ-GTP, NSE,
   3. Metaboliten: Neopterine etc.
   4. Glykosyl-Transferasen: Sialyl-, Fucosyl-
   5. Akute-Phase-Proteine, Ferritin
   6. Serum-Neuraminsäure
   7. Hormonrezeptoren (Insulin)

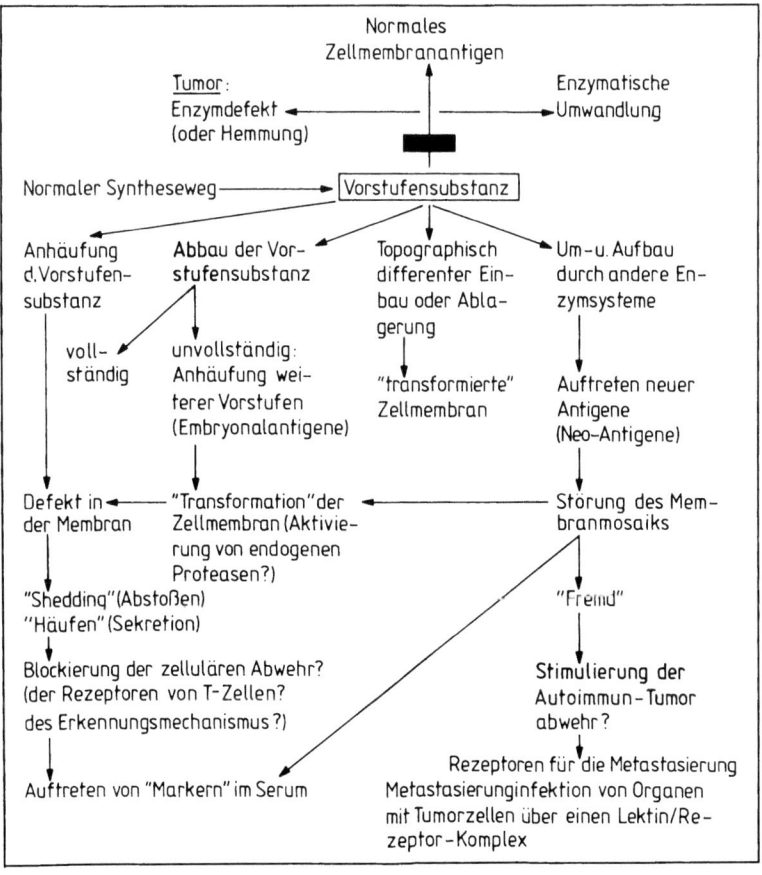

Abb. 1. Biosynthetische Wege von Tumormarkern (nach Uhlenbruck et al. 1974) (1)

lassen sich nach der Struktur ihrer biosynthetischen Vorläufer in die von Typ I-Ketten (Galß(1→3)GlcNAc-R) und die von Typ II-Ketten (Galß(1→4)GlcNAc-R) abgeleiteten einteilen:

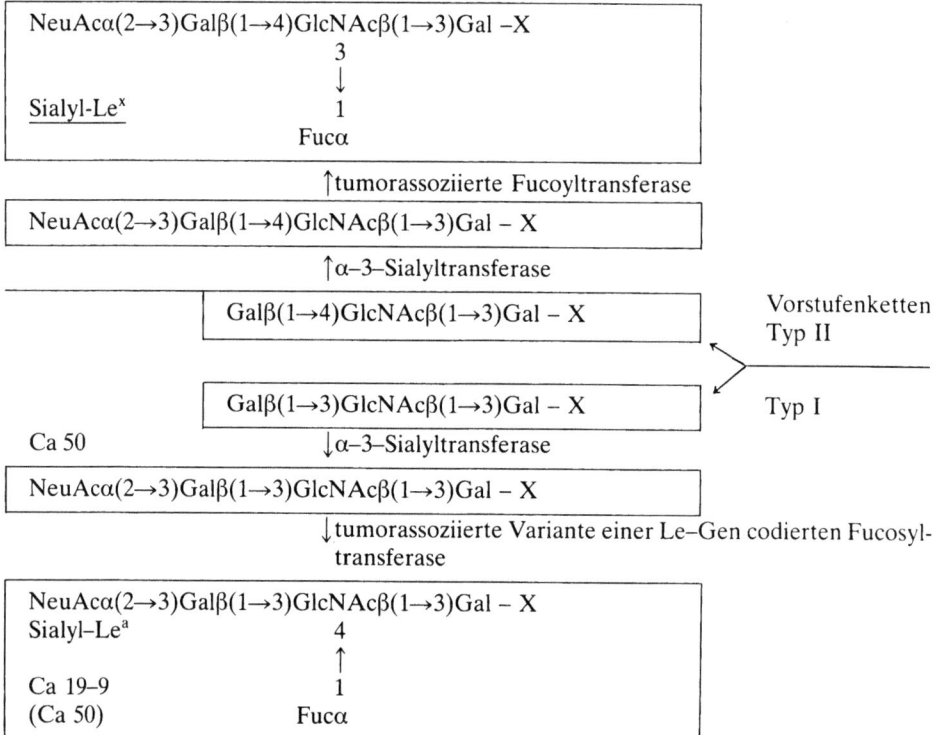

Das organ-spezifische Verteilungsmuster der Kohlenhydratmarker Ca 19–9 und Ca 50 (Typ I-Ketten) einerseits und Sialyl-Le^x, Le^x und Le^y (Typ II-Ketten) andererseits beruht demnach wahrscheinlich auf dem jeweiligen Vorherrschen einer der für die biosynthetische Weichenstellung verantwortlichen β–3 bzw. β-4-Galactosyltransferasen.

Bezüglich des Sialyl–Le^a Antigens (Ca 19–9) konnte Evidenz dafür erbracht werden, daß seine Biosynthese exklusiv über die Reaktionssequenz: Sialinierung des Akzeptor-Substrates Lacto–N–Tetraosylceramid durch eine α–3–Sialyltransferase und nachfolgende Fucosylierung durch eine tumor-assoziierte Variante der Lewis-Gen codierten Fucosyltransferase (siehe Abb. 2) (3):

$$\text{Sialinierung}$$
$$\text{Galβ (1→3)GlcNAc-R} \longrightarrow \text{NeuAcα (2→3)Galβ(1→3)GlcNAc-R} \quad \text{(Ca 50)}$$

$$\downarrow \text{Fucosylierung (Le–Gen abhängig)}$$

$$\text{NeuAcα(2→3)Galβ(1→3)GlcNAc-R}$$
$$4$$
$$\uparrow$$
$$1$$
$$\text{Fucα} \quad \text{(Ca 19–9)}$$

abläuft.

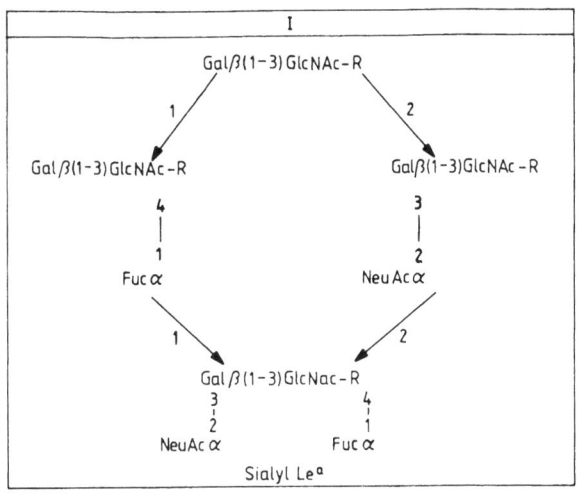

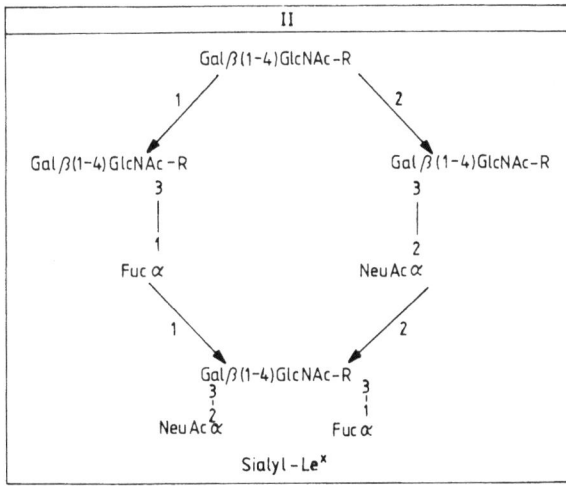

Abb. 2. Hypothetische Biosynthese für die tumor-assoziierten Kohlenhydratantigene Sialyl-Le[a] (I) und Sialyl-Le[x] (II). 1: nicht gesichert; 2: experimentell gesicherte Reaktionssequenz (I) (3)

Demnach stellt das Ca 50 Antigen ein vom Lewis-Status unabhängiges Zwischenprodukt bei der Biosynthese des Ca 19–9 dar. Beide Marker sollten infolgedessen konzertiert exprimiert werden und ein ähnliches organcharakteristisches Verteilungsmuster aufweisen (vgl. Tab. 3). Im Falle des isomeren Sialyl-Le[x] Antigens liegen bisher keine Erkenntnisse über den Syntheseweg vor. Es konnte jedoch histologisch gezeigt werden, daß seine Expression auf Tumorgewebe unabhängig von der Lewis-Blutgruppe ist. Andererseits konnte Evidenz dafür erbracht werden, daß die Synthese Le[x]-aktiver Zucker auf Seminalplasmamuzinen zumindest teilweise vom Lewis-Status des Spenders abhängig ist (2). Somit wäre hier die Le-Gen codierte Fucosyltransferase an der Synthese beider isomeren Strukturen (Le[a] und Le[x]) beteiligt. Ob eine Variate dieses Enzyms in Analogie zu dem oben dargestellten Syntheseweg des Sialyl-Le[a] auch beim Sialyl-Le[x] eine Rolle spielt oder eine modifizierte Lewisunabhängige α-3-Fucosyltransferase mit ungewöhnlicher Substratspezifität die Le-Gen codierte Enzymvariante vertritt, bleibt noch zu klären (siehe Abb. 2).

Tabelle 3. Serumkonzentration der Tumormarker CA 19–9 und CA 50 bei 179 Patienten N = 51 mit exkretorischem Pankreaskarzinom, N = 51 mit chronischer Pankreatitis, N = 39 mit Magenkarzinom und N = 38 mit Kolorektalem CA

Diagnose	Patienten N	CA 19–9 >37 U/ml		CA 50 >17 U/ml	
	Gesamt	N	%	N	%
Exkretorisches Pankreaskarzinom	51	42	82,4	42	82,4
Chronische Pankreatitis	51	9	17,6	8	15,7
Magenkarzinom	39	10	25,6	9	23,1
Colon/ und Rektumkarinom	38	11	28,9	6	15,8

Die Primärstrukturen der Kohlenhydratantigene Ca 125 und Ca 15–3 konnten chemisch noch nicht charakterisiert werden. Aufgrund enzymatischer Analysen mit Exoglykosidasen jedoch darf man annehmen, daß N-Acetylneuraminsäure in Bindung an eine intrachainare Zuckerkomponente Teil der Ca 125-Epitopstruktur sein muß. Diese und andere strukturchemische Befunde legen die Vermutung nahe, daß in diesem System (Ca 125) eine Sialyltransferase für die Synthese des mit ovarialen Tumoren assoziierten Antigens verantwortlich ist.

Zieht man nun zukünftige Aspekte der Tumorforschung in Erwägung, so ergeben sich drei bemerkenswerte Ansätze: Da ist einmal das Auftreten des Hanganutsiu-Deicher Antigens (siehe Tabelle 2, HD) in bzw. auf verschiedenen Tumorzellarten (4), d. h. anstelle von N-Acetylneuraminsäure finden wir N-Glykolylneuraminsäure, die sich von der ersteren durch Ersatz einer H-Gruppe durch eine OH- Gruppe unterscheidet. Diese N-Glykolylneuraminsäure, deren weite Verbreitung im Tierreich seinerzeit von uns aufgezeigt werden konnte (1, 5, 6), kommt bei Primaten, aber nicht beim Menschen vor (6, 7). Der Tumor weist also einen atavistischen Rückschritt auf. Die N-Glykolylneuraminsäure ist zugleich das Antigen der Serumkrankheit, weil tierische Seren Glykoproteine mit N-Glykolylneuraminsäure enthalten, die der Mensch als fremd erkennt. Dieser Befund ist deswegen von Bedeutung, weil er auf echte qualitative Änderungen an der Tumorzellmembran hinweist. In gewissem Sinne gibt es also doch „spezifische" tumortypische Antigene, die Fremdcharakter verleihen.

Das ist wichtig, wenn man an eine Immuntherapie von Tumoren denkt. Als Hypothese sei hier der Vergleich mit AIDS gestattet: Während das HTLV-III Virus ausschließlich T_4-positive Helferzellen befällt und vernichtet, läßt es andere Zellen ungeschoren. Es wäre nun Aufgabe der Gentechnologie, ein solches Virus derart auszustatten, daß es mit Hilfe spezifischer Adhäsionsmechanismen (Lektine z. B.) in der Lage und fähig ist, nur Tumorzellen zu „infizieren" und zu vernichten. Das HD-Antigen wäre beispielsweise ein geeigneter „Haft-Marker". Tumormarker spielen aber nicht nur bei dieser Vorstellung, die Krebszellen durch eine gezielte Infektion zu töten, eine Rolle.

Sie sind ebenfalls für den Mechanismus der Metastasierung von Bedeutung, da sie als Haft-Rezeptoren für organeigene Lektine in Betracht kommen (6). Der charakteristischen Struktur des Kohlenhydrat-Tumormarkers würde andererseits die charakteristische Organotropie der Metastasierung entsprechen, Vorstellungen, die bereits experimentell von uns untermauert werden konnten. Auch der Vorgang der Metastasierung wäre demnach ganz analog dem der Infektion, wobei gesagt werden muß, daß, ebenso wie bei der Metastasierung, die Rezeptoren vertauscht sein können: Das Bakterium kann sowohl das Lektin, als auch den „Marker" besitzen, und vice versa gilt das auch für das Zielorgan. Ähnlich ist es bei der Tumorzelle, welche ebenfalls Lektine haben kann, mit deren Hilfe sie sich ihr „Organ aussucht" um sich dort anzusiedeln, oder aber von den Lektinen des Organs festgehalten wird, weil der Marker als Rezeptor paßt. Diese Überlegungen jedoch führen über die diagnostische Wertigkeit von Tumormarkern weit hinaus.

Abschließend muß hervorgehoben werden, daß Tumormarker nicht nur im Serum bestimmt werden können, sondern auch im histologischen Schnitt, was vor allem für die membranintegrierten Glykokonjugate gilt (s. Tabelle 2, unter I1 und unter II1). Hier hat es sich uns bewährt, die Diagnostik mit Hilfe einer Kombination von Lektinen, deren Spezifität bekannt ist, und von monoklonalen Antikörper zu betreiben, und zwar mit und ohne Neuraminidase-Behandlung der Schnitte. Dabei kommen vor allem quantitative Unterschiede im Vergleich zu Normalgeweben gut heraus; Versuche mit dem Serumkrankheitsantikörper (Anti-HD) stehen allerdings noch aus.

Danksagung

Die Untersuchungen wurden in dankenswerter Weise von der Deutschen Forschungsgemeinschaft (Uh 8/14-1) unterstützt. Die Firma IsotopenDiagnostik CIS, Dreieich hat unsere Arbeit großzügig durch eine Sachmittelspende gefördert. Wir danken Frau MTA C. Böttinger für ihre technische Mithilfe.

Literatur

1. Hakomori S, persönliche Mitteilung
2. Hanisch F-G, Egge H, Peter-Katalinic J, Uhlenbruck G, Dienst C, Fangmann R (1985) Primary structures and Lewis blood-group-dependent expression of major sialylated saccharides from mucus glycoproteiens of human seminal plasma. Eur J Biochem 152:343–351
3. Hansson G, Zopf D (1985) Biosynthesis of cancer-associated sialyl-Le[a] antigen. J Biol Chem 260:9388–9392
4. Higashi H, Hirabayashi Y, Fukui Y, Naiki M, Matsumoto M, Ueda S, Kato S (1985) Characterization of N-glycolylneuraminic acid-containing gangliosides as tumorassociated Hanganutziu-Deicher antigen in human colon cancer. Cancer Res 45:3796–3802
5. Uhlenbruck G, Schmitt J (1965) Über das Vorkommen von N-Glykolyl-Neuraminsäure bei Affen. Naturwiss 52:163
6. Uhlenbruck G, Dahr W, Baldo B (1974) Fakten und Folgerungen aus Forschungsergebnissen von Erythrozyten-Rezeptoren, heterophilen Agglutininen und Tumorzellmembranen. Forschungsberichte des Landes Nordrhein-Westfalen, Nr. 2475, Westdeutscher Verlag, Oplanden
7. Uhlenbruck G (1983) Die Biologie der Lektine: Eine biologische Lektion. Funkt Biol Med 2:40-48

Anschrift des Verfassers:
Prof. Dr. G. Uhlenbruck
Medizinische Klinik I
Abt. Immunbiologie
Kerpener Straße 15
5000 Köln 41

Tumormarker in der diagnostischen Routine – Immunhistopathologie

W. B. J. Nathrath

Pathologisches Institut der Universität München

Mit immunhistochemischen Methoden können die histostrukturellen Kriterien der Tumordiagnostik um wichtige Informationen über molekulare Gewebsmerkmale erweitert werden. Seit affinitätschromatographisch gereinigte polyklonale sowie monoklonale Antikörper mit jeweils chemisch definierter Antigenspezifität verwendet werden können, ist eine Verbesserung und Standardisierung immunhistochemischer Methoden möglich geworden. Für die Anwendung dieser Methoden in der Diagnostik, insbesondere von undifferenzierten weit ausgebreiteten oder metastasierten Tumoren, müssen die Antikörper auch immunhistochemisch genau definiert werden, und muß die verwendete Methode optimal sein.

„Tumormarker"

Tumorspezifische Antigene, die ausschließlich in malignen Zellen auftreten, sind beim Menschen nie nachgewiesen worden (Übersicht bei Lachmann, 1984). Bei den sog. „Tumormarkern" handelt es sich vielmehr um organ- oder gewebespezifische und um Differenzierungsantigene (Boyse und Old 1969; Nathrath 1978). Differenzierungsantigene sind charakteristisch für ein bestimmtes Stadium der Zellreifung oder Zellspezialisierung; sie können unterteilt werden (Dumonde 1966) in Zellprodukte, z. B. Hormone oder Enzyme, und Zellstrukturantigene, z. B. Intermediärfilamentproteine. Diese chemischen Zellcharakteristika entsprechen häufig bestimmten morphologischen Erscheinungen; so finden sich in der Hornschicht der Epidermis bestimmte hochmolekulare Keratine. Derartige chemische Merkmale sind von diagnostischem Wert, wenn sie trotz Verlust der mikroskopischen Zell- oder Gewebestrukturmerkmale noch nachweisbar sind. Für die Diagnostik wertvoll sind Antikörper, mit denen ein Gewebe – also z. B. Epithel-, Muskel- oder Nervengewebe, und in einem zweiten Schritt bestimmte Organ- bzw. Zelltypen – z. B. Lunge, Pankreas, Darm – erkannt werden könnten. Diese Antiseren müßten ohne Kreuzreaktion selektiv mit ihren Gewebeantigenen reagieren; erst dann dürfte man von Organspezifität sprechen. Natürlich sind alle Antikörper spezifisch für ihr korrespondierendes Antigen; zur Tumordiagnostik am histologischen Schnitt sind jedoch Spezifitäten erwünscht, die selektiv nur bestimmten Zell-, Differenzierungs-, Organ- oder Gewebe-Antigenen entsprechen.

Methodische Voraussetzungen

Die Qualität der immunhistologischen spezifischen Antigendarstellung hängt hauptsächlich ab von der Affinität des Antikörpers, der Antigenpräsentation und der verwendeten Methode. Bei der Antigen-Antikörperreaktion entsteht keine kovalente feste Bindung, sondern eine „unspezifische" Molekülinteraktion, die dem Massenwirkungsgesetz folgt und von Coulombscher sowie Wasserstoffbindung und von hydrophilen sowie van der Waal-

---

Mit Unterstützung der Wilhelm-Sander-Stiftung (82007.2)

Kräften abhängt (s. Roitt 1975). Voraussetzungen für eine möglichst starke Immunreaktion sind minimaler Abstand und maximale Kontaktfläche zwischen Antigen und Antikörper. Gerade in histologischen Schnitten ist aber eine derartige Interaktion hoher Affinität störbar. Schon geringe Veränderungen der dreidimensionalen Elektronenwolke des Antigens können zu Verminderng der Affinität oder der gesamten Reaktivität des zugehörigen Antigens führen. Derartige Veränderungen des Antigens dürften während der Entnahme, Konservierung und Aufarbeitung eines Gewebes für die histologische Untersuchung unvermeidbar sein. Grundsätzlich ist in der Immunhistologie mit einer reduzierten Antigen-Antikörperaffinität zu rechnen, weil Antigene im Gewebe anders strukturiert sein dürften als bei chemischer Isolierung und im immunisierten Tier.

Im Gefrierschnitt ist noch die größte Ähnlichkeit mit dem isolierten, zur Immunisierung verwendeten Antigen zu erwarten. Gefrierschnitte sollten auch verwendet werden, um die „wahre" Normal- und Tumorverteilung von Antigenen bzw. das Reaktionsspektrum von Antiseren zu definieren. Nachteile von Gefrierschnitten sind der vergleichsweise schlechte morphologische Erhaltungszustand, Gefrierartefakte sowie Aufbewahrungsprobleme.

Eine Fixationsmethode, in der alle Antigene gleich gut darstellbar sind, dürfte nicht existieren. Fixierung für die Immunhistologie versucht einen Kompromiß zwischen Struktur- und Antigenerhaltung. Von den gebräuchlichen Fixationsmitteln können Alkohol und Formaldehyd jeweils Reaktivitätsstörungen bewirken, wenn auch z. T. für unterschiedliche Antigene bzw. Moleküleptitope; so können z. B. Keratine in Myoepithelzellen nach Formalinfixierung besser als nach Alkoholfixierung darstellbar sein. Andererseits sind gerade epitheliale Strukturproteine, z. B. Keratine, und auch andere Intermediärfilamentproteine gut in alkoholfixierten Geweben darstellbar (Nathrath et al. 1979, Altmannsberger et al. 1981). Diese im allgemeinen gute Darstellbarkeit der Intermediärfilamentproteine soll durch die günstige Wirkung der Alkoholfixierung auf die Wasserstoffbindung erklärbar sein, welche den wichtigsten Stabilisierungsfaktor in Alpha-Helix-Formationen darstellt (Puchtler et al. 1970), die einen großen Teil der Intermediärfilamentproteine ausmachen (Weber und Geisler 1984). Im Gegensatz zu Alkohol durchtränkt Formaldehyd Gewebe leichter und gleichmäßiger und stellt die Gewebestrukturen besser dar. Zwar lassen sich eine Reihe von Antigenen, z. B. Enolase oder S 100-Protein, in formaldehydfixiertem Material nachweisen. Die Zerstörung bestimmter chemischer Strukturen, besonders der sterischen Alpha-Helixformierung, sowie die Vernetzung von Molekülen mit Antigenmaskierung (siehe Puchtler und Meloan 1985) am formalinfixierten Schnitt schränken die Anwendung bestimmter Antiseren am formalinfixierten paraffineingebetteten Gewebe aber ein. Andererseits lassen sich Molekülvernetzungen durch Enzymbehandlung der Gewebeschnitte (Huang 1975) wieder auflösen, so daß eine große Zahl von Antigenen im formalinfixierten Schnitt ganz oder teilweise darstellbar wird, z. B. Immunglobuline, Laminin, Alpha$_1$-antichymotrypsin, Faktor VIII, epitheliale Antigene (Nathrath und Meister 1982, Nathrath et al. 1982, 1985). Das Ausmaß der Antigendemaskierung ist auch abhängig von der Dauer der Formalinfixierung und Enzymeinwirkung (Nathrath et al. 1985). Ferner finden sich für verschiedene Antigene unterschiedliche Wirkungen der verschiedenen Enzyme, z. B. Pepsin, Protease oder Trypsin. Für viele Antigene sind Protease und Trypsin etwa gleichwertig, erstere wirkt meist etwas stärker: z. B. bei bestimmten Keratin-Epitopen, die von den monoklonalen Antikörpern PKK 1, CAM 5.2, KG 8.13 und LP 34 erkannt werden. Hingegen fand sich mit KL 1 (Dianova) in formalinfixierten Epithelien eine Immunfärbung der korrespondierenden Antigene nur nach Trypsin, keinerlei KL 1-Reaktion fand sich jedoch nach Protease-Einwirkung (Nathrath und Lane 1986). Eine dritte Gruppe von Antigenen war mit den bisher verwendeten Enzymen in formalinfixierten und parafineingebetteten Schnitten überhaupt nicht darstellbar, z. B. bestimmte Zytokeratinepitope mit LE 61 (Lane 1982), die meisten der Lymphozytenantigene z. B. mit OKT- oder LEU-Antikörpern. Ein Teil dieser korrespondierenden Antigene ist nur im Gefrierschnitt darstellbar.

Somit erscheint als wichtigste Voraussetzung für die Anwendung von Antiseren bzw. Antikörpern in der histologischen Tumordiagnostik die genaue Kenntnis der Antigenverteilung im Nativ- und möglichst auch im formalinfixierten Gewebe mit und ohne Enzymanwendung. Ohne dieses „Hintergrundwissen" besteht die Gefahr der Fehlinterpretation. Eine fehlende Immunreaktion für ein bestimmtes Antigen bedeutet nicht, daß das Antigen nicht vorhanden ist oder war.
Von den Färbemethoden spielt für die Routinetumordiagnostik die Immunfluoreszenz außer bei Schnellschnittdiagnostik nur eine untergeordnete Rolle. Neben der unkonjugierten Enzymmethode – besonders PAP und APAAP – und der etwa gleichwertigen, aber einfacheren indirekten Enzym-Methode haben sich in letzter Zeit zunehmend Avidin-Biotin (AB)-Methoden, darunter mit Recht die empfindliche AB-Komplex-Methode etabliert.
Probleme am Gefrierschnitt können bei den Enzym- und AB-Methoden durch störende Anfärbung des endogenen Enzyms oder von Biotin ergeben, weshalb entsprechende Blockierung vor der Immunreaktion nötig ist.
Klinische Daten und Hämatoxylin-Eosinfärbung eines histologichen Tumorschnittes bestimmen die Fragestellung des jeweiligen Tumorfalles: z. B. Gewebetyp, Ausgangsorgan oder spezifische Funktion, Hormonproduktion? Aus derartigen Fragen ergibt sich der jeweilige immunhistologische Einsatz bestimmter spezifischer Antiseren. In der Praxis häufig und für das klinische Vorgehen entscheidend ist die primäre Frage, ob ein metastatischer undifferenzierter Tumor epithelial oder nichtepithelial ist. Zur Klärung dieser Frage sind besonders epitheliale und auch nichtepitheliale „Tumormarker des ersten Stadiums" einzusetzen. Erst nach Einordnung des Tumors als epithelial oder nicht epithelial kommen „Tumormarker des zweiten Stadiums" zum Zuge, die eine weitere Subtypisierung erlauben. Ferner werden in der Routinediagnostik Antiseren bevorzugt, die am formalinfixierten paraffineingebetteten Schnitt angewendet werden können; in der Regel werden aber für spezifische Fragestellungen besonders in der Lymphomdiagnostik Gefrierschnitte angewendet zur Identifizierung empfindlicher Antigene für die entsprechende Tumorklassifizierung.

Epithelspezifische Tumormarker

Derzeit lassen sich vier Gruppen von Epithel-Antiseren unterscheiden:
1. Breitspektrumantiseren für alle Epithelien einschließlich Epidermis, einfacher Epithelien, mit oder ohne Leberzellen, z. B. KL 1 oder Keratin Dako (Z 622).
2. Antiseren gegen das breite Spektrum der Nichtepidermis-Epithelien, ebenfalls mit oder ohne Leberepithelien, z. B. TPA, CAM 5.2, Desmoplakine (Cowin et al. 1985), EMA.
3. Hier finden sich Antiseren mit schmalem Epithelspektrum, weshalb sie sich bereits zur Subtypisierung eignen, z. B. zur Erkennung von verhornenden Plattenepithelien und Myoepithelien (Keratin Dako A 575) oder Antiserum mit hoher Spezifität für Müller'sche Gangepithelien und deren Abkömmlinge (CA 12.5).
Mit Hilfe dieser Antiseren ist es auch möglich, sich eine grobe Orientierung über die Differenzierungsrichtung Plattenepithel- oder Adenokarzinom zu verschaffen. Eine weitergehende sichere Aussage über das mögliche Ausgangsepithel eines Tumors ist nicht möglich, zumal Karzinome das Zytokeratinspektrum ihres Ausgangsepithels modifizieren können (Moll et al. 1983); erst wenn gegen alle Zytokeratine einzelne spezifische Antiseren vorliegen, dürfte es möglich sein, mit ihnen und anderen Antikörpern (z. B. CA 12.5, Hormone) eine organ- oder zellspezifische immunhistologische Tumordiagnostik durchzuführen.
Während sich in obiger Gruppe 1 und 2 überwiegend Struktur-Antigene finden, nimmt die 3. Gruppe eine Übergangsstellung zu den Zellproduktantigenen ein. In dieser Zwischenstellung findet sich auch das CEA, dessen Nachweis im Allgemeinen „epithelial" und – wenn vermehrt – „wahrscheinlich nicht normal" und „möglicherweise neoplastisch" bedeutet.

CEA findet sich nicht nur in Adeno-, sondern häufig auch in Plattenepithelkarzinomen. Sein Nachweis in Pleuratumoren ist hilfreich bei der Abgrenzung des Adenokarzinoms vom Mesotheliom.
4. Unter den spezifischen Schmalspektrum-Tumormarkern finden sich die Prostataantigene, das große Spektrum der Hormone des Apudsystems, Calcitonin, Thyreoglobulin, HCG und Alpha-Fetoprotein. Der Einsatz dieser Antiseren dient der Beantwortung spezifischer Fragen und zur Untertypisierung von Tumoren, häufig parallel zu klinischen Syndromen: Charakterisierung von endokrinen Tumoren als „Apudome" oder zur Abgrenzung zwischen medullärem, papillärem oder follikulärem Schilddrüsenkarzinom (Permanetter et al. 1982), ferner zur Typisierung von Keimzelltumoren (Löhrs et al. 1980). In diese Gruppe zu rechnen sind auch die zunehmend eingesetzten Antiseren zur semiquantitativen Bestimmung von Hormonrezeptoren. Auch in diesem Zusammenhang müssen unerwünschte Kreuzreaktionen erwähnt werden: Sie finden sich bei einigen Keratin-Antiseren mit glatter und kardialer Muskulatur (Huitfeld und Brandzaeg 1985), mit Granulozyten und vereinzelt auch Histiozyten; viele auch monoklonale CEA-Antiseren kreuzreagieren mit NCA (normal cross reacting antigen) und zeigen Reaktionen vor allem mit Granulozyten. Nicht erwünschte Kreuzreaktionen zeigen auch einige Antiseren gegen saure prostataspezifische Phosphatase, z. B. in Pankreaskarzinomen.

Nicht epithelspezifische Tumormarker

1. Der Wert von Vimentin als mesenchymaler gewebespezifischer Tumormarker zur Abgrenzung gegenüber epithelialen Tumoren ist eingeschränkt, da es zusammen mit Gliafaserprotein, Desmin und auch mit Zytokeratinen, z. B. in Nierentumoren, Mesotheliomen und Speicheldrüsentumoren (Caselitz et al. 1985, Holthöfer et al. 1983, Ramaekers et al. 1983) auftreten kann. Außerdem ist die Vimentindarstellung im formalinfixierten, paraffineingebetteten Gewebe gegenüber dem Reaktionsmuster im Gefrierschnitt vermindert und z. T. durch Epithelanfärbung verfälscht. Trotz allem sollte Vimentin-Antiserum, bei „eingeengter" Fragestellung, am Gefrierschnitt eingesetzt werden (z. B. Ewing-Sarkom, malignes fibröses Histiozytom). Auch Lymphome enthalten Vimentin.
2. Zur Diagnose myogener Tumoren ergeben sich für Desmin z. T. ähnliche Vorbehalte wie für Vimentin. Einige Antiseren geben unerwünschte Kreuzreaktionen mit nichtmyogenen Geweben, besonders Epithelien. Die Reaktivität kann ebenfalls durch Formalin- und Alkoholfixierung sowie Proteaseeinwirkung verändert werden. Am Gefrierschnitt kann Desmin bei entsprechender Fragestellung eingesetzt werden und z. B. die histomorphologische Diagnose eines embryonalen oder alveolären Rhabdomyosarkoms untermauern. Auch Myoglobin zeigt oft unerwünschte Kreuzreaktionen und verschwindet früh bei zunehmender Entdifferenzierung.
3. Die neurogenen Tumormarker saures Gliafaserprotein und Neurofilament (NF) zeigen relativ wenige Kreuzreaktionen, NF gelegentlich mit quergestreifter Muskulatur. Während NF in reifen Ganglionzellen von Ganglioneuroblastomen gut nachweisbar ist, fehlt es in den meisten Neuroblastomen.
Die neuronenspezifische Enolase findet sich als glycolytisches Enzym in Neuronen, neuroendokrinen Zellen, Nebennierenmark, Follikelepithelien in Schilddrüsen sowie Tumoren mit neuroendokriner Differenzierung. Sie ist auch in Mammakarzinomen nachgewiesen worden (Nesland J. M. et al. 1986).
S 100-Protein findet sich in Schwann- bzw. Neuralleistenzellen, in einigen Epithelzellen (Myoepithel, z. T. Brustdrüse, außerdem in Schweiß- und Speicheldrüsen). S 100-Protein ist also ein Beispiel nicht gewebespezifischer Antigene. Sein Wert ergibt sich bei „eingeengter" Fragestellung: Es findet sich u. a. in malignen Schwannomen und Melanomen.
4. Von den Lymphom-Tumormarkern erweist sich das Leukocyte-common-Antigen als sehr zuverlässig zur Einordnung von Tumoren als Lymphome, ohne weitere Spezifizierung.

Dieses Antiserum stellt durch seine selektive Spezifität einen sehr wichtigen Gegenpol zu den Epithelantiseren dar, es zeigt nur geringe Kreuzreaktionen mit Granulozyten und Histiozyten.

Die Antiseren gegen Immunglobuline sind ebenfalls sehr spezifisch und wesentlich zur Bestimmung der Monoklonalität von B-Lymphomen. Gelegentliche ausgeprägte Hintergrundfärbung ist auf Einlagerung von Immunglobulinen zurückzuführen. Diese Lymphomantiseren reagieren auch gut im formalinfixierten Material.

Eine weitergehende Lymphomdifferenzierung, insbesondere der T-Zell-Populationen muß mit Hilfe der hochspezifischen monoklonalen Antikörper am Gefrierschnitt durchgeführt werden (OKT - bzw. LEU).

5. Die histiozytären Tumormarker Alpha-1-antichymotrypsin und Lysozym haben bei „eingeengter" Fragestellung Wert für die Diagnose von malignen Histiozytosen und malignen fibrösen Histiozytomen (Meister und Nathrath 1981). Allerdings sind beide Tumormarker nicht histiocytenspezifisch, sie finden sich auch in epithelialen Zellen (Permanetter und Meister 1984).

Faktor VIII findet sich nicht in allen Endothelien und verschwindet in gering differenzierten Gefäßtumoren, weshalb sein Wert als Tumormarker eingeschränkt ist.

Für die erfolgreiche Anwendung in der Tumordiagnostik müssen „Tumormarker" selektiv gewebe- oder zellspezifisch und auch bei geringer Tumordifferenzierung möglichst stabil erhalten sein. Zur Vermeidung von Fehlinterpretationen muß das zu untersuchende Tumorgewebe gut erhalten sein. Während die meisten „Tumormarker" im formalinfixierten Gewebe nachweisbar sind, so empfiehlt sich für kritische Fälle doch die Anwendung von Gefrierschnitten. Die immunhistologische Untersuchung von Tumoren kann wertvolle Hilfestellung in der histomorphologischen Tumordiagnostik leisten, wenn sie auf ausgiebiger Erfahrung mit den verwendeten Antiseren beruht, und die Interpretation der Immunfärbung von klinischen und morphologischen Gesichtspunkten geleitet wird.

Literatur

1. Altmannsberger M, Osborn M, Schauer A, Weber K (1982) Antibodies to different intermediate filament proteins. Lab Invest 45:427–434
2. Boyse EA, Old LJ (1969) Some aspects of normal and abnormal cell surface genetics. Ann Rec Genet 3:269–290
3. Caselitz J, Osborn M, Weber K, Seifert G (1981) Intermediate sized filament proteins (prekeratin, vimentin, desmin) in the normal parotid gland and parotid gland tumors. Virchows Arch Pathol Anat 303:273–286
4. Cowin P, Kapprell H-P, Franke WW (1985) The Complement of desmosomal plaque proteins in different cell types. J Cell Biol. 101:1442–1454
5. Dumonde DC (1966) Tissue-specific antigens. Adv Immunol 5:245–412
6. Holthöfer H, Miettinen A, Paasivuio R, Letho V-P, Linder E, Alfthan O, Virtanen I (1983) Cellular origin and differentiation of renal carcinomas. A fluorescence microscopic study with Kidney-specific antibodies, intermediate filament antibodies, and lectins. Lab Invest 46:317–326
7. Huang S-N, (1975) Immunohistochemical demonstration of Hepatitis B core and surface antigens in paraffin sections. Lab Invest 33:88–95
8. Huitfeld HS, Brandtzaeg P (1985) Various keratin antibodies produce immunohistochemical staining of human myocardium and myometrium. Histochemistry 83:381–389
9. Lachmann PJ (1984) Tumour immunology. Review J Royal Soc Med 77:1023–1029
10. Lane EB (1982) Monoclonal antibodies provide specific inramolecular markers for the study of epithelial tonofilament organization. J Cell Biol 92:665–673
11. Löhrs U, Nathrath W, Torhorst J, Lamerz R, Mann K (1980) Vergleichende histologische, immunhistologische und serologische Untersuchungen maligner Hodentumoren. Verh Dt Ges Path 64:443
12. Meister P, Nathrath W (1981) Immunohistochemical characterization of histiocytic tumours. Diagn Histopathol 4:79–87

13. Moll R, Krepler R, Franke WW (1983) Complex cytokeratin polypeptide patterns observed in certain human carcinomas. Differentiation 32:256–269
14. Nathrath WBJ (1978) Organ and tumour antigens in malignant disease: a review. J Royal Soc Med 71:755–761
15. Nathrath WBJ, Detheridge F, Franks LM (1979) Species cross-reacting epithelial and urothelial specific antigens in human fetal, adult, and neoplastic bladder epithelium. J Natl Cancer Inst 63:1322–1330
16. Nathrath WBJ, Meister P (1982) Lysozyme (muramidase) and alpha 1 -antichymotrypsin as immunohistochemical tumour markers. Acta histochem Suppl 25:69–72
17. Nathrath WBJ, Arnholdt H, Wilson PD (1982) Keratin, luminal epithelial antigen and carcinoembryonic antigen in human urinary bladder carcinomas. Path Res Pract 175:299–307
18. Nathrath WBJ, Heidenkummer P, Björklund V, Björklund B (1985) Distribution of tissue polypeptide antigen (TPA) in normal human tissue: immunohistochemical study on unfixed, methanol-, ethanol- and formalin fixed tissues. J Histochem Cytochem 33:99–109
19. Nathrath WBJ, Lane EB (1986), Monoclonal antibodies in routine histopathology diagnosis, under special consideration of intermediate cell filament proteins (in press)
20. Nesland JM, Holm R (1986) Neurone specific enolase immunostaining in the diagnosis of breast carcinomas with neuroendocrine differentiation. Its usefulness and limitations. J Pathol 148:35–43
21. Permanetter W, Nathrath WBJ, Löhrs U (1982) Immunohistochemical analysis of thyroglobulin and keratin in benign and malignant thyroid tumours. Virchows Arch Pathol Anat 398:221–228
22. Permanetter W, Meister P (184) Distribution of Lysozyme (Muramidase) and alpha 1-antichymotrypsin in normal and neoplastic epithelial tissues: a survey. Acta histochem 74:173–179
23. Puchtler H, Waldrop FS, Meloan SN, Terry MS, Conner HM (1970) Methacarn (Methanol-Carnoy) fixation. Practical and theoretical considerations. Histochemie 21:97–116
24. Puchtler H, Meloan SN (1985) On the chemistry of formaldeyhde fixation and its effects on immunohistochemical reactions. Histochemistry 82:201–204
25. Ramaekers FCS, Haag D, Kant A, Moesker O, Jap PHK, Vooijs GP (1983) Co-expression of keratin and vimentin-type intermediate filaments in human metastatic carcinoma cells. Proc Natl Acad Sci USA 80:2618–2622
26. Roitt IM, Essential Immunology (2nd edition) Blackwell Scientific, Oxford, p 7–16
27. Weber K, Geisler N (1984) Intermediate filaments – from wool alpha-keratins to neurofilaments: a structural overview. In: Cancer cells (The transformed phenotype) Vol. I, Cold Spring Harbor Laboratory Press, NY, p 153–159

Anschrift des Verfassers
Dr. W. B. J. Nathrath
Pathologisches Institut der Universität München
Thalkirchner Straße 36
8000 München 2

Vergleichende Bewertung von Ca 19–9, Ca 12–5 und CEA als Tumormarker beim Magen- und Dickdarmkarzinomen

A. Quentmeier, P. Schlag, H. P. Geisen und H. Schmidt-Gayk

Chirurgische Universitätsklinik Heidelberg

Patienten mit Karzinomen des Magens und Kolorektums weisen zum Zeitpunkt der Ersterkrankung nur in begrenzter Zahl pathologisch erhöhte Serumwerte des gebräuchlichen Tumormarkers CEA auf (5, 7). Auch bei der postoperativen Verlaufskontrolle geben sich nicht alle Rezidive und Metastasen durch einen frühzeitigen CEA-Anstieg zu erkennen (7, 8). Es schien uns deshalb lohnend zu untersuchen, ob sich die Diagnostik der gastrointestinalen Karzinome, insbesondere in Frühstadien, durch die gleichzeitige Bestimmung weiterer Marker verbessern läßt. Lohnend schien uns in diesem Sinne die Beschäftigung mit den neuen Tumormarken Ca 19-9 und Ca 12-5, welche in den letzten Jahren erst durch die moderne Technologie der monoklonalen Antikörper neu entdeckt worden waren. Während sich das Ca 19-9 entsprechend den Angaben von Koprowski und Mitarbeitern (3) durch eine hohe Sensitivität für gastrointestinale Karzinome auszeichnen sollte, wurde das Ca 12-5 zunächst nur als Marker für das epitheliale Ovarialkarzinom (4) bekannt. Durch Bast und Mitarbeiter (1) wurde ihm kürzlich aber auch eine gewisse diagnostische Potenz für die Malignome des Verdauungstraktes zugesprochen.

Patienten und Methode

Bei 87 Patienten (57 Männer und 30 Frauen) mit Magenkarzinom und 177 Patienten (97 Männer und 80 Frauen) mit kolorektalem Karzinom wurden präoperativ die Serumkonzentrationen der Tumormarker Ca 19-9, Ca 12-5 und CEA bestimmt. Als Kontrolle dienten die Seren von 55 hospitalisierten Patienten (36 Männer und 19 Frauen) mit nicht-malignen Erkrankungen. Das mittlere Alter der Magenkarzinompatienten betrug 62,8 Jahre, das der Patienten mit kolorektalem Krebs 62,4 Jahre und das der Kontrollgruppe 54,3 Jahre. Die Stadieneinteilung der Karzinome erfolgte nach der TNM-Klassifikation (UICC, 1978) entsprechend den postoperativen und patho-histologisch gesicherten Befunden (Tabelle 1). Für die Ca 19-9 und Ca 12-5 Bestimmungen wurden kommerziell erhältliche Festphasen Radioimmunassays der Firma Centocor benutzt. Die CEA-Messungen erfolgten mit dem Festphasenenzym-Immunassay der Firma Abbott. Die technische Durchführung der Untersuchungen erfolgte entsprechend den Angaben der Hersteller. Für die Festlegung der oberen Normgrenze der Testwerte wurde für die 3 Tumormarker jeweils die Summe aus dem Mittelwert der Kontrollgruppe zuzüglich der doppelten Standardabweichung gebildet. So

Tabelle 1. Stadieneinteilung der untersuchten Patienten entsprechend der TNM-Klassifikation (UICC, 1978)

	Magenkarzinom	Kolon-Rektum-Karzinom
Stadium I	6 (6,9%)	25 (14,1%)
Stadium II	11 (12,6%)	82 (46,3%)
Stadium III	61 (70,1%)	26 (14,8%)
Stadium IV	9 (10,4%)	44 (24,9%)
	87	177

ergaben sich pathologische Befunde für Ca 19-9 bei ≥ 25,0 U/ml, für Ca 12-5 ≥ 27,0 U/ml und für CEA ≥ 5,0 ng/ml. Um den Vergleich mit den Ergebnissen anderer Untersucher zu erleichtern, wurden die häufig benutzten Normgrenzen von ≥ 37,0 U/ml für Ca 19-9, ≥ 35,0 U/ml für Ca 12-5 und ≥ 2,5 ng/ml für CEA bei Darstellung der Resultate zusätzlich angegeben.

Ergebnisse

Von den 55 Kontrollpatienten mit nicht-malignen Erkrankungen hatten 2 Patienten Ca 19-9-Werte von 25,0 U/ml und mehr, beide lagen sogar über 37,0 U/ml. Zwei Patienten wiesen pathologische Ca 12-5-Werte von 27,0 U/ml und mehr auf, einer davon auch mehr als 35,0 U/ml. Drei weitere Patienten hatten pathologische CEA-Werte von 5,0 ng/ml und mehr. Hieraus ergibt sich eine vergleichbare Spezifität der Untersuchungen für die 3 Marker

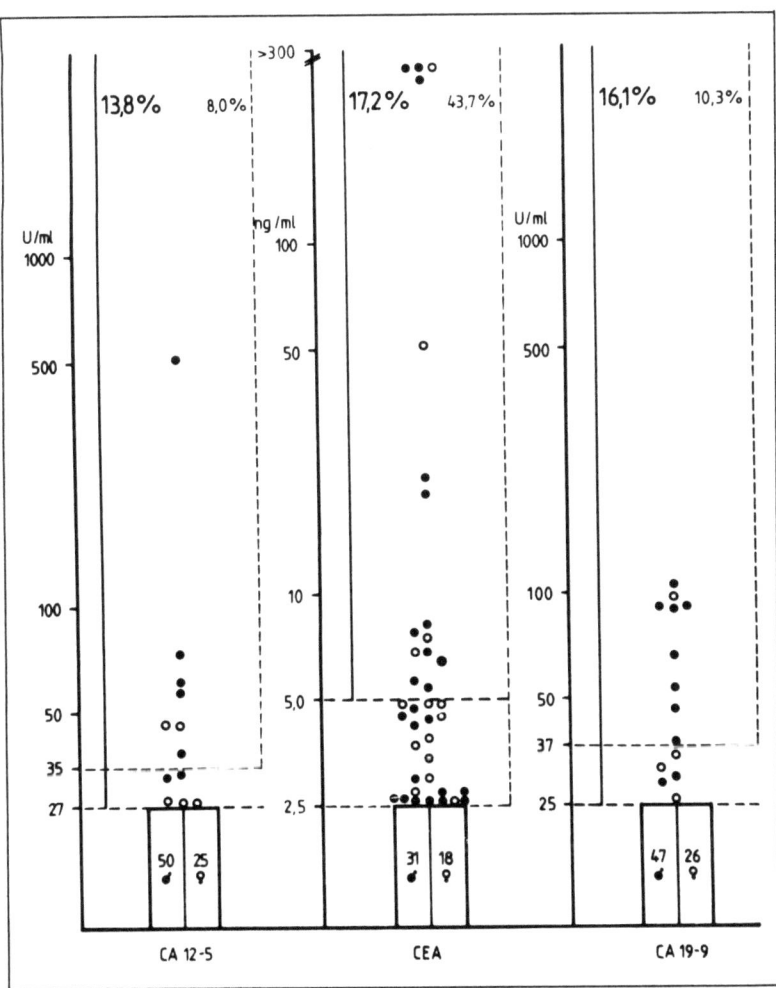

Abb. 1. Ergebnisse der simultanen Bestimmung von Ca 12-5, CEA und Ca 19-9 bei 87 Patienten mit Magenkarzinom

zwischen 94,6 und 96,4%. Nur bei einem Kontrollpatienten wurde eine simultane Erhöhung zweier Marker, es handelte sich um die Kombination von Ca 19-9 und Ca 12-5, festgestellt. Die Sensitivität aller drei Marker für das Magenkarzinom ist schlecht. Legt man die von uns benutzten oberen Normgrenzen zugrunde, können das Ca 19-9 16,1%, das Ca 12-5 13,8% und das CEA 17,2% der Magenkarzinompatienten als Tumorträger erkennen (Abb. 1). Benützt man die häufig gebräuchlichen Normgrenzen von 37,0 U/ml für das Ca 19-9, 35,0 U/ml für das Ca 12-5 und 2,5 ng/ml für das CEA, dann sinkt die Sensitivität auf 10,3% respektive 8% bei Ca 19-9 und Ca 12-5 und steigt auf 43,7% beim CEA. Allerdings driftet die Spezifität der Untersuchungsergebnisse für die 3 Marker massiv auseinander, so daß sich eine derartige Betrachtung für eine vergleichende Wertung nicht eignet.

Im Gegensatz zum Magenkarzinom besitzt das CEA beim kolorektalen Karzinom (Abb. 2) mit 36,2% eine erheblich höhere Sensitivität. Das CA 19-9 konnte 19,8% und das Ca 12-5 lediglich 9,6% der Patient richtig einklassifizieren.

Wie aus Abb. 3 zu ersehen ist, steigern sich weder die Anzahl Ca 12-5 positiver Patienten, noch die Höhe der Ca 12-5 Serumkonzentrationen mit zunehmender Tumorausbreitung von

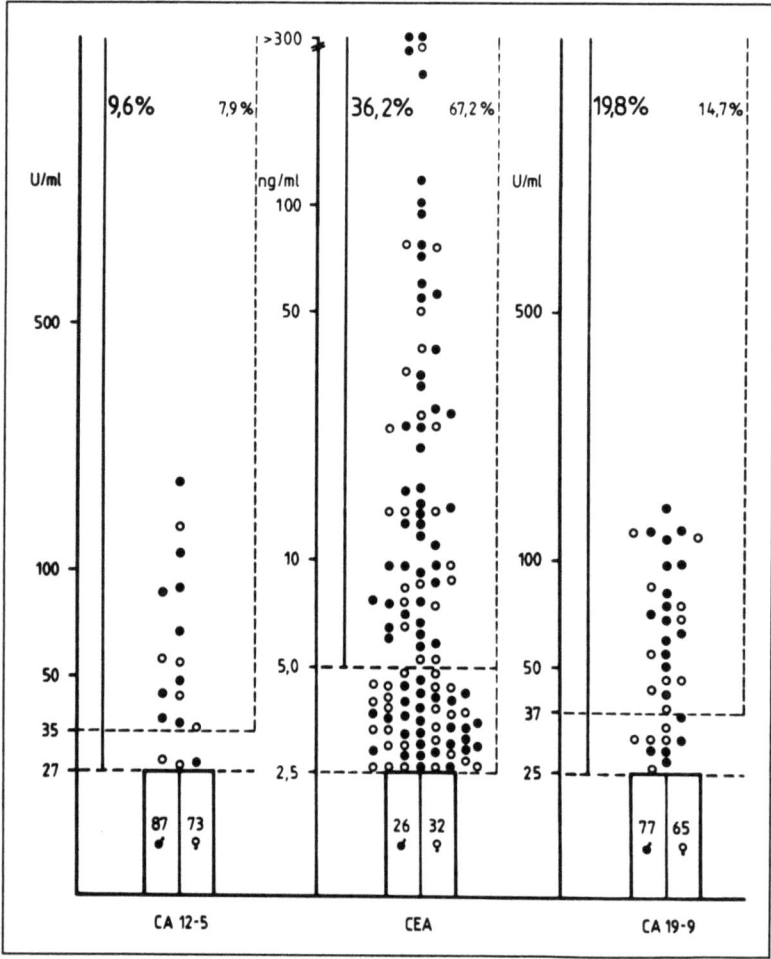

Abb. 2. Ergebnisse der simultanen Bestimmung von Ca 12-5, CEA und Ca 19-9 bei 177 Patienten mit Kolon-Rektum-Karzinom

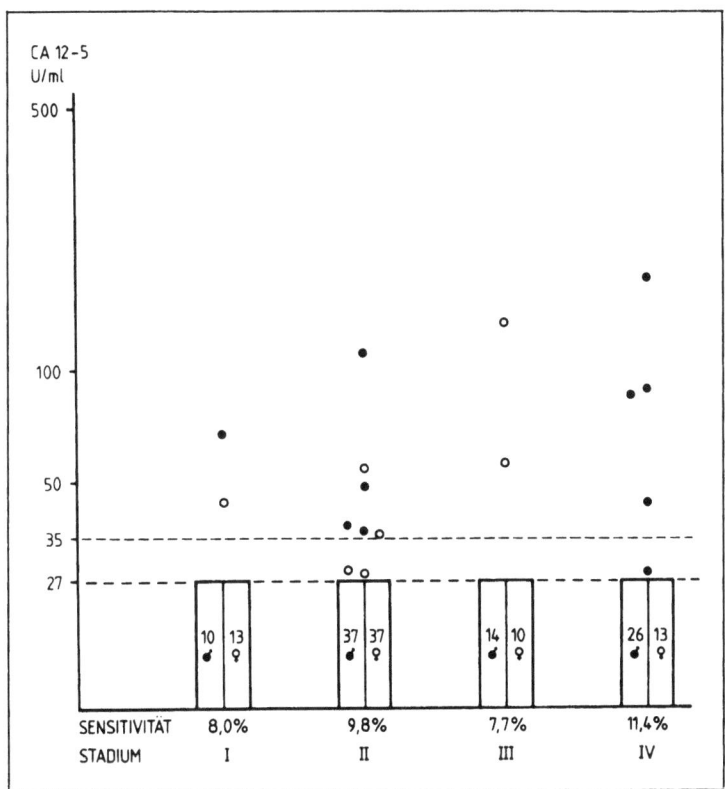

Abb. 3. Ca 12-5-Serumwerte bei 177 Patienten mit Kolon-Rektum-Karzinom in Relation zum Tumorstadium

kolorektalen Karzinomen in nennenswerter Weise. Im Gegensatz hierzu ist eine derartige Entwicklung beim CEA sehr wohl nachweisbar (Abb. 4): Hier steigert sich die Ansprechrate von 16,0% im Stadium I, über 25,6% im Stadium II und 30,8% im Stadium III auf 70,5% im Stadium IV.
Auch beim CA 19-9 (Abb. 5) ist eine derartige, wenn auch nicht so ausgeprägte Steigerung markerpositiver Befunde vorhanden. Hier kommt es erst mit manifester Fernmetastasierung zu einer bemerkenswerten Steigerung der Ansprechrate auf 40,9%. Die Darstellung der für die einzelnen Tumorstadien aufgeschlüsselten Ergebnisse ist nur für die kolorektalen Karzinome möglich. Bei den Magenkarzinomen lag eine derartig ungünstige Verteilung der Tumorstadien mit starker Überbesetzung des Stadiums III vor, daß eine aufgeschlüsselte Betrachtung der Daten nicht sinnvoll erschien. Aber auch hier war bei vorsichtiger Betrachtung der Ergebnisse eine ähnliche Tendenz festzustellen wie für das kolorektale Karzinom ausgeführt.
Auf der Tabelle 2 sind die Daten für die Sensitivität der drei Marker bei Einzelbetrachtung bzw. bei Anwendung in den vier möglichen Kombinationen für die untersuchten 87 Magenkarzinome und 177 kolorektalen Karzinome zusammengefaßt. Die Spezifitäts- und Sensitivitätsberechnungen erfolgten auf der Grundlage der von uns festgelegten Normwerte. Aus den Zahlen ist zu entnehmen, daß alle drei Marker ein unterschiedliches Spektrum der Karzinompatienten erfassen. Diese Spektren überlappen recht breit, so daß bei einigen Patienten zwei oder sogar alle drei Marker pathologisch erhöht sind. Der

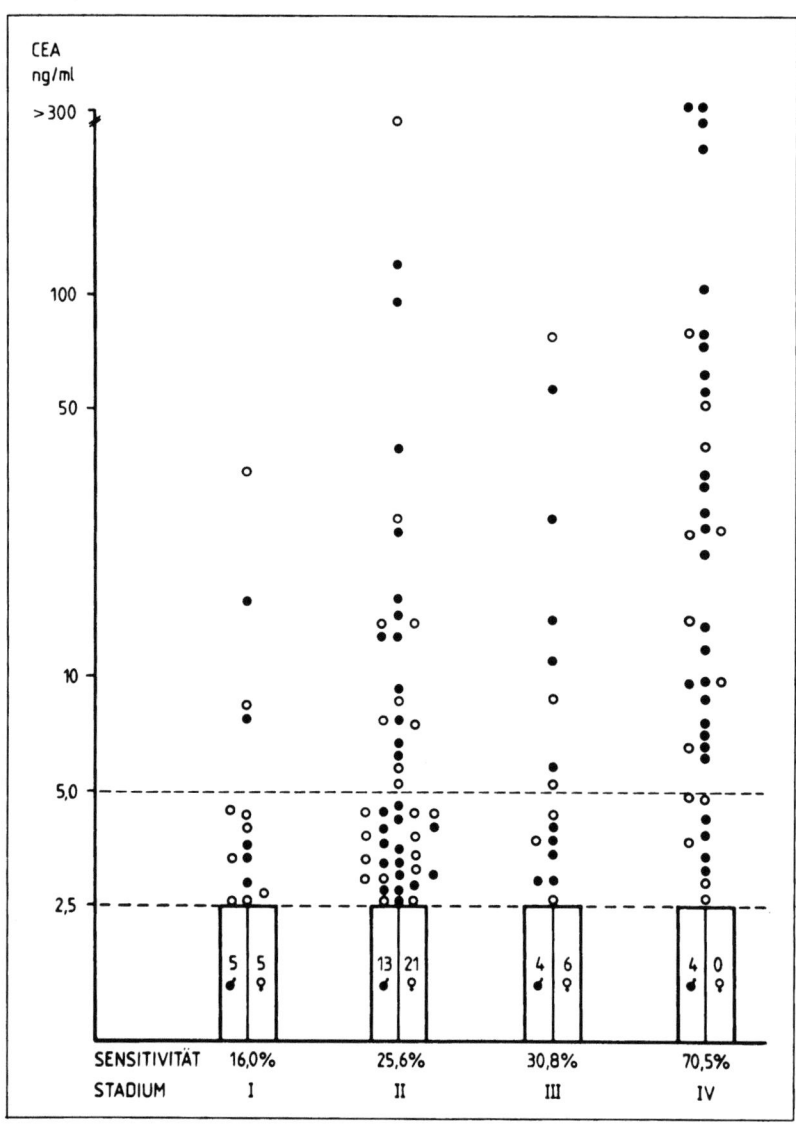

Abb. 4. CEA-Serumwerte bei 177 Patienten mit Kolon-Rektum-Karzinom in Relation zum Tumorstadium

Leitmarker mit der größten Sensitivität ist eindeutig das CEA, gefolgt von Ca 19-9 und Ca 12-5. Der Gewinn an Sensitivität durch die Bestimmung von Ca 19-9 und Ca 12-5 in Kombination mit dem Leitmarker CEA ist beim Magenkarzinom mit 16,8% beträchtlich höher als beim kolorektalen Karzinom mit 9%. Durch Kumulation falsch-positiver Befunde nimmt die Spezifität der Untersuchung bei der kombinierten Anwendung der drei Marker beträchtlich ab und relativiert, zumindestens beim kolorektalen Karzinom, den Gewinn an Sensitivität weitgehend.

Aus den Ergebnissen ist ersichtlich, daß die neuen Marker Ca 19-9 und Ca 12-5 bei der Frühdiagnostik von Magen- und Kolorektalkarzinomen – mehr noch als das CEA –

Tabelle 2. Sensitivität und Spezifität der CEA-, Ca 19-9- und Ca 12-5-Bestimmung als Einzeltest und bei kombinierter Anwendung

	Sensitivität		Spezifität
	Magen-Ca	Colon-Rektum Ca	
CEA positiv	17,7%	36,2%	94,6%
Ca 19-9 positiv	16,1%	19,8%	96,4%
Ca 12-5 positiv	13,8%	9,6%	96,4%
Ca 19-9 u./o. Ca 12-5 positiv	25,3%	23,7%	94,6%
CEA u./o. Ca 12-5 positiv	27,6%	41,2%	90,9%
CEA u./o. Ca 19-9 positiv	27,6%	42,4%	90,9%
CEA u./o. Ca 19-9 u./o. Ca 12-5 positiv	34,5%	45,2%	89,1%

versagen. Auch sie können sinnvoll nur für die posttherapeutische Verlaufskontrolle eingesetzt werden. Aus dieser Anwendung liegen uns selbst ausreichende Erfahrungen nur mit dem CEA und Ca 19-9 vor.

Bei 86 Patienten mit kolorektalen Karzinomen und 18 Magenkarzinompatienten konnten wir zum Zeitpunkt der Rezidiverkennung bzw. Diagnostik metachroner Fernmetastasen die beiden Marker CEA und Ca 19-9 simultan bestimmen (Tabelle 3).

Auch hier bestätigt sich das CEA als der Marker mit der höheren Sensitivität. Wiederum zeigt sich auch, daß das CEA und das Ca 19-9 nicht deckungsgleich agieren, und daß sich aus der komplementären Bestimmung der beiden Marker ein Sensitivitätsgewinn von etwa 10% beim Kolorektalkarzinom und etwa 20% beim Magenkarzinom ergibt.

Diskussion

Wir können die Angaben von Bast und Mitarbeitern (1) bestätigen, daß es sich beim Ca 12-5 nicht um einen für das Ovarialkarzinom spezifischen Tumormarker handelt. Vielmehr ist dieser Marker auch bei einer Reihe von Patienten mit Magenkarzinomen und kolorektalen Karzinomen in erhöhter Konzentration im Serum nachweisbar. Allerdings liegt bei unseren Untersuchungen die Sensitivität mit 13,8% beim Magenkarzinom respektive 9,6% beim Kolonkarzinom erheblich unter der von Bast und Mitarbeitern (1) sowie von Klapdor und Mitarbeitern (2) angegebene Rate von etwa 20%. Dies liegt vermutlich an der größeren Anzahl von Patienten mit sehr fortgeschrittener Tumorerkrankung in den von diesen Autoren untersuchten, kleineren Patientenkollektiven. Ähnlich den genannten Untersuchern konnten wir eine direkte Korrelation zwischen den Ca 12-5, Ca 19-9 und CEA-Werten nicht feststellen. Somit eignen sich das Ca 12-5 wie auch das Ca 19-9 prinzipiell als eigenständige oder in Kombination mit dem CEA einsetzbare serologische Tests zur Erkennung und evtl. Verlaufsbeobachtung von Karzinomen des Gastrointestinaltraktes.

Tabelle 3. Sensitivität der Tumormarker CEA und Ca 19-9 für Rezidive bzw. Metastasen gastrointestinaler Karzinome

	Colorectales-Ca	Magen-Ca
CEA positiv	67/86 (77,9%)	12/18 (66,6%)
Ca 19-9 positiv	53/86 (61,6%)	9/18 (50,0%)
CEA u./o. Ca 19-9 positiv	74/86 (86,0%)	16/18 (88,9%)
CEA u. Ca 19-9 negativ	12/86 (14,0%)	2/18 (11,1%)

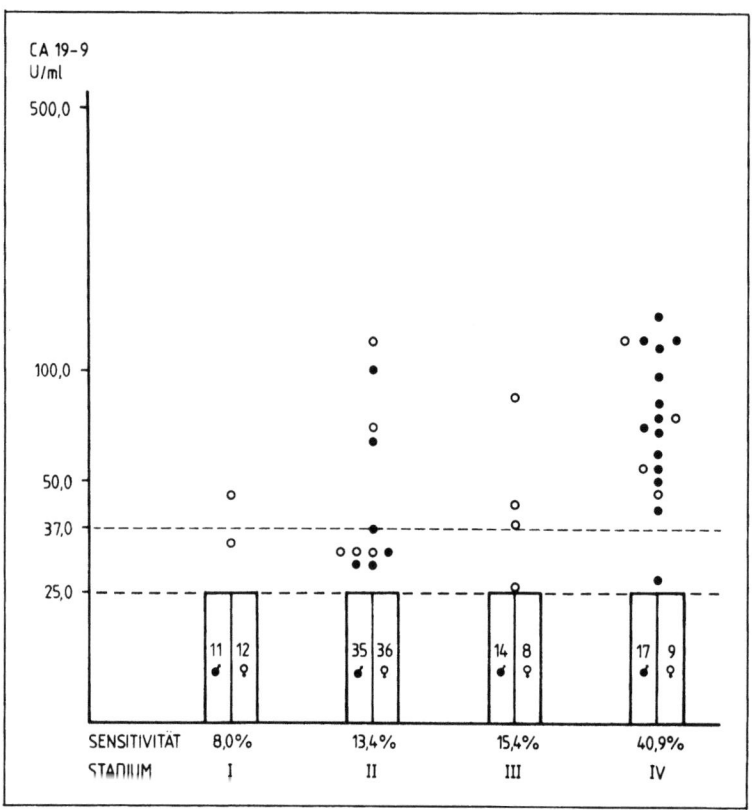

Abb. 5. Ca 19-9-Serumwerte bei 177 Patienten mit Kolon-Rektum-Karzinom in Relation zum Tumorstadium

Wegen der schlechten Sensitivität des Ca 12-5 für das kolorektale Karzinom scheint sein Einsatz bei diesem Tumortyp in der Praxis nicht gerechtfertigt. Hier bestätigt sich das CEA als Marker mit der besten Sensitivität. Falls die serologische Erkennung und Verlaufsbeobachtung des kolorektalen Karzinoms optimiert werden soll, kann die Kombination mit dem Ca 19-9 Test empfohlen werden (6, 9). Wegen der insgesamt nur geringen Sensitivität von CEA und Ca 19-9 für das primäre Magenkarzinom (7, 9) ist die Situation für diesen Tumor etwas different zu bewerten. Hier ergibt sich bei komplementärer Bestimmung von CEA, Ca 19-9 und Ca 12-5 eine deutlichere Steigerung der Sensitivität als beim kolorektalen Karzinom. Aber auch das rezidivierte bzw. metastasierte Magenkarzinom kann durch die Kombination von Ca 19-9 und CEA zu über 90% der Fälle frühzeitig erkannt werden, und so erscheint uns die zusätzliche Bestimmung des Ca 12-5, nicht zuletzt auch aus wirtschaftlichen Gesichtspunkten, nicht gerechtfertigt.

Literatur

1. Bast R C, Klug T L, John L St, Jenison E, Niloff J M, Lazares H, Berkowitz R S, Leavitt T, Griffith C T, Parker L, Zurawski V R, Knapp R C (1985). A radioimmunoassay using a monoclonal antibody to monitor the course of epithelial ovarian cancer. New Engl J Med 309: 883

2. Klapdor R, Klapdor U, Bahlo M, Dallek M, Kremer B, v Ackeren V, Schreiber W, Greten H (1984). Ca 12-5 bei Karzinomen des Verdauungstraktes. Ein Vergleich mit Ca 19-9 und CEA bei Karzinomen des Pankreas und Kolons. Dtsch Med Wschr 109: 1949
3. Koprowski H, Steplewski Z, Mitchell K, Herlyn M, Herlyn D, Führer P (1979). Colorectal carcinoma antigens detected by hybridoma antibodies. Som Cell Genet 5, 957
4. Lewis J L (1983). A radioimmunoassay for ovarian cancer. New Engl J Med 309, 686
5. Quentmeier A (1980). Verlaufsbeobachtung von Tumormarkern Metastasen: Pathologie-Diagnostik-Therapiemöglichkeiten. Heimpel H, Herfarth Ch, Schreml W (Hrsg.). Huber Verlag, Bern-–Stuttgart–Wien, 43
6. Quentmeier A, Schlag P, Schmidt-Gayk H P, Herfarth Ch (1983). Ca 19-9, a new marker to detect colorectal cancer. Potential and limitations in comparison to CEA. J Exp Clin Cancer Res. 2: 57
7. Quentmeier, A, Schlag P, Schmidt-Gayk H P, Herfarth Ch (1984). Ca 19-9 und CEA; Fortschritt bei der Diagnose und Verlaufsbeobachtung des Magenkarzinoms durch kombinierte Bestimmung zweier Tumormarker Langenbecks Arch Chir 264: 540
8. Quentmeier A, Schlag P, Herfarth Ch (1986). Bestätigung der Bedeutung des CEA-Testes für die Diagnostik und chirurgische Behandlung des rezidivierten Kolorectal-Karzinomes. Chirurg 57:83
9. Staab H J, Hornung A, Anderer F A, Kieninger G (1984). Klinische Bedeutung des zirkulierenden tumorassoziierten Antigens Ca 19-9 bei Karzinomen des Verdauungstraktes. Dtsch Med Wschr 109:141

Anschrift des Verfassers:

Dr. A. Quentmeier
Chirurgische Universitätsklinik
Abt. Allgemeinchirurgie
Im Neuenheimer Feld 110
6900 Heidelberg

CA 19–9 in the follow-up of colorectal cancer

M. Tommasi, B. Fantappiè, C. Fucini*, and G. Malatantis*

Department of Clinical Physiopathology of the University of Florence (Italy), Nuclear Medicine Unit, and *Emergency Surgery of the University of Florence (Italy)

Summary

We examined CEA and CA 19–9 in serum samples of 43 patients with colorectal adenocarcinoma in a follow-up programme ranging from 1 month to 5 years after curative surgery. In 10 patients with confirmed recurrence, CA 19–9 and/or CEA were positive prior to or at the time of recurrence. For these 10 patients CEA demonstrated a greater sensitivity, concurring in all 10 cases, than CA 19–9 which concurred in only 4 cases. In 33 patients with no objective evidence of disease CA 19–9 was consistently negative, while CEA was positive in four cases. Our studies, even though based on a limited number of case histories, suggest that these two antibodies are particularly useful when studied in association: the greater sensitivity of CEA is complemented by the specificity of CA 19–9.

Introduction

A monoclonal antibody, designated 1116 NS 19–9, was developed by Koprowski et al. (6) via immunization of Balb/c mice with the human colorectal cancer line, SW 1116. This antibody reacts with a carbohydrate antigenic determinant (CA 19–9) which has been identified as a sialylated lacto-N-fucopentaose II, an oligosaccharide sharing structural features with Lewis blood substances (8). In addition, the CA 19–9 epitope has been identified on a glycolipid extracted from meconium and from some gastrointestinal cancers; in the sera of patients with gastrointestinal malignancy the antigen is part of a large structure which Dr. J. Magnani of NIH has recently identified as a mucin with a molecular weight of 5×10^6 (9). A monosialoganglioside antigen of gastrointestinal adenocarcinomas defined by a murine monoclonal antibody was demonstrated by an immunoperoxidase assay in fixed paraffin embedded tumors in 59% of colonic adenocarcinomas, 86% of pancreatic adenocarcinomas, and 89% of all gastric adenocarcinomas (1). Individuals who do not secrete either Lewis (a) or Lewis (b) into the saliva and do not express Lewis in their tissue are always negative for CA 19–9 because they lack the glycosyltransferases that are necessary to synthesize the Lewis antigen, and therefore CA 19–9 (5).
Using an inhibition radioimmunoassay, Koprowski et al. reported that elevated levels of CA 19–9 were present in the sera of patients with colorectal, gastric and pancreatic cancers, and that sera of normal individuals had no detectable CA 19–9, suggesting that CA 19–9 may be a potentially useful tumor marker (7). Similarly, Sears et al., using a preliminary configuration of a CA 19–9 immunoradiometric assay, suggested that the determination of CA 19–9 levels in patient sera may provide a useful tool for identifying recurrences among postoperative colorectal cancer patients (11).
Del Villano et al. developed a forward sandwich radioimmunometric assay for the quantitative measurement of CA 19–9 (2). In a later study the same authors suggested that CA 19–9 IRMA could be effective, together with CEA, in monitoring patients with colorectal carcinoma, although they were not able to precisely define the clinical utility (3). According to Ritts et al. the specificity measured among normal individuals and among patients with a wide variety of benign diseases was quite reasonable for clinical application (10), even though, as Thirion has written, positive values of CA 19–9 may result in circa 20%

of patients with benign gastrointestinal diseases, and up to 33% of patients with cirrhosis (12).

Our study compares CEA and CA 19–9 in monitoring patients with colorectal adenocarcinoma for recurrence, to evaluate the clinical utility of CA 19–9.

Materials and methods

Immunoradiometric assay for CA 19–9

a) Reagents (provided with the Centocor ™ Kits):
1. anti-CA 19–9 antibody (mouse, monoclonal) coated beads;
2. anti-CA 19–9 antibody (mouse, monoclonal) ^{125}I in sodium citrate buffer with protein stabilizers and preservative; radioactivity maximum less than 16.6 KBq/ml;
3. CA 19–9 RIA buffer 50 mM sodium citrate with preservative;
4. CA 19–9 standards: 5–8, 15, 30, 60, and 120 units/ml in normal human serum with preservative;
5. CA 19–9 diluent with preservative.

b) Procedure: the CA 19–9 system is a sandwich solid phase radioimmunoassay, in which the antigen in the serum specimen or standard, is bound to the nonlabeled antibody on the bead. Since multiple CA 19–9 determinants are associated with each antigen molecule, free determinants on the bead-bound antigens are detected by binding of the ^{125}I-labeled antibody. Unbound materials present in the specimen are removed by aspiration of the fluid and washing of the beads. The bound radioactivity is proportional to the concentration of the CA 19–9 in the specimen within the working range of the assay; the amount of CA 19–9 in each sample is determined by interpolation from the standard curve.

The assay was tested with regard to internal bias ("dilution test": % recovery, mean ± S.D. = 103 ± 6.52%) and precision: the C.V.% of the "Within assay" (n = 20) was below 10.9% for average values of 18.7 and 47.6 units/ml; the C.V.% of the "Between assay" (n = 10) was below 18% for average values of 19.4 and 42.9 units/ml.

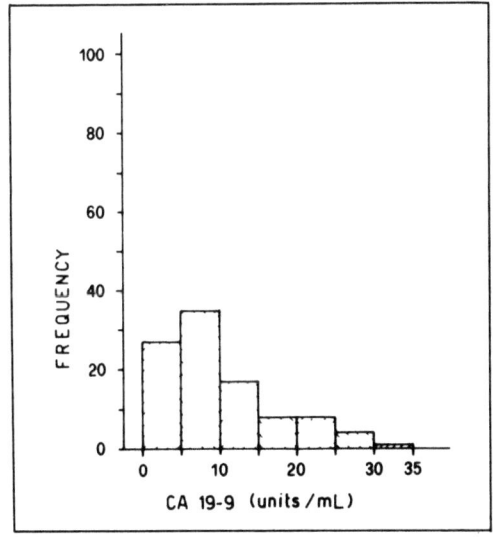

Fig. 1 CA 19–9 concentration in sera from 100 apparently healthy subjects.

Table 1. Longitudinal levels of CEA and CA 19–9 in 10 patients with confirmed recurrence (m = assay test with IRMA monoclonal antibody; —— = positive values; - - - = suspected values; ↓ = time of clinical and/or instrumental diagnosis).

Pt. code	Antigen	1	3	6	9	12	15	18	21	24	30	36	42	48	54	60	
5	CEA	<2.5	<2.5	13.7 ↓	200 ↓	liver metastasis											
	CA 19-9	<1.5	3.5	2.51	2.36												
16	CEA	7.91^m	12.8^m	>60^m ↓	lung metastases												
	CA 19-9	3.43	5.39	5.33													
43	CEA	–	0.4^m	>60^m ↓	liver metastases												
	CA 19-9	–	3.9	14.1													
41	CEA	26.8	41.3	45.3 ↓	32.0	31.6	42.2	164	lung metastases								
	CA 19-9	–	–	–	–	3.5	14	60.6									
22	CEA	–	–	5.03	8.07	<2.5	6.91	75.1 ↓	liver metastases								
	CA 19-9	–	–	<1.5	<1.5	<1.5	<1.5	<1.5									
23	CEA	.	–	<2.5	–	8.45	143	126 ↓	liver metastases								
	CA 19-9	–	–	22.5	–	19.0	16.3	37.2									
26	CEA	–	–	11.8	73.7 ↓	peritoneum carcinomatosis											
	CA 19-9	–	–	51	>120												
37	CEA	–	–	–	–	–	–	–	–	–	4.38	11.3	37.3	61.6	>60^m ↓		skeleton metastases
	CA 19-9	–	–	–	–	–	–	–	–	–	3.68	<1.5	3.09	5.3	33.3		
40	CEA	–	–	–	–	–	–	–	–	–	–	–	3.5	–	–	34.1 ↓	lung & liver metastases
	CA 19-9	–	–	–	–	–	–	–	–	–	–	–	5.06	–	–	16.7	
1	CEA	9.88	<2.5	<2.5	–	–	3.8	3.0	–	–	13.3^m ↓	liver metastases					
	CA 19-9	<1.5	<1.5	<1.5	–	–	1.91	3.95	–	–	9.38						

Table 2. Synthesis of results obtained with CA 19–9 and CEA in 10 patients with recurrence.

Clinical recurrence:	10 patients	
Marker positive:	CEA CEA^m CA 19–9	>30 ng/ml > 5 ng/ml >30 units/ml
CA 19–9 precedes CEA:	1 patient	
CA 19–9 tracks CEA:	1 patient	
CA 19–9 follows CEA:	2 patients	
CEA only:	6 patients	
CA 19–9 precedes diagnosis in 1 patient by 3 months CEA precedes diagnosis by 3, 6 & 12 months		

Assays for CEA

In the first phase of experimentation CEA was measured using a double antibody-solid phase RIA (CEAK-PR, Sorin Biomedica Kits). This test was subsequently substituted by a monoclonal antibody RIA sandwich solid phase (CEA-M-K, Sorin Biomedica Kits). The values obtained using these two methods showed good correlation ($r = 0.977$) as tested with 40 serum samples containing different concentrations of CEA. Reference values (99%) of 30 ng/ml and 5 ng/ml were used for the two assays, respectively.

Samples

Control serum samples were collected from 100 apparently healthy subjects (50 females and 50 males, whose mean age ± S. D. was 44.5 ± 16 years). We examined serum samples of 43 patients with colorectal cancer (17 females and 26 males, with a mean age ± S.D. of 61 ± 10.5 years) in a follow-up programme ranging from 1 month to 5 y after curative surgery. Among this group 10 suffered a confirmed recurrence while 33 were clinically stable with no objective evidence of disease.

Results

The distribution of CA 19–9 values in sera from 100 control subjects is shown in Fig. 1: the mean concentration was 10 (S.D. 7.31) units/ml with 99% of the values less than 30 units/ml; the range varied from 0 to 33 units/ml. In Table 1 longitudinal levels of CA 19–9 and CEA in

Table 3. Synthesis of data obtained with CA 19–9 and CEA in 33 patients with no objective evidence of disease.

No clinical evidence of recurrence	33 patients
Negative marker	29 patients
Positive marker, CEA only	4 patients

Table 4. Longitudinal levels of CEA and CA 19–9 in 4 patients with positive markers but no clinical evidence of recurrence.

Pt. code	Antigen	1	3	6	9	12	15	18	21	24	30	36	42	48	54	60	
11	CEA	13.5	5.83	6.75	–	5.8	4.3^m	–	–	$\frac{12.7^m}{9.38}$							
	CA 19-9	5.64	3.29	5.56	–	7.37	3.5	–	–								
27	CEA	–	–	–	–	–	–	–	–	–	8.67	6.68	6.84	28.7	20.8	$\frac{6.72^m}{22.9}$ ↓	cirrhosis
	CA 19-9	–	–	–	–	–	–	–	–	–	32.7	16.2	20.2	22.9	19.5		
3	CEA	–	8.53	18.8	–	<2.5	14.8	4.7	–	–	6.2^m	6.1^m	6.1^m				
	CA 19-9	–	<1.5	<1.5	–	2	7.93	<1.5	–	–	2.29	1.42	9.9				
25	CEA	–	–	9.85	–	24.6	15.3	12.3	12.2	16.5	5.8^m	6.3^m					
	CA 19-9	–	–	14	–	13.3	10	10.1	13.4	14.9	23.4	21.7					

10 patients with confirmed recurrence are reported; in these patients CA 19–9 and CEA values were positive prior to or at the time of recurrence. Table 2 summarizes our results: in one patient CA 19–9 concentrations increased prior to CEA; in another patient increases of CA 19–9 and CEA occurred at the same time; in 2 patients CA 19–9 levels followed CEA levels. The remaining 6 patients had elevated CEA levels but were CA 19–9 negative. On the whole diagnosis of recurrence was anticipated in 4 patients by 3 to 12 months. Of 33 patients with no objective evidence of disease, 29 were marker negative; in the remaining 4 patients CEA increased, but at their most recent examination they had no objective evidence of recurrence (Table 3). In Table 4 their relative data are reported: in patient no. 11 serum concentrations of CEA showed progressive increases above 5 ng/ml; in patient no. 27 positive CEA values probably result from the contemporary presence of cirrhosis; in patients nos. 3 and 25 CEA levels remained largely stable showing only slight increases.

Conclusions

Our results, even though they are based on a limited number of case histories, indicate that CEA is more sensitive than CA 19–9 in indicating disease recurrence for patients operated for colorectal adenocarcinoma: 10 out of 10 cases compared to 4 out of 10. In patients with no evidence of disease CA 19–9 gave consistently negative results while CEA was positive for 4 patients. In one of these 4 patients the false positive CEA results probably depends on the presence of cirrhosis of the liver. For the other three patients this positive result may very well indicate a recurrence which cannot yet be clinically diagnosed. Our studies therefore suggest that these two antibodies may be useful when studied in association, the greater sensitivity of CEA being complemented by the greater specificity of CA 19–9.

References

1. Atkinson BF, Ernst CS, Herlyn M, Steplewski Z, Sears HF, Koprowshi H (1982) Gastrointestinal cancer-associated antigen in immunoperoxidase assay. Cancer Res 42:4820–4823
2. Del Villano BC, Brennan S, Brock P, Bucher C, Liu V, McClure M, Rake B, Space S, Westrick B, Schoemaker H, Zuravski VRJr (1983) Radioimmunometric assay for a monoclonal antibody-defined tumor marker, CA 19–9. Clin Chem 29/3:549–552
3. Del Villano BC, Zurawski VCJr (1983) The carbohydrate antigenic determinant 19–9 (CA 19–9): a monoclonal antibody defined tumor marker. In: Immunodiagnostics. Alan R Liss, Inc, New York, pp 269–282
4. Fucini C, Tommasi M, Cardona G, Malatantis G, Panichi S, Bettini U (1983) Limitations of CEA monitoring as a guide to second-look surgery in colorectal cancer followup. Tumori 69:359–364
5. Herlyn M (1984) Detection of tumor-associated antigen in sera of patients with early gastrointestinal tract malignancies. In: Chatal IF, Douis M (eds) Anticorps monoclonaux en cancérologie. Nantes, pp 21–23
6. Koprowski K, Steplewshi Z, Mitchell K, Hcrlyn M, Herlyn D, Fuhrer P (1979) Colorectal carcinoma antigens detected by hybridoma antibodies. Somatic Cell Genet 5:957–971
7. Koprowski H, Sears HF, Herlyn M, Steplevski Z (1981) Sera from patients with adenocarcinoma of the colon inhibit binding of a monoclonal antibody to colon carcinoma cells. Science 212:53–55
8. Magnani J, Nilsson B, Brockhaus M, Zopf D, Steplewski Z, Koprowski H, Ginsburg V (1982) The antigen of a tumor-specific monoclonal antibody is a ganglioside containing sialylated lacto-N-fucopentaose II. J Biol Chem 257:14365–14369
9. Magnani JL, Steplewski Z, Koprowski H, Ginsburg V (1983) Identification of the gastrointestinal and pancreatic cancer-associated as a mucin. Cancer Res 43:5489–5492
10. Ritts REJr, Del Villano BC, GO VLW, Herberman RB, Klug TL Zurawski VR, Jr (1984) Initial clinical evaluation of an immunoradiometric assay for CA 19–9 using the NCI serum bank. Int J Cancer 33:339–345

11. Sears HF, Herlyn M, Del Villano B, Steplevski Z, Koprowski H (1982) Monoclonal antibody detection of a circulating tumor-associated antigen II. A longitudinal valuation of patients with colorectal cancer. J Clin Immunol 2:141–149
12. Thirion B (1984) Intérêt clinique du marqueur tumoral CA 19-9: résultats d'une étude multicentrique. In: Chatal IC, Douis M (eds) Anticorps monoclonaux en cancérologie. Nantes, pp 25–34

Authors' address:

Mariasilva Tommasi, M.D.
Dipartimento di Fisiopatologia Clinica, Unità di Medicina Nucleare
Viale Morgagni 85
I-50134 Firenze
Italy

Kritische Bewertung des neuen Tumormarkers CA 19/9 bei kolorektalen Karzinomen

S. von Kleist[1], P. Back[2] und A. Hohneck[3]

[1] Institut für Immunbiologie,. [2] Medizinische Klinik; [3] Abtlg. für Stahlentherapie der Medizinischen Klinik der Universität Freiburg i. Breisgau

Die Entwicklung monoklonaler Antikörper hat in ganz ungewöhnlicher Weise die Hoffnung auf die Entdeckung wirklich tumorspezifischer Antigene neu geweckt, die insbesondere dadurch weiter genährt wird, daß in den letzten Jahren immer neue monoklonale Tumormarkertests mit einer angeblich bislang nie gekannten Organ- und Tumorspezifität in der Fachpresse und dann auch durch Firmenreklame bekannt gegeben werden. Einer dieser neuen, durch monoklonale Antikörper definierten Marker ist das sogenannte CA 19/9, ein – wie wir heute wissen – zur Blutgruppensubstanz Le^a gehörendes Kohlehydrat, das in den ersten wissenschaftlichen Veröffentlichungen als ein für kolorektale Karzinome spezifisches Antigen angekündigt wurde, das im Serum von Patienten mit diesen Tumoren in hohem Maße zu finden sei. (1, 2)

Die Frage ist, ob dies so stehen bleiben kann, nachdem nunmehr größere klinische Studien durchgeführt wurden und die Ergebnisse veröffentlicht vorliegen. Es soll hier nicht untersucht werden, ob dieser Test sich für die Differentialdiagnose bei Pankreaskarzinomen oder das Monitoring von Magentumoren eignet, sondern lediglich, ob es gerechtfertigt erscheint, CA 9/19 bei kolorektalen Karzinomen, entweder mit dem oder anstelle des CEAs anzuwenden. Ferner sollte untersucht werden, wie groß der Informationsgewinn bei einer Bestimmung beider Marker bei dieser Art von Malignompatienten sei. Um diese Frage zu beantworten, haben wir uns auf eigene Untersuchungen gestützt, die wir mit denen anderer Gruppen verglichen haben. Insgesamt gründet sich unser Urteil auf CA 19/9-Messungen an über 1000 Seren von Patienten mit kolorektalen Tumoren, wobei hier nur solche Studien Berücksichtigung fanden, in denen diese Gruppe von Tumorpatienten klar erkennbar separat untersucht wurde. Bei vielen Studien wurden leider gastrointestinale Tumoren als eine Einheit behandelt. Die Ergebnisse dieser Studien konnten auch deshalb nicht berücksichtigt werden, da sich das CA 19/9, wie wir heute wissen, bei Magenkarzinomen, Pankreas- und kolorektalen Tumoren sehr verschieden verhält.

Außerdem wurden CA 19/9-Messungen in 511 Seren von Patienten mit gutartigen Erkrankungen des Darmes als Spezifitätskontrolle für die Aussagen über die Meßwerte an Tumorpatienten herangezogen. Die CA 19/9-Bestimmungen wurden mit denen des CEA verglichen.

Die Evaluierung der Wertigkeit der CA 19/9-Messungen verschiedener Untersucher wurde insofern erleichtert oder war überhaupt erst möglich, weil alle Bestimmungen mit dem ursprünglich vom Wistar-Institut für Anatomie und Biologie in Philadelphia entwickelten und von der Firma Centocor kommerzialisierten monoklonalen Antikörper mit der ursprünglichen Bezeichnung 1116 NS 19/9 durchgeführt wurden, der nunmehr allerdings auch von anderen Firmen vertrieben wird (2). Für die CEA Bestimmungen verwendeten wir den Abbott Enzymoimmunoassay (Wiesbaden, BRD), der auch von der Mehrzahl der anderen Gruppen verwendet wurde. Eine Gruppe benutzte den Serono Test (Freiburg), zwei Gruppen den Test der Firma Hoffmann-La Roche (Grenzach-Whylen). Die wichtigste Frage, die zunächst beantwortet werden soll, lautet: Ist CA 19/9 wie in der Arbeit von Koprowski und Mitarbeitern 1981 (2) optimistisch angekündigt, tumorspezifisch und damit besser als CEA?

Diese, vielleicht chauvinistisch anmutende Frage hat ihre Berechtigung darin, daß wir jeden neuen Marker in Ermangelung des idealen Krebstests an den bislang noch am besten funktionierenden, bekannten Markern messen müssen, und das ist bei kolorektalen Tumoren eben das CEA.

Wir müssen uns also mit der Sensitivität und der Spezifität beider Marker auseinandersetzen, wobei die Sensitivität bekanntlich vom unteren Stellenwert des jeweiligen Markers abhängt, den man gewöhnlich dadurch bestimmt, daß man mit einem zuverlässigen Testsystem die Markerkonzentration im Serum einer repräsentativen, d. h. statistisch ausreichenden Anzahl von gesunden Probanten mißt und diesen Wert als Normalwert bezeichnet, oberhalb dessen alle übrigen Werte als pathologisch erhöht zu bezeichnen wären. Daß dieser Weg nach wie vor beschritten werden muß, zeigt bereits, daß wir es mit keiner tumorspezifischen Substanz zu tun haben. Für das CEA ist das hinlänglich bekannt, und wir wissen auch, daß der Normalwert für den klinisch Gesunden unter 2,5 ng/ml liegt, unter der Voraussetzung, daß eine sensible Nachweismethode zur Bestimmung verwendet wird. Nach Untersuchungen von Del Villano und Zurawski (3), die den Normalwert von 19/9 aufgrund von Messungen von 2 700 Blutspenderseren bestimmten, bei denen sie einen Mittelwert von nur 8,4 E/ml mit einer SD von 7,4 fanden, könnte der untere Grenzwert dieses Markers viel niedriger angesetzt werden, als er tatsächlich von den meisten Gruppen mit 35 oder 37 E/ml angesetzt wird. Dies liegt daran, daß es sich auch beim CA 19/9 nicht um ein tumorspezifisches Antigen handelt, so daß in einem geringen Prozentsatz auch bei Gesunden, bei Del Villano waren es nur 0,4 % und 2 % bei gutartig Erkrankten, erhöhte Werte gefunden werden.

Gerade aber die Erhöhungen bei nicht-malignen Erkrankungen stellen das eigentliche Problem bei der Festlegung des sog. unteren Schwellenwertes dar, denn wird der Wert zu sehr am Gesunden orientiert, ergeben sich zu viele falsch-positive Werte bei offensichtlich Nicht-Tumorkranken. Wird hingegen der Schwellenwert so hoch gelegt, daß diese nicht erfaßt werden, so bekommt man möglicherweise zu viele falsch-negative Resultate, z. B. bei Patienten mit kleinen Tumoren, weil sie Markerkonzentrationen im Serum verursachen, die sich von denen durch entzündliche Erkrankungen hervorgerufen nicht unterscheiden. Kleine Tumoren würden dann nicht erfaßt. Das heißt also, daß mit dem Verschieben des unteren Normalwertes ein Test mehr oder weniger „spezifisch" für Tumore gemacht werden kann, wobei allerdings die Tumorspezifität fast immer zu Lasten der Sensitivität geht. Die Konsequenz ist, daß positive Marker, so wie wir sie heute kennen, in der Regel immer fortgeschrittene Tumorstadien bedeuten.

Für unsere Untersuchungen haben wir, in Einklang mit den meisten Autoren, 37 E/ml als Schwellenwert für das CA 19/9 angenommen und 3 ng für das CEA.

Nun sollen zunächst die beiden Markertest bezüglich ihrer Sensitivität bei gesicherten Kolonkarzinomen verglichen werden, wobei die Maximalforderung keine falsch negativen Resultate wäre, und festgestellt werden soll, ob das CA 19/9 hier Besseres leistet als das unbefriedigende CEA.

Unsere eigenen Resultate zeigen die Unzulänglichkeit des CEA ganz klar, denn es ist nur in der Hälfte der Fälle (58/115) erhöht; aber das CA 19/9 schneidet mit 21,7 % erhöhten Serumwerten noch schlechter ab. Dieses Ergebnis hätte sich für das CA 19/9 auf 23,5 % erhöht, wenn der untere Normalwert auf 35 E/ml abgesenkt würde, und für das CEA auf 31,3 % erniedrigt, wenn er auf 5 ng/ml heraufgesetzt würde. In nur ⅕ der Fälle waren beide Marker gleichzeitig erhöht, und in nur 4 (CEA > 3 ng/ml) bzw. 6 (CEA > 5 ng/ml) von 115 Fällen war der CA 19/9 Marker alleine erhöht, d. h. wir haben es hier mit einem Informationszuwachs von nur 3,5 % zu tun, was die berechtigte Frage aufwirft, ob dann eine Doppelbestimmung beider Marker gerechtfertigt ist bzw. sich lohnt. Bevor diese Frage beantwortet wird, sollen noch die Marker in ihrer Sensitivität gegenüber den Frühstadien der Tumoren verglichen werden, also dort, wo eine Verbesserung am dringendsten gebraucht wird. Wie Tabelle 1 zeigt,

Tabelle 1. CA 19/9 und CEA Vergleich bei kolorektalen Tumoren

I. Frühe Stadien, potentiell kurativ operabel
   (T1–3, NO$_{(X)}$, MO$_{(X)}$)
   n=39

CEA>3ng/ml	>5ng/ml	CA 19/9 >35 E/ml	>37 E/ml
n=12 (30,8%)	10 (25,6%)	5 (12,8%)	4 (10,3%)
		CA 19/9 allein :0	

II. Späte Stadien, Operabilität z. T. (N=7) fraglich
   (T4, N+$_{(X)}$, M+$_{(X)}$)
   n=13

CEA>3ng/ml	>5ng/ml	CA 19,9 >35 E/ml	>37 E/ml
n=11 (84,6%)	8 (61,5%)	8 (61,5%)	8 (61,5%)

war bei 10 von den 39 als potentiell kurativ operabel einzustufenden Patienten das CEA über 5 ng/ml erhöht, das sind ¼ der Fälle, ⅓ sind es, wenn die Schwelle auf 3 ng/ml abgesenkt wird. Das CA 19/9 war aber nur in 12,8% bzw. 10,3% der Fälle erhöht, d. h. nur 4 von 39 lokalisierten Tumoren wurden vom Marker erfaßt. Anders sieht es aus, wenn spätere Tumorstadien betrachtet werden, bei denen die kurative Operabilität fraglich war. Es zeigte sich jedoch, daß in beiden Gruppen, d. h. den kurativ und palliativ operablen, das CEA in der Sensitivität dem CA 19/9 überlegen war und durch die Doppelbestimmungen keiner der von dem CEA nicht erfaßten Fälle erkannt worden war (s. Tabelle 1).

Wie vergleichen sich nun diese Ergebnisse mit denen anderer Autoren? Ein Vergleich neuerer Studien (3–9) zeigt, daß hier ein guter Konsensus dahingehend herrscht, daß etwa ¼ (genau sind es 25,7%) aller hier erfaßten Kolontumorfälle (n=1053 einschließlich unserer Fälle) erhöhte CA 19/9-Werte haben gegenüber fast doppelt so vielen (49,0%) CEA-Erhöhungen.

Die Resultate sind ganz ähnlich, wenn man die Tumorstadien getrennt ansieht:

Tabelle 2. CA 19/9 und CEA bei kolorektalen Tumoren verschiedener Stadien (%)

Dukes A		B		C		D		Lit.
CA 19/9*	CEA**	CA 19/9	CEA	CA 19/9	CEA	CA 19/9	CEA	
2,5		17		47		58		3
0*	0	8	18	6	14	29	65	4
5,2		16	49~	31		43	76	5
0	20	14	50	36	58			6
0**	5,4	7	12	19	21	46	75	7
0	12	14	57	15	50	31	85	8

* > 37 E/ml; ** > 5 ng/ml; * > 40 E/ml; ** > 20 E/ml; ~ > 10 ng/ml

Der eindeutige Schluß ist, daß CEA auch bei diesem Vergleich sensibler reagiert, als das CA 19/9.

Der Spezifitätsvergleich der beiden Markertests bei gutartigen Krankheiten ergab, daß das CA 19/9 dem CEA überlegen ist. So schön diese Feststellung auf den ersten Blick ist, so wenig hilft sie beim einzelnen Patienten weiter, insbesondere dann, wenn das CEA erhöht ist und Tumorverdacht besteht. Aus dem bereits gezeigten geringen Informationszuwachs durch einen erhöhten CA 19/9 Serumwert ergibt sich die alte Erkenntnis, daß nur Verlaufskontrollen hier weiterhelfen können, denn auch für das CA 19/9 wurde über kontinuierliche Anstiege bei progressivem Tumorwachstum berichtet (9–11). Bleibt das CA 19/9 kontinuierlich negativ und steigt das CEA nicht weiter an, so darf man wohl auf einen falsch negativen Wert beim CEA schließen. Fast alle bislang vorliegenden Publikationen weisen jedoch darauf hin, daß die beiden Marker nicht miteinander korreliert sind (10,11,1). Abbildung 1 zeigt beispielhaft zwei Verlaufskurven, aus denen diese Tatsache ebenfalls ganz klar hervorgeht.

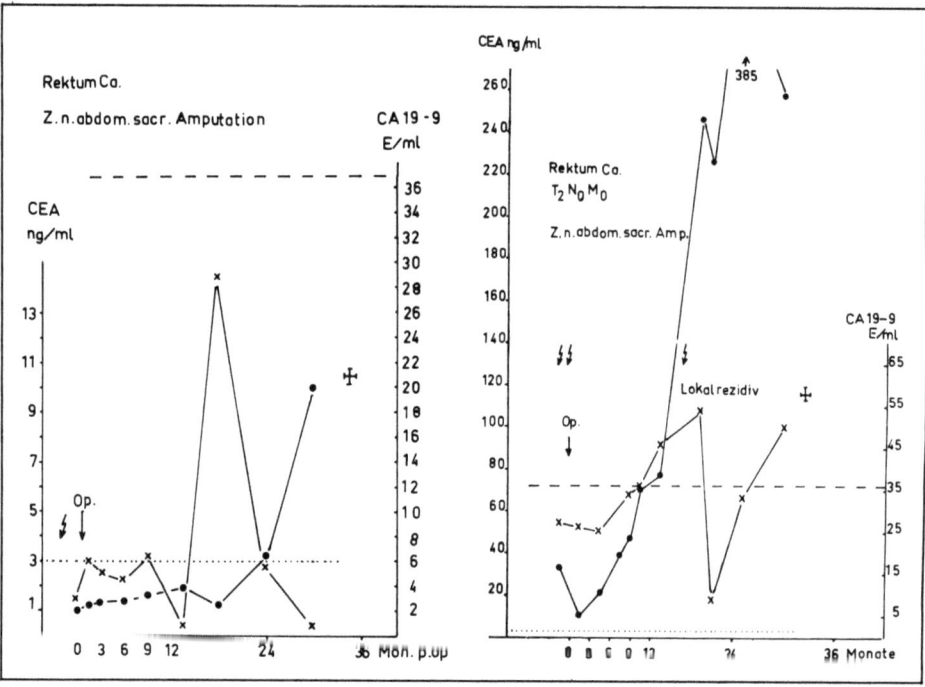

Abb. 1

In Beantwortung der eingangs gestellten Fragen ist zu bemerken, daß sich CA 19/9-Bestimmungen bei kolorektalen Tumoren erübrigen, da sie weder allein noch im Zusammenhang mit dem CEA bei dieser Art von Malignomen gewinnbringend sind, und zwar weder im Verlauf noch bei einzelnen Bestimmungen in dem Sinne, als Malignomfälle, die vom CEA nicht signalisiert werden, vom CA 19/9 auch nur höchst selten (maximal in 3,5% der Fälle) erfaßt werden. Dieser Prozentsatz ist aber insgesamt zu niedrig, um die stark erhöhten Kosten, die eine Doppelbestimmung verursachen, zu rechtfertigen.

Literatur

1. Koprowski H. et al (1979) Colorectal carcinoma antigens detected by hybridoma antibodies. Somatic Cell Genetics 5:957–972
2. Koprowski H. et al (1981) Specific antigen in serum of patients with colon carcinoma. Science 212:53–54
3. Del Villano BC, Zurawski VR (1983) The carbohydrate antigenic determinant 19/9 (CA 19/9): a monoclonal atibody defined tumor marker. Immunodiagnostics, p. 269–282
4. Ritts RE et al (1984) Initial clinical evaluation of a radiometric assay for CA 19/9 using the NCI serum bank. Int J Cancer 33:135–139
5. Ruibal A. et al (1984) CA 19/9 as a tumor marker. Correlation with CEA and TPA. Int Meeting on monoclonal antibodies in Oncology, Nantes, France

6. Heptner G. et al (1984) Vergleich der Tumormarker CEA und CA 19/9 in der kolorektalen Diagnostik. Dtsch med Wschr 109:1309–1312
7. Gupta MK. et al (1985) Measurement of monoclonal-antibody-defined antigen (CA 19/9) in the sera of patients with malignant and non-malignant diseases. Comparison with carcinoembryonic antigen. Cancer 56:278–283
8. Szymendera J. et al (1985) Value of serum levels of carcinoembryonic antigen, CEA and gastrointestinal antigen, GICA or CA 19/9, for preoperative staging and postoperative monitoring of patients with colorectal carcinoma. Dis Colon Rectum 28:895–899
9. Kuusela P, et al (1984) Comparison of CA 19/9 and carcinoembryonic antigen (CEA) levels in the sera of patients with colorectal diseases. Br J Cancer 49:135–139
10. Sears HF et al (1982) Monoclonal antibody detection of a circulating tumor associated antigen. II. A longitudinal evaluation of patients with colorectal cancer. J Clin Immunol 2:141–149
11. Staab HJ et al (1985) The clinical validity of circulating tumorassociated antigens CEA und CA 19/9 in primary diagnosis and follow-up of patients with gastrointestinal malignancies. Klin Wochenschr 63:106–115
12. Klapdor R, Greten H (1984) Das tumor-assoziierte Antigen CA 19/9 in der Differentialdiagnostik und Verlaufskontrolle von Malignomen des Pankreas und Magen-Darm-Traktes. Dtsch med Wschr 109:1935–39

Anschrift des Verfassers:

Prof. Dr. Sabine v. Kleist
Institut für Immunbiologie der Universität
Stefan-Meier-Straße 8
7800 Freiburg

Ergebnisse der Second-look-Operation bei rezidivierenden gastrointestinalen Tumoren nach vorheriger Messung der Tumormarker

A. Hornung, H.-J. Staab, G. Kieninger und E. Stumpf

Chirurgische Klinik Stuttgart-Bad Cannstatt
(Ärztl. Direktor: Prof. Dr. med. G. Kieninger)

Seit 1974 wird an der Chirurgischen Klinik Stuttgart Bad Cannstatt in enger Zusammenarbeit mit dem Friedrich-Miescher Laboratorium der Max-Planck-Gesellschaft Tübingen eine computergerecht aufbereitete, programmierte Nachsorge für Patienten mit resezierten gastrointestinalen Tumoren durchgeführt. Das Nachsorgeprogramm umfaßt zur Zeit 1142 Patienten. Von diesen 1142 Patienten waren 583 nach klinischen und histologischen Kriterien sicher kurativ reseziert. Nur diese, unter absolut kurativer Zielsetzung operierten Patienten fanden Eingang in die vorliegende Studie.

Tabelle 1. Kurative Resektion

Lokalisation des Primärtumors	n	n	%
Magen-Carcinom	407	145	35
colorectales Carcinom	667	426	66
Pankreas-Carcinom	68	12	18
total	1142	583	

Alle Patienten mit resezierten gastrointestinalen Tumoren wurden postoperativ 5 Jahre lang in 2-3monatigen Abständen zu onkologischen Kontrolluntersuchungen in die Klinik vorgeladen. Die Kontrolluntersuchung umfaßte jeweils eine ganzkörperliche Untersuchung, CEA-Bestimmung sowie sonographische und endoskopische Kontrollen in halbjährlichen Abständen. Bei einem Anstieg des Serum-CEAs wurden kurzfristige Kontrollen in 14tägigen Abständen veranlaßt, bei Rezidivverdacht eine umfassende Tumordiagnostik in die Wege geleitet.

Ziel des Nachsorgeprogramms war es vor allem, Kriterien zu erarbeiten, die einen frühzeitigen chirurgischen Zweiteingriff bei Rezidivierung oder Metastasierung ermöglichen. Als besonders geeignet erwiesen sich hierzu die CEA-Kontrollen in kurzfristigen Abständen. Aus dem postoperativen Verhalten des Serum-CEA lassen sich wichtige Schlüsse ziehen.

Tabelle 2. CEA-Anstiegsanalyse bei 81 Patienten mit resezierten gastrointestinalen Tumoren und Rezidivverdacht

Lokalisation des Rezidivs	n=81	CEA-Anstiegsgeschwindigkeit in ug/l innerhalb von 10 Tagen
Sekundärtumoren	6	0,19
Lokalrezidiv	21	0,24
peritoneale Aussaat	15	0,63
Lebermetastasen	37	1,7
andere Metastasierung	2	–

Bei 81 Patienten mit Rezidivverdacht wurde die CEA-Anstiegsgeschwindigkeit innerhalb von 10 Tagen berechnet. Eine hohe Anstiegsgeschwindigkeit von über 0,5 ug/l innerhalb von 10 Tagen war immer mit Fernmetastasierung, vorwiegend in die Leber, eine niedrige Anstiegsgeschwindigkeit immer mit lokaler Tumorprogression vereinbar.

90 der 583 unter kurativer Zielsetzung operierten Patienten (15%) entwickelten innerhalb der ersten 5 postoperativen Jahre ein Rezidivgeschehen.

Zeitlicher Unterschied der Rezidiverkennung bei resezierten gastrointestinalen Tumoren zwischen initialem CEA-Anstieg und rein klinischer Diagnosestellung in Abhängigkeit vom Sitz des Primärtumors:

Tabelle 3.

	Monate nach kurativer Resektion	
	init.CEA-Anstieg	Klin. Diagnose
Lokalis. des Rezidivs	m	m
Pankreas-Karzinom	1	7,5
Magen-Karzinom	7	17
colorectales Karzinom	8,5	14,5

Zeitlicher Unterschied der Rezidiverkennung des gastrointestinalen Karzinoms zwischen initialem CEA-Anstieg und klinischer Diagnosestellung in Abhängigkeit von der Metastasierungsart:

Tabelle 4.

	n	Monate nach CEA-Anstieg	Primärresektion Klinische Diagnose
Lokal. des Rezidivs			
Lokalrezidiv	21	5,7	11,5
peritoneale Aussaat	20	7,1	9,9
Lebermetastasen	37	4,5	8,8
andere Metastasierung	4	4,0	18,2
sekundärer Primärtumor	7	18,0	25,0

Beim Pankreas- und beim kolorektalen Karzinom wurde die Rezidivierung durch initialen CEA-Anstieg durchschnittlich 6,5 Monate, beim Magenkarzinom sogar 10 Monate vor der klinischen Diagnosesicherung signalisiert.

Worin liegen nun die Gründe für die verzögerte, zeitliche klinische Erkennung des Rezidivgeschehens?

Bei den relativ seltenen Anastomosenrezidiven (8%) lassen sich sowohl beim Magen- wie auch beim kolorektalen Rezidiv keine zeitlichen Unterschiede in der Rezidiverfassung zwischen Laborchemie und endoskopischer Diagnostik nachweisen. Geht das Rezidivgeschehen aber von Lymphknoten aus, so versagt vorerst die endoskopische Diagnostik, während der CEA-Spiegel bereits ansteigen kann. Lymphknotenmetastasen werden in voroperierten Gebieten, z. B. im kleinen Becken nach anteriorer Rektumresektion erst sehr spät und auch sehr schwer erkannt. Eine weitere diagnostische Schwierigkeit bereitet die computertomographische Unterscheidung zwischen sakralem Narbengewebe und einem Rezidivtumor nach abdomino-sakraler Rektumexstirpation. Werden diese Rezidive sonographisch oder computertomographisch gesichert, so sind sie in über 80% bereits lokal inoperabel.

81 Patienten wurde auf Grund eines kontinuierlichen CEA-Anstiegs eine Second-look-Operation vorgeschlagen. 27 Patienten lehnten, vor allem wegen fehlender subjektiver Symptomatik und wegen fehlender klinischer Diagnosesicherung die vorgeschlagene Operation ab. Diese 27 Patienten erklärten sich allerdings durchweg bereit, als Kontrollgruppe zu fungieren. Alle anderen Patienten willigten in die vorgeschlagene Relaparotomie ein. Die Indikationsstellung zur Relaparotomie erläutert die folgende Tabelle.

Tabelle 5. Indikationsstellung zur Relaparotomie

Primär-Tumor	nur klin. Diagnostik		Klin. Diagnostik + CEA-Anstieg		nur CEA-Anstieg	
	R	NR	R	NR	R	NR
Pankreas-Ca			1			
Magen-Ca	1	2	5	4	2	2
Colon-Ca	1	3	10	5	11	14
	2	5	16	9	13	16

r = resectabel, nr = nicht resectabel

Bei 29 Patienten wurde die Indikation zur Relaparotomie durch alleinigen CEA-Anstieg, bei 25 Patienten durch klinische Diagnostik + CEA-Anstieg und nur bei 7 Patienten allein durch klinische Diagnostik gestellt. Bei 31 Patienten war das Rezidiv kurativ oder palliativ resezierbar, bei 30 Patienten konnte beim Zweiteingriff keine Resektion mehr durchgeführt werden.

Die 81 Patienten, denen wir eine Second-look-Operation vorschlugen, haben wir in 3 Gruppen unterteilt.

resezierbare Rezidivtumoren	n=28
nicht resezierbare Rezidivtumoren	n=26
abgelehnte Second-look-Operationen	n=27
	n=81

Vergleich der Überlebenszeiten

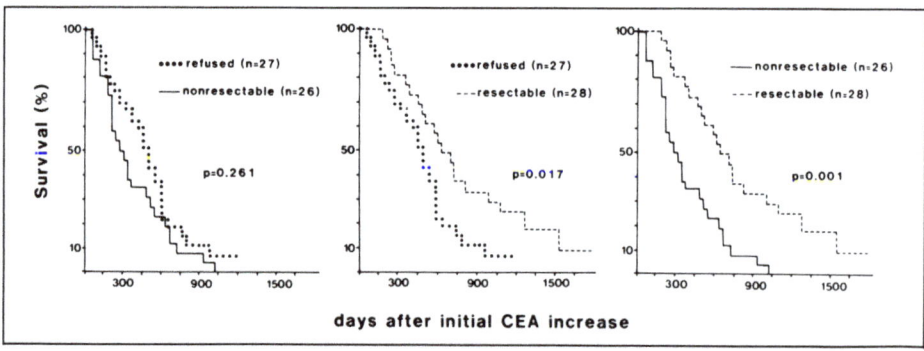

Abb. 1.

Vergleicht man die Überlebenszeiten der Patienten, die die vorgeschlagene Second-look-Operation ablehnten, mit der Überlebenszeit der Patienten, deren Rezidivtumoren bei der Second-look-Operation nicht mehr resezierbar waren, so ergibt sich kein statistisch signifikanter Unterschied (p=0,216).

Dagegen lassen sich für die Überlebenszeiten der Patienten mit kurativ oder zumindest palliativen Resektionen bei der Second-look-Operation gegen die Patientengruppe mit nicht resezierbaren Rezidivtumoren und auch gegen die Patienten, die die vorgeschlagene Second-look-Operation ablehnten, statistisch signifikante Unterschiede in der Überlebenszeit mit p=0,017 und p=0,001 errechnen. Alle Patienten, die bei der Second-look-Operation einen nicht resezierbaren Rezidivtumor aufwiesen, verstarben ebenso wie alle Patienten, die die vorgeschlagene Second-look-Operation ablehnten, innerhalb von 2 Jahren. Von den 31 Patienten mit resezierbaren Rezidivtumoren bei der Second-look-Operation leben 6 heute noch, 3 davon bereits über 5 Jahre ohne jegliche Zeichen einer neuerlichen Tumorprogression. 2 weitere Patienten verstarben an internistischen Zweiterkrankungen, bei der Sektion konnte ein neuerliches Tumorwachstum bei den Patienten ausgeschlossen werden. Insgesamt konnten also 8 Patienten durch eine frühzeitige Second-look-Operation völlig von ihrem Rezidivleiden geheilt werden.

Aus retrospektiven Studien ist bekannt, daß die Zeit, in der sich die CEA-Konzentration im Serum verdoppelt, mit der Größenzunahme des Tumors korreliert. Wir haben in einer retrospektiven Studie nachgewiesen, daß kein Patient mit unbehandeltem Primärtumor mehr 7 ± 1,8 Dopplungszeiten überlebt. Wurden die Tumoren allerdings chirurgisch, chemotherapeutisch oder auch immunstimulativ angegangen, so ließen sich zum Teil längere Überlebenszeiten erreichen. Wir gingen deshalb in den letzten 2 Jahren dazu über, die Effektivität der angewandten Therapiemethode prospektiv über die zuvor zugrunde gelegte Dopplungszeit bewerten. Über die CEA-Dopplungszeiten ist erstmals eine individuelle Aussage über die Effektivität der Therapiemethode am einzelnen Patienten möglich. Selbst bei einem palliativ resezierten Rezidivtumor war so eine rein rechnerische Verlängerung der Überlebenszeit auf 50% in einem Einzelfall möglich. Eine kurative Chance besteht für alle Patienten mit Rezidivtumoren nur in der Operation. Patienten mit metachroner oder synchroner, chirurgisch nicht resezierbarer Lebermetastasierung aber mit radikal resezierten Primärtumoren werden seit Anfang 1984 in unserer Klinik durch eine regionale Chemotherapie der Leber über einen Arteriahepatica-Perfusionskatheder behandelt. Diese Therapie ist sehr viel effektvoller, vor allem aber nebenwirkungsärmer als die früher

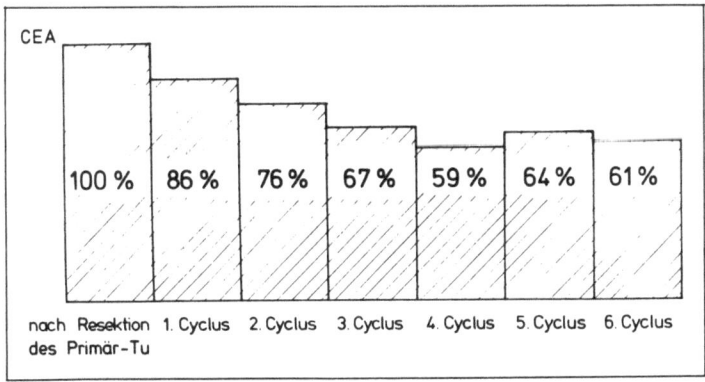

Abb. 2. CEA-Verlauf (EIA-Test) unter A.hepatica Perfusionstherapie bei inoperabler Lebermetastasierung des colorectalen Carcinoms (n = 67)

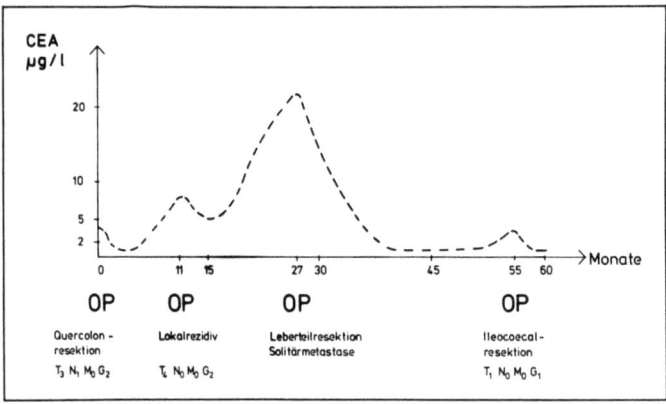

Abb. 3. CEA-Verlauf bei Rezidivierung (EIA-Test)

angewandte systemische Zytostase. Als die geeignetesten Verlaufsparameter kristallisierten sich Computertomographie-Kontrollen mit Bestimmung des Leber- und Metastasenvolumens sowie serielle CEA-Bestimmungen heraus.

Nach Resektion des Primärtumors wurde das gemessene CEA = 100% gesetzt. Mit Beginn der Therapie zeigt sich ein kontinuierlicher Abfall des freizirkulierenden CEA bis auf 60% der zuvor gemessenen Menge. Nahezu parallel dazu verhält sich der Größenvergleich der Lebermetastasierung im Computertomographiebild. Die Metastasen bilden sich zurück und verkalken, im Einzelfall sind sie computertomographisch nach 3 Perfusionszyklen nicht mehr nachweisbar.

Zusammenfassung

Während einer nun 11 jährigen Nachsorge bei resezierten gastrointestinalen Karzinomen wurden nahezu 90% aller Rezidive allein oder aber zumindest mit Hilfe eines kontinuierlichen CEA-Anstiegs entdeckt. Die Einführung neuer Tumormarker mit monoklonalen Antikörpern hat durch verbesserte Spezifität und Sensitivität die Rezidiverkennung wesentlich vereinfacht. Unspezifische CEA-Erhöhungen kommen selten vor und mit malignem Wachstum verbundene CEA-Anstiege sind mit höheren CEA-Inkrementen assoziiert. Beim kolorektalen Karzinom hat die komplementäre Bestimmung von CA 19-9 keine wesentlichen Fortschritte in der Früherkennung des Rezidivsgeschehens gebracht, wertvolle Hilfe leistet dieser Tumormarker aber bei Rezidiven des Ösophagus, des Pankreas und vor allem des Magens. Über die CEA-Anstiegsanalyse ist eine Differenzierung in lokale Tumorprogression oder in Lebermetastasierung und somit auch eine prognostische Aussage möglich. Die Berechnung der CEA-Dopplungszeit erlaubt eine individuelle prognostische Aussage für den einzelnen Patienten sowie eine objektive Bewertung der angewandten Therapiemethode. Zeitlich kann die Erkennung eines Rezidivgeschehens durch kontinuierliche CEA-Messung bis 14 Monate dem Rezidivnachweis durch rein klinische Methoden vorausgehen. Wir haben an unserer Klinik daraus folgenden Schluß gezogen: Ist über 2-4 Monate ein kontinuierlicher Anstieg des zirkulierenden CEA ohne jeden klinischen Hinweis auf ein Rezidivgeschehen nachweisbar, so empfehlen wir den Patienten die explorative Second-look-Operation. Die frühzeitige Terminierung einer Second-look-Operation ist vor allem über die konsequente Bestimmung der Tumormarker möglich. Allerdings fehlt den meisten Klinikern leider der Mut, bei einem kontinuierlichen Anstieg der Tumormarker und

bei fehlender klinischer Diagnosesicherung die Indikation zur Relaparotomie zu stellen.
Wie erfolgreich die konsequente Durchführung von Second-look-Operationen sein kann, erläutert die letzte Abbildung.
Jedes Rezidivgeschehen wurde durch steile CEA-Anstiege signalisiert, das 1. und das 3. Rezidiv konnte auch endoskopisch nachgewiesen werden. Bei der Lebermetastasierung versagte die klinische Diagnostik (CT, Sonographie) allerdings völlig.
Die mittlerweile 79jährige Frau lebt über 5 Jahre nach dem Ersteingriff beschwerde- und rezidivfrei.

Anschrift des Verfassers:
Dr. A. Hornung
Chirurgische Klinik Bad Canstatt
Theodor-Veiel-Straße 90
7000 Stuttgart 50

Serologische und histopathologische Bedeutung von TPA und CEA bei kolorektalen Karzinomen

P. Oehr*, J. Vogel**, C. Winkler* und P. Gedigk**

*Institut für Nuklearmedizin der Universität Bonn
**Pathologisches Institut der Universität Bonn

Einleitung

Das Verhalten von CEA im Serum und im Gewebe von Patienten mit Karzinomen ist an einem großen Spektrum unterschiedlich differenzierter Organtumoren verschiedener Lokalisationen bereits untersucht worden (3). Darüber hinaus wurde von mehreren Autoren das Verhalten des CEA im Dickdarmkarzinom analysiert.
Als entsprechende Untersuchungen über die Wertigkeit von TPA im Serum sind zur Zeit fünf Publikationen vorhanden (1, 4, 5, 8, 9), und zur kombinierten Bestimmung beider Marker gibt es im Zusammenhang mit kolorektalen Karzinomen bisher nur vier Studien (4, 5, 8, 9). Immunhistochemische Untersuchungen zum Verhalten des TPA in Dickdarmkarzinomen finden sich bisher bei Nathrath et al. (6) sowie Vogel und Oehr (13). Ein Vergleich der Zusammenhänge zwischen serologischen und histologischen Ergebnissen des TPA und des CEA ist nach Kenntnis der Autoren bisher nicht veröffentlicht worden.

Material und Methode

Die Seren der Patienten mit kolorektalen Karzinomen (n = 120) wurden routinemäßig im Rahmen der Diagnostik für verschiedene Ambulanzen der Universitätskliniken Bonn gemessen. Die Proben der Blutspender (n = 300) entstammten dem Institut für Hämatologie und Bluttransfusionswesen. Tests: TPA- und CEA-Konzentrationen im Serum wurden mit den Testbestecken der Firmen Sangtec Medical, Stockholm, bzw. Abbott Diagnostic GmbH, Wiesbaden-Delkenheim, bestimmt. Statistik: Die Erstellung der inversen Verteilungsfunktion, des Sensitivitäts-Spezifitätsdiagramms und die Grenzwertvariation wurden bereits beschrieben (7, 11, 8). Die Überlebenskurven wurden in Anlehnung an die Methode von Kaplan-Meier durchgeführt und mit dem Logrank-Test untereinander verglichen (12). Die immunhistochemisch untersuchten Gewebeproben entstammten dem Pathologischen Institut der Universität Bonn. Insgesamt 20 unterschiedlich differenzierte kolorektale Karzinome wurden mit Hilfe der indirekten PAP-Methode immunhistochemisch untersucht. Die Darstellung des CEA erfolgte mit absorbierten anti-CEA-Antikörpern von Dakopatts GmbH, Hamburg. Zum Nachweis des TPA wurden gereinigte Kaninchen-anti-TPA-Antikörper von B. und V. Björklund (SBL, Stockholm) nach der von V. Björklund beschriebenen Methode verwendet (2).

Ergebnisse

1. Korrelation der Antigene bei Patienten mit kolorektalen Karzinomen: Der Korrelationsfaktor betrug r = 0,59 bei n = 97 und p < 0,01.
2. Sensitivität und Spezifität: Tabelle 1 faßt die Sensitivitäten von TPA, CEA sowie deren Kombinationen bei Patienten mit kolorektalen Karzinomen zusammen. Die Spezifitäten von 95% bzw. 90% beziehen sich auf gesunde Personen. Bei den Einzelbestimmungen hat

TPA eine höhere Sensitivität als CEA. Die Kombination „TPA oder CEA" ist jedoch der Einzelbestimmung von TPA überlegen und bringt einen Sensitivitätsgewinn von 11% bzw. 18% für die Spezifitäten von 95% bzw. 90% bei gesunden Personen.

Tabelle 1. Sensitivitäten von TPA, CEA und den Kombinationen beider Marker (8) nach Plasmabestimmung bei Patienten mit kolorektalen Karzinomen. Referenzgruppe für Spezifität: Gesunde Personen

Spezifitäten (%)	Sensitivitäten (%)				
	TPA	CEA	TPA×CEA	TPA und CEA	TPA oder CEA
95	58	36	45	54	69
90	59	47	64	54	77

3. Prognostischer Wert: Die Marker TPA, CEA und die Kombination TPA × CEA wurden hinsichtlich ihres prognostischen Aussagewertes verglichen. Die Grenzwerte wurden bei 95% Spezifität festgelegt. Patienten, die über diesem Grenzwert lagen, hatten kürzere Überlebenszeiten als diejenigen, die unter diesem Grenzwert lagen. Es ergaben sich daher zu jedem Marker bzw. zur Kombination je zwei Überlebenskurven. Diese wurden jeweils mit dem Logrank-Test untereinander verglichen. Die statistisch errechneten Unterschiede sind in Tabelle 2 eingetragen. TPA ergab höhere z-Werte als CEA bzw. die Kombination TPA×CEA. Höhere z-Werte deuten auf einen größeren Unterschied zwischen der beobachteten und erwarteten Anzahl der Todesfälle hin, sprechen also gegen die Hypothese, daß in beiden Gruppen das Sterberisiko das gleiche ist.

Tabelle 2. Signifikanzen für den Vergleich von Überlebenskurven, die sich nach TPA-, CEA- und TPA×CEA-Bestimmungen für die Gruppen mit normalen bzw. erhöhten Markerkonzentrationen ergaben. Die Grenzwerte entsprachen 95% Spezifität bei gesunden Personen (n = 78).

Bestimmung	z-Wert	Signifikanz
TPA	5,38	$p < 0,025$
CEA	4,38	$p < 0,05$
TPA × CEA	4,73	$p < 0,05$

4. Verlaufskontrollen: Bei postoperativen Verlaufskontrollen verhielten sich TPA und CEA ähnlich. Präoperative Werte ergaben innerhalb von 2–4 Wochen normale Serumspiegel, wenn das Turmorgewebe entfernt werden konnte. Bei Lebermetastasen kolorektaler Karzinome wurde für CEA meist ein sehr schneller Konzentrationsanstieg beobachtet, für TPA eher ein kontinuierlicher. Unter Chemotherapie zeigte sich ein unterschiedliches Verhalten. Während die CEA-Spiegel weitgehend einer Tendenz nachgingen (gleichmäßiger Anstieg), ergaben sich beim TPA nach erfolgreicher Therapie kurzfristige Anstiege und anschließendes Absinken der Serumkonzentrationen.

5. Immunhistochemie: Bei Vergleich und Auswertung der immunhistochemischen Reaktionen für das CEA und TPA zeigen sich in der Intensität der Immunreaktionen Ähnlichkeiten und in der Verteilung der Reaktion deutliche Unterschiede. Während die CEA-Reaktion im gesamten Tumorgewebe positiv ist, fällt in der TPA-Reaktion eine Heterogenität mit positiven und negativen Abschnitten im Tumorgewebe auf. Der zweite wesentliche

Unterschied ist, daß Nekrosen und Sekretionsprodukte des Tumors immer CEA-positiv und TPA-negativ sind.

Die Immunreaktion ist in hochdifferenzierten Adenokarzinomen für beide Marker schwachnegativ. Mit zunehmendem schlechteren Differenzierungsgrad nimmt ebenfalls für beide Marker die Intensität der Immunreaktion zu (Tabelle 3). Während normale Intestinalschleimhaut schwachpositiv erscheint, ist in der sog. Transitionalschleimhaut für beide Marker eine etwas stärkere Immunreaktion zu beobachten. Ein Vergleich der Immunreaktionen mit dem Krankheitsstadium ist an diesen von uns untersuchten Fällen nicht möglich, da retrospektiv nur auf in Paraffinblöcken vorhandene Anteile des Tumors zurückgegriffen werden konnte.

Tabelle 3. Positivität der Farbreaktionen (PAP-Methode) bei immunhistochemischem Nachweis von TPA und CEA in Gewebsschnitten von kolorektalen Karzinomen.

Gewebe/Tumor	Immunreaktion	
	CEA	TPA
Normale Schleimhaut	(+)/+	(+)/+
Transitionalschleimhaut	+/++	+
Adenokarzinom		
hochdifferenziert	(+) --> +	(+)
mäßig differenziert	++	+ --> ++
wenig differenziert	++ --> +++	++ --> +++

Diskussion und Schlußfolgerungen

Für die immunhistochemischen Untersuchungen ist der Nachweis des CEA wegen der höheren Aussagekraft aufgrund der homogenen Positivität im Tumor gegenüber dem TPA von Vorteil. Zum klinischen Wert der prä- und postoperativen Gewebeuntersuchung liegen keine eigenen Ergebnisse vor. Für CEA gilt es als gesichert, daß die histologischen Färbereaktionen mit dem klinischen Tumorstadium korrelieren, d. h. daß lokalisierte Tumoren (Stadium Dukes A) in 20%, fortgeschrittene Stadien (Dukes B und C) in 50 bzw. 70% positive Serumwerte aufweisen können (14, 15, 16, 17). Die Untersuchungen an Tumoranteilen ergeben für TPA und CEA eine Zunahme der Reaktion mit zunehmender Undifferenziertheit des Tumors. Für TPA scheint damit zumindest für diese Tumorform die Aussage richtig, daß der Marker den Proliferationsgrad anzeigen kann. Die Positivität der Nekrosen und Sekretionsprodukte für CEA in Adenokarzinomen stützt die von Wagener (18) angeführte Tatsache, daß das Ausmaß der Nekrosen im Tumor mit dem klinischen Serumwert korreliert. Das Ausmaß der Nekrosen im Tumorgewebe hängt mit der Größe und damit zumeist auch mit dem Tumorstadium zusammen, sodaß bei kleinen lokalisierten Tumoren niedrige Plasmawerte zu erwarten sind. Nach Wagener (18) ist das entscheidende Ereignis für die Plasmawerte der Einbruch des Tumors in die Submucosa und nicht der Lymphknotenbefall. Während das CEA sich aufgrund unserer Ergebnisse homogen im Tumorgewebe verteilt, ist das TPA heterogen positiv. Außerdem waren Nekrosen und Sekretionsprodukte des Tumors CEA-positiv, die TPA-Reaktionen hingegen negativ. Der letztgenannte Gesichtspunkt kann zur Deutung des unterschiedlichen Verhaltens der Marker in Serumuntersuchungen herangezogen werden. Er ist sicherlich einer der Gründe für die geringe Korrelation von TPA und CEA. Auch die bei Verlaufskontrollen beschriebenen kurzfristigen Anstiege von TPA unter Therapie können dadurch erklärt werden: Wenn es bei effektiver Therapie zu einer Nekrose in TPA-positiven Tumorzellen kommt, wird TPA aus den Zellen freigesetzt und kann in das Serum gelangen. Diesen Zusammenhang konnten wir in tierexperimentellen Studien bereits bestätigen (10). Wir fanden Markeranstiege nach 2–4 Tagen, die nicht länger als zwei Tage dauerten. Bei Patienten ist dieser Zeitraum ähnlich (9, 10). Das Fehlen von kurzfristigen CEA-Anstiegen bei Serumverlaufskontrollen kann dadurch erklärt werden, daß CEA möglicherweise in einem Teil der Gewebsnekrose bleibt. Somit hat für die schnelle Beurteilung von Therapieerfolgen nur die TPA-Serumbestimmung eine Bedeutung.

Hinsichtlich der Sensitivität und des prognostischen Aussagewertes erweist sich die Serumbestimmung des TPA der des CEA ebenfalls überlegen. Es lohnt jedoch auch die kombinierte Bestimmung beider Marker für die Früherkennung von Rezidiven (Tabelle 2) bzw. bei Beurteilung der Prognose (Tabelle 3).

Zusammenfassung

Die diagnostische Bedeutung serologischer und immunhistochemischer Nachweise von TPA, CEA und deren kombinierter Bestimmung werden für Patienten mit kolorektalen Karzinomen beurteilt. Serologisch werden die Sensitivität, prognostische Wertigkeit sowie die Bedeutung der Marker bei der Beurteilung des klinischen Verlaufs beschrieben. Die geringe Korrelation der Markerkonzentrationen und das unterschiedliche Auftreten erhöhter Serumkonzentrationen weisen auf die Unabhängigkeit von TPA und CEA beim kolorektalen Karzinom hin. Bezüglich Sensitivität, Spezifität und prognostischer Aussage ist die serologische TPA Bestimmung der des CEA überlegen. Die gemeinsame Bestimmung von TPA und CEA erhöht die Chance, mindestens einen Marker für Verlaufskontrollen zur Verfügung zu haben. Das Verhalten der Antigenkonzentrationsänderungen im klinischen Verlauf zeigt unterschiedliche Charakteristiken, die aufgrund der immunhistochemischen Ergebnisse erklärt werden. Beim immunhistochemischen Nachweis der Marker ergibt sich in unterschiedlich differenzierten Adenokarzinomen für beide Marker hinsichtlich der Intensität der Immunreaktion ein ähnliches Verhalten. Der klinisch bedeutsame Unterschied liegt 1. in der homogenen Positivität des CEA und der Heterogenität des TPA mit unterschiedlich großen negativen Arealen sowie 2. darin, daß Nekrosen und Sekretionsprodukte des Tumors immer CEA-positiv und TPA-negativ sind.

Literatur

1. Andren-Sandberg and Isacson S (1977) Tissue Polypeptide Antigen in Colorectal Carcinoma. In: Clinical Application of Carcinoembryonic Antigen Assay, Excerpta Medica International Congress Series, 439:139–143
2. Björklund V and Björklund B (1984): Immunohistochemistry of TPA: Notes on the Methodology. Prot Biol Fluids 31:341–345
3. Lamerz R, Fateh-Moghadam A (1975) Karzinofetale Antigene II, Carzinoembryonales Antigen (CEA). Klin Wschr 53:193–203
4. Menendez/Botet J, Oettgen HF, Pinsky CM and Schartz MK (1978) A preliminary Evaluation of Tissue Polypeptide Antigen in Serum or Urine (or both) of Patients with Cancer or Benign Neoplasms. Clin Chem 24:868–872
5. Möschl P, Riss Th, Schwarz C, Magometschnigg H, Rogan A, Fasching W (1983) Chirurgisches Forum 83. H. W. Schreiber (Hrsg) Springer, Berlin, 79–82
6. Nathrath WBJ, Heidenkummer P, Arnholdt H, Bassermann R, Löhrs U, Permanetter W, Remberger K und Wiebecke B (1984) Distribution of Tissue Polypeptide Antigen in normal and neoplastic human tissues. Prot Biol Fluids 31:437–440, Pergamon Press, Oxford
7. Oehr P, Derigs G, Altmann R (1981) Evaluation and Characterization of Tumorassociated Antigens by Conversion of Inverse Distribution Function Values into Specificity-Sensitivity Diagrams. Tumor Diagnostik 2:283–290

8. Oehr P, Fischer L, Kersjes W, Biersack H-J und Winkler C (1984) Ermittlung der optimalen Sensitivität multipler Marker durch kombinierte Grenzwertvariation bei festgelegter Spezifität für Patienten mit kolorektalen Karzinomen. Tumor Diagnostik & Therapie 5:189–195
9. Oehr P und Winkler C (1984) Diagnostische und prognostische Bedeutung von CEA und TPA bei kolorektalen Karzinomen. Mitteilungsdienst GBK 12:23–25
10. Oehr P, Krämer M, Schult B, Vogel J, Rink H (1985) Ursachen der TPA-Freisetzung aus Tumorzellen und deren Bedeutung für die Verlaufskontrolle bei Karzinompatienten. Symposium Tumormarker Münster
11. Oehr P, Wustrow A, Derigs G, Bormann R (1981) Evaluation and Characterization of Tumorassociated Antigens by the Inverse Distribution Function. Tumor Diagnostik 2:195–198
12. Peto et al (1979) Ein statistischer Test (Logrank-Test) zum Vergleich von Überlebenszeiten. In: UICC-TNM, Klassifikation der malignen Tumoren. 173–177, Springer Verlag, Berlin, S 173–177
13. Vogel J und Oehr P (1985) Carcinoembryonic Antigen (CEA) und Tissue Polypeptide Antigen (TPA) in normal and neoplastic human tissues. Prot Biol Fluids 32:743–746, Pergamon Press, Oxford
14. von Kleist S (1984) Tumormarker in der Krebsnachsorge: Die Rolle des CEA bei Kolontumoren. Deutsches Ärzteblatt 81:3.252–3.254
15. von Kleist S (1983) Das Karzinoembryonale Antigen (CEA). Schattauer, Stuttgart
16. von Kleist S (1982) Der Gebrauch von zirkulierenden Tumormarkern als ein Index für die Ausbreitung der malignen Krankheiten. Verh Dtsch Krebs Ges 3:343–347, Fischer
17. von Kleist S und Hohneck H (1982) Tumormarker bei Malignomen des Verdauungstraktes. Internist 23:10–12
18. Wagener Ch (1983) Lokalisation und Konzentration von Tumormarkern im Gewebe. Ärztl Lab 29:115–120

Anschrift des Verfassers:
Dr. P. Oehr
Inst. für klin. und exp. Nuklearmedizin
der Universität Bonn
Sigmund–Freud–Str. 20
5300 Bonn 1

Tumormarker beim Pankreaskarzinom

R. Lamerz*, P. Stieber** und A. Fateh-Moghadam**

Medizinische Klinik II*, Institut f. Klin. Chemie**, Klinikum Großhadern der Universität München

Das Pankreaskarzinom zählt auch heute noch zu den erst spät diagnostizierten und dann schlecht therapierbaren Tumoren. 95% der Tumoren gehen auf das Adenokarzinom des exokrinen Pankreas zurück, das sich zu 60% im Pankreaskopf, 13% im Corpus, 5% im Schwanz und in 21% diffus entwickelt. Die Häufigkeit der Erkrankung beträgt ca. 8/100 000 Einwohner/Jahr, in den USA steht es nach der Inzidenz an 8. Stelle, nach der Mortalität an 5. Stelle der Tumorerkrankungen. Die mediane Überlebenszeit nach Diagnosestellung beläuft sich auf 3,3 Monate, nur 12% der Patienten überleben das erste Jahr. Als wesentliche klinische Zeichen gelten Schmerzen, Gewichtsabnahme, Diabetes mellitus, Cholestase und Diarrhoe. Diese Symptome sind in der Regel nur Spätzeichen einer fortgeschrittenen Erkrankung. Der wichtigste Ansatz zur Erhöhung der Lebenserwartung von Patienten mit Pankreaskarzinom ist eine frühzeitigere Diagnostik. Dies ist vor allem durch die Verbesserung der bildgebenden Verfahren wie Sonographie und CT in den letzten Jahren geschehen. Dennoch ist mit einem Auflösungsvermögen von 1–2 cm eine vorläufige Grenze des Nachweises eines Pankreaskarzinoms erreicht. Schon früh hat man deshalb mit dem Ziel einer verbesserten Diagnostik etliche allgemeine und neue klinisch-chemische Parameter auf ihre Brauchbarkeit zur Pankreastumordiagnostik hin untersucht. Die dabei gefundenen wesentlichen Parameter und ihre Bedeutung sind in der folgenden Abbildung 1 zusammengestellt (18).

Zu den allgemeinen Parametern gehören quantitative Bestimmungen von Albumin, IgG und IgA in frischen Pankreassekreten von Patienten mit Pankreaskarzinom, die im Vergleich zu chronischer Pankreatitis signifikante Konzentrationserhöhungen in der Tumorgruppe zeigten. Ferner ergaben isoelektrofokussierte Pankreassekret-Proteinprofile bei Patienten mit Pankreaskarzinom eine signifikante Verstärkung von zwei sauren (pI 3 und 4,5) und Abschwächung von 8 alkalischen pI–Banden (pI 3,7 bis über 10). Unter den Serumenzymen erwiesen sich nach verschiedenen z. T. ausgedehnten Untersuchungen die alkalische Phosphatase (Sensitivität 82%, Spezifität 67%) (3), die Serumribonuclease (Sensitivität 69%, Spezifität 64% gegenüber Pankreatitis) (17) und das Isoenzym II der Galactosyltransferase (Sensitivität 67%, Spezifität 98% gegenüber chronischer Pankreatitis) (13) als besonders empfindlich und nützlich. Als Nachteil ergab sich jedoch neben methodischen Problemen eine mangelnde Spezifität zu verschiedenen Tumor- und nicht pankreatischen benignen Erkrankungen.

Unter den sogenannten Tumormarkern zählt CEA zu einem der ersten Marker zur Diagnostik des Pankreaskarzinoms. Nach einer großen Sammelstatistik (10) errechnet sich eine Sensitivität von 80% (N=225), unter Berücksichtigung eines einheitlichen Testes (Fa. Roche) von 89% (N=107), wobei 46% aller Werte im Bereich über 10 ug/l lagen. Als Hauptursache für die hohe Sensitivität von CEA ergab sich meist ein weit fortgeschrittenes Tumorstadium. Wir fanden mit einem eigenen polyklonalen Radioimmunoassay (Doppelantikörpertest, Normgrenze 3 ug/l) erhöhte CEA-Werte im Serum bei 69,5% der Fälle mit Pankreaskarzinom (Met. ⌀: 60,6%; Met. +: 80,8%); dagegen wiesen Patienten mit Pankreatitis in 24,7% der Fälle eine Erhöhung auf (akut: 28,6%; chron.: 5,8%; Gesamtspezifität 75,3%). Die gemeinsame Bestimmung von CEA und $β_2$-Mikroglobulin wurde zur besseren Tumordifferenzierung des Pankreaskarzinoms im Vergleich zu anderen CEA-positiven Karzinomen und zur chronischen Pankreatitis empfohlen (2). Tatsuta und

```
         MARKER    BEIM    PANKREASKARZINOM  I              MARKER   BEIM   PANKREASKARZINOM  II

I    ALLGEMEINE                                     IV   PANKREAS-"SPEZIFISCHERE" ANTIGENE
     IM PANKREAS-SAFT NACH SEKRETIN-STIMULATION:    PaA  PANKREAS-SPEZ. ANTIGEN/ LOOR ET AL. 1981
     ALBUMIN, IGG, IGA ERHÖHT GEGENÜBER PA-ITIS          MG=44 000; pI=4.9 ; EIA:NORM BIS 21.5 NG/ML S.
     SEKRETOR. PROTEIN-PROFIL IM PA-SAFT (IEF)            SENS.=70% (N=42) / SPEZ.=95% (PA-ITIS 21%+)
     2 SAURE PROTEINBANDEN ERHÖHT,
     8 ALKAL. PROTEINBANDEN VERMINDERT              PCAA PANCR. CA-ASSOC. ANTIGEN /SHIMANO ET AL. 1981
II   ENZYME                                              MG=1 000 000; 20%KH ; pI=4,7 ; A₂/b-MOBIL.
     ALKAL. PHOSPHATASE I. S.  SENS.=82%/SPEZ.=67%        EIA: NORMGR. 16.2 ug/ML S; SENS=67% (N=43)
     POS. PRÄDIKT. WERT = 58%(41%)/PRÄVAL.=32%(5%)  OPA  ONCOFETAL PANCREATIC ANTIGEN/BANWO ET AL. 1974
     RNASE I. SERUM: S=69%(42%)/SP=64%                   MG=40 000; A₂-MOBIL.; ROCKET IMMUNOASSAY:
     GALACTOSYLTRANSFERASE-ISOENZYM II I. S.:             NORMGRENZE 6 U/ML SERUM
     S=67.2% (ANDERE G.I. CA 71%)/SP=98.3%(BEN.ERKR.)    SENS.=88% (PA-CA,N=48), 46% (HEPATOM,N=13)
III  TUMORMARKER CEA                                     SPEZ.=82%
     CEA I.S.: S=34-94% / SP = 51% (36%)            PGA  PANCREATIC ONCOFETAL ANTIGEN/GELDER ET AL. 1978
     KOMBINATION MIT BETA₂-MIKROGLOBULIN I.S.?            GLYKOPROTEIN MG=800 000 ; A₂/B-MOBILITÄT
     CEA I. PA-SAFT (N.SEKRETION-STIMULATION):            IMMUNOLOGISCHE IDENTITÄT MIT OPA?
     NORM BIS 15 NG/ML: S=75%/SP=79% (PA-ITIS)            ROCKET IMMUNOASSAY. NORMGR. 14 STAND-U/ML S.
     KOMBINATION MIT SERUM-CEA                            S=48% (N=80)/+PRÄD.WERT=78(54)%/PRÄV.32(5)%
     KOMB. ZYTOLOGIE (S=68.2%)+CEA I.PA-SAFT(S=68.2%)
     SU-SENS.=86,4% (N=22)                          CA 19-9 CARBOHYDRATE ANTIGEN /KOPROWSKI ET AL. 1978
     KOMB. ZYTOLOGIE (S=84.2%) + CEA ;.TU-BIOPTAT   GICA  GASTROINTESTINAL CANCER ANTIGEN / MONOSIALO-
     (CEA > 15 NG/ML;S=73,7%): SU-SENS.=100% (N=19)       GANGLIOSID (SIALYL-DERIVAT D. LACTO-N-FUCO-
                                                          PENTAOSE II), HAPTEN LEWIS-A-BLUTGR. DETERM.
                                                          SERUM: MUZIN (MG > 10⁶):IRMA NORM < 37 U/ML S.
                                                          SENS.=80% (PA-CA)/SPEZ=80-90%
                                                          S=50% (LEBERZELL), 60%(MAGEN),18%(COLORECT.)
```

Abb. 1.

Mitarbeiter (16) kombinierten CEA-Bestimmungen und Zytologie-Untersuchungen im sekretinstimulierten Pankreassaft und fanden mit einer Diskriminanzschwelle von 15 ug/l (Abbott-Test) bei 68,2% positive zytologische Befunde. Die Kombination beider Untersuchungen erhöhte die Sensitivität auf 86,4% mit einer Spezifität von 85% gegenüber Pankreatitis. In einer weiteren Studie (15) wurden in perkutanen Feinnadelaspirationsbioptaten bei 88,5% der Fälle positive zytologische Befunde erhalten (Pankreas-Sekret 15,8%). Die zusätzliche Bestimmung von CEA im Aspirationsbioptat erhöhte die diagnostische Treffsicherheit auf 100% (CEA-Schwelle 15 ug/l). Diese interessanten Befunde wurden jedoch nur in einem kleinen Kollektiv (N=19) gefunden; eine Bestätigung durch andere Untersucher und mit einem größeren Patientenkollektiv steht noch aus.
Eine vierte Gruppe von Markern beim Pankreaskarzinom stellen pankreasspezifischere Antigene dar. Dazu gehört ein als PaA bezeichnetes pankreasspezifisches Antigen, das von Loor et al. (11) beschrieben wurde (Mol. Gew. 44000, Sed. Konst. 3,4 S, pI 4,9). Immunhistologisch fand es sich in den Acinus-Zellen des Pankreas, war aber auch aus Pankreassekret zu isolieren. Serumbestimmungen im ELISA zeigten gegenüber Normalpersonen (Grenzwert 21,5 ng/ml) erhöhte Spiegel bei 70% von Patienten mit Pankreaskarzinom (N=60) gegenüber 21% bei Pankreatitis (N=120) und 33% von Patienten mit Cholelithiasis (N=6). Ein weiteres Antigen, das Pankreaskarzinom-assoziierte Antigen PCAA, ist ein hochmolekulares Glykoprotein (1 Million D, Sed. Konst. 14S) mit einem Kohlenhydratgehalt von 20% und elektrophoretischer alpha$_2$/β-Mobilität (pI 4,7), das sich immunhistologisch im Zytoplasma von duktalen epithelialen Pankreaskarzinomzellen lokalisieren liess (14). Mit einem EIA wurden gegenüber Normalpersonen (Normgrenze 16,2 ug/ml) Erhöhungen bei 67% von Patienten mit Pankreaskarzinom (N=43), bei 30% mit Bronchialkarzinom (N=36), 27% mit Kolonkarzinom (N=37) und 16% mit Mammakarzinom (N=36) im Serum gemessen. Eine kombinierte Anwendung beider Marker PaA und PCAA ergab für das Pankreaskarzinom eine erhöhte Sensitivität von 90% und eine Spezifität von 85% gegenüber Pankreatitis (12). Von der Arbeitsgruppe von Hobbs aus

London wurde 1974 erstmals ein onkofetales Pankreasantigen – genannt OPA – mit Hilfe polyklonaler Antiseren in Extrakten von fetalem und tumorösem Pankreasgewebe nachgewiesen. Dieses Antigen konnte isoliert (Mol. Gew. 40 000, alpha$_2$-Mobilität) und mittels eines Raketen-Immunoassays im Serum gemessen werden (Normgrenze 6 U/ml) (8). Serumuntersuchungen bei Tumorpatienten zeigten Erhöhungen bei 88% von Fällen mit Pankreaskarzinom (N=48) und sonst nur bei 46% von Patienten mit primärem Leberzellkarzinom (N=13). Die Spezifität gegenüber chronischer Pankreatitis betrug 82%. Verlaufsbestimmungen ergaben eine gute Korrelation zum klinischen Bild. Ein ähnliches Antigen mit immunologischer Kreuzreaktivität zu OPA wurde von Gelder u. Mitarb. (4) erstmals 1978 beschrieben und als POA bezeichnet. Die Reinigung ergab ein Glykoprotein mit alpha$_2$/β-Mobilität und einem höherem Molekulargewicht von 800 000 D. Auch für dieses Antigen wurde ein Raketen-Immunoassay enwickelt (Normgrenze 14 Stand-U/ml), der im Serum bei 48% von Patienten mit Pankreaskarzinom erhöhte Werte mit einer Spezifität von 78% gegenüber Pankreatitis ergab (N=34). Wesentliche Nachteile der vorgestellten Pankreas-Antigene sind, daß sie nur von einzelnen Arbeitsgruppen mittels polyklonaler Antikörper entdeckt wurden und für sie keine kommerziell verfügbaren Tests existieren. Die deshalb an relativ kleinen Patientengruppen erhobenen Befunde bedürfen unbedingt der Bestätigung durch andere Untersucher und in größeren Kollektiven, bevor sie abschließend zu bewerten sind.

Die neuere Entwicklung von Tumormarkern ist gekennzeichnet durch Antigene, die ausschließlich mit Hilfe monoklonaler Antikörper identifiziert wurden. Einige davon sind inzwischen auch mittels kommerzieller Tests bestimmbar. Unter diesen ist CA 19-9 oder GICA (gastrointestinal cancer antigen) von größter diagnostischer Bedeutung für das Pankreaskarzinom. Dieses Antigen wurde mittels monoklonaler Antikörper erstmals 1978 von Koprowski und Mitarbeitern vom Wistar-Institut in Philadelphia aus einer Serie verschiedener Antikörper gegen eine kolorektale Karzinomzellinie (SW 1116) entdeckt (Antikörper 1116-NS-19-9, IgG$_1$-Mäuse-Immunglobulin) (9). Weitere Studien zeigten, daß es sich bei diesem Antigen um ein Glykolipid in Tumoren (Mol. Gew. 36000) und ein hochmolekulares Muzin (Mol. Gew. $> 10^6$D) im Serum von Tumorpatienten handelt. Es konnte als Monosialogangliosid, ein Sialyl-Derivat der Lacto-N-Fucopentaose II, identifiziert werden, die einem Hapten der menschlichen Lewis-a-Blutgruppen-Antigendeterminante entspricht. Immunhistologisch konnte CA 19-9 vor allem in Kolon-, Pankreas- und Magenkarzinom entdeckt werden. Mittels eines immunoradiometrischen Assays (Normgrenze bei 37 bzw. 40 U/ml) ließ es sich auch als zirkulierendes Antigen im Serum von Normalpersonen meist mit Spiegeln unter 20 U/ml sowie erhöht in einem hohen Prozentsatz von Patienten mit verschiedenen Tumoren nachweisen, nicht jedoch im Serum von Probanden der sehr seltenen Blutgruppe Lewis-a-/b-negativ (ca. 7%). Zu den Tumorgruppen von Patienten mit hohen Inzidenzraten pathologischer CA 19-9-Spiegel zählen hauptsächlich das Pankreaskarzinom (70–92%), hepatobiliäre Karzinome (50–75%), das Magenkarzinom (30–62%) und kolorektale Karzinom (18–58%; Dukes D: 29–75%), während andere Karzinome wie z. B. Mamma- und Bronchialkarzinome nur Raten um/ unter 10% aufweisen. Die diagnostische Wertigkeit ist stark eingeschränkt bei Bestimmungen in Körpersekreten wie z. B Speichel, Samenflüssigkeit und auch Gallen-/Pankreassekret, für die schon unter normalen Bedingungen extrem hohe Spiegel beschrieben wurden, wohingegen Bestimmungen in Pleuraergüssen und Aszitesflüssigkeit diagnostisch bedeutsam sein können. In einer ersten Untersuchung bei 59 Patienten mit Pankreaskarzinom und 73 Patienten mit Pankreatitis fanden wir erhöhte CA 19-9-Spiegel (Tabelle 1; Fa. Centocor/ CIS) bei 74,6% der Tumorpatienten (Met ∅: 72,7%, Met +: 76,9%) und nur bei 11% von Patienten mit Pankreatitis (akut: 23,8%; chronisch: 5,8%). Diesen Werten entsprachen erhöhte CEA-Spiegel von 69,5% bzw. 24,7% sowie für einen dritten Parameter, der pankreasbezogenen Elastase-1 (RIA Fa. Abbott), von 44,1% bzw. 57,5% bei Patienten mit Karzinomen bzw. Pankreatitis. Mittels ROC-Analyse konnte die eindeutige Überlegenheit

Tabelle 1. CA 19-9-, Elastase-1- und CEA-Serumspiegel bei Patienten mit benignen und malignen Pankreaserkrankungen

	Pankreatitis			Pankreas-Karzinom		
	Akut	Chronisch	MET Ø	MET +	Summe	
N	21	52	73	33	26	59
CA 19-9						
37 U/ML	23,8%	5,8%	11,0%	72,7%	76,9%	74,6%
10. Perz.	(2,5)	(2,0)	(2,6)	12,7	15,6	13,8
x̄	13,5	10,1	10,9	109,6	108,9	114,5**
90. Perz.	59,4	27,2	39,4	117,9	117,8	118,9
Elastase-1						
400 NG/DL	76,2%	50,0%	57,5%	42,4%	46,2%	44,1%
10. Perz.	175,0	89,7	202,8	68,8	86,7	81,9
x̄	1041,7	448,3	528,8	343,8	433,3	386,9
90. Perz.	2950,0	1133,3	1837,5	975,0	1600,0	1525,0
CEA						
3 UG/L	28,6%	23,1%	24,7%	60,6%	80,8%	69,5%
10. Perz.	(0,4)	(0,4)	(0,4)	(0,8)	(1,8)	(1,4)
x̄	2,1	2,0	2,0	4,1	21,7**	6,1
90. Perz.	8,7	5,6	5,9	11,0	378,0	128,5

* = p<0,05; ** = p<0,001

der CA 19-9-Bestimmung gegenüber der CEA-Bestimmung zur Unterscheidung zwischen Prankreaskarzinom und Pankreatitis erwiesen werden, während die Elastase-1 hier keinen Beitrag lieferte (Prävalenz 41%, pos. präd. Wert für CA 19-9 82% gegenüber 64% für CEA und 38% für die Elastase-1). In einer erweiterten Studie an 89 Patienten mit Pankreaskarzinom (Tabelle 2; Fa. Mallinckrodt, Dietzenbach) konnten wir die auch von anderen Untersuchern beobachtete erhöhte Inzidenz pathologischer CA 19-9-Spiegel beim Pankreaskarzinom bestätigen (80,9% über 50 U/ml). Von anderen Tumorgruppen lag das kolorektale Karzinom an zweiter Stelle (75,7%, N=37). Beim Gallenwegskarzinom lag die Inzidenz bei 63,6% (N=11), für das Magenkarzinom bei 31,8% (N=44) und primäre Leberzellkarzinom bei 29,4% (N=17). Noch niedriger lagen die Raten bei isolierten Lebermetastasen unbekannter Tumoren (18,2%, N=11) sowie beim Bronchial- (22%, N=27) und Mammakarzinom (11,1%, N=9). Vor allem beim Pankreaskarzinom lagen die erhöhten Spiegel z. T. im sehr hohen Bereich (60,7% über 100 U/ml, 37,1% über 1000 U/ml); daraus ergibt sich, daß erhöhte Spiegel bis zum Endpunkt austitriert werden sollten mit Verdünnungen bis zu 1:1000 und mehr bei einem oberen Arbeitsbereich des Tests von 120 U/ml. Selbst Werte um/unter 120 U/ml können u. U. im IRMA durch den High-dose-Hook-Effekt einer exakten terminalen Bestimmung entgehen, wenn nicht verdünnt wird. Der besondere Wert des CA 19-9 beim Pankreaskarzinom ergibt sich nicht nur durch die hohe Sensitivität, sondern auch durch eine hohe Spezifität gegenüber benignen Pankreaserkrankungen. Hier wurde von vielen Untersuchern über eine geringe Inzidenz erhöhter Spiegel bei chronischer Pankreatitis meist unter 10% berichtet. Wir fanden ebenfalls z. B. Werte über 50 U/ml bei nur 6,2% von Pankreatitisfällen (N=64), in 10% bei M. Crohn (N=10), in keinem Fall von Colitis ulcerosa (N=10), in 12,5% bei Hepatitis (N=8), jedoch bei 23,5% von Patienten mit Leberzirrhose (N=17) und in 22% mit benigner Cholelithiasis (N=9). Noch höher lagen nach anderen Untersuchern die Werte bei akuter Pankreatitis (27% über 37 U/ml, N=22) (5) bzw. im akuten Schub einer chronisch–rezidivierenden Pankreatitis (50%, N=12), wobei auch höhere Werte bei Leberzirrhose (44%, N=32) und bei

Tabelle 2. Serum-CA 19-9 bei Patienten mit benignen und malignen Erkrankungen

Gruppe	n	10. Perz.	x̄	90. Perz.	>50	>100	>1000
					(%> U/ml)		
M. Crohn	10	5,6	8,1	12,5	10	0	0
Col. ulc.	10	2,5	22,5	40,0	0	0	0
Hepatitis	8	1,8	8,8	36,5	12,5	12,5	0
Leberzirrh.	17	5,7	21,7	66,5	23,5	0	0
Cholelith.	9	1,6	8,0	72,0	22	11	0
Pankreatitis	64	2,0	10,0	46,0	6,2	1,6	0
Pankreas-CA	89	18,8	240,7	14753,7	80,9	60,7	37,1
Colorect. CA	37	27,6	136,8	1850,5	75,7	59,4	10,8
Leberzell-CA	17	6,7	20,1	364,3	29,4	17,6	5,9
Leber-Met.	11	3,7	18,3	64,5	18,2	0	0
Galleng.-CA	11	12,4	150,3	619,4	63,6	54,5	9,1
Magen-CA	44	6,7	20,0	544,6	31,8	20,4	6,8
Mamma-Ca	9	6,5	17,1	150,3	11,1	11,1	0
Bronchial-CA	27	6,6	18,4	111,1	22,2	11,1	3,7

Choledocholithiasis (56%, N=9) gefunden wurden. Nach einer ROC-Analyse unserer eigenen CA 19-9-Befunde bei verschiedenen benignen und malignen Erkrankungsgruppen konnte nur das für kolorektale Karzinom gegenüber benignen Darmerkrankungen (Grenzwert 30 U/ml, $p < 0,001$; Sensitivität 92%, Spezifität 90%, Prävalenz 65%. pos. präd. Wert 94%) und das Pankreaskarzinom gegenüber Pankreatitis (Grenzwert 50 U/ml, $p < 0,001$; Sensitivität 81%, Spezifität 94%, Prävalenz 58%, pos. präd. Wert 95%) ein signifikantes Diskriminanzvermögen gesichert werden, nicht jedoch bei Gallenwegskarzinomen (gegenüber benigner Cholelithiasis) und bei malignen gegenüber benignen Lebererkrankungen. Die wichtigste Indikation für den Einsatz des CA 19-9-Markers ist die Therapie- und Verlaufskontrolle von Pankreaskarzinompatienten. Wir fanden bei den 9 bisher untersuchten Patienten mit längerer Beobachtungszeit ohne bzw. unter ineffektiver zytostatischer Behandlung bei fortschreitender Metastasierung immer einen stetigen Anstieg des CA 19-9-Spiegels mit Dopplungsraten zwischen 9,9 und 72 Tagen bis zum Tod. Bei 2 Patienten konnte eine Duodenopankreatektomie durchgeführt werden. Bei dem einen Patienten kam es zu einem prompten Konzentrationsabfall in den Normbereich mit einer Halbwertzeit von 0,9 Tagen. Bei dem anderen Patienten, der nur einen mittleren präoperativen CA 19-9-Spiegel von 589 U/ml aufwies, zeigte sich postoperativ nur ein langsamer Konzentrationsabfall mit einer Halbwertzeit von 9,5 Tagen, dann wieder ein neuer langsamer Anstieg auf zuletzt 136 U/ml. Eine zu diesem Zeitpunkt durchgeführte sorgfältige klinische Untersuchung, einschließlich Computertomographie des Oberbauchs ergab keinen Anhalt für ein Rezidiv bzw. eine Metastasierung bei klinischer Beschwerdefreiheit. Auch andere Untersucher berichteten über eine gute Korrelation des CA 19-9-Spiegels mit dem klinischen Verlauf bei kurativer (Konzentrationsabfall) und palliativer (Spiegelpersistenz bzw. Anstieg) chirurgischer oder zytostatischer Therapie, wobei teilweise eine Vorzeitigkeit der CA 19-9-Spiegeländerungen vor klinisch faßbarer Remission oder Progression auffiel (6).
Als weiterer für die Pankreaskarzinom-Diagnostik und Verlaufskontrolle brauchbarer Tumormarker hat sich CA-125 erwiesen (17). Dieses ebenfalls mit Hilfe eines monoklonalen Antikörpers (OC-125, IgG_1–Mäuseimmunglobulin) von Bast u. Mitarbeitern erstmals 1980 entdeckte Antigen CA-125 wurde nach Immunisierung gegen eine Ovarialkarzinomzellinie (papilläres seröses Zystadenokarzinom OV–433) gefunden. Es wird heute als Differenzie-

rungsantigen von Derivaten des Zölomepithels (Müllersches Gangepithel) angesehen (Mol. Gew. über 200 000 D). Neben dem immunhistologischen Nachweis in verschiedenen histologischen Unterformen von serösen Ovarialkarzinomen wurde es auch als zirkulierendes Antigen mittels eines IRMA im Serum von Gesunden (Werte unter 35 U/ml, Spezifität 94%) sowie in hoher Konzentration im Serum bei Patienten mit serösen Ovarialkarzinomen (um 82%), aber auch bei Pankreaskarzinom (59%) und Bronchialkarzinom (32%), seltener beim kolorektalen Karzinom (23%) und Mammakarzinom (12%) sowie einigen anderen Karzinomen gefunden. Die Befunde beim Pankreaskarzinom ergaben Inzidenzraten pathologischer Spiegel bei 80% mit duktalem Pankreaskarzinom gegenüber 21% beim kolorektalen Karzinom (7). Auch hier konnte eine Korrelation zum Tumorstadium und zum klinischen Verlauf beobachtet werden, während allerdings Patienten mit akuter Pankreatitis ebenfalls transitorische Erhöhungen bis unter 500 U/ml erreichten. Die kombinierte Bestimmung von CA 19-9 und CA-125 sowie von CEA (1) wird heute von manchen Autoren als beste Marker-Kombination zur frühzeitigeren Erfassung von Pankreaskarzinomen sowie auch zur Therapie- und Verlaufskontrolle angesehen, obwohl damit nur eine geringe Erhöhung der Sensitivität von 87% zusammen mit CEA auf 89% und zusätzlich mit CA-125 auf 92% erreicht wurde. Ob dieser mäßige Zuwachs an Sensitivität den Einsatz mehrerer teurer Marker lohnt, steht zur Zeit noch zur Diskussion.

Zusammenfassend stellt von allen untersuchten Laborparametern CA 19-9 heute den wichtigsten Tumormarker beim Pankreaskarzinom dar, der zusammen mit der Ultraschall- und CT-Untersuchung eine Steigerung der Sensitivität von 80% auf über 90% für eine frühzeitige Tumordiagnostik und effizientere Therapie- und Verlaufskontrolle erbringt. Eine weitere wichtige Anwendungsmöglichkeit bietet sich auch durch seinen alleinigen oder kombinierten (z. B. mit CEA) Einsatz in der Immunszintigraphie, d. h. in der Aufspürung okkulter Metastasen mit radioaktiv markierten monoklonalen Antikörpern. Diese Methode ist inzwischen an mehreren bundesdeutschen Kliniken wie im Ausland etabliert und dürfte in Zukunft noch ein verbessertes Auflösungsvermögen (bisher 1 cm Durchmesser) erwarten lassen. Wenn auch die neuen Tumormarker CA 19-9 und CA-125 weder tumororgan- noch streng tumorspezifisch sind, so haben sie doch zu einer höheren Sensitivität und Spezifität gegenüber älteren Markern geführt und damit einen wertvollen Beitrag für eine verbesserte Tumordiagnostik geleistet und einen festen Platz in der Palette der heute kommerziell verfügbaren Tumormarker eingenommen.

Literatur

1. Dienst C, Uhlenbruck G, Löffler A, Wintzer G, Böttinger C (1985) Klinische Wertigkeit der kombinierten Bestimmung verschiedener Tumormarker bei Pankreas- und Gastrointestinaltumoren. In: Greten H, Klapdor R (Hrsg) „Neue tumorassoziierte Antigene" G. Thieme Stuttgart, N. York, S 68–77
2. Fateh-Moghadam A, Mantel W, Neumeier D, Hannig C, Kristin H, Otte M (1978) Wertigkeit der Bestimmung von β_2-Mikroglobulin (β_2m) und carcinoembryonalen Antigen (CEA) in der Diagnostik des Pankreaskarzinoms. Klin Wschr 56:267–270
3. Fitzgerald PJ, Fotner JG, Watson RC, Schwartz MK, Sherlock P, Benua RS, Cubilla AL, Schottenfeld D, Miller D, Winawer SJ, Lightdale CJ, Leidner SD, Nisselbaum JS, Menendez-Botet CJ, Poleski MH (1978) Value of diagnostic aids in detecting pancreas cancer. Cancer 41:868–979
4. Gelder FB, Reese CJ, Moossa AR, Hall T, Hunter R (1978) Purification, partial characterization and clinical evaluation of a pancreatic oncofetal antigen. Cancer Res. 38:313–324 (1978)
5. Heptner G, Domschke S, Schneider MU, Domschke W (1985) Bedeutung des tumorassoziierten Antigens CA 19-9 in der Differentialdiagnose von Pankreaserkrankungen. Dtsch Med Wschr 110:624–628
6. Klapdor R, Greten H (1984): Das tumor-assoziierte Antigen 19-9 in der Differentialdiagnostik und Verlaufskontrolle von Malignomen des Pankreas und Magen-Darm-Traktes. Dtsch Med Wschr 109:1935–1939

7. Klapdor R, Klapdor U, Bahlo M, Dallek M, Kremer B, van Ackeren H, Schreiber H W, Greten H (1984) CA 12-5 bei Karzinomen des Verdauungstraktes. Dtsch Med Wschr 109:1949–1954
8. Knapp ML (1981) Partial characterization of an oncofetal pancreatic antigen. Ann Clin Biochem 18:131–142
9. Koprowski H, Steplewski Z, Mitchell K, Herlyn M, Herlyn D, Fuhrer P (1979): Colorectal carcinoma antigens detected by hybridoma antibodies. Somatic Cell Genetics 5:957–972
10. Lamerz R (1985) Klinisch bedeutsame Tumormarker. Münch med Wschr 127:185–190
11. Loor R, Kuriyama M, Manzo ML, Inaji H, Douglas HO, Berjian R, Nicolai JJ, Tytgat GN, Chu TM (1981) Evaluation of a human pancreas specific antigen by enzym-linked immunosorbent assay. Clin Chim Acta 117:251–258
12. Loor R, Kuriyama M, Bodziak ML, Inaji H, Douglas HO, Berjian R, Nicolai JJ, Tytgat GN, Chu TM (1984) Simultatneous evaluation of a pancreasspecific antigen and a pancreatic cancer-associated antigen in pancreatic carcinoma. Cancer Res 44:3604–3607
13. Podolsky DK, McPhee MS, Alpert E, Warshaw AL, Isselbacher KJ (1981) Galactosyltransferase isoenzyme II in the detection of pancreatic cancer: comparison with radiologic, endoscopic, and serologic tests. N Engl J Med 304:1313–1318
14. Shimano T, Loor RM, Papsidero LD, Kuriyama M, Vincent RG, Nemoto T, Holyoke ED, Berjian R, Douglass HO, Chu TM (1981) Isolation, characterization and clinical evaluation of a pancreas-cancer-associated antigen. Cancer 47:1602–1613
15. Tatsuta M, Yamamoto R, Yamamura H, Okuda S, Tamura H (1983) Cytologic examination and CEA measurement in aspirated pancreatic material collected by percutaneous fine-needle aspiration biopsy under ultrasonic guidance for the diagnosis of pancreatic carcinoma. Cancer 52:693–698
16. Tatsuta M, Yamamura H, Yamamoto R, Okano Y, Morii T, Okuda S, Tamura H (1983) Significance of carcinoembyonic antigen levels and cytology of pure pancreatic juice in diagnosis of pancreatic cancer. Cancer 52:1880–1885
17. Warshaw AL, Lee KH, Wood WC, Cohen AM (1980) Sensitivity and specificity of serum ribonuclease in the diagnosis of pancreatic cancer. Amer J Surg 139:27–32
18. Weber W, von Essen CF, Metzger U, Stalder GA (1983) Cancer of the pancreas: epidemiology, etiology, diagnosis and treatment. Schweiz Med Wschr 113:417–426

Anschrift des Verfassers:

Prof. Dr. R. Lamerz
Medizinische Klinik II
Klinikum Großhadern
Marchioninistraße 15
8000 München 70

Präoperative CEA-Werte beim Magenkarzinom: Prognostische Bedeutung?

Chr. Wittekind, R. Kirchner und S. von Kleist

Pathologisches Institut der Universität Freiburg

Einleitung

Die CEA-Serumbestimmung gilt als nützlicher Parameter bei der postoperativen Überwachung von Magenkarzinompatienten. Nur wenige Autoren haben sich mit der prognostischen Bedeutung präoperativ bestimmter CEA-Spiegel beschäftigt. Die Faktoren, welche die Abgabe des in den Karzinomzellen gebildeten CEA beeinflussen sind unzureichend bekannt. Es sollte deswegen in dieser Arbeit zwei Fragen nachgegangen werden: 1) Welche Faktoren beeinflussen die Höhe des CEA-Serumspiegels? 2) Kann ein erhöhter CEA-Serumspiegel prognostische Informationen liefern?

Material und Methoden

Von 83 Patienten wurde sowohl Magenkarzinomgewebe als auch ein präoperatives Serum untersucht. Im Gewebe wurde CEA mit der indirekten Immunperoxidasetechnik, im Serum mit dem Enzym-Immuno-Assay (Abbott) nachgewiesen. Werte über 5 ng/ml wurden als erhöht angesehen. Die CEA-Anfärbung im Gewebe wurde semiquantitativ ausgewertet, wobei sowohl die Zahl als auch die Intensität der angefärbten Zellen berücksichtigt wurde. Die histologische Klassifikation erfolgte nach der WHO (1977) und nach Laurén (1965). Das Grading wurde nach der WHO durchgeführt, die Stadieneinteilung nach dem pTNM-System (UICC, 1979).

Ergebnisse

CEA war in 95% der Fälle im Gewebe nachweisbar, aber nur bei 25% fanden sich präoperativ erhöhte Serumwerte. Histologischer Typ oder Grad der Karzinome beeinflußten die Höhe des Serumspiegels nicht. Eine deutliche Abhängigkeit ergab sich vom Tumorstadium (20/21 Patienten mit erhöhten Werten hatten ein Stadium III oder IV), von der Intensität der Anfärbung (19/21 hatten stark färbende Karzinome) und von der Tumorgröße (19/21 untersuchten Patienten hatten ein Karzinom mit mehr als 2000 mm^2 Fläche). 50% der Stadium-IV Patienten hatten CEA-Werte unter 5 ng/ml. Stadium-III-Patienten hatten in 14% erhöhte Werte; es handelte sich um solche, deren Karzinome sich stark positiv für CEA anfärbten. Bei Patienten mit Siegelringzellkarzinomen war trotz starker intrazytoplasmatischer CEA-Positivität nur in 20% eine Serumwerterhöhung registrierbar.
Bei Patienten mit Stadium III und IV war festzustellen, daß die mit Werten über 5 ng/ml eine signifikant schlechtere Überlebenswahrscheinlichkeit hatten ($p < 0.0046$). Allein bei den Stadium-IV-Patienten ergab sich wegen zu kleinen Fallzahlen nur trendmäßig ein Unterschied ($p < 0.08$).

Diskussion

Obwohl 95% der untersuchten Magenkarzinome im Gewebe CEA hatten, war nur bei 25% der Patienten eine Serumwerterhöhung festzustellen. Anhand verschiedener pathologisch-anatomischer Parameter und anhand der Färbeintensität läßt sich genügend sicher voraussagen, bei welchen Patienten mit einer präoperativen CEA-Serumwerterhöhung zu rechnen ist und auch voraussagen, bei welchen eine CEA-Verlaufskontrolle sinnvoll sein kann. Über die Stadieneinteilung hinaus liefert die präoperative CEA-Serumbestimmung diagnostische und prognostische Informationen. So sollte ein deutlich erhöhter Serumwert bei Stadium-I- oder Stadium-II-Patienten sowohl klinisch als auch pathologisch erneute Staging-Maßnahmen oder eine Metastasensuche veranlassen. Stadium-III- und Stadium-IV-Patienten mit erhöhten CEA-Werten haben eine schlechtere Prognose.

Diese Arbeit wurde unterstützt durch die ,,Dr.-Mildred-Scheel-Stiftung für Krebsforschung".

Literatur

Lauren P (1965) The two histological main types of gastric carcinoma: diffuse and so-called intestinal-type carcinoma. Acta pathol microbiol scand 64:31–49
Oota K, Sobin LH (1977) Histological typing of gastric and oesophageal tumors. International Classification of tumors No. 18. World Health Organization, Geneva
Spiessl B, Scheibe O, Wagner (1979) TNM Klasssifikation der mallignen Tumoren. Springer Verlag, Berlin – Heidelberg – New York

Anschrift des Verfassers:
Dr. Chr. Wittekind
Pathologisches Institut
Albertstraße 19
7800 Freiburg

Korrelation von CEA und TPA bei kolorektalen Karzinomen

W. Sasse und J. Jackowski

Chirurgische Universitäts-Klinik Münster

Unsere Untersuchungsergebnisse beziehen sich auf 109 Patienten mit kolorektalen Karzinomen, bei denen im Zeitraum von 1981 bis 1985 CEA- und TPA-Werte kontinuierlich ermittelt wurden. Dabei sollte festgestellt werden, ob durch die simultane Bestimmung die Frühdiagnose von Rezidiven bzw. Metastasen sicherer monitorisiert werden kann. Als Referenzbereiche wurden für CEA 0–2,5 ng/ml, für TPA 0–68 U/L vorgegeben. Die Meßwerte eines Kollektivs von 50 Patienten, bei denen im Untersuchungszeitraum ein Rezidiv oder eine Metastasierung diagnostiziert worden war, wurden mit denjenigen einer Gruppe von 26 Patienten des Stadiums II (T2NoMo, T3NoMo) verglichen, die mindestens 3 Jahre nach der Operation frei von klinisch manifesten Rezidiven bzw. Metastasen waren.

Tabelle 1.

CEA	Meßwerte über einen Zeitraum von 12 Monaten vor manifestem Rezidiv bzw. Metastasierung	Stadium II Patienten mind. 3 Jahre nach OP ohne Rezidiv bzw. Metastasierung Meßwerte aus dem 2. Nachsorgejahr	Σ
	Anzahl der Patienten		
erhöht	38	7	45
nicht erhöht	12	19	31
Σ	50	26	76
	Spezifität = 73%; $X^2 = 15,08$ $p < 0,01$	Sensibilität = 76% Chir. Univ. Klinik Münster 1985	

Tabelle 2.

TPA	Meßwerte über einen Zeitraum von 12 Monaten vor manifestem Rezidiv bzw. Metastasierung	Stadium II Patienten mind. 3 Jahre nach OP ohne Rezidiv bzw. Metastasierung Meßwerte aus dem 2. Nachsorgejahr	Σ
	Anzahl der Patienten		
erhöht	33	16	49
nicht erhöht	17	10	27
Σ	50	26	76
	Spezifität = 38%; $X^2 = 0,017$ $p > 0,05$	Sensibilität = 66% Chir. Univ. Klinik Münster 1985	

Tabelle 3.

CEA	Stadium II Patienten mind. 3 Jahre nach OP ohne Rezidiv bzw. Metastasierung Meßwerte aus dem 2. Beobachtungsjahr	Meßwerte über einen Zeitraum von 12 Monaten vor Exitus	Σ
	Anzahl der Patienten		
erhöht	7	32	39
nicht erhöht	19	1	20
Σ	26	33	59
	Spezifität = 73%; $X^2 = 8,3$; $p < 0,01$	Sensibilität = 97% Chir. Univ. Klinik Münster 1985	

Tabelle 4.

TPA	Stadium II Patienten mind. 3 Jahre nach OP ohne Rezidiv bzw. Metastasierung Meßwerte aus dem 2. Beobachtungsjahr	Meßwerte über einen Zeitraum von 12 Monaten vor Exitus	Σ
	Anzahl der Patienten		
erhöht	16	30	46
nicht erhöht	10	3	13
Σ	26	33	59
	Spezifität = 38%; $X^2 = 7,43$; $p < 0,01$	Sensibilität = 91% Chir. Univ. Klinik Münster 1985	

Anhand der Vierfeldertafel wird die Spezifität und Sensibilität für CEA (Tabelle 1) und TPA (Tabelle 2) angegeben. Ein signifikanter Unterschied zwischen den Meßwerten der beiden Patientengruppen besteht nur für das CEA. Nach diesen Ergebnissen scheint die zusätzliche Bestimmung der TPA-Werte die Frühdiagnose von Rezidiven bzw. Metastasen nicht zu verbessern. In einer zweiten Untersuchung wurden die Meßwerte der Stadium II-Patienten, ohne Rezidive/Metastasen, mit denjenigen verglichen, die infolge von progredientem Tumorgeschehen verstorben sind. Während bei CEA (Tabelle 3) das annähernd gleiche Verhalten wie in Tabelle 1 beobachtet wurde, zeigt nunmehr auch TPA einen signifikanten Unterschied zwischen den beiden Patientengruppen an (Tabelle 4). Eine Korrelation mit dem klinischen Verlauf scheint somit erst bei Patienten mit massivem Tumorbefall vorzuliegen.

Anschrift des Verfassers:
Prof. Dr. W. Sasse
Chirurgische Universitäts-Klinik
Jungeblodtplatz 1
4400 Münster

Diagnostik isolierter Metastasen mit CEA und CA 19-9 IRMAs

M. Lorenz, F.D. Maul, C. Hottenrott, R. P. Baum, I. Sieper und M. Reimann-Kirkowa

Zentrum der Chirurgie, Zentrum der Radiologie, Universität Frankfurt

Bei vielen malignen Erkrankungen tritt häufig schon im Frühstadium eine Lebermetastasierung ein. Bei kolorektalen Karzinomen finden sich bei der Erstdiagnose in 50% und bei der Autopsie in 80% Lebermetastasen. Isolierte Metastasen der Leber können je nach Befall kurativ reseziert oder regional chemotherapiert werden. Bildgebende Verfahren haben zwar eine hohe Sensitivität, sind aber bei einem Einsatz im kurzfristigen Abstand kostenaufwendig.

Fragestellung

Wertigkeit der tumorassozierten Antigene CEA und CA 19-9 im Vergleich mit klinisch-chemischen Laborparametern bei Patienten mit isolierten Lebermetastasen.

Patienten und Methode

Untersuchungsgruppe: 60 Patienten mit isolierten Lebermetastasen (histologisch gesichert). Zustand nach Resektion des Primärtumors. Ausschluß extrahepatischer Metastasen mit bildgebenden Verfahren vor Beginn lokaler Chemotherapie. Primärtumor: 48× Kolon-CA/ 6× Mamma-CA, 6× diverse Tumoren). Lebermetastasenklassifizierung nach Frankfurter Schema. Kontrollgruppen: 60 Patienten mit benignen Leber- und Gallengangserkrankungen. (16× Zirrhose/9× Hepatitis/12× Cholangitis/15× Fettleber/8× Leberadenom) GGT, AP, GOT, LDH, Bilirubin und TPZ-Bestimmung erfolgt nach den Richtlinien der Deutschen Gesellschaft für klinische Chemie mit optimierter Standardmethode. Serumspiegel von CEA (ID, CIS, Dreieich, BRD) größer als 10 ng/ml und CA 19-9 (Centocor, CIS, Dreieich) größer als 37 Einheiten galten als pathologisch.

Ergebnisse

Klinisch-chemische Laborparameter bei isolierten Lebermetastasen (Tabelle 1). Unter den gemessenen Leberenzymen besitzt die GGT mit 90% die höchste und LDH mit 36% die niedrigste Sensitivität. Symptomatisch, d. h. Gewichtsabnahme, Schmerz Hepatomegalie demonstrierten 32% der Patienten, Bilirubinerhöhung und TPZ-Erniedrigungen sind kaum aufgetreten. CEA ist in 86% der Fälle mit isolierter Lebermetastasierung erhöht. CA 19-9 erhöht bei kombinierter Bestimmung die Sensitivität im Stadium II auf 85%. Bei Betrachtung der Kontrollgruppe ergibt sich für CEA lediglich eine Spezifität von 22%. Die Spezifität von CA 19-9 ist mit 85% deutlich höher (Abb. 1, 2).

Tabelle 1. Prozentsatz pathologischer Laborparameter bei isolierten Lebermetastasen abhängig vom Tumorvolumen ($T_1 < 25\%$, $T_2 = 25–75\%$, $T_3 > 75\%$)

	T_1 n = 11	T_2 n = 42	T_3 n = 8	T_1-T_3 n = 60
GGT > 28 U/l.	64%	92%	100%	90%
Bereich	6,2–136	15–468	68–500	6,2–500
AP > 180 U/l	54%	87%	100%	83%
Bereich	100–800	100–1800	230–1800	100–1800
GOT > 15 U/l	18%	65%	87%	60%
Bereich	8–29	8–110	17–50	8–110
LDH > 180 U/l	18%	36%	62%	34%
Bereich	100–320	100–800	200–650	100–650
Bilirubin > 1,4 mg	0%	2,4%	12,5%	3,3%
Bereich	0	0	0,5–3,8	0,3–3,8
Quick (TPZ < 70%	0%	0%	12,5%	1,6%
Bereich			50%–90%	
Symptomatisch Schmerz, Gewichtsabnahme Lebervergrößerung	9%	24%	100%	32%

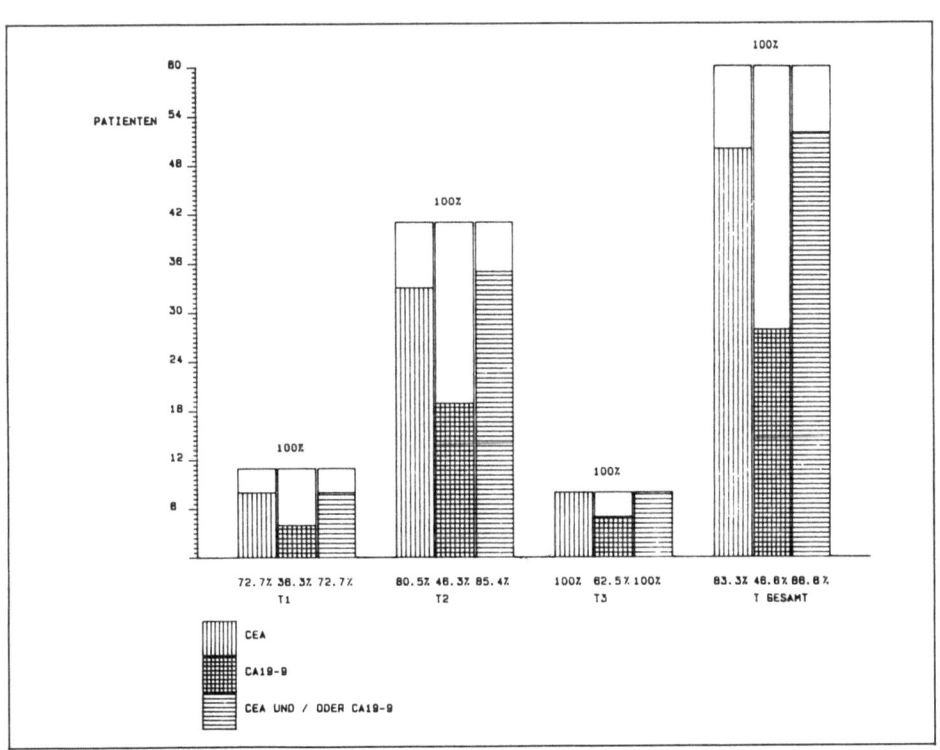

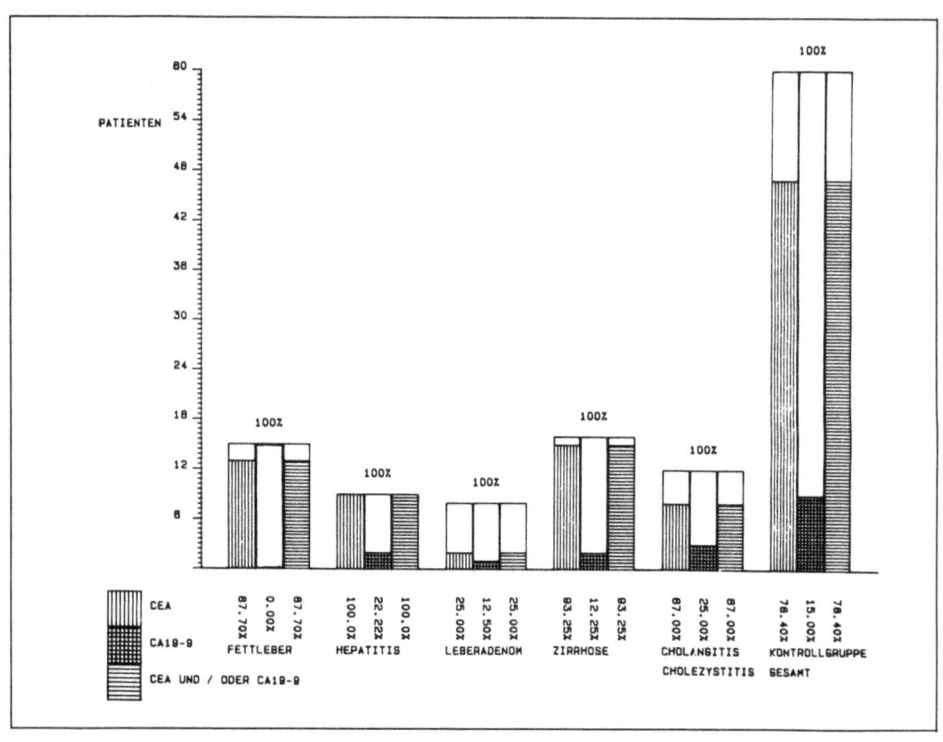

Diskussion

Die kostengünstig bestimmbaren klinisch-chemischen Laborparameter ergaben sich als sehr sensitiv. Insbesondere sind GGT und AP gute Indikatorenzyme. Jedoch eignen sie sich nicht zur Differentialdiagnose benigne-maligne. Diese Aussgabe gilt allerdings auch für das CEA im Gegensatz zu bisherigen Publikationen. Allerdings zeigt eine Erhöhung über 100 ng/ml eindeutig eine Metastasierung an. CA 19-9 mit einer Sensitivität von 60% bei kolorektalen Tumoren besitzt eine hohe Spezifität. Bei mäßig erhöhtem CEA ist dieser Marker hilfreich in der Differentialdiagnostik. Benigne Lebererkrankungen sollten in der Nachsorge berücksichtigt werden, um so unnötige Kontrolluntersuchungen zu verhindern. Bei Ausschluß benigner Lebererkrankungen ist eine gleichzeitige Erhöhung der AP bzw. GGT und des CEA bzw. CA 19-9 der Hinweis auf eine Lebermetastasierung, wobei natürlich extrahepatische Metastasen nicht ausgeschlossen werden können.

Anschrift des Verfassers:
Dr. M. Lorenz
Zentrum der Chirurgie
J. W. G. Universität Frankfurt
Theodor-Stern-Kai 7
6000 Frankfurt 70

Ursachen der TPA-Freisetzung aus Tumorzellen und deren Bedeutung für die Verlaufskontrolle bei Karzinompatienten

P. Oehr*, M. Krämer*, B. Schult*, J. Vogel** und H. Rink***

* Institut für klinische und experimentelle Nuklearmedizin, Universität Bonn
** Pathologisches Institut, Universität Bonn
*** Institut für Strahlenbiologie, Universität Bonn

Für die Interpretation und das Verständnis von Tumormarkerkonzentrationsänderungen im Plasma während der Verlaufskontrolle bei Karzinompatienten ist es unumgänglich, den Mechanismus der Markerfreisetzung aus der Zelle in das umgebende Milieu zu kennen. Bei der Suche nach Mechanismen für die TPA-Freisetzung in den Systemen Zellkultur, Heterotransplantat in Ratten und individueller humaner Tumor stehen zwei Theorien der TPA-Abgabe zur Diskussion: Die durch Proliferation und/oder die durch Zelltod induzierte Freisetzung.

Um grundsätzliche Überlegungen zu diesen Vorgängen nachzuvollziehen, wurden histologische und serologische Experimente an HeLa-Zellkulturen und RNU-Ratten ausgeführt und mit Patientendaten verglichen. Dabei stellten sich Analogien im histologischen Verteilungsmuster des TPA bei HeLa-Zellen in Kultur, im soliden experimentellen HeLa-Zell-Tumor und in menschlichen Karzinomen heraus. Sowohl die indirekte Immunfluoreszenz als auch die Peroxidase-Anti-Peroxidase-Methode zeigen das TPA als intrazelluläre, filamentär im Zytoplasma verteilte Substanz. Zellkerne sind frei von TPA. Weitere Analogien sind bei serologischen Untersuchungen feststellbar. Bei der Betrachtung der Konzentrationsänderungen des TPA in der Wachstumsphase von HeLa-Zellkulturen und von experimentellen HeLa-Zell-Karzinomen in RNU-Ratten sowie bei Verlaufskontrollen von Patienten mit progredientem Karzinom fällt ein dem Tumorwachstum korrelierter TPA-Anstieg auf. Die Zeiträume, in denen solche TPA-Anstiege zu verzeichnen sind, variieren in den drei untersuchten Systemen. Bei HeLa-Zellkulturen, die ein geschlossenes System darstellen, wird die Anreicherung von Substanzen schneller erreicht als in einem komplexen Organismus, der sich im Fließgleichgewicht befindet.

Daneben zeigen aber auch mit sehr hohen Dosen Röntgenstrahlung (800 Gy) bestrahlte HeLa-Zellen einen vorzeitigen TPA-Konzentrationsanstieg, der nicht mit dem Zellwachstum korreliert. Auch eine Patientenverlaufskontrolle, die das TPA-Verhalten im Plasma nach einer Leberdesarterialisierung wiederspiegelt, weist einen nekrosebedingten TPA-Anstieg auf, der von der OP-bedingten TPA-Erhöhung in Ausmaß und zeitlicher Einordnung weit abweicht. Für eine nekrosebedingte Ausschüttung spricht auch die TPA-Negativität der vollständigen Nekrose in humanem und tierexperimentellem Karzinom, während die Nekrose-Peripherie sich TPA-positiv darstellt.

Anhand der Bestrahlungen von HeLa-Zellkulturen wurde auch festgestellt, daß im Regelfall TPA gleichzeitig durch Zellvermehrung **und** durch Zelltod freigesetzt werden kann und man daher „Mischwerte" aufgrund zweier unterschiedlicher Mechanismen erhält. Diese „Mischwerte" kann man auch bei soliden Karzinomen erwarten, die nebeneinander sowohl Nekrosebereiche als auch proliferierende Areale beinhalten. Anders verhält es sich beim anaplastischen Schilddrüsenkarzinom, das immunhistologisch TPA-negativ ist, andererseits aber in 90% der Patienten hohe TPA-Plasma-Konzentrationen induziert, die nur durch das sehr infiltrative Wachstum dieses Karzinoms und die daraus resultierende Zerstörung von tumorfreien TPA-enthaltenden Zellen erklärt werden können. In diesem

Falle würde es sich um stark positive folliculäre Strukturen oder um andere schwach TPA-positive epitheliale Zellstrukturen handeln.

Anschrift des Verfassers:

Dr. P. Oehr
Institut für klinische und experimentelle Nuklearmedizin
Siegmund-Freud-Str. 25
5300 Bonn

Der Spiegel freier Plasma-Aminosäuren als potentieller Tumormarker bei gastrointestinalen Karzinomen

U. Brenner[1], L. Herbertz[2], J.M. Müller[1], H. Reinauer[2], M. Walter[1] und O. Besant[1]

[1] Chirurgische Univ.-Klinik Köln; [2] Diabetes Forschungsinstitut Düsseldorf

Aufgrund systematischer Untersuchungen konnten für verschiedene Stoffwechselsituationen, z. B. Mangelernährung, einzelne Lebererkrankungen, charakteristische Plasmaaminosäurenmuster nachgewiesen werden. Entsprechende Kenntnisse über das Verhalten der freien Plasmaaminosäuren bei Karzinomen fehlen bisher. Deshalb bestimmen wir die Konzentration der freien Plasmaaminosäuren von 73 gesunden Probanden und 156 Patienten mit gastrointestinalen Karzinomen nach einer zwölfstündigen Fastenzeit. Bei keiner der untersuchten Personen war eine Mangelernährung oder Stoffwechselerkrankung bekannt. Beim Vergleich der Karzinompatienten mit den gesunden Probanden wurden Abweichungen von mehr als ± 40% für die Konzentration von Methionin, Penylalanin, Glutaminsäure, Ornithin, Taurin und Phosphoserin gefunden. Das Tumorstadium, aber nicht die Lokalisation oder der Differenzierungsgrad korrelierte signifikant ($p < 0,05$) mit den Plasmakonzentrationen der meisten Aminosäuren.

Mittels schrittweiser Diskriminanzanalyse konnten wir eine aus 7 Aminosäuren bestehende Formel entwickeln, die als Tumorindex (TI) eine eindeutige diagnostische Aussage, im Sinne eines Tumormarkers, über das Vorhandensein eines gastrointestinalen Karzinoms zuläßt.

TI: $0,9986 + 0,0104 \times$ Phosphoserin* $+ 0,0077 \times$ Threonin* $+ 0,0056 \times$ Serin* $- 0,0027 \times$ Glutaminsäure* $- 0,0191 \times$ Zitrullin* $- 0,0057 \times$ Phenylalanin* $- 0,0194 \times$ Ornithin*
*(μmol/l)

Von jedem Patienten der Studie wurde der TI berechnet; das Ergebnis ist eine Zahl, die in 90,4% der Fälle im Wertebereich von -2 bis $+2$ liegt. Bildet man nun 4 Wertebereiche, d. h. Indexintervalle, fällt die relative Häufigkeit der Karzinome mit ansteigendem Tumorindex von 100% auf 9% ab (s. Abb. 1). Bei einem TI ≤ 0 ist ein Patient als

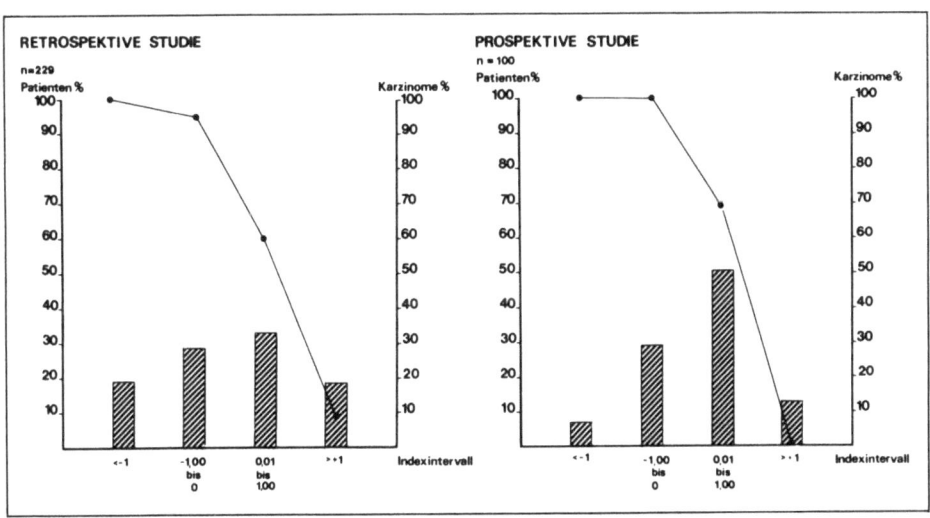

Karzinomträger einzustufen, von 0,01 bis 1 besteht ein dringender Karzinomverdacht und bei TI > +1 kein erhöhter Karzinomverdacht. Von den 156 Karzinompatienten wurden 4 Patienten falsch negativ als tumorfrei, d. h. TI > +1 und von den 73 gesunden Probanden 3 falsch positiv, TI ≤ 0, als Karzinomträger eingestuft. In einer prospektiven Studie zur Überprüfung der diagnostischen Aussagekraft des TI wurde bei 71 Patienten mit gastrointestinalen Karzinomen und 29 gesunden Probanden in der gleichen Weise verfahren. Bei einem TI ≤ 0 waren alle Patienten Karzinomträger, bei einem TI > +1 waren alle Probanden tumorfrei. Eine falsch positive oder falsch negative Zuordnung kam nicht vor (s. Abb. 1). Der in der retrospektiven Studie mit 33% und in der prospektiven Studie gar mit 51% relativ hohe Anteil von Karzinomverdächtigen Patienten muß einer eingehenden Diagnostik zugeführt werden. Wir können aber behaupten, daß Karzinome das Muster der freien Plasmaaminosäuren in typischer Weise verändern, so daß es als Tumormarker dienen kann.

Anschrift des Verfassers:

Dr. U. Brenner
Chirurgische Universität-Klinik
Joseph-Stelzmann-Str. 9
5000 Köln 41

Hepatozelluläre Karzinommarker bei einem primären Gallenblasenkarzinom

A. Knuth, O. Klein, R. Moll*, A. Garbe, W. Dippold und K. H. Meyer zum Büschenfelde

I. Medizinische Klinik und Poliklinik und * Pathologisches Institut, Johannes Gutenberg-Universität, Mainz

Eine Adenokarzinomzellinie, Mz-ChA-2, konnte kürzlich aus einem primären Gallenblasenkarzinom, das lokal in die Leber eingewachsen war, in Gewebekultur etabliert werden (1). Zyto- und Histomorphologie dieser Tumorzellinie in vitro und nach Transplantation auf Nacktmäuse entsprechen dem Primärtumor der 65jährigen Patientin. Im Serum wurden leicht erhöhte AFP-Werte bestimmt, während die CEA-Werte normal waren. Im Gewebekulturüberstand dieser neuen Tumorzellinie MZ-ChA-2 konnte AFP nachgewiesen werden. Auf klonaler Ebene zeigten sich erhebliche quantitative Schwankungen in der AFP-Synthese. CEA konnte im Gewebekulturüberstand nicht nachgewiesen werden, dem Serumbefund bei der Patientin entsprechend. Bei zwei weiteren kürzlich etablierten Karzinomzellinien der extrahepatischen Gallenwege, MZ-ChA-1 und SK-ChA-1, war keine AFP-Synthese nachweisbar, sondern CEA. MZ-ChA-2 gibt darüberhinaus Ferritin und die Komplementkomponenten C2, C3 und C5 in den Gewebekulturüberstand ab, während MZ-ChA-1 und SK-ChA-1 lediglich C3 synthetisieren.

Die biochemische Analyse der Zytoskelettpolypeptide bei MZ-ChA-1 zeigt ein für hepatozelluläre Karzinome typisches Muster (2). In der zweidimensionalen Gelelektrophorese konnten die Zytokeratinpolypeptide 8 und 18 nachgewiesen werden. In einigen wenigen Zellen fanden sich Spuren von Vimentin. Dies konnte mit einem kürzlich etablierten humanen monoklonalen Antikörper gezeigt werden, der mit Vimentin reagiert; er war von derselben Patientin etabliert worden, von der die Tumorzellinie MZ-ChA-2 stammt (Knuth A, Klein O, unpublizierte Daten). Die anderen beiden Zellinien extrahepatischer Galengangskarzinome exprimieren die Zytoskelettpolypeptide 7, 8, 17, 18 und 19, ein Befund, der für extrahepatische Gallengangskarzinome typisch ist (3). Die Zellinie SK-ChA-1 experimentiert Vimentin.

Zur näheren Charakterisierung dieser Gallengangskarzinomzellinien haben wir eine Reihe monoklonaler Antikörper gegen diese drei Zellinien etabliert (Knuth A et al., Veröffentlichung in Vorbereitung). Mit drei monoklonalen Antikörpern, G17, GCA-14 und GCA-2 konnte an Kryostatschnitten und an Gewebekulturzellinien ein phänotypisches Muster erarbeitet werden, das hepatozelluläre Karzinome (G17[+], CGA-14[-], GCA-2[-]) von extrahepatischen Gallengangstumoren (G17[-], GCA-14[+], GCA-2[+]) unterscheidet. MZ-ChA-2 exprimiert den Phänotyp eines hepatozellulären Karzinoms: G17[+], GCA-14[-], GCA-2[-].

Zusammenfassend finden sich bei dieser Gallenblasenkarzinomzellinie MZ-ChA-2 Marker, die als typisch für primäre hepatozelluläre Karzinome gelten. Obwohl während der malignen Transformation die AFP-Synthese und die Expression einzelner Zytokeratinpolypeptide verloren gehen, ist es doch bemerkenswert, daß mehrere für hepatozelluläre Karzinome typische Marker bei diesem Tumor nachweisbar sind. MZ-ChA-2 ist aus Tumorgewebe etabliert worden, das metastatisch die Leber infiltriert hatte. Es kann nicht mit letzter Sicherheit ausgeschlossen werden, daß die Patientin an einem zweiten Primärtumor erkrankt war, einem hepatozellulären Karzinom. MZ-Cha-2 mag zum Verständnis der Tumorbiologie hepatozellulärer Karzinome, des Gallengangskarzinoms und anderer Tumoren des oberen Gastrointestinaltraktes beitragen.

Literatur

1. Knuth A, Gabbert H, Dippold W, Klein O, Sachsse W, Bitter-Suermann D, Prellwitz W, Meyer zum Büschenfelde K-H (1985) Biliary adenocarcinoma: characterization of three human tumor cell lines. J Hepatol 1:579–596
2. Moll R, Franke WW, Schiller DL, Geiger B, Krepler R (182) The catalog of human cytokeratins: patterns of expression in normal epithelia, tumors and cultured cells. Cell 31:11–24
3. Moll R, Krepler K, Franke WW (1983) Complex cytokeratin polypeptide patterns observed in certain human carcinomas. Differentiation 23:256–269

Anschrift des Verfassers:

Dr. A. Knuth
I. Medizinische Klinik und Poliklinik
der Johannes-Gutenberg-Universität
Langenbeckstraße 1
6500 Mainz

Gewebe-CEA bei kolorektalen Adenomen bezogen auf Größe, Histologie und Zellatypie.

W. Fischbach, W. Borutta, J. Mössner und W. Koch

Medizinische Poliklinik der Universität Würzburg

Die Adenom-Karzinom-Sequenz kennzeichnet den stufenweisen Übergang von primär benignen Adenomen zum infiltrativ wachsenden Karzinom. Dabei steigt das maligne Potential der Adenome mit Zunahme der Größe, der villösen Anteile und der Zellatypien an. In der vorliegenden Untersuchung wurde die Beziehung dieser Faktoren zum CEA-Gehalt der Adenome analysiert.

Untersucht wurde die CEA-Konzentration in 26 Adenomen bei 19 Patienten (6 ♀, 13♂, mittleres Alter 62,9 Jahre): 16 waren < 2 cm, 7 > 2 cm, 3 konnten nicht in toto geborgen werden; 9 waren tubulär, 13 tubulovillös und 4 villös; 17 zeigten leichte, 9 mäßige Zellatypien. Als Kontrolle diente normale Dickdarmschleimhaut bei 26 Patienten (10♀, 16♂, mittleres Alter 60,3 Jahre). Die Polypen wurden in üblicher Weise endoskopisch mit Hilfe der Diathermieschlinge abgetragen und unmittelbar nach der Bergung gemessen. Vor Formalinfixierung zur histomorphologischen Beurteilung wurden mehrere kleine Gewebsproben an verschiedenen Stellen des Polypen entnommen. Ein aliquot von 10 mg wurde homogenisiert, mit 1,2 M PCA extrahiert und nach Zentrifugation 20 h gegen destilliertes Wasser dialysiert.

Bioptisch entnommene Proben normaler Schleimhaut wurden in gleicher Weise behandelt. Die CEA-Bestimmung erfolgte mit Hilfe eines RIA (Pharmacia), die Konzentration wurde in ng/mg Feuchtgewicht angegeben.

Ergebnisse (Abb. 1):

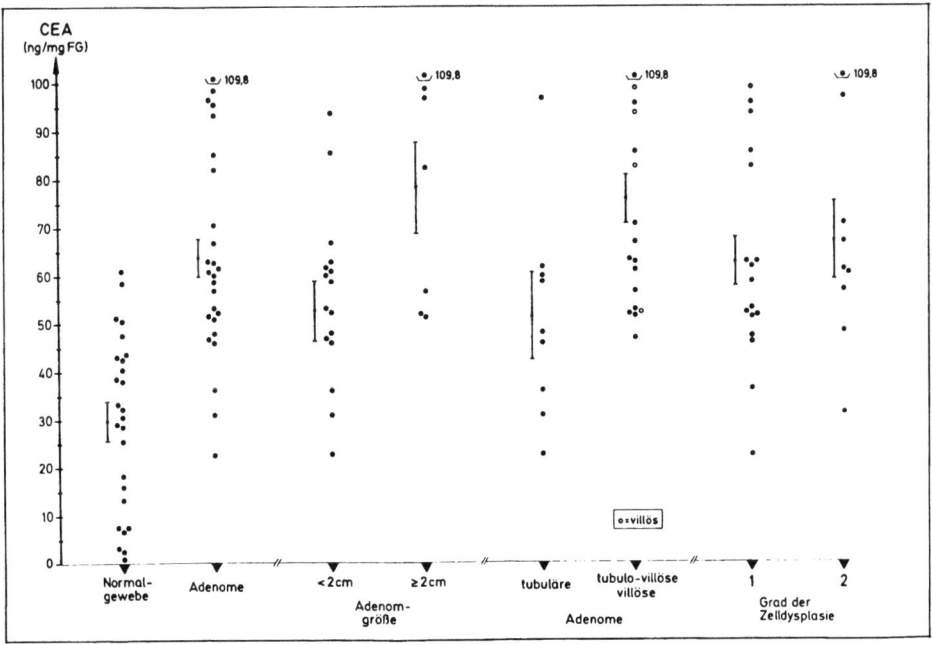

Abb. 1. CEA in normaler Schleimhaut und in kolorektalen Adenomen, bezogen auf Größe, Histologie und Zellatypien.

CEA war in kolorektalen Adenomen (64 ± 4 ng/mg) signifikant (p < 0,002) höher als in normaler Schleimhaut (30 ± 4 ng/mg). 3 Patienten mit Adenomen zeigten in zusätzlich bioptisch gewonnener normaler Schleimhaut jeweils einen deutlich niedrigeren CEA-Gehalt als in ihren Adenomen. Es bestand eine Korrelation zwischen der CEA-Konzentration und der Größe des Adenoms (r = 0,56; p < 0,05). Tubulovillöse und villöse Adenome enthielten signifikant (p < 0,01) mehr CEA (75 ± 5 ng/mg) als tubuläre Adenome (51 ± ng/mg). Adenome mit mäßigen Zellatypien (67 + 8 ng/mg) zeigten tendenziell höhere CEA-Konzentrationen als solche mit nur leichten Atypien (62 ± 5 ng/mg), dieser Unterschied war jedoch nicht signifikant.

Unsere ersten Ergebnisse zeigen ein Ansteigen des CEA-Gehaltes mit Zunahme der Größe, der villösen Anteile und der Zellatypien, d. h. mit Zunahme des malignen Potentials der Adenome. Dies gilt es an einer größeren Zahl zu überprüfen. Unserer Meinung nach ist dieses Modell geeignet, die biologische Bedeutung von Tumormarkern zu studieren. Darüber hinaus könnte es wesentlich zum Verständnis der Entwicklung maligner Tumoren des Gastrointestinaltraktes aus bzw. in prämalignen Läsionen beitragen.

Anschrift des Verfassers
Dr. W. Fischbach
Medizinische Poliklinik der
Universität Würzburg
Klinikstraße 8
8700 Würzburg

Immunhistochemische Untersuchungen zur Verteilung des CEA und der reifen Makrophagen in Magenkarzinomen

G. Heidl, E. Grundmann, G. Zwadlo, Th. Grüter, C. Sorg, S. Düchting und M. S. Jagoda

Gerhard-Domagk-Institut für Pathologie und Abteilung für Experimentelle Dermatologie der Hautklinik der Westfälischen Wilhelms-Universität Münster

Mit der Einteilung des Magenkarzinoms in den intestinalen und diffusen Typ durch Laurén 1965 wurde es möglich, prognostische Aussagen unter Heranziehung histologischer Kriterien zu machen. Dabei haben die Karzinome des intestinalen Typs zweifelsfrei die bessere Prognose.
Widersprüchliche Aussagen über die CEA-Nachweisbarkeit und die Verteilung reifer Makrophagen in Magenkarzinomen veranlaßten uns zu Untersuchungen an Gefriermaterial von über 50 Magenkarzinomen, und zwar einmal mit der indirekten Immunperoxidasetechnik unter Verwendung des monoklonalen Anti-CEA-Antikörpers der Fa. HYBRITECH, zum andern mit dem monoklonalen Antikörper 25-F-9 aus unserer Universitätshautklinik. Die Auszählung der CEA-positiven und -negativen Tumorzellen erfolgte mit der Weibelschen Strichplatte. An Parallelschnitten des gleichen Blocks wurden die Tumorzellen und die selektiv dargestellten reifen Makrophagen unter gleichen Bedingungen ausgezählt. Mit dem Anti-CEA-Antikörper wurden insgesamt 51 Karzinome untersucht: 22 diffuse, 26 intestinale, und 3 vom Mischtyp. CEA fand sich an der Zellmembran, im Schleim, und vor allem an der dem Drüsenlumen zugewandten Zellgrenze, sowie intrazytoplasmatisch vorwiegend bei Siegelringzellkarzinomen. Bei Verwendung einer 1:400-Verdünnung ließ es sich in allen Karzinomen nachweisen, wobei das Verhältnis von CEA-positiven zu CEA-negativen Zeilen erhebliche Schwankungen aufwies (0,8 bis 79,8). Die Gesamtzahl der Karzinomzellen differierte zwischen 35 bei einem diffusen, und 660 bei einem gering differenzierten intestinalen Karzinom. Dabei exprimieren mehr Tumorzellen CEA im intestinalen als im diffusen Typ.
Setzt man die Grenze bei der Verhältniszahl 4, so lassen sich 13 von 22 diffusen, aber nur 5 von 16 intestinalen Karzinomen in die Gruppe unter 4 einordnen. Das ergibt im chi^2 Test einen signifikanten Unterschied ($p < 0,01$).
Mit dem monoklonalen Antikörper 25-F-9 wurden 57 Karzinome untersucht. Die Zahl der mit diesem AK nachgewiesenen Makrophagen lag zwischen 7 und 327; das Verhältnis Tumorzellen zu Makrophagen schwankte zwischen 1,2 und 36, wobei diffuse Karzinome im Schnitt niedrigere Verhältniszahlen aufwiesen. Festlegung der Grenze bei 5 ergab einen leicht signifikanten Unterschied zwischen den beiden Karzinomtypen ($p < 0,05$). Zusammenfassend ist festzustellen:
1) Der Nachweis des CEA bei Verwendung des monoklonalen Antikörpers der Fa. HYBRITECH in der Verdünnung von 1:400 gelang an Gefrierschnitten von 51 Magenkarzinomen. Dabei exprimieren die Karzinomzellen das CEA in sehr unterschiedlicher Zahl.
2) Es besteht ein signifikanter Unterschied der CEA-Expression zwischen beiden Tumortypen: beim intestinalen Karzinom werden mehr positive Tumorzellen beobachtet.
3) Das Verhältnis von Tumorzellen zu Makrophagen schwankt erheblich. Mit leichter Signifikanz treten im diffusen Magenkarzinom mehr Makrophagen auf als im intestinalen Tumortyp. KOJIMA et al. (1984) beobachteten, daß Magenkarzinompatienten mit starker CEA-Expression der Tumorzellen eine schlechtere Prognose haben. Dies steht im Widerspruch zu unseren Ergebnissen, wonach im intestinalen Karzinom mehr Tumorzellen CEA exprimieren.

Das Vorkommen von mehr Makrophagen im diffusen Karzinom muß als ungünstiges Zeichen aufgefaßt werden, da dieser Typ eine schlechtere Prognose hat. Es erhebt sich die Frage, ob die Makrophagen für die Tumorabwehr verantwortlich sind, oder ob sie eher den Weg für die Tumorausbreitung bahnen.

Literatur

Kojima O, Ikeda E, Uehara Y, Majima T, Fujita Y, Majima S (1984) Correlation between CEA in gastric cancer tissue and survival of patients with gastric cancer. GANN 75:230-236

Anschrift des Verfassers:
PD Dr. sc. med.G. Heidl
Gerhard-Domagk-Institut für Pathologie
Domagkstraße 17
4400 Münster

CA 19-9 und CA 125:
Korrelation von immunhistologischem Nachweis in verschiedenen Geweben mit Serummarkerspiegeln

H. Arps[1], M. Dietel[1], L. Hoffmann[3] und R. Klapdor[2]

[1]Institut für Pathologie und [2]Medizinische Klinik, Universitätskrankenhaus Hamburg Eppendorf und [3]Onkologischer Konsiliardienst des Allgemeinen Krankenhauses Hamburg Barmbek

Die durch die monoklonalen Antikörper 19-9 und OC 125 charakterisierten Tumormarker CA 19-9 und CA 125 wurden ursprünglich als spezifische und empfindliche Indikatoren für Tumoren des Pankreas bzw. Ovars angesehen. Wir haben ihre Spezifität und Sensitivität bezüglich des Nachweises von Gewebeantigenen untersucht, indem wir
1. den positiven Ausfall der Immunhistochemie für CA 19-9 und CA 125 in verschiedenen Normalgeweben und
2. ihr Auftreten in einer Reihe von Tumorgeweben und im Serum der entsprechenden Patienten untersuchten.

Methoden

Zum immunhistologischen Nachweis der Antigene diente die Triple-Layer Methode mit Diaminobenzidin als Farbstoff. In Kontrollinkubationen wurde der spezifische erste Antikörper durch Maus-IgG ersetzt. Die Bestimmung der Serumspiegel erfolgte mittels kommerziell erhältlicher Kits im Radioimmunoassay. Obere Normwerte waren 37 U/ml für CA 19-9 und 35 U/ml für Ca 125.

Tabelle 1. Immunhistologische Markierungsrate von Geweben unterschiedlicher Herkunft und Dignität

	CA 19-9	CA 125
NORMAL		
Pankreas	8/ 25*	2/ 25
Dickdarm	4/ 15	3/ 15
Ovar	3/ 25	11/ 25
verschiedene	18/ 53	17/ 53
Gesamt	33/118	33/118
KARZINOME		
Pankreas	30/ 34	20/ 34
Dickdarm	7/ 12	3/ 12
Ovar	18/ 40	33/ 40
verschiedene	17/ 27	11/ 31
Gesamt	72/113	67/117

* Anzahl positiv/Anzahl untersucht

Ergebnisse

CA 19-9 ist in verschiedenen Normalgeweben nachweisbar (Tabelle 1). Insbesondere zeigen Pankreasgänge (zu 32%) und andere Epithelien des Gastro-Intestinaltraktes (ca. 25%) eine positive Immunreaktion. In Geweben des weiblichen Genitaltraktes ist das Antigen seltener nachzuweisen (s. Tab. 1).
Das CA 125 findet sich in 74% der Ovarial- und Tuben- sowie in 8% der Pankreasgangepithelien. Andere Gewebe (Dickdarm, Gallenblase, Magen und Bronchus) zeigen positive Immunreaktionen für CA 19-9 in 38% und für CA 125 in 23% (s. Tab. 1).
Die Adenokarzinome des Pankreas exprimieren zu 88% CA 19-9, daneben findet sich der Marker jedoch auch in anderen Karzinomtypen (s. Tab. 1). CA 125 läßt sich in 83% der Ovarial- bzw. Tubenkarzinome nachweisen. Pankreaskarzinome sind in etwa 58% positiv für CA 125 (s. Tab. 1). Die gleichzeitige Bestimmung von Serummarkerspiegeln und Gewebeantigenen korrespondierender Patienten zeigt eine gute Übereinstimmung. Die entsprechenden Prozentzahlen sind in Tabelle 2 dargestellt:

Tabelle 2. Positive Immunreaktion und Häufigkeit von Serumspiegelerhöhungen von CA 19-9 und CA 125 bei Patienten mit Karzinomen von Pankreas und Ovar

	CA 19-9		CA 125	
	IH*	RIA	IH	RIA
Pankreas	88%	85%	58%	61%
Ovar	45%	32%	82%	83%

* IH = immunhistologisch positiv, RIA = erhöhter Serumspiegel

Zusätzlich wurden Experimente durchgeführt, um Veränderungen im Muster der Antigenexpression bei Tumortransplantationen auf athymische nackte Mäuse und nach Anlage von Zellkulturen festzustellen. Die Untersuchungen zeigen weder wesentliche Veränderungen in den immunhistologisch nachweisbaren Tumormarkerexpressionen noch bezüglich der Markersekretion in das Serum der Mäuse bzw. in das Zellkulturmedium.

Diskussion

Unsere Ergebnisse zeigen, daß es weder eine Organ- noch eine Tumorspezifität der Antigene CA 19-9 und CA 125 gibt. Trotzdem sind sie empfindliche Marker für Karzinome von Pankreas und Ovar. Auf Grund ihrer relativ geringen Spezifität sind sie jedoch für Screeningtests nicht zu empfehlen. Ihr uneingeschränkter Wert liegt in ihrer Anwendung in klinischen Verlaufskontrollen von Patienten zur frühzeitigen Feststellung von Tumorrezidiven. Die Immunhistologie kann in jenen Fällen nützlich sein, in denen ein Tumor ohne präoperative Serummarkerbestimmung entfernt wurde und für die nachträglich ein verläßlicher Marker gesucht wird. Dieser Marker kann an Hand des Ausfalls der immunologischen Reaktion am Gewebeschnitt bestimmt werden.

Mit Unterstützung der Hamburger Stiftung zur Förderung der Krebsbekämpfung und des Hamburger Landesverbandes zur Krebsbekämpfung und Krebsforschung.

Literatur

Dietel M, Arps H, Bodecker R, Albrecht M, Simon E (1985) CA 125, CA 19-9, Blutgruppensubstanzen und nukleäre DNA an Gewebeschnitten und Zellkulturen von Ovarialtumoren. In: Greten H, Klapdor

R (Hrsg.) Neue tumorassoziierte Antigene, G Thieme Verlag, Stuttgart-New York, S 211-223
Dietel M, Arps H, Klapdor R, Müller-Hagen S, Sieck M, Hoffmann L (1986) Antigen detection by the monoclonal antibodies CA 19-9 and CA 125 in normal and tumorous tissue and patient's sera. Cancer Res Clin Oncol (in press)

Anschrift des Verfassers:

Dr. H. Arps
Institut für Pathologie
Universitätskrankenhaus Eppendorf
Martinistraße 52
2000 Hamburg 20

CEA in neutrophilen Granulozyten – eine unspezifische Bindung von Immunglobulinen

O. M. Koch und G. Uhlenbruck

Medizinische Universitätsklinik, Abt. A, Münster; Medizinische Universitätsklinik, Köln

Einleitung

Es wurde berichtet, daß CEA kreuzreagierende Antigene mit verschiedenen Plasmaproteinen aufweist. Diese wurden beim Einsatz polyklonaler Antiseren beobachtet und beruhten auf Verunreinigungen des zur Immunisierung verwandten CEA. Mit einem monoklonalen anti-CEA Antikörper wurde die Frage kreuzreagierender Antigene in menschlichen Leukozyten untersucht.

Methoden

Mäuseaszitesflüssigkeit mit monoklonalem anti-CEA IgG wurde freundlicherweise von Dr. Tomita (Abbott-Laboratories, Chicago) zur Verfügung gestellt. Die Isolierung der IgG-Fraktionen erfolgte an Protein-A Sepharose. Danach Koppeln mit FITC. Menschliches Blut (BG 0) wurde mit Dextran-T 250 sedimentiert und die Granulozyten im Überstand gewonnen. Granulozytenextrakte wurden mechanisch durch Ultraschallbehandlung hergestellt. CEA wurde mit dem Abbott-EIA gemessen.

Ergebnisse

Der FITC-anti-CEA Antikörper zeigte eine gute und typische Reaktion mit menschlichen Kolonkarzinomzellen. Es fand sich eine starke Reaktion mit dem Zytoplasma neutrophiler Granulozyten, wobei die Stärke der Bindung von der Fixierung abhing (Tabelle 1). Rinder- und Kaninchenleukozyten wurden ebenfalls untersucht. Der methanolfixierte, menschliche Blutausstrich zeigte nur Reaktionen mit neutrophilen Granulozyten, nicht aber mit anderen, mononukleären Zellen. Zur Kontrolle wurden Immunglobulinfraktionen ohne Spezifität für CEA inkubiert (methanolfixierte, menschliche Granulozyten, siehe Tabelle 2). Eine Präinkubation mit Poly-Lys oder nicht markiertem IgG konnte nicht signifikant inhibieren. Im Überstand der extrahierten Granulozytensuspension fand sich keine CEA-Aktivität.

Tabelle 1. Reaktion von FITC-anti-CEA mit polymorphkernigen Leukozyten

Herkunft	Fixierung	Intensität der Fluoreszenz
Mensch	Formalin	+
Mensch	vital	+
Mensch	Methanol	+++
Rind	Methanol	+
Kaninchen	Methanol	+

Tabelle 2. Reaktion von Immunglobulinen verschiedener Spezies mit menschlichen Granulozyten

Herkunft	Immunglobulin	Spezifität	Reaktion/Fluoreszenz
Maus	monoklon., IgG	anti-CEA	+++
Ziege	Ammoniumsulfat. Präz.	anti-Kanin. IgG	+++
Schaf	Ammoniumsulfat. Präz.	anti-Human IgG	+++

Diskussion

Polymorphkernige, neutrophile menschliche Granulozyten binden (IgG-) Immunglobuline unterschiedlicher Spezies mit unterschiedlichen Spezifitäten. CEA läßt sich daher immunhistochemisch nicht nachweisen. Die Reaktion könnte elektrostatisch durch saure Leukozytenproteine hervorgerufen sein. In Extrakten menschlicher Leukozyten läßt sich CEA nicht nachweisen. Wichtig für den Eintritt der Immunglobuline ist die lipophile Fixierung. Die vernetzende Fixierung durch Formalin verhindert weitgehend die Reaktion. Die Möglichkeit einer unspezifischen Anti-CEA Antikörperbindung durch neutrophile Granulozyten sollte bei der Interpretation des Radio-Imaging maligner Tumoren Beachtung finden.

Anschrift des Verfassers:
Dr. O. M. Koch
Medizinische Universitätsklinik
Innere Medizin A
Albert-Schweizer-Str. 33
4400 Münster

Radioimmunszintigrafie kolorektaler Tumoren mit monoklonalen Antikörpern gegen CA 19-9 und CEA (Radioimmuncocktail): Vergleich zwischen In Vivo- und In Vitrodiagnostik

R. P. Baum, M. Lorenz, F. D. Maul, C. Hottenrott, J. Happ, R. Senekowitsch, R. Klapdor und G. Hör

Abt. Allgemeine Nuklearmedizin der J. W. Goethe-Universität Frankfurt

Die früher zur Immunszintigrafie verwendeten kompletten polyklonalen Antikörper – wie z. B. gegen CEA (Mach) – ließen nicht nur bezüglich ihrer Spezifität zu wünschen übrig. Berichtet wurde auch (4) von einer Beeinträchtigung der Immunszintigramme durch hohe Antigenserumspiegel, wobei insbesondere Komplexbildung und unspezifische Akkumulation im RES-System vermutet wurden. Die Hybridomtechnologie eröffnete neue Zugänge in der Radioimmundiagnostik durch die Produktion hochspezifischer Antikörper gegen tumorassoziierte Antigene unter Verwendung von F(ab')$_2$-Fragmenten, welche einen besseren Tumorkontrast ermöglichen (5). Wir gingen in diesem Zusammenhang der Frage nach, ob auch bei der Verwendung von F(ab')$_2$-Fragmenten monoklonaler Antikörper die Immunszintigrafie durch hohe Serumspiegel der erkannten Antigene CEA und CA 19-9 beeinträchtigt wird.

Methodik

Die tumorassoziierten Antigene wurden mittels kommerzieller Kits (ID-CIS-Dreieich) direkt vor Durchführung der Immunszintigrafie im Serum radioimmunometrisch bestimmt: cut off CA 19-9 37 U/ml, CEA 10ng/ml. Jod-131-F(ab')$_2$-Fragmente monoklonaler Antikörper gegen CA 19-9 und CEA (spez. Aktivität 55,5 MBq/mg, applizierte Aktivität im Mittel 62 MBq/Patient) wurden verdünnt in 50-100 ml 0,9% NaCl-Lösung über 30 min. i.v. infundiert. Immunszintigramme wurden in planarer Isokonturtechnik (1) 3 und 5 Tage sowie vereinzelt bis zu 14 Tage p.i. mit Gammakamera (Searle, LVOF) und Computer (Informatek Simis 3) aufgenommen.
Die Patienten (alle nach Resektion eines kolorektalen Adenokarzinoms) wurden in 3 Gruppen eingeteilt: Gruppe I-normale Tumormarker i.S., Gruppe II – erhöhte Tumormarker (CEA < 100, CA 19-9 < 100), Gruppe III – Patienten mit sehr hohen CEA/CA 19-9 Serumspiegeln (> 100). Die Immunszintigramme wurden eingestuft in negativ (−), schwach positiv (+), deutlich positiv (++), und ausgeprägt positiv (+++).

Ergebnisse

Die Ergebnisse sind in Tabelle 1 zusammengefaßt.

Tabelle 1. Immunszintigrafie – Vergleich in vitro/in vivo

	($\bar{x}$) CEA	($\bar{x}$) CA 9-9	Immunszintigrafie			
			−	+	++	+++
Gruppe I	8,3	11,7	1× richt. (−)	2× (+)		
Gruppe II	51,5	30,8	1× falsch (+)	3×	1×	
Gruppe III	554,7	292,0	−		2×	11×

Schlußfolgerungen

Hohe Serumspiegel tumorassoziierter Antigene (CEA/CA 19-9) führen bei Verwendung Jod-131 markierter monoklonaler F (ab')$_2$-Fragmente gegen CEA/CA 19-9 **nicht** zur Beeinträchtigung des immunszintigrafischen Tumorkontrastes. Im Gegenteil stellten sich Tumoren am ausgeprägtesten positiv dar bei Patienten mit hohen Tumormarkerspiegeln. Bei Patienten mit normalen CEA/CA 19-9 Werten i. S. können dann positive Immunszintigramme auftreten, wenn das Zielepitop zwar zellständig vorhanden ist (positive Immunhistochemie), jedoch von den Tumorzellen nicht sezerniert wird.

Literatur

1. Baum et al (1985) Nuc Compact 16:121-128
2. Chatal et al (1984) J Nucl Med 25:307-314
3. Köhler, Milstein (1975) Nature 256:495-497
4. Mach et al (1980) N Engl J Med 303:5-10
5. Senekowitsch et al (1985) J Nucl Med 26:110.

Anschrift des Verfassers:

Dr. med. R. P. Baum
Abt. Allg. Nuklearmedizin
Klinikum der J. W. Goethe-Universität
6000 Frankfurt/Main

Das Auftreten gastrointestinaler Tumormarker in der fetalen Entwicklung

F. G. Kaup, F. Borchard

Institut für Pathologie der Universität Düsseldorf

Überraschend wenige Untersucher haben sich bisher mit dem Auftreten tumorassoziierter Antigene bei Feten beschäftigt. Systematische immunhistologische Untersuchungen ganzer Organsysteme bei Feten wurden bisher nicht durchgeführt.

Der Gastrointestinaltrakt von 26 normal etwickelten menschlichen Feten aus der 12.-38. SSW wurde mit Hilfe der indirekten Peroxidasetechnik auf onkofetale Antigene, Proliferationsantigene, unspezifische tumorassoziierte Substanzen sowie magenspezifische Enzyme untersucht: CEA, AFP, β-HCG, EMA, TPA, Lysozym, α1-Antitrypsin (α1-AT), α1-Antichymotrypsin sowie Pepsinogen I (PG 1) und Pepsinogen II (PG 2).

Die immunhistologischen Färbereaktionen wurden für die untersuchten Organe (Ösophagus, Magen, Duodenum, Jejunum, Ileum sowie proximales und distales Kolon) mit einem Score von 0-III graduiert.

CEA ließ sich bereits zu Beginn der Fetalzeit im Schleimhautepithel von Ösophagus und Magen nachweisen. Ab der 16. SSW gelang der CEA-Nachweis in allen untersuchten Organen des Gastrointestinaltrakts. Deutliche Immunreaktionen ergaben sich für das Ösophagusepithel und gegen Ende der Schwangerschaft für die Schleimhaut des Kolons. Die Färbereaktionen für das Magenepithel waren schwach und inkonstant. Die zelluläre Lokalisation von CEA war in allen Organen die Zellmembran. Lediglich in den Saumzellen des Jejunums konnte CEA auch feinkörnig intrazellulär nachgewiesen werden. Die Synthese von CEA war abhängig vom Differenzierungsgrad der Epithelzellen. So fand sich in der basalen Zellschicht des Ösophagus während der gesamten Fetalperiode kein CEA. Im Gegensatz zu CEA hatte AFP eine intrazytoplasmatische Reaktivität. Während dieser Marker zu Beginn der Fetalzeit nur im Magen und Dünndarm vorkam, ließ er sich zwischen der 20. und 24. SSW im gesamten Gastrointestinaltrakt des Feten darstellen, um dann ab der 26. SSW völlig zu verschwinden. AFP war besonders deutlich im Zytoplasma der mukoiden Drüsen des Antrum ventriculi und den Saumzellen des fetalen Dünndarms färberisch darstellbar. EMA fand sich bereits ab der 12. SSW im basalen Drüsenepithel und im Oberflächenepithel des Magens. In der frühen Fetalperiode war EMA im basalen Drüsenepithel des Magens ausschließlich intrazytoplasmatisch nachweisbar. Im Oberflächenepithel des Magens war EMA sowohl membranassoziiert als auch intrazellulär basal der Zellkerne zu lokalisieren. Ab der 14. SSW fand sich EMA auch in den oberflächlichen Zellschichten der Ösophagusschleimhaut. Erst gegen Ende der Fetalperiode trat EMA im Darm auf.

TPA war bei insgesamt schwacher Färbereaktion am deutlichsten nach der 18. SSW im Ösophagus darzustellen. TPA wurde auch bis zur 20. SSW in den hellen Zellen des distalen Dünndarms und des Kolons beobachtet. Lysozym fand sich vor der 24. SSW ebenfalls in den hellen Zellen des Gastrointestinaltrakts, ab der 30. SSW darüber hinaus in den mukoiden Drüsen des Antrums, den v. Brunnerschen Drüsen und den Panethschen Zellen des Dünndarms. Die Antiproteasen α1-AT und α1-ATCHT zeigten in ihrem örtlichen und zeitlichen Auftreten wetgehende Übereinstimmung: Beide Antiproteasen waren ab der 16. SSW am deutlichsten im Jejunum darzustellen. A1-ATCHT war im Gegensatz zu α1-AT auch im Ösophagus nachweisbar.

PG 1 war 4 Wochen vor PG 2 ab der 16. SSW in den Hauptzellen und den Zellen des Drüsenhals im Fundus und Corpus ventriculi lokalisiert. Die Immunreaktion von PG 2 war ferner verstärkt in den v. Brunnerschen Drüsen positiv. Das plazentare Hormon β-HCG konnte im Gastrointestinaltrakt des Feten nicht nachgewiesen werden.

Unsere Untersuchung zeigt, daß die Expression tumorassoziierter Antigene während der Fetalperiode einer erheblichen Dynamik unterliegt, die durch die Expression der Antigene beim Erwachsenen nicht widergespiegelt wird.

Die genaue Kenntnis der Expression der Antigene während der Ontogenese kann einen Beitrag zum Verständnis des Auftretens der Antigene bei gastrointestinalen Tumoren leisten.

Anschrift des Verfassers:

Dr. F. G. Kaup
Institut für Pathologie
der Universität Düsseldorf
Moorenstraße 5
4000 Düsseldorf

Tumormarker beim kleinzelligen Bronchialkarzinom. Ergebnisse einer prospektiven multizentrischen Studie.

K. Havemann[1], R. Holle[2], G. Jaques[1], C. Gropp[3], N. Victor[2], P. Drings[4], H. G. Manke[4], K. Hans[5], M. Schroeder[6] und M. Heim[7]

[1]Abt. Hämatologie/Onkologie, Philipps-Universität Marburg; [2] ZMBT, Universität Heidelberg; [3]Klinik Bergisch Land, Wuppertal; [4]Krankenhaus Rohrbach, Universität Heidelberg; [5]Evang. und Johanniter Krankenanstalten Oberhausen; [6]St. Johannes-Hospital Duisburg; [7]Onkologisches Zentrum, Klinikum Mannheim

Das kleinzellige Bronchialkarzinom, ein Tumor vermutlich neuroendokrinen Ursprungs, ist häufig mit der Bildung von Peptidhormonen vergesellschaftet. Da es sich in der Regel bei den gebildeten Hormonen um hochmolekulare Hormonvorläufer mit geringer oder fehlender biologischer Aktivität handelt, sind paraneoplastische Syndrome selten. Wie in Tabelle 1 wiedergegeben, finden sich in Patientenseren zum Zeitpunkt der Diagnose Hormone und andere Tumormarker bis zu 70% erhöht, wobei nicht selten mehrere Marker gleichzeitig erhöht gefunden werden.
Serumspiegel, vor allem von Kalzitonin, ACTH, Neurophysine und anderen Tumormarkern wie CEA und neuronenspezifische Enolase (NSE) wurden bei Patienten zum Zeitpunkt der Diagnose und im Verlauf der Therapie bestimmt, um Hinweise auf Ausbreitung der Erkrankung, Ansprechen auf Therapie und Auftreten eines Rezidivs zu erhalten (1, 2, 3, 4, 5, 6).
Die bisherigen Ergebnisse über den Wert einer Tumormarkerbestimmung für Diagnose und Verlaufsbeurteilung sind jedoch widersprüchlich und meistens an kleinen Patientengruppen in retrospektiven Untersuchungen erhoben worden.
Wir berichteten über die Ergebnisse einer multizentrischen Studie zur Behandlung des kleinzelligen Bronchialkarzinoms mit Chemotherapie und Bestrahlung, an der 14 Kliniken teilnahmen (7,8). Die Patienten erhielten unter randomisierten Bedingungen entweder eine sequentielle Chemotherapie oder eine alternierende Chemotherapie entsprechend Abb. 1. Patienten mit Ansprechen auf Behandlung wurden in beiden Gruppen einer prophylaktischen Schädelbestrahlung nach 3 Zyklen und einer Bestrahlung des Primärtumors nach 8 Zyklen unterzogen. Bei Patienten in kompletter Remission wurde keine Erhaltungstherapie durchgeführt. Vor jedem Zyklus und in monatlichen Abständen während der Beobachtungsperiode wurden tiefgefrorene Serumproben zur zentralen Besstimmung von Kalzitonin, ACTH und CEA nach Marburg geschickt. Die Bestimmungen erfolgten unmittelbar, während NSE an einer großen Zahl von eingefrorenen Seren der Studienpatienten nachbestimmt wurde. Eine Markerbestimmung war aus organisatorischen Gründen (z. B. fehlende Proben während des follow-up oder aufgetaute Seren) nur in etwa ⅔ der Fälle möglich. Insgesamt wurden ca. 6000 Markeranalysen an annähernd 2000 Seren durchgeführt und zusammen mit den klinischen Angaben gespeichert.
Aus praktischen Gründen wurden die Markerspiegel als normal, erhöht oder eindeutig pathologisch entsprechend Tabelle 2 klassifiziert. Diese Zwischenauswertung berücksichtigt 250 Patienten der multizentrischen Studie mit kleinzelligem Bronchialkarzinom (9).

Tumormarker bei Diagnose

Zum Zeitpunkt der Diagnose fanden sich erhöht oder eindeutig pathologische Werte für Kalzitonin in 48, ACTH in 16, CEA in 41 und NSE in 66%. Erwartungsgemäß waren die

Tabelle 1. Peptidhormone und neuronenspezifische Enolase (NSE) im Serum oder Plasma von Patienten mit kleinzelligem Lungenkarzinom bei Diagnose

	No. of patients	Incidence %	Author	
ACTH	75	29	Hansen et al.	(4)
	50	30	Gropp et al.	(3)
	68	38	Krauss et al.	(5)
	63	24	Ratcliffe et al.	(9)
α MSH	43	19	Gropp et al.	(3)
β Endorphin	58	45	Gropp et al.	(3)
LPH	24	54	Odell et al.	(8)
ADH	41	39	Hansen et al.	(4)
	61	48	North et al.	(7)
	54	17	Greco et al.	(2)
	66	30	Gropp et al.	(3)
Oxytocin	61	30	North et al.	(7)
Calcitonin	75	64	Hansen et al.	(4)
	54	48	Gropp et al.	(3)
	49	73	Krauss et al.	(5)
	54	40	Greco et al.	(2)
	135	56	Luster et al.	(6)
PTH	43	27	Gropp et al.	(3)
β HCG	39	33	Gropp et al.	(3)
Gastrin	69	20	Hansen et al.	(4)
Glucagon	46	11	Hansen et al.	(4)
Secretin, Insulin	46–65	≤5	Hansen et al.	(4)
NSE	94	69	Carney et al.	(1)

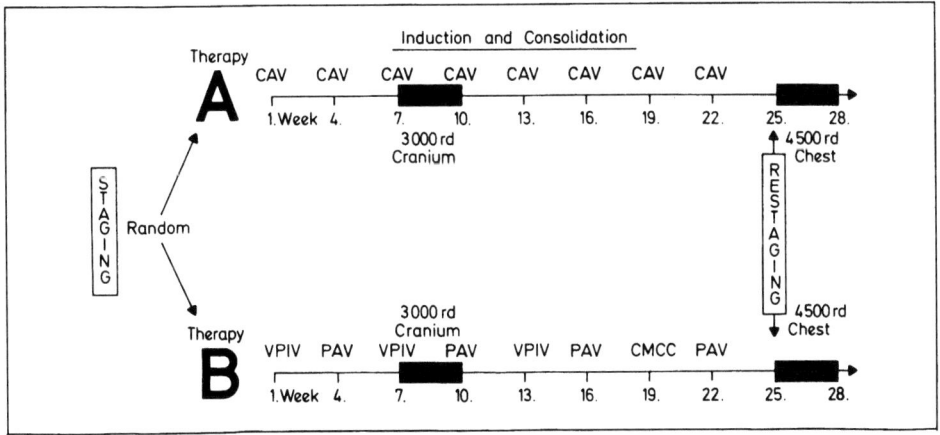

Abb. 1. Behandlungsplan der prospektiven multizentrischen Studie

Tabelle 2. Klassifizierung der Tumormarkerwerte

	normal	elevated	pathological
Calcitonin (pg/ml)	≤ 100	100–200	>200
ACTH (pg/ml)	≤ 80	80–150	>150
CEA (ng/ml)	≤ 5	5– 20	> 20
NSE (ng/ml)	≤12.5	12.5– 30	> 30

Tabelle 3. Tumormarker bei Diagnose. Kalzitonin, ACTH, CEA (n=172) NSE (n=166)

	elevated or pathological	pathological
Calcitonin	16%	9%
ACTH	48%	19%
CEA	41%	20%
NSE	66%	36%

eindeutig pathologischen Werte niedriger, nämlich für Kalzitonin in 19, ACTH in 9, CEA in 20 und NSE in 36%.

Somit ist die Inzidenz nachweisbarer Tumormarker eindeutig niedriger als in retrospektiven Studien, entweder bedingt durch den prospektiven Ansatz der Studie oder durch die Transportprobleme zum zentralen Markerlabor. Ohne Berücksichtigung von NSE war kein Marker erhöht in 30%, einer in 39%, zwei in 26% und alle drei in nur 5%.

Wert der Marker für Staging und Prognose

Es bestand eine direkte Beziehung der Markerspiegel Kalzitonin, CEA und NSE zur Ausbreitung der Erkrankung (Abb. 2). Während Patienten mit limited disease und extensive disease ohne Fernmetastasen annähernd identische Markerspiegel zeigten, waren die Serumspiegel von Patienten mit Fernmetastasen deutlich erhöht. Weiterhin hatten Patienten mit multiplen Fernmetastasen höhere Markerwerte als Patienten mit nur einer einzelnen Fernmetastase. Besonders deutlich erhöhte Werte zeigten Patienten mit Leber-, Knochen- und Knochenmarksmetastasen, während Hirnmetastasen keinen Einfluß auf die Markerspiegel hatten.

Da Patienten mit Fernmetastasen eine schlechtere Prognose haben, besteht auch eine indirekte Beziehung zwischen erhöhten Markerwerten und der Prognose. Während bei Patienten mit limited disease und extensive disease ohne Fernmetastasen kein Einfluß erhöhter Markerwerte auf die Überlebenszeit erkennbar war, hatten Patienten mit Fernmetastasen und erhöhten Kalzitonin- und besonders erhöhten NSE-Werten eine deutlich kürzere Überlebenszeit (Abb. 3a + b; Tabelle 4).

Wert der Marker für die Verlaufsbeurteilung

In der ersten Analyse wurde der Behandlungserfolg während der ersten zwei Monate der Chemotherapie mit dem Verhalten der drei Marker Kalzitonin, CEA und ACTH verglichen (Tabelle 5).

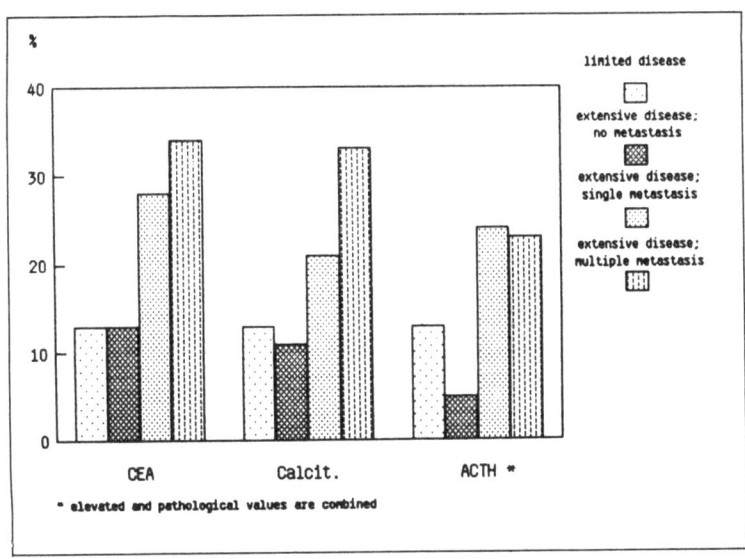

Abb. 2. Anteil von Patienten mit pathologischen Markerwerten

Tabelle 4. Mediane Überlebenszeit (Monate) in Relation zu den NSE-Serumspiegeln bei Diagnose

	NSE normal	NSE elevated	NSE pathology
limited disease extensive disease without distant metastases	13.0	11.4	12.5
extensive disease with distant metastases	11.2	10.0	5.1

Der Behandlungserfolg wurde als komplette Remission, partielle Remission einschließlich minimal response oder kein Ansprechen charakterisiert. Es fand sich mit nur wenigen Ausnahmen eine deutliche Beziehung (Tabelle 5) der Markerwerte zur kompletten Remission und zum fehlenden Ansprechen. Wurde die Behandlungsperiode nach diesen zwei Monaten mit in die Analyse eingeschlossen, so zeigten Patienten mit kompletter Remission bei Kalzitonin in 93%, ACTH in 63% und CEA in 75% einen Abfall in den Normalbereich. Um das Markerverhalten während der ersten Behandlungswochen mit dem Ansprechen des Tumors besser vergleichen zu können, wurde ein Abfall des Markers um mindestens 10% mit dem Röntgenthoraxbild nach dem 1. Behandlungszyklus verglichen. Es war eine deutliche Korrelation zwischen dem Abfall von Kalzitonin und CEA und dem Rückgang des Tumors im Röntgenbild nachweisbar. Die in 20% nicht vorhandene Übereinstimmung ist entweder Ausdruck eines verzögerten Markerabfalls oder möglicherweise einer besseren Übereinstimmung des Markerverhaltens mit der Reduktion der Tumormasse.

In einer weiteren Analyse wurde der Einfluß des Abfalls der Markerspiegel (Abfall = oder mehr als 10%) und der Tumorreduktion im Röntgenbild nach ein und zwei Zyklen

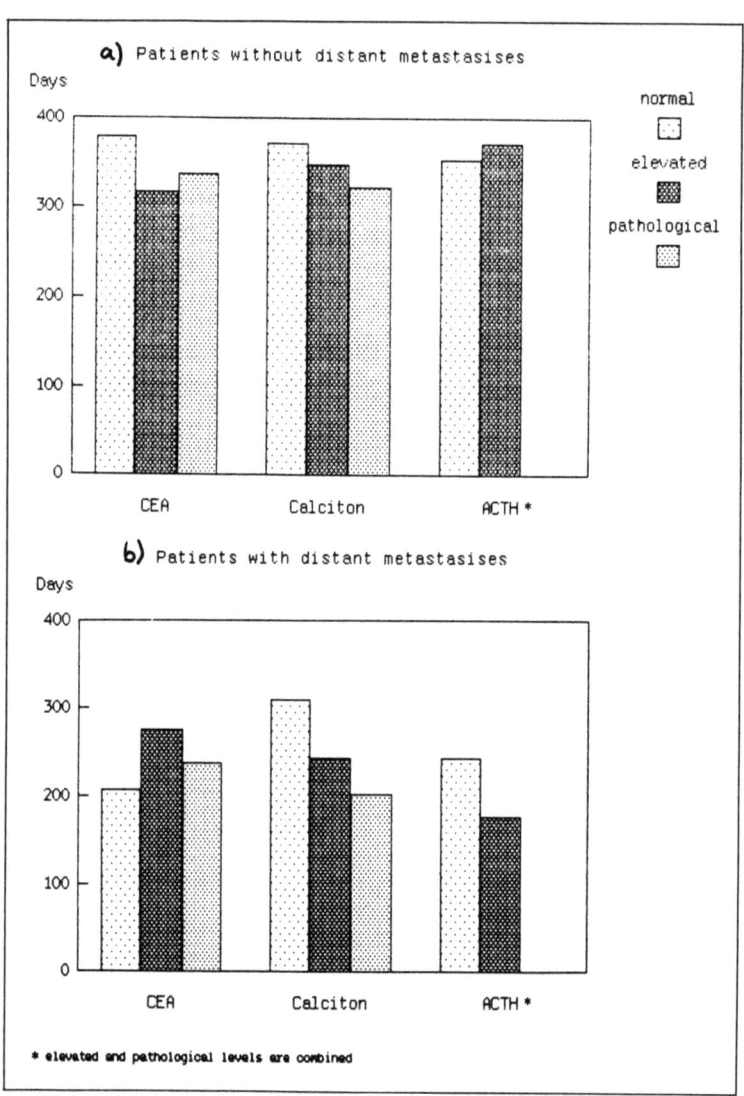

Abb. 3a, b. Mediane Überlebenszeit in Relation zu den Markerspiegeln von CEA, Kalzitonin und ACTH bei Diagnose. a) Patienten ohne Fernmetastasen; b) Patienten mit Fernmetastasen

Behandlung auf die Überlebenszeit untersucht. Wie in Tabelle 6 wiedergegeben, war die Überlebenszeit von Patienten ohne Abfall von Kalzitonin und CEA oder ohne Tumorreduktion im Röntgenbild während des 2. Behandlungszyklus signifikant kürzer als von Patienten mit einem Rückgang der Marker oder eine Verkleinerung des Tumors im Röntgenbild. Die Überlebenszeitkurven, berechnet nach der Kaplan-Meyer-Methode, zeigten entsprechendes Verhalten (Beispiel Kalzitonin, Abb. 4). Im Vergleich erlaubten die Marker eine bessere prognostische Aussage als das Tumorverhalten im Röntgenbild. Nichtsdestotrotz kann die Tumorbeurteilung im Röntgenbild nicht durch die Tumormarker ersetzt werden, weil beide Methoden offenbar verschiedene Aspekte des Tumorverhaltens erfassen und ein Drittel der Patienten normale Markerwerte aufwies.

Tabelle 5. Ansprechen auf Therapie von Patienten mit ursprünglich erhöhten oder pathologischen Markerwerten

		Complete Remission	Partial or Minimal Response	No Response
CEA	decrease to normal	7	9	0
	decrease (not normal)	8	18	2
	no decrease of ≥ 10%	1	6	5
Calcitonin	decrease to normal	12	32	1
	decrease (not normal)	2	13	5
	no decrease of ≥ 10%	0	5	4
ACTH	decrease to normal	4	10	0
	decrease (not normal)	3	0	1
	no decrease of ≥ 10%	1	4	1

Tabelle 6. Mediane Überlebenszeit (Tage) und Abfall der Tumormarker (< 10%) bzw. Rückgang des Primärtumors im Röntgenbild während der ersten zwei Zyklen der Chemotherapie

		decrease median (N)	no decrease median (N)	
CEA	1. cycle	319 (35)	230 (19)	$p > 0.1$
	2. cycle	336 (33)	161 (15)	$p < 0.001$
Calcitonin	1. cycle	314 (54)	212 (11)	$p > 0.05$
	2. cycle	319 (50)	154 (8)	$p < 0.001$
all markers	1. cycle	324 (65)	215 (30)	$p < 0.05$
	2. cycle	344 (60)	177 (23)	$p < 0.001$
chest x-ray	1.–2. cycle	347 (120)	219 (45)	$p < 0.1$

Markerverhalten während des weiteren Verlaufs der Therapie

Zur Beurteilung der Frage, ob die Markerspiegel für die Rezidiverkennung beim kleinzelligen Bronchialkarzinom geeignet sind, konnten nur solche Patienten berücksichtigt werden, bei denen eine vollständige Zahl von Serumproben vom Zeitpunkt der Diagnose bis kurz vor dem Eintritt des Todes vorhanden war. Nur 63 Patienten erfüllten diese Kriterien. Es fanden sich verschiedene Formen des Markerverhaltens, die wie folgt definiert sind:

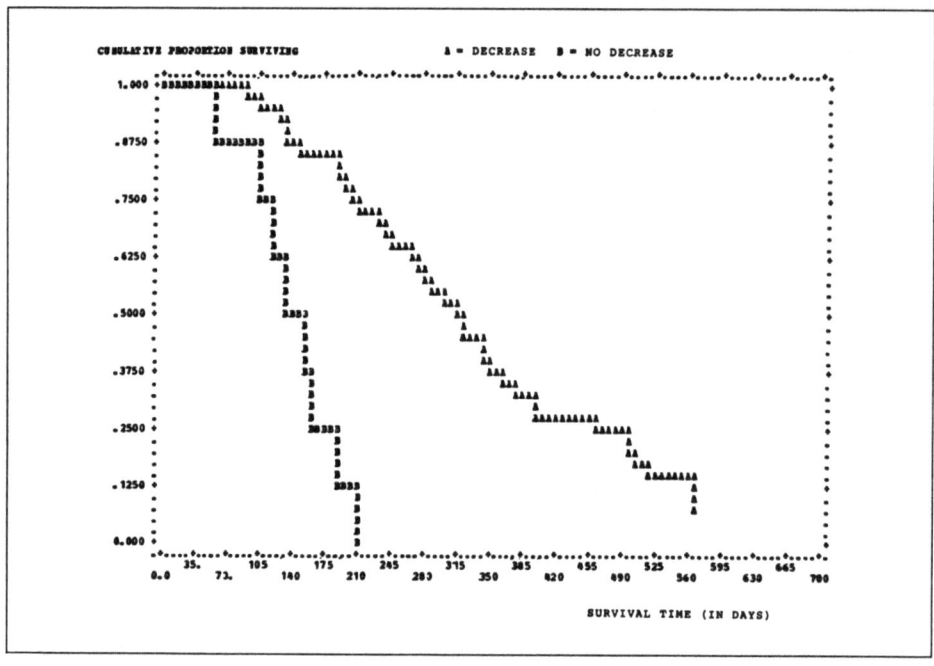

Abb. 4. Überlebenszeitkurve von Patienten mit (A) und ohne (B) Abfall von Kalzitonin während des zweiten Zyklus der Chemotherapie (Kaplan-Meyer-Methode)

Tabelle 7. Formen des Tumormarkerverhaltens während des weiteren Verlaufs der Therapie (Erläuterung s. Text)

Type:	1	2	3	4	5	N
		(initially elevated)		(initially normal)		
CEA	3	7	17	10	24	61
Calcitonin	9	10	13	16	15	63
ACTH	1	2	4	4	52	63

Typ 1 Primär erhöhte Werte fallen ab auf Normalwerte und bleiben normal
Typ 2 Primär erhöhte Werte fallen ab auf Normalwerte und steigen an im Rezidiv
Typ 3 Primär erhöhte Markerspiegel bleiben erhöht
Typ 4 Primär normale Markerwerte steigen später an
Typ 5 Die Markerspiegel bleiben während des gesamten Verlaufs normal

Wie in Tabelle 7 wiedergegeben, ist Typ 3, nämlich ,,primär erhöhte Werte bleiben erhöht", am häufigsten. Hierzu ist jedoch zu bemerken, daß der Typ 3 überrepräsentiert ist zugunsten von Typ 2 (erhöhte Werte fallen ab und steigen an im Rezidiv), weil häufig die Werte unter Therapie abfallen, aber nicht Normalwerte erreichen. Weil ein Abfall auf Normalwerte bei NSE häufiger erfolgt, steht deswegen auch bei NSE der Typ 2 im Vordergrund. Zwei Beispiele sind in Abb. 5 und Abb. 6 wiedergegeben: In dem einen Fall zeigt der Patient einen deutlichen Anstieg der Marker vor dem Rezidiv, im zweiten Fall

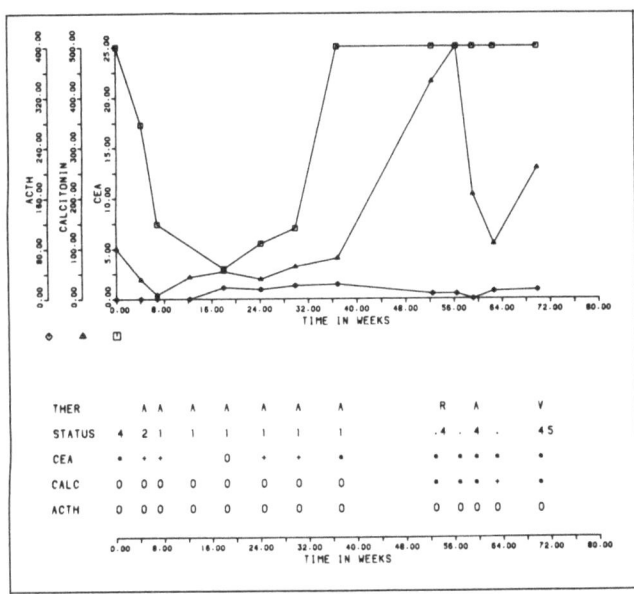

Abb. 5. Verhalten der Marker in Verlauf der Behandlung (Patienten-Randomisierungsnummer 98)

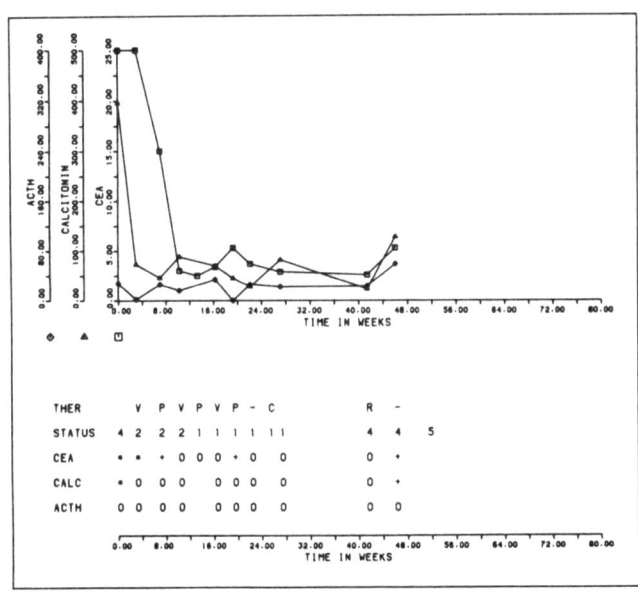

Abb. 6. Verhalten der Marker im Verlauf der Behandlung (Patienten-Randomisierungsnummer 102)

kommt es lediglich zu einem leichten Anstieg nachdem das Rezidiv klinisch bereits erkennbar war.

Ein interessantes Ergebnis der Studie ist, das in etwa ¼ der Fälle die Marker Kalzitonin, CEA und NSE ursprünglich normal waren und erst im Rezidiv ansteigen. Von den Patienten

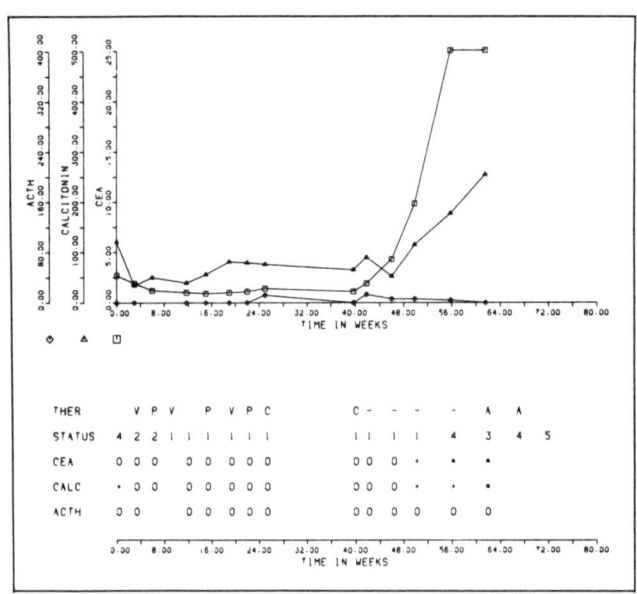

Abb. 7. Verhalten der Marker im Verlauf der Behandlung (Patienten-Randomisierungsnummer 74)

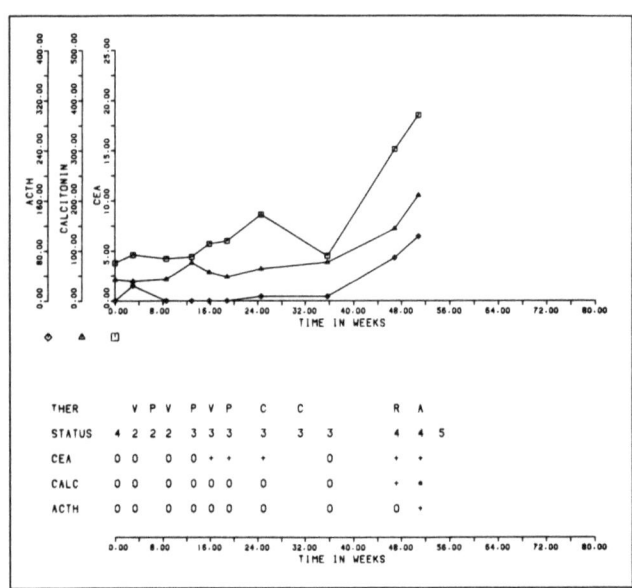

Abb. 8. Verhalten der Marker im Verlauf der Behandlung (Patienten-Randomisierungsnummer 85)

mit ursprünglich normalen Markern zeigten mehr als die Hälfte dieses Verhalten bei Kalzitonin und NSE, während dieses bei CEA und besonders bei ACTH seltener auftrat (s. Tabelle 7). Dies kann für einzelne Marker gelten oder häufiger für mehrere Marker gleichzeitig. Es sind aber auch Kombinationen, z. B. von Typ 1 und 4 nachweisbar. Dieser

Typ 4 des Markerverhaltens wird in zwei Beispielen demonstriert (Abb. 7 und 8), die entweder einen Anstieg von zwei oder drei Markern in Beziehung zum Tumorwachstum erkennen lassen.

Die Studie zeigt somit, daß die Verwendung von Tumormarkern zur Verlaufsbeobachtung von Patienten in Remission sehr fragwürdig ist. Wenngleich in vielen Fällen eine Erhöhung der Tumormarker mit dem Rezidiv korreliert, gibt es mehr Ausnahmen von der Regel, wie zu später Anstieg, zu geringer Anstieg oder überhaupt kein Anstieg zum Zeitpunkt des Rezidivs. Hohe Markerwerte im Rezidiv sind in der Regel Ausdruck einer Fernmetastasierung und weniger eines Rezidivs des Primärtumors.

Die Ergebnisse unserer prospektiven Studie können somit wie folgt zusammengefaßt werden:

1. Die Inzidenz erhöhter Markerwerte bei Diagnose ist niedriger als in retrospektiven Studien.
2. Eine deutliche Erhöhung der Marker signalisiert die Anwesenheit von Fernmetastasen, wobei eine direkte Korrelation zwischen Tumormasse und Markerspiegeln zu bestehen scheint.
3. Da Fernmetastasierung und insbesondere das Ausmaß der Fernmetastasierung negativ zur Übelebenszeit korreliert, besteht bei Fernmetastasierung ebenfalls eine negative Beziehung zwischen erhöhten Markerwerten und Überlebenszeit.
4. Das wichtigste Ergebnis der Studie ist, daß Patienten mit fehlendem Abfall der Marker oder fehlendem Rückgang des Tumors im Röntgenbild eine signifikant schlechtere Prognose haben. Dies erlaubt den frühen Nachweis einer Tumorresistenz und den unmittelbaren Wechsel auf ein anderes Behandlungsprogramm.
5. Eine Kontrolle der Marker während des weiteren Verlaufs der Therapie ist wegen der unterschiedlichen Markerprofile von geringem Wert für die Erkennung von Rezidiven, und
6. in einem nicht unerheblichen Prozentsatz zeigen Patienten mit ursprünglich normalen Markern einen Anstieg während des Rezidivs. Dies legt das Auftreten chemotherapieresistenter Marker-produzierender Zellklone im weiteren Verlauf der Erkrankung nahe.

Literatur

1. Hansen M, Hammer M, Hummer L (1980) ACTH, ADH and calcitonin concentrations as marker of response and relapse in small cell carcinoma of the lung. Cancer 46:2062–2067
2. Krauss S, Macy S, Ichiki AT (1981) A study of immunoreactive calcitonin, ACTH and CEA in lung cancer and other malignancies. Cancer 47:2485–2492
3. North WG, Maurer H, Valtin H, O'Donell JF (1980) Human neurophysins as potential tumor markers for small cell carcinoma of the lung: Application of specific radioimmunoassays. J Clin Endocrinol Metab 51:892–897
4. Ratcliffe JG, Podmore J, Stack BHR, Spilg WGS, Gropp C (1982) Circulating ACTH and related peptides in lung cancer. Brit J Cancer 45:230–238
5. Gropp C, Luster W, Havemann K, Lehmann FG (1981) ACTH, calcitonin, a-MSH, ß-endorphin, parathormone and ß-HCG in sera of patients with lung cancer. In: Uhlenbruck G, Wintzer G (eds): CEA und andere Tumormarker. Tumor Diagnostik Verlag Leonberg, pp. 358–363
6. Cooper EH, Splinter TAW, Brown DA, Muers MF, Peake ND, Pearson SC (1985) Evaluation of a radioimmunoassay for neuron specific enolase in small cell lung cancer. Brit J Cancer 52:333–338
7. Harms V, Havemann K, Drings P et al. (1983) A randomized multicenter trial comparing sequential versus alternating polychemotherapy. In:SCLC. Krebskongreß München
8. Havemann K, Holle R, Gropp C, Klapsing J, Becker H, Dirks P, Graubner M, Häßler R, Hans K, Heim M, Mende S, Pfannschmidt G, Schroeder M (1985) Prognostic factors in small cell lung cancer. IV. World Conf Lung Cancer, Toronto, Abstr 419, p 138

9. Havemann K, Holle R, Gropp C, Klapsing J, Becker H, Dirks P, Drings P, Graubner M, Häßler R, Hans K, Heim M, Mende S, Pfannschmidt G, Schroeder M (1985) A randomized multicentre trial comparing sequential with alternating chemotherapy in small cell lunger cancer. IV. World Conf Lung Cancer, Toronto, Abstr 420, p 77

Anschrift des Vefassers:

Prof. Dr. K. Havemann
Zentrum für Innere Medizin
Abteilung Hämatologie/Onkologie
Philipps-Universität Marburg
Baldingerstraße
3550 Marburg

Carcinoembryonic antigen (CEA) and tissue polypeptide antigen (TPA) for prognosis and monitoring of patients with lung canger

G. De Angelis, A. Cipri, C. Maccone, F. Pau, F. Pigorini, and F. Salvati

C. Forlanini Chest Hospital, Rome (Italy.)

Lung cancer is an aggressive type of tumor in which, despite removal of most of the tumor by surgery or the reduction of carcinoma to low levels by chemotherapy or radiotherapy (especially small cell), there is still a high rate of recurrence of progressive disease within 1 – 2 years. Therefore, it is relatively easy to design trials to evaluate the importance of markers for prognosis, as an aid in determining therapy, or for following patients for early detection of recurrent disease. In this type of tumor a wide variety of hormonal and non hormonal markers has been studied. Among the non hormonal ones the tumor associated antigens (TAA) have been demonstrated to be useful for pratical clinical purposes; especially CEA in conjunction with TPA, although these tests are not highly tumor specific, was found to be quite useful in the management of lung cancer (3, 6) and was observed to give higher reliability than other tumor tests used together (7). The objective in the planning of this study was to clarify the interpretation and application of these tests to monitoring of the patients undergoing chemotherapy.

Materials and Methods

Radioimmunoassay procedures were used in this study for determining the plasma CEA and TPA levels: Cis-Sorin kit (Saluggia, Italy) for CEA; Prolifigen Sangtec Medical (supplied by Byk Gulden, Italy) for TPA. Normal values for CEA levels were established in a previous study (2) from examination of a group of 93 apparently healthy subjects, males and females of various ages and diverse smoking habits. A 17 U/Sorin value was chosen as cut-off limit as it includes 95% of the observations. Then we simultaneously measured CEA and TPA levels in 65 normal subjects, and the cut-off of CEA was confirmed to be 17 U/Sorin, while the cut-off of TPA was found to be 99 U/L.
On plasma samples obtained from 140 untreated patients with histological diagnosis of lung cancer, confirmed by biopsy or sputum cytologic examination, CEA and TPA levels were determined simultaneously. Each patient with NSCLC was "staged" according to criteria of the American Joint Committee for Cancer Staging (1), and those with SCLC were "staged" according to criteria of Veterans Administration Lung Cancer Chemotherapy Study Group (4). There were 24 patients with SCLC and 116 with NSCLC, 62 with squamous cell carcinoma, 34 with adenocarcinoma, 9 with large cell carcinoma, and 11 with mixed form. Plasma CEA and TPA samples were measured simultaneously in 69 patients with NSCLC, stage III (40 patients were with MO disease, and 29 with M1), and in 36 patients with SCLC (13 had limited and 23 extensive disease). Eligibility criteria included: age less than 71 years, initial Karnofsky performance status of at least 60%, no previous chemotherapy or radiotherapy, normal blood counts and renal function, and no other serious medical problem. All the patients received chemotherapy and the survival determinations were recorded from the day of markers sample drawing to death. The survival curves were calculated by the plot of Kaplan and Meier, and comparison carried out by the log rank method.

One group of 46 untreated patients (21 with SCLC and 25 with NSCLC) has been repeatedly analysed over a period of 6 – 18 months. Serial monthly CEA and TPA levels were determined simultaneously at the time of diagnosis and during chemotherapy in order to evaluate their usefulness in monitoring response to treatment and in predicting relapse or metastases. They were clinically staged by physical examination, chest tomography, broncofiberoscope, brain, liver and bone scans, and/or abdominal and brain computed tomography. 25 patients with NSCLC had stage III (9 were with M1 disease and 16 with M0), 11 out of 21 patients with SCLC had limited disease at the time of diagnosis. The same staging procedures were repeated every 3 – 6 months. The response rate was as follows: 1) Complete remission (CR): disappearance of all clinical, radiological and laboratory evidence of tumor. 2) Partial remission (PR): decrease in tumor surface area higher than 50% for at least one month. 3) Progression (P): increase in tumor size or the appearance of new lesions or metastases. 4) No change or stable disease (NC): no progression or regression for one month or more. Radiological findings were correlated to performance status and weight loss.

Results

In 140 patients with lung cancer the sensitivity of CEA was 36%, and that of TPA 64%. The combined use of the two tests increased the sensitivity up to 72%. Elevated CEA and TPA levels have been found to occur with similar frequency in patients with various histological types of lung concer (Table 1). Table 2 summarizes the results of the relationship of plasma

Table 1. Incidence of CEA and TPA levels "higher" than the cutoff (sensitivity) in 140 patients with various histological type.

	No. patients	No. patients with CEA>cut-off (%)	No. patients with TPA>cut-off (%)
Small cell	24	8 (33)	15 (62)
Epidermoid	62	18 (29)	36 (58)
Adenocarcinoma	34	13 (38)	21 (62)
Large cell	9	4	7
Mixed	11	8	10
To tal	140	51 (36)	89 (64)

Table 2. Relationship of CEA and TPA levels with the stages of NSCLC and SCLC.

Stage	No. patients	CEA (U/SORIN)		TPA (U/L)	
		Mean	S.D.	Mean	S.D.
NSCLC					
I + II	37	11.0	± 13.9	113.2	± 72.6
III M0	50	39.4	±88.2	152.4	± 106.3
III M1	29	77.9	± 89.8	233.0	± 160.4
Total	116	($P < 0.01$)		($P < 0.01$)	
SCLC					
Limited	11	9.4	± 14.6	82.3	± 29.1
Extensive	13	64.4	± 104.1	155.5	± 53.2
		($P = NS$)		($P < 0.05$)	

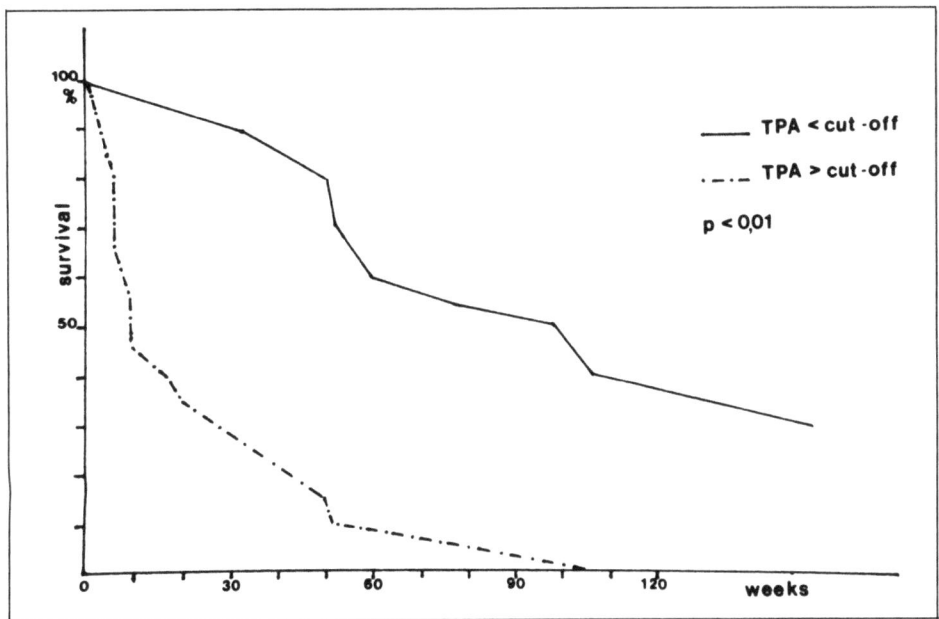

Fig. 1. Survival curves according to TPA before treatment in 40 pts. with NSCLC (stage III M0).

CEA and TPA levels to the different stages of 116 patients with NSCLC and of 24 with SCLC. The correlation between the initial TPA and CEA levels, and the survival of 68 patients with NSCLC stage III (29 with M1 disease, and 40 with M0) was analysed. TPA was found higher than the cut-off in 20 (50%) of the 40 patients with M0 and in 17 (59%) of the

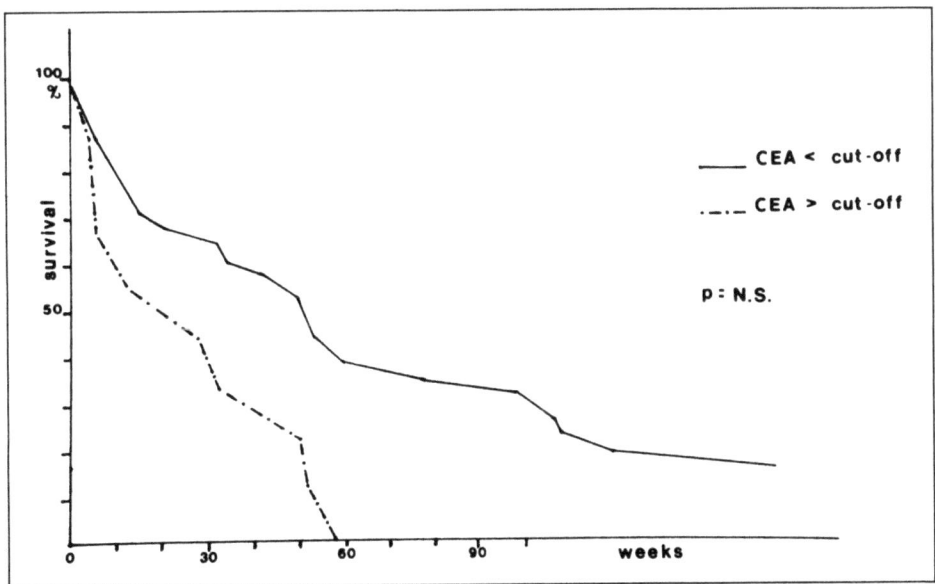

Fig. 2. Survival curves according to CEA levels before treatment in 40 pts. with NSCLC (stage III M0).

97

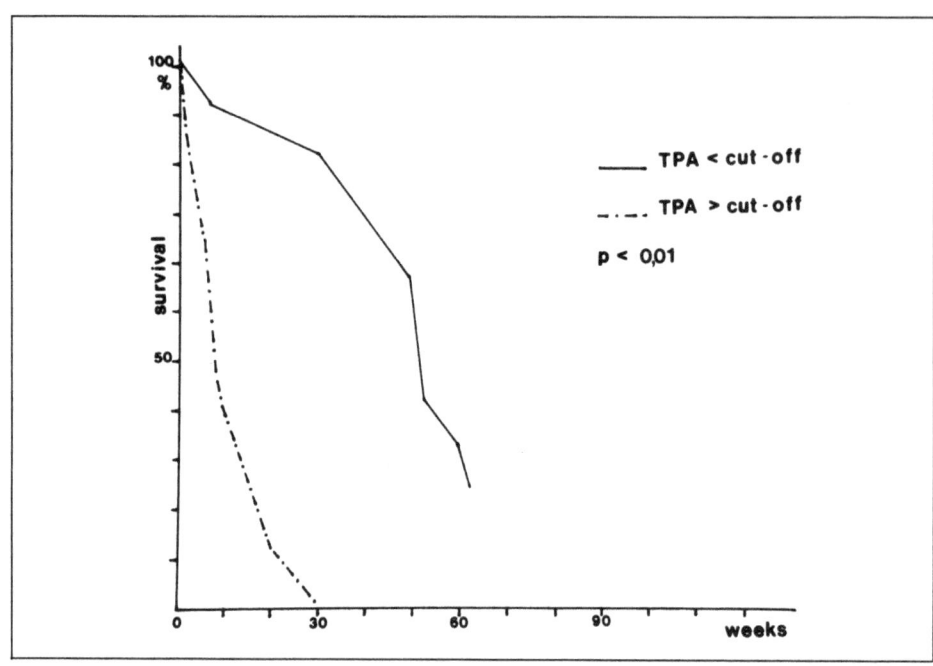

Fig. 3. Survival curves according to TPA levels before treatment in 29 pts. with NSCLC (stage III M1).

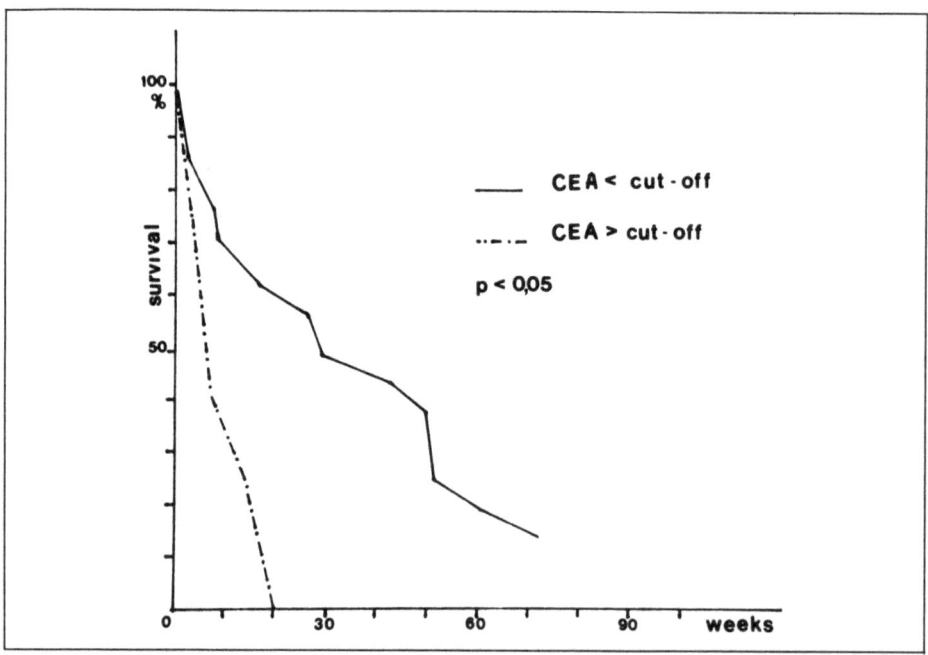

Fig. 4. Survival curves according to CEA levels before treatment in 29 pts. with NSCLC (stage III M1).

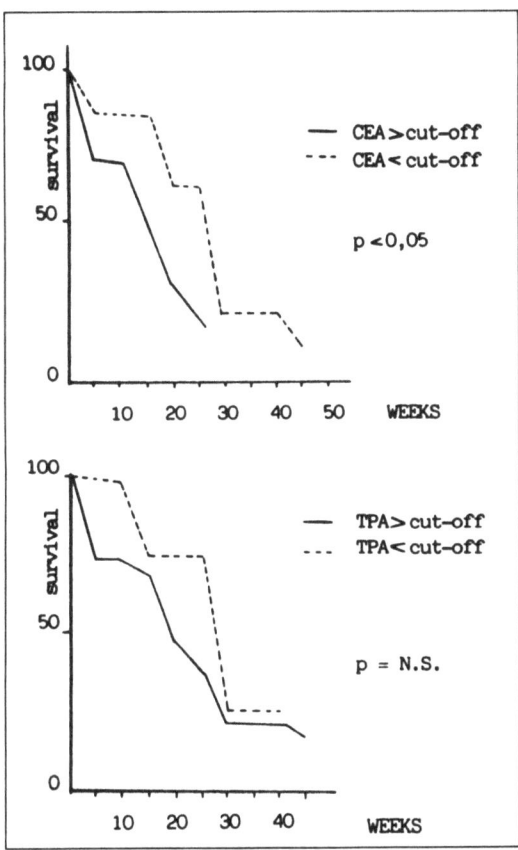

Fig. 5. Survival curves according to CEA and to TPA levels before treatment in 23 pta. with SCLC (extensive disease).

29 patients with M 1. "High" levels of CEA were observed in 9 (23%) of the 40 patients with M0, and in 8 (28%) of the patients with M1 disease. Figure 1 shows the survival curves of 20 patients stage III M0 with greater TPA levels versus the 20 patients with lower TPA levels than 99 U/L. The median survival was 12 versus 78 weeks and a significant difference ($p<0.01$) was found between the two groups. The difference of survival time (median 28 versus 51 weeks) was not statistically significant by the values of CEA (Fig. 2). Figure 3 indicates a significant difference ($p<0.01$) of survival time (median 8 versus 52 weeks) between the groups of 29 patients with M1 disease and with TPA lower or higher than the cutoff. Figure 4 shows the survival curves of the patients with M1 and with CEA levels higher or lower than 17 U/CIS. The difference of survival time (median 8 versus 30 weeks) was statistically significant ($p<0.05$).

The survival for the 36 patients with SCLC (23 with extensive, and 13 with limited disease) based on a discriminant pretreatment CEA or TPA level higher or lower than their cut-off is presented in Figs. 5 and 6. Only for those patients with extensive disease and with pretreatment CEA higher or lower than 17 U/CIS has a significant ($p<0.05$) difference in survival been found. Nevertheless, this statement is based on a small number of patients and deserves further investigation.

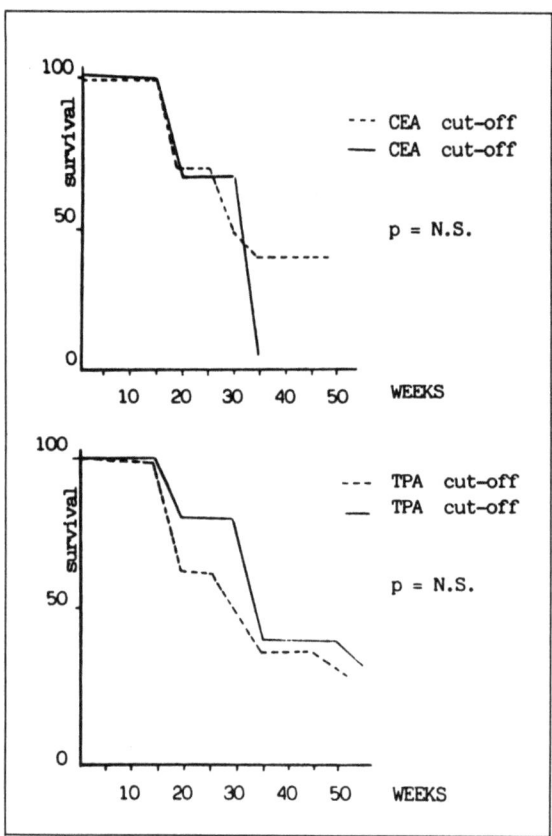

Fig. 6. Survival curves according to CEA and to TPA levels before treatment in 13 pts. with SCLC (limited disease).

In the group of 46 patients (21 with SCL and 25 with NSCLC) response to treatment (chemotherapy and, in 3 patients, radiotherapy) and associated changes in plasma TPA and CEA levels throughout their entire disease course were evaluated. Representative examples of concordant or discordant behaviour of these markers during chemotherapy in correlation to the clinical status of patients are illustrated in Figs. 7, 8 and 9. A different relation of TPA and CEA to clinical status was found. Whereas TPA was concordant in 20/21 (95%) of patients with SCLC, CEA behaved concordanthy in only 12/21 (57%) of patients with this histological type. The relationship between TPA levels, subjective symptoms and objective evidence of the progression or regression of tumoral disease was concordant in 18/25 (72%) of patients with NSCLC, whereas the CEA levels were concordant only in 8/25 (32%). The difference of behaviour between TPA and CEA was statistically significant ($p<0.05$) in both NSCLC and SCLC. In 17/19 (89%) patients increased plasma TPA levels (higher than the cut-off) indicated the appearance of metastases, whereas only in 8/19 (42%) patients have CEA levels elevated with metastatized disease. Only in 1 patient has appearance of metastases been preceded by a rise of CEA, but not of TPA.

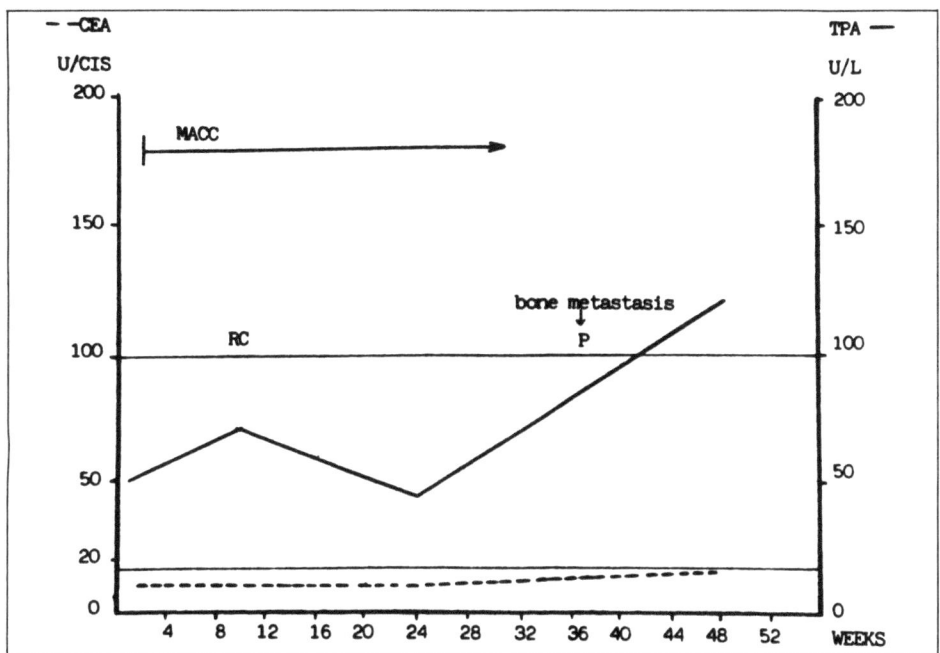

Fig. 7. The follow-up of a patient with NSCLC monitored through TPA and CEA determinations (complete remission after chemotherapy (MACC) and next progression). The behaviour of the only TPA was concordant.

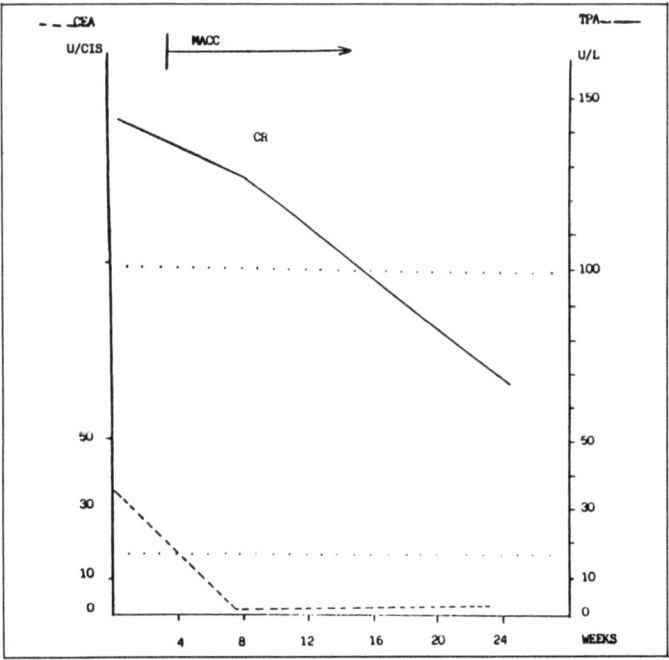

Fig. 8. The follow-up of a patient with SCLC (limited disease) monitored through TPA and CEA determinations: after chemotherapy a complete regression (CR) was achieved. The behaviour of TPA and CEA was concordant.

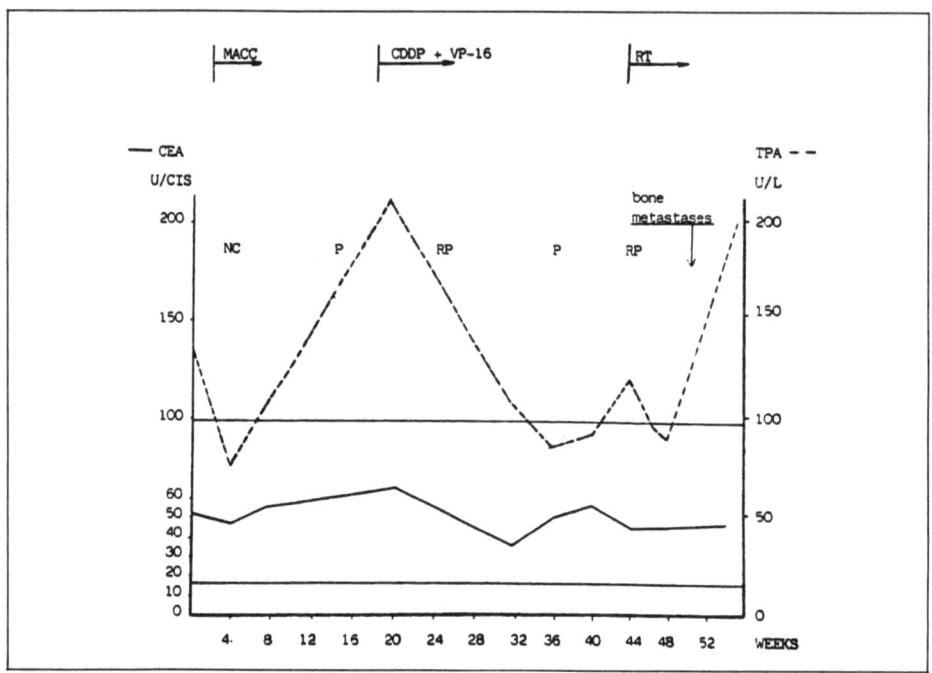

Fig. 9. The follow-up of a patient with NSCLC monitored through TPA and CEA determinations: stable disease (NC) after chemotherapy (MACC); partial regression (RP) after a second combination regimen (CDDP + VP-16); a second partial regression was achieved with radiotherapy (RT); the next increasing TPA level predicted the appearance of bone metastases. The behaviour of the TPA only was concordant.

Discussion

TPA sensitivity was almost twice that of CEA, and elevated CEA and TPA levels have been found to occur with similar frequency in patients with various types of lung cancer. The CEA and TPA assay were neither sensitive nor specific enough to be used for routine screening. This study revealed a statistically significant correlation between elevated TPA and CEA levels and the NSCLC stage, whereas only the mean values of TPA were significantly correlated to either extensive or limited disease of SCLC. There was a relationship between initial TPA levels and survival rate in NSCLC, but we were able to found a significant difference between survival rate curves according to initial CEA levels only in patients with stage III M1. In SCLC survival and pretreatment CEA and TPA levels did not show a significant correlation (only with extensive disease were we able to find a significant difference of survival rate between "high" and "low" CEA levels).

In combination with careful clinical evaluation serial TPA and CEA measurements were performed in assessing tumor changes associated with treament. The TPA levels correlated with tumor response secondary to treatment in 83% of the patients (95% for SCLC and 72% for NSCLC), whereas the CEA levels and the clinical course of disease appear to correlate in only 43% of the patients (53% for SCLC and 32% for NSCLC). Therefore plasma CEA levels have a limited clinical application based on the infrequency of meaningful elevations and the lack of predictability for response, whereas the TPA measurements were a useful monitor of the effectiveness of chemotherapy. Changes in CEA and especially in TPA levels occasionally occur during the course of disease: they may either rise or fall apparently in relation to corresponding clinical changes. Such variations may be secondary to the repeated course of combination chemotherapy, especially where new combinations or radiotherapy were used. Such testing might prove to be very useful in predicting responsiveness to new antiblastic regimens, or to new chemotherapeutic agents, or in indicating the necessity of a change in antitumor therapy.

To summarize, pretreatment levels of TPA were better than the CEA levels in predicting survival in NSCLC. Both markers showed a lack of predictability for prognosis in SCLC. Serial TPA measurements were better than the CEA ones in aiding the assessment of patients during the disease course in parallel with clinical appraisal. They seem to be particularly useful in detecting early metastases and may give an early signal of the need to change therapy.

Zusammenfassung

Die CEA und TPA-Plasma-Niveaus wurden gleichzeitig durch radioimmunologischen Bestimmung (Sorin Kit für CEA, Sangtec für TPA) geprüft an 158 normalen Subjekten (CEA-Grenze = 17 U/Sorin; TPA-Grenze = 99 U/L) und an 140 Patienten mit Lungenkrebs (116 mit NSCLC und 24 mit SCLC). In NSCLC wurde eine bezeichnende Beziehung ($p<0.01$) zwischen den TPA- und CEA-Werten gefunden, während eine bedeutende Korrelation ($p<0.05$) für TPA nur bei dem Staging der 24 SCLC-Kranken bestimmt wurde. Bei 69 NSCLC-Patienten (40 Stage III M0 und 29 Stage III M1) und bei 36 SCLC-Patienten (13 mit lokalisierter Krankheit und 23 mit ausgedehnter Krankheit) sind die CEA- und TPA-Niveaus gleichzeitig gemessen worden und die Überlebenszeit berechnet worden. Man fand einen bezeichnenden Unterschied ($p<0,01$) in der Überlebenszeit der Patienten mit hohen TPA-Werten gegenüber denjenigen mit Werten, die niedriger als die Grenze waren, sowohl in den M1 Gruppen (durchschnittliches Überleben 8 bis 52 Wochen) wie auch in den M0 Gruppen (im Durchschnitt 12 bis 78 Wochen). Nur bei den Patienten mit M1 Krankheit und mit „hohen" gegen „niedrigen" CEA-Niveaus (im Durchschnitt 8 bis 30 Wochen) war der Unterschied der Überlebenszeit bezeichnend ($p<0.05$). Dagegen war der Unterschied in den Patientengruppen mit M0 (durchschnittlich 28 bis 51 Wochen) nicht bedeutungsvoll. Man fand keinen bezeichnenden Unterschied in der Überlebenszeit der 36 Patienten mit SCLC. Man bemerkt nur bei den 23 Patienten mit ausgedehnter Krankheit einen bezeichnenden Unterschied zwischen Patienten mit „hohen" CEA gegen niedrigen CEA. Monatlich gemessene CEA- und TPA-Plasma-Niveaus sind gleichzeitig in 46 Patienten (21 SCLC und 25 NSCLC) zur Zeit der Diagnose und während der Chemotherapie bis zum Tod bestimmt worden. Die Patienten wurden alle 3 bis 6 Monate überwacht. Das TPA stimmte in 18/25 (72%) Patienten mit NSCLC und in 20/21 (95%) mit SCLC überein, während CEA sich nur in 8/25 (32%) mit NSCLC und 12/21 (57%) mit SCLC kongruent verhielt.

References

1. American Joint Committee for Cancer Staging and End Results Reporting (1973) Clinical Staging System for Carcinoma of the Lung. Chicago
2. De Angelis G, Cruciani A R, Cipri A, Flore F, Pau F, Munno R, Salvati F, Antilli A (1983) Two markers in non small cell lung cancer (NSCLC): Carcinoembryonic Antigen (CEA) and Tissue Polypeptide Antigen (TPA). Prognostic value. Cancer Detect Prev 6:587
3. Flore F, Cipri A, De Angelis G, Munno R, Pau F, Pigorini F (1985): Correlation of Tissue Polypeptide Antigen (TPA) and Carcinoembryonic Antigen (CEA) levels with prognosis and clinical features in lung cancer during treatment. J Nucl, Med Allied Sci 29:78-80
4. Hide D C (1981): Staging procedures and prognostic factors in small cell carcinoma of the lung. In: Greco F A et al (eds) Small cell lung cancer. Grune and Stratton New York

5. Lokich J J (1982) Plasma CEA levels in small cell lung cancer Correlation with stage, distribution of metastases, and survival. Cancer 50:2154-2156
6. Lüthgens M, Schlegel G: (1985) Tissue Polypeptide Antigen and Carcinoembryonic Antigen in the clinical follow-up of lung cancer patients. Congr Int: Marker tumorali: utilita+2 diagnostica e valore prognostico. Naples
7. Schlegel G, Lüthgens M, Eklund G, Björklund B (1981) Correlation between activity in breast cancer and CEA, TPA and eighteen common laboratory procedures and the improvement by combined use of CEA and TPA. Tumor Diagnostik, 2:6-1

Authors' address:
Giuseppe De Angelis, M. D.
Via Achille Loria 39
I-00191 Rome
Italy

Neuron specific enolase in lung cancer and children's tumours

E. H. Cooper, T. A. W. Splinter*, J. Pritchard** and D. A. Brown

Unit for Cancer Research, University of Leeds (England); *University Hospital Dijkzigt, Rotterdam (The Netherlands); **The Hospital for Sick Children, London (England)

Enolase is a glycolytic enzyme that is composed of three types of subunits α, β and γ. Enolase is found mainly in muscle. The α isozyme, called non-neuronal enolase (NNE) is present in most adult tissues. The γ form is a marker for neurons in the central and peripheral nervous tissue, it has been called neuron specific enolase (NSE) (12). NSE is present in the neuroendocrine cells of the amine precursor uptake and decarboxylation system (APUD) (12). NSE has become of interest as a marker in oncology as increased levels of serum NSE have been observed in a wide variety of tumours of neuroendocrine origin including pancreatic islet cell tumours, carcinoid tumours, medullary thyroid carcinoma (13). Whilst these examples of APUDomas are rare, other tumours of neuroendocrine origin such as small cell lung cancer (SCLC), in adults form 20% of lung cancers. Among children's cancers, neuroblastoma, a typical member of the APUDomas, stands out as important especially as chemotherapy can offer a chance of cure.

In this presentation we will review our experience of serum NSE in 177 adults with lung cancer (3) and a survey of 169 children presenting with a variety of solid tumours. This study has been made using a commercially available double antibody radioimmunoassay (NSE-

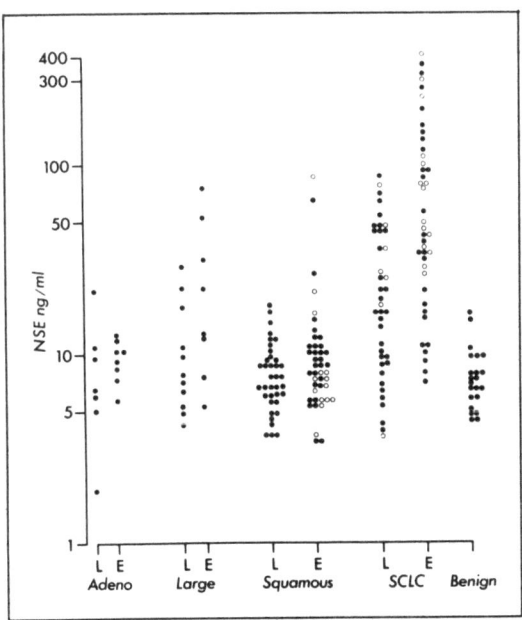

Fig. 1. Distribution of NSE in lung cancer and benign infiltrative lesions of the lung.
L = disease localized to the lung and mediastinum.
E = Extra-thoracic tumour (○ = plasma ● = serum).

Table 1. Serum NSE levels in benign disease and tumours of non-pulmonary origin.

Disease	No.	NSE ng/ml		
		<18	18–30	>30
Non-lung, benign diseases	513	464 (90.6%)	43 (8.3%)	6 (1.1%)
Non-lung tumours	386	325 (84.6%)	40 (10%)	21 (5.4%)
Benign lung disease	220	196 (89.0%)	23 (10%)	1 (0.4%)

From: Ruibal et al.: XIII Annual meeting of Int. Soc. for Oncodevelopmental Biology and Medicine, Paris September, 1985.

RIA) developed by Pharmacia, Uppsala, Sweden (10). The NSE-RIA has a lower limit of detection of 2.5 ng/ml and a range of 3–200 ng/ml without dilution. The upper limit of normal for NSE is taken to be 13 ng/ml in adults and 20 ng/ml in children.

Lung cancer

The distribution of serum NSE levels in lung cancer at presentation is shown in Figure 1. Taking the level of 13 ng/ml as a cut-off it was found that 29/43 (67.5%) of SCLC with localized disease, and 36/41 (81.8%) with extensive disease had raised NSE levels at presentation; the median levels in these two subgroups of SCLC were 22 ng/ml, and 48 ng/ml respectively. By contrast 78/94 (82%) NSCLC had normal NSE levels. This supports the view that the NSE level in SCLC is generally related to tumour mass, but there is clearly marked variation between patients at apparently the same stage. Recent studies of the localization of NSE distribution in lung cancer by immunochemical staining suggest there is considerable diversity of the distribution of NSE in SCLC and NSCLC (4,14). There is a low incidence of raised levels of serum NSE in cancers of non-pulmonary origin and benign disease (Table 1).

In our experience and that of others (7–10) it is the serial measurement of serum NSE that can provide a simple adjunct to the clinical and radiological monitoring of SCLC. From a study of 34 patients the predictive value of an exponentially rising NSE can be interpreted with certainty as they have either died or had a prolonged remission. Thirty-two responded to chemotherapy and had a fall of NSE, in two it was unchanged, a sign of a chemoresistant tumour. In 19 the NSE rose exponentially after a variable period of being reduced to normal or near normal levels, they all had systemic recurrences. In 10 there was no rise, 4 had relapses of NSCLC, 2 died in complete remission, 4 have long term complete remission. In 3 patients there was no rise of NSE but evidence of recurrence of SCLC.

The rising NSE had a lead time of 0–112 days compared to the clinical and radiological assessment; similarly the rate of secondary rise, with a doubling time of 7–90 days was a reflection of the rate of progress of the final phase of the disease. However, when the recurrence was localized to the brain the serum NSE did not rise, although it has been shown that such lesions usually cause a rise of the cerebrospinal fluid NSE (11). The rate of fall of serum NSE appears to be related to the duration of remission, in 17 of our patients, those taking several courses of chemotherapy to produce the lowest NSE level survived longer than those in whom the NSE reached its lowest level after a single course of chemotherapy. The repetitive measurement of NSE can signal tumour recurrence, as indicated by a sustained rise, with a sampling frequency of 6–8 weeks a rising trend can be seen even when the levels are still within normal limits.

Children's tumours

To obtain an evaluation of the likely usefulness of serum NSE levels in paediatric oncology we have made a retrospective study of samples of sera collected since 1979, as well as an ongoing prospective study of NSE in neuroblastoma. The distribution of serum NSE levels in various solid tumours is shown in Table 2. It appears that NSE has a higher level in children than in adults, the median level in the two control groups was 15 ng/ml and 10 ng/ml respectively. Clearly there was a much higher level in patients with untreated or relapsed neuroblastoma (median 55 ng/ml) than when in remission (median 12 ng/ml). As with SCLC in adults it is the sequential measurements in children neuroblastoma that are probably most valuable. We have too short an experience to judge how useful these, are, in a few children where we have detailed studies, there is a close correlation between the NSE and the clinical progress of the disease.

The relationship of serum NSE level and survival has been examined in 231 patients with neuroblastoma in the USA (15). For stage III and IV NSE was predictive of survival. Levels > 100 ng/ml carried a worse prognosis, and this was still present in children < 2 years old who have a survival advantage over older children. A similar experience has been reported from Japan (7), and their longitudinal studies demonstrate the good correlation between NSE levels and the course of the disease. However, it was found that in both the American and Japanese studies the levels in controls, 7.5 ± 2.1 ng/ml and 4.3 ± 1.7 ng/ml respectively were lower than we had observed in children in hospital with heart disease used as controls in our series.

It has been suggested that NSE could be used to differentiate Wilm's tumours from neuroblastoma on the basis of the NSE content of tumour biopsies. In neublastoma NSE makes up 28–62.5% of the total enolase activity, whilst in Wilm's tumours it is 1–4.5% (9). However, it is evident from our studies that serum levels are not a reliable aid to the differential diagnosis of these two tumours.

The evidence today suggests that great caution should be used in the use of NSE expression, identified by immunochemical staining as a factor in tumour diagnosis (5,13). This applies to lung cancer and other tumour types. On the other hand, practical experience in established cases of SCLC and neuroblastoma suggests that in longitudinal studies of serum NSE levels can provide a guide to tumour activity. But it is clear that residual tumour may be still

Table 2. Serum NSE levels in solid tumours in children

	NSE ng/ml				
	<10	10–20	21–50	50–100	>100
Controls	12	16	2	–	–
Neuroblastoma (active)	2	7	11	12	17
Neuroblastoma (remission)	8	14	6	1	
Renal tumours	2	6	6	2	3
Sarcomas	4	10	10	–	–
Lymphomas	11	4	4	–	–
Others*	9	12	6	2	–

* Others include: liver tumours, malignant histiocytosis, ependymoma, ALL, teratoma, paraganglioma, undiff. small round cell tumours, histiocytosis X.

present when the NSE has returned to normal limits. Larger longitudinal series are now required to establish the potential of NSE and the rules for its use and interpretation. The use of NSE and other neuroendocrine markers in SCLC will be more widespread once the therapy switches from temporary palliation to cure.

References

1. Ariyoshi Y, Kato K, Ishiguro Y, Ota K, Sato T, Suchi T (1983) Evaluation of serum neuron-specific enolase as a tumor marker for carcinoma of the lung. Gan 74: 219
2. Carney DH, Ihde DE, Cohen MH et al (1982) Serum neuron-specific enolase: A marker for disease extent and response to therapy of small cell lung cancer. Lancet i: 583
3. Cooper EH, Splinter TAW, Brown DA, Muers MF, Peake MD, Pearson SL (1985) Evaluation of a radioimmunoassay for neuron specific enolase in small cell lung cancer. Br J Cancer 52:333
4. Dhillon AP, Rode J, Dhillon DP, Moss E, Thompson RJ, Spiro SG, Corrin B (1985) Neural markers in carcinoma of the lung. Br J Cancer 51:645
5. Dranoff G, Bigner DD (1984) A word of caution in the use of neuron-specific enolase expression in tumor diagnosis. Arch Pathol Lab Med 108:535
6. Esscher T, Steinholtz L, Bergh J, Nöu E, Nilsson K, Påhlman S (1985) Neurone specific enolase: a useful diagnostic serum marker for small cell carcinoma of the lung. Thorax 40:85
7. Ishiguro Y, Kanefusa K, Ito T, Nagaya M, Yamada N, Sugito T (1983) Nervous system-specific enolase in serum as a marker for neuroblastoma. Pediatrics 72:696
8. Johnson DH, Marangos PJ, Forbes JT et al (1984) Potential utility of serum neuron-specific enolase levels in small cell carcinoma of the lung. Cancer Res 44:5409
9. Odelstad L, Påhlman S, Lackgren G, Larsson E, Grotte G, Nilsson K (1982) Neuron specific enolase: A marker for differential diagnosis of neuroblastoma and Wilm's tumor, J Pediatr Surg 17:381
10. Påhlman S, Esscher T, Bergvall P, Odelstad L (1984) Purification and characterization of human neuron specific enolase: radioimmunoassay development. Tumour Biology 5:127
11. Pedersen AG, Becker K, Marangos PJ, Bach FW, Gazdar A, Bunn PJ Jr, Hansen HH (1985) Bombesin, creatine kinase BB, calcitonin and neuron-specific enolase in the cerebrospinal fluid as a marker of CNS metastases and meningeal carcinomatosis in small cell lung cancer. Proc AACR 26:146
12. Schmechel DE, Marangos PJ, Zis AP, Brightman M, Goodwin FK (1978) The main enolases as specific markers of neuronal and glial cells. Science 199:313
13. Schmechel DE (1985) γ-Subunit of the glycolytic enzyme enolase: non-specific or neuron specific? Lab Invest 52:239
14. Wilson TS, McDowell EM, Marangos PJ, Trump BF (1985) Histochemical studies of dense core granulated tumours of lung. Arch Pathol Lab Med 109:613
15. Zeltzer PM, Marangos PJ, Sather H, Evans A, Siegel S, Wong KY, Dalton A, Seeger R, Hammond D (1985) Prognostic importance of serum neuron specific enolase in local and widespread neuroblastoma. Adv Neuroblastoma Res Alan R Liss, New York, pp 319–329

Authors' address:
Edward H. Cooper, M.D.
Mackintosh Professor of Cancer Research
The Unit for Cancer Research
University of Leeds School of Medicine
Leeds LS2 9NL
England

Der diagnostische Wert von Tumormarkern in Aszites- und Pleurapunktaten

R. Lamerz[1], J. Mezger[2], A. L. Gerbes[1]

[1]Medizinische Klinik II und [2]Medizinische Klinik III, Klinikum Großhadern, Universität München

In der Diagnostik von Aszites- und Pleurapunktaten wird die Bestimmung von Tumormarkern vor allem dazu eingesetzt, um zwischen einer benignen und einer malignen Ursache des Ergusses zu differenzieren. Dieser Ansatzpunkt hat deshalb Bedeutung, weil die konventionelle Zytologie, von der eigentlich die Beantwortung der Frage „maligne oder nichtmaligne Ursache" erhofft wird, zwar eine hohe Spezifität, aber nur eine unbefriedigende Sensitivität aufweist. In der Literatur (siehe (12)) werden für die Sensitivität Werte zwischen 28% und 60% angegeben, in unserer eigenen Serie wurde nur bei 28 von 96 Punktaten von Patienten mit gesicherten malignen Erkrankungen zytologisch die Diagnose „maligne Ursache" gestellt.

Der Nachweis von tumorassoziierte Antigenen wird in der Diagnostik der Punktate auf zweierlei Weise eingesetzt: Zum einen kann man die Tumormarker in der Flüssigket der Punktate quantitativ bestimmen. Hierbei werden im allgemeinen Methoden verwandt, wie sie für die Untersuchung von Serumproben etabliert sind. Zum andern kann man mittels Immunfluoreszenz oder Immunzytochemie die Marker in den Zellen der Punktate nachweisen; heute sind vor allem Immunperoxidasetechniken gebräuchlich.

Eigene Untersuchungen

In eigenen Untersuchungen beschäftigten wir uns mit den in Tabelle 1 aufgeführten Antigenen. Biliary glycoprotein I (BGP I) wurde erstmals 1979 von Svenberg (16) isoliert, als dieser in menschlicher Galle nach CEA-ähnlichen Substanzen suchte. Erhöhte Serumspiegel des Antigens kommen bei benignen und malignen Erkrankungen des Gastrointestinaltrakts vor (9), und es konnte immunhistochemisch in Karzinomen, ebenfalls vor allem des Gastrointestinaltrakts nachgewiesen werden (10).

Tabelle 1. Untersuchte Antigene, verwendete Antikörper und Teste.

Kontrolle	– MAK eines Mäusemyeloms
CEA	– Polyklonales IgG vom Kaninchen, 2 eigene MAK und MAK CEA-84 (Hofmann-LaRoche); RIA
BGP I	– Polyklonales IgG vom Kaninchen; RIA
TPA	– Polyklonales IgG vom Kaninchen; RIA (Mallinckrodt)
CA 19-9	– MAK (CIS-ID); IRMA (Mallinckrodt)
CA 125	– MAK OC 125 (CIS-ID); IRMA (Mallinckrodt)

Immunzytochemische Befunde

Tabelle 2 faßt unsere immunzytochemischen Befunde zusammen. In Aszites- und Pleuraergüssen kommen prinzipiell 5 verschiedene Zelltypen vor, nämlich Granulozyten, Lympho-

Tabelle 2. Reaktionsmuster der eingesetzten Antikörper in benignen und malignen Punktaten

	benigne				maligne				
	Granulo.	Lympho.	Makro.	Mesoth.	Granulo.	Lympho.	Makro.	Mesoth.	Ca.-Zellen
anti-CEA	+	0	0	0	+	0	0	0	0/+
anti-BGP I	(+)	0	0	0	(+)	0	0	0/+	0/+
anti-TPA	0	0	0	0/+	0	0	0	0/+	+
anti-CA 19-9	0	0	0	0	0	0	0	0/+	0/+
OC 125	0	0	0	0/+	0	0	0	0/+	0/+

zyten, Makrophagen, Mesothelzellen und bei malignen Erkrankungen zusätzlich eventuell Tumorzellen. In Lymphozyten und Makrophagen waren alle 5 untersuchten Antigene nicht nachweisbar. Unsere polyklonalen Antikörper gegen CEA und BGP I sowie 2 der 3 monoklonalen Antikörper gegen CEA reagierten sowohl in benignen als auch in malignen Punktaten mit Granulozyten. Diese Kreuzreaktion störte jedoch die diagnostische Verwendbarkeit der Antikörper nicht. Wie Abb. 1 zeigt, waren Granulozyten nämlich auch in der Peroxidasefärbung gut als solche zu identifizieren und nicht mit Tumorzellen zu verwechseln. Sowohl anti-CEA als auch anti-BGP I reagierten in benignen Punktaten mit keinen weiteren Zellen, insbesondere nicht mit Mesothelzellen. Mit Mesothelien reagierten dagegen OC 125 und anti-TPA. Ein Beispiel zeigt Abb. 2. Auch Kabawat und Bast fanden CA 125 im Mesothel, als sie das Vorkommen des Antigens in normalen und krankhaften menschlichen Geweben immunhistochemisch untersuchten (8). TPA tritt eng gekoppelt mit den Intermediärfilamenten epithelialer Zellen auf. Da man in Mesothelzellen sowohl das Zytoskelettprotein epithelialer Zellen Zytokeratin als auch das mesenchymaler Zellen Desmin nachweisen kann (3), nimmt es nicht wunder, daß man in ihnen auch TPA findet. Anti-CA 19-9 färbte in benignen Punktaten keinerlei Zellen an. Unterschiede zu diesen

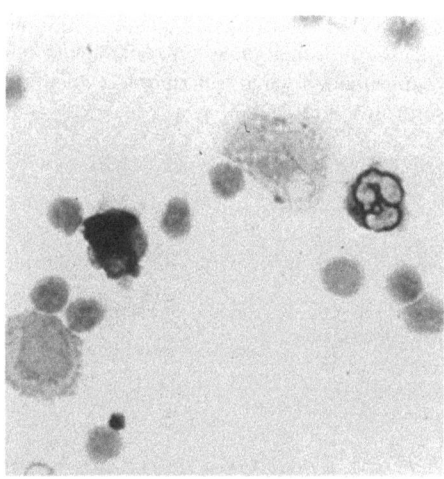
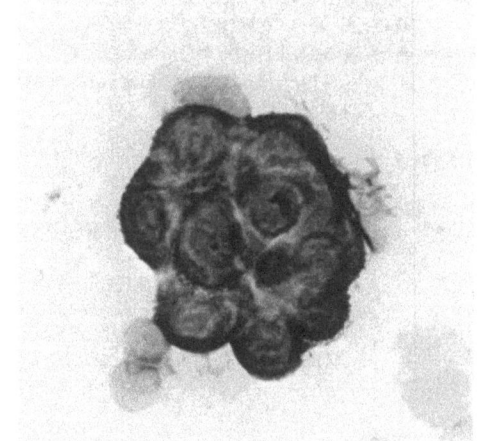

Abb. 1. Pleurapunktat, polyklonales anti-CEA: Markierter neutrophiler (re) und eosino philer (li) Granulozyt

Abb. 2. Aszitespunktat, Ovarialfibrom, OC 125: Markiertes Mesothelzellproliferat.

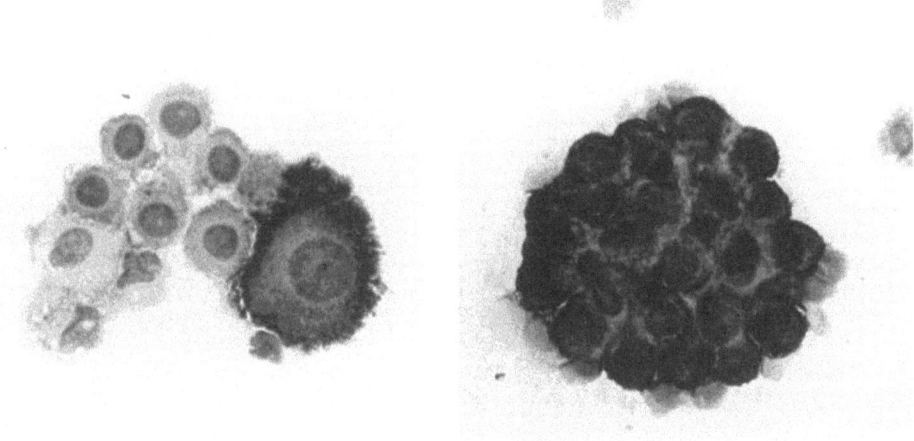

Abb. 3. Pleurapunktat, Mammakarzinom, anti-BGP I: Markierte Karzinomzelle, negative Mesothelien und Makrophagen.

Abb. 4. Pleurapunktat, Magenkarzinom, anti-CEA: Markierter Tumorzellverband.

Befunden ergaben sich bei malignen Erkrankungen nur, wenn ein Karzinom vorlag. Beispiele zeigen die Abb. 3 und 4. Nicht-karzinomatöse Tumorzellen waren durch alle verwendeten Antikörper nicht angefärbt. Nur in Punktaten bei Karzinomen fanden sich Zellen mit durch anti-BGP I bzw. durch anti-CA 19-9 markierten Vakuolen (Abb. 6). Nach der Morphologie dieser Zellen nehmen wir an, daß es sich um Mesothelzellen handelt, die das Antigen aus der Ergußflüssigkeit oder von zugrundegehenden Karzinomzellen aufgenommen haben. Wie auch in immunhistochemischen Studien anderer Untersucher (4), fand

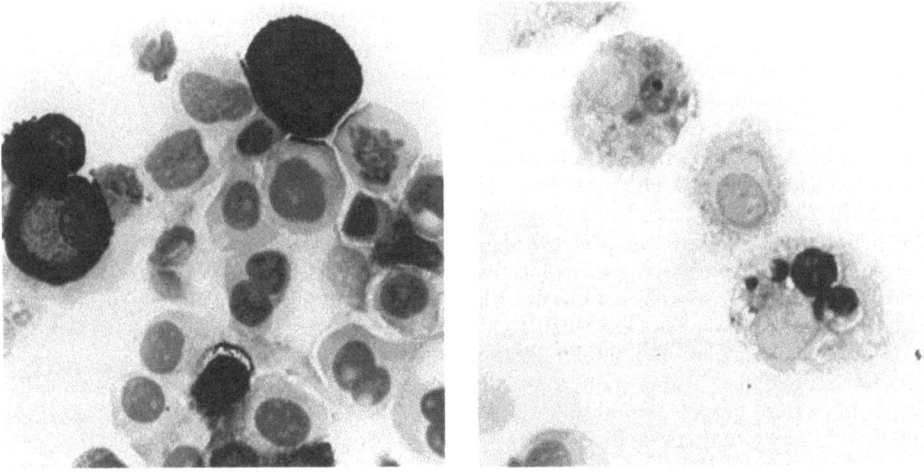

Abb. 5. Aszitespunktat, Magenkarzinom, anti-Ca 19-9: Heterogene Markierung der Tumorzellen.

Abb. 6. Pleurapunktat Mammakarzinom, anti-BGP I: Markierte Zytoplasmavakuolen in Mesothelien.

Tabelle 3. Häufigkeit positiver zytologischer und immunzytochemischer Befunde in Abhängigkeit von der Grunderkrankung

	n	Positive Befunde				
		Zytologie	Immunozytochemische Färbung			Zytologie plus
			CEA	BGP I	CA 19-9	Immuncytoch.
Karzinome:	75	24 (32%)	18 (24%)	14 (18%)	18 (24%)	44 (63%)
- Mamma	30	5	8	4	2	16
- Ovar	14	11	0	2	8	12
- Gastrointestinaltrakt	8	1	4	3	4	5
- Lunge, kleinzellig	2	1	0	0	0	1
- Lunge, nicht kleinzellig	12	4	4	5	3	8
- Niere	4	0	0	0	0	0
- verschiedene	5	2	2	0	1	3
Mesotheliome	5	1	0	0	0	1
Lymphome, Leukämien	13	2	0	0	0	2
Sarkome	3	0	0	0	0	0
Benigne Erkrankungen	26	0	0	0	0	0

sich eine ausgeprägte Heterogenität der Expression von CA 19-9 innerhalb einer Karzinomzellpopulation (Abb. 5). Soweit sich das nach morphologischen Kriterien beurteilen läßt, färbte anti-TPA fast alle Karzinomzellen, OC 125 die Tumorzellen von allem bei Ovarialkarzinomen und seltener auch bei anderen Karzinomen. Da beide Antikörper, anti-TPA und OC 125, aber auch mit Mesothelzellen in benignen Punktaten reagierten, ließ sich diese Reaktion nicht diagnostisch nutzen.

Für die Diagnostik verwendbar waren somit nur anti-CEA, anti-BGP I und anti-CA 19-9. Bei welchen Karzinomtypen sich mit welchen Antikörpern Tumorzellen nachweisen ließen, und wie die immunzytochemische Diagnostik im Vergleich zur zytologischen Befundung abschnitt, zeigt Tabelle 3. Die Zytologie erbrachte in etwa einem Drittel der Fälle einen positiven malignen Befund und war 100%ig spezifisch für Malignität. Immunzytochemisch positive Befunde ergaben sich nur bei Karzinomen, und zwar vor allem bei Mammakarzinomen, nichtkleinzelligen Bronchialkarzinomen und gastrointestinalen Karzinomen. Zusätzlich reagierten anti-BGP I mit 2 und anti-CA 19-9 mit 7 von 14 Ovarialkarzinomen.

Trotz dieser prinzipiellen Ähnlichkeit der 3 Antikörper ergaben sich im Einzelfall doch deutliche Unterschiede. Die Sensitivität der immunzytochemischen Diagnose eines Karzinoms lag mit 24% für CEA, 18% für BGP I und 24% für CA 19-9 niedrig. Doch dadurch, daß sich die 3 Antikörper ergänzten, konnten Tumorzellen in 20 von 51 karzinomatösen Punktaten nachgewiesen werden, in denen die morphologische Diagnose „kein Hinweis für Malignität" oder „fraglicher Befund" gelautet hatte. Dadurch konnte die Sensitivität der Diagnose eines Karzinoms von 32% auf 63%, also auf fast das Doppelte gesteigert werden. Die Sensitivität unserer zytologischen Diagnostik lag mit etwa 30% im Vergleich zu anderen Studien eher niedrig, obwohl wir uns der Mithilfe zweier erfahrener Pathologen versichert hatten. Das mag mit dem hohen Anteil an Mammakarzinomen und Lymphomen in unserer Serie zusammenhängen. Bei diesen Erkrankungen war bei uns wie auch bei anderen Untersuchungen die Trefferquote der zytologischen Diagnostik besonders ungünstig. Vielleicht waren unsere Pathologen auch etwas zu zurückhaltend mit der Diagnose „maligne", was allerdings auch zu einer 100%igen Spezifität führte. Jedoch auch wenn andere Befunder die Diagnose „maligne" im konventionell gefärbten Paräparat großzügiger gestellt hätten, erscheint uns die objektive Methode der Erkennung von Tumorzellen durch den Nachweis von Tumormarkern eine wertvolle Ergänzung der subjektiven Einflüssen unterworfenen konventionellen Zytologie zu sein.

Tumormarker in der Flüssigkeit

Die Ergebnisse der Bestimmungen der Tumormarker in der Flüssigkeit der Punktate zeigen die Abb. 7 und 8. Für CEA und BGP I sowohl im Aszites als auch im Pleuraerguß und für CA 19-9 und TPA im Aszites ergaben sich signifikante Unterschiede zwischen den Werten in

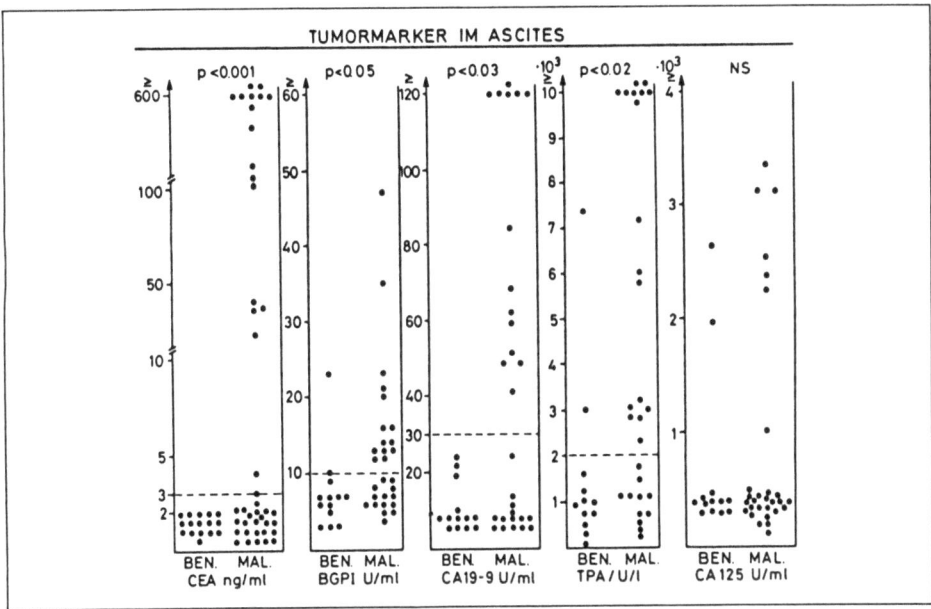

Abb. 7. Tumormarkerwerte in der Flüssigkeit von 57 Aszitespunktaten.

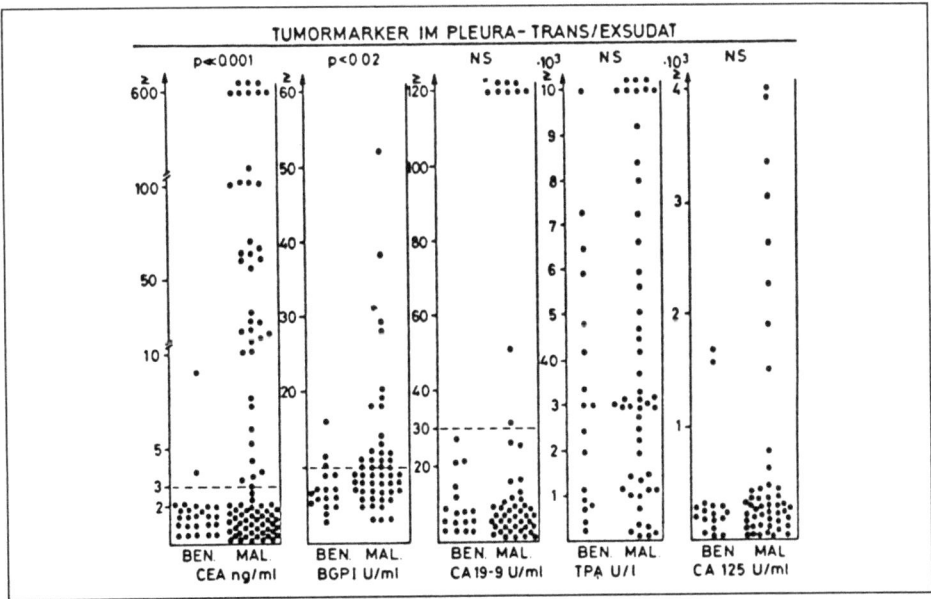

Abb. 8. Tumormarkerwerte in der Flüssigkeit von 111 Pleurapunktaten.

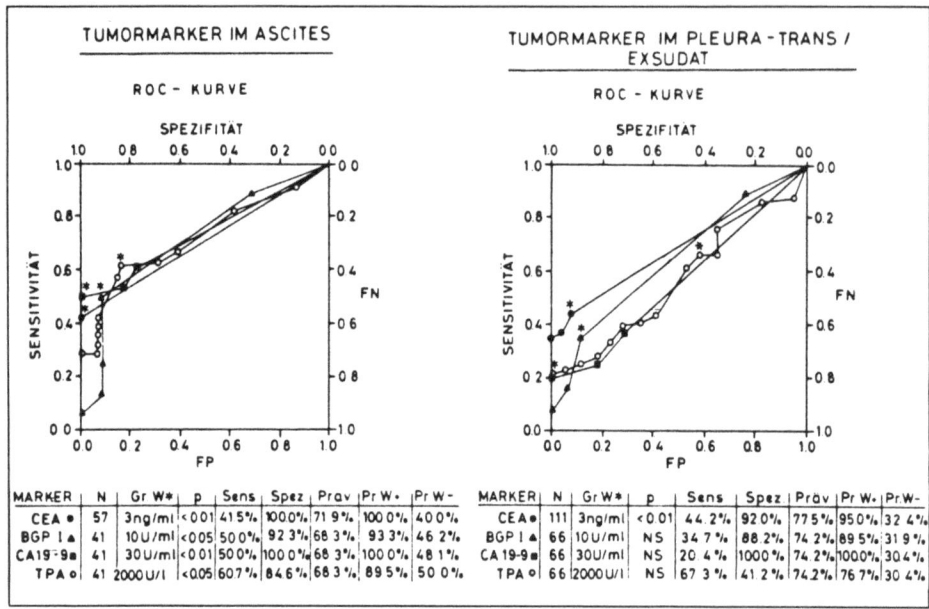

Abb. 9 und 10. Statistische Auswertung der Daten von Abb. 7 und 8.

benignen und malignen Punktaten, für CA 19-9 und TPA im Pleuraerguß und für CA 125 in beiden Flüssigkeiten lagen die Werte in malignen Punktaten zwar etwas höher, dieser Unterschied ließ sich jedoch statistisch nicht sichern. Die Grenze, oberhalb derer wir einen Wert als hinweisend auf Malignität ansahen, legten wir anhand von Spezifitäts-Sensitivitäts-Kurven fest (Abb. 9 und 10) und zwar für CEA bei 3ng/ml, für BGP I bei 10 U/ml, für CA 19-9 bei 30 U/ml, und für TPA bei 2000 U/l.

Die Spezifität der Unterscheidung benigner und maligner Punktate betrug bei diesen cut-off-Werten zwischen 88% und 100% für die verschiedenen Marker, unterschiedlich in Pleuraergüssen und Aszites, die Sensitivität lagen zwischen 20% und 50% (Abb. 9 und 10). Für TPA lag die Sensitivität im Aszites zwar sogar bei 60%, die Spezifität jedoch nur bei 84%, und der positive prädiktive Wert nur bei knapp 90% bei einer Prävalenz maligner Erkrankungen in unserer Serie von knapp 70%. Der Wert der Bestimmung dieses Markers erschien uns deshalb fraglich.

Für CEA fanden sich oberhalb des cut-off's liegende Werte vor allem bei Mamma-, gastrointestinalen und nicht kleinzelligen Bronchialkarzinomen, für BGP I außer bei Karzinomen auch bei Sarkomen und Lymphomen, für CA 19-9 hauptsächlich bei gastrointestinalen Karzinomen, und für TPA unabhängig vom Tumortyp. Zur Unterscheidung benigne/maligne ergänzten sich die Marker somit, und eine Kombination der Bestimmung von CEA, BGP I und CA 19-9 war in der Lage, in 49 von 74 malignen Fällen das Vorliegen eines Tumors zu erkennen, daß sind 66%, und bei 28 benignen Punktaten ergab sie nur 1 falsch-positives Resultat, das bedeutet eine Spezifität von 96%. Das sind Werte, die im Vergleich zur zytologischen Diagnostik doch ganz beachtlich sind.

Zwischen dem immunzytochemischen Nachweis eines Antigens und dem Auftreten hoher Werte desselben Markers in der Flüssigket bestand ein Zusammenhang, jedoch fanden sich auch immunzytochemisch positive Befunde bei niederen Markenwerten und umgekehrt.

Tabelle 4. Angaben der Literatur zum immunzytochemischen Nachweis von Tumorzellen

Antigen	Spezifität	Sensitivität
CEA	+	(+)
CA 1	?	+
EMA	?	+
HMFG	?	+
simple epithelium antigen	−	+
intermediate filaments	−	+
Keratin associated component	+	(+)
AFP	+	(+)
PLAP	+	(+)
SP 1	+	(+)

Literatur Immunzytochemie

Tabelle 4 faßt Angaben der Literatur zur immunzytochemischen Identifikation von Tumorzellen in Punktaten zusammen. Für CEA kamen alle Untersucher wie wir zu dem Schluß, daß es in benignen Punktaten immunzytochemisch nicht nachzuweisen ist und daß es mäßig sensitiv für das Vorliegen eines Karzinoms, speziell eines Adenokarzinoms ist (Lit. siehe 12). Für CA 1, ein Antigen, das vor allem von einer Oxforder Arbeitsgruppe untersucht wurde, EMA (epithelial membrane antigen) und HMFG (human milk fat globule antigen) gilt gleichermaßen, daß der Nachweis der Antigene von den Erstbeschreibern als sowohl sehr sensitiv als auch sehr spezifisch für das Vorliegen eines Tumors angegeben wurde (18, 17, 5), daß aber andere Untersucher die Antigene auch in einem nennenswerten Prozentsatz benigner Punktate in Mesothelzellen finden konnten (15, 17, 13). Wir konnten das Vorkommen von EMA in Mesothelien in einer eigenen Pilotuntersuchung bestätigen. Von anderen Antikörpern, nämlich gegen simple epithelium antigen (7) und nicht näher spezifizierte Intermediärfilamente (7) wurde publiziert, daß sie zwar ebenfalls sehr häufig Tumorzellen in karzinomatösen Punktaten anfärbten, aber auch mit Mesothelien in benignen Punktaten reagieren können. Da uns eine sehr hohe Spezifität für Malignität unabdingbar erscheint, halten wir den Wert von Antikörpern gegen diese 5 Antigene in der Punktatdiagnostik für gering. Antikörper gegen Keratin associated component (17), alpha-Fetoprotein (14), placental alkaline phosphatase (14) und pregnancy specific beta-1-glycoprotein (14) reagierten zwar nur mit malignen Punktaten, aber nur mit ganz bestimmten, eher seltenen Tumortypen. Damit ist ihre Sensitivität für eine routinemäßige Verwendung wohl zu gering.

Literatur Marker in der Flüssigkeit

Tabelle 5 faßt die Angaben der Literatur über Tumormarker in der Flüssigkeit von Punktaten zusammen. Die meisten Untersucher haben sich mit CEA beschäftigt (Lit. bei (16)). In diesen Arbeiten werden Grenzwerte für die Unterscheidung benigne/maligne zwischen 2,5 und 40 ng CEA/ml Punktatflüssigkeit, Sensitivitäten zwischen 27% und 88% und Spezifitäten zwischen 88% und 100% angegeben. Diese großen Diskrepanzen sind zum einen durch die unterschiedlichen Bestimmungsmethoden bedingt, zum andern durch die unterschiedlich gewählten Spezifitätsniveaus. Wenn man für die jeweils verwendete Methode einen eigenen Normwert festlegt, scheint die Bestimmung des CEA's in der Punktatflüssigkeit eine mäßige Sensitivität und hohe Spezifität für Karzinome zu haben. Für

Tabelle 5. Angaben der Literatur über Tumormarker in der Flüssigkeit von Aszites- und Pleurapunktaten

Antigen	Spezifität	Sensitivität	Grenzwert
CEA	85–100%	27–88%	2.5–40ng/ml
β-HCG	96 %	36%	10 miU/ml
AGP	54%	100%	39 ng/dl
PAG	keine genauen Angaben		
AFP	keine genauen Angaben, kaum sinnvoll		

β-HCG wurden in einer Arbeit von Couch (16) bei einem Grenzwert von 10 mIU/ml eine Spezifität von 96% und eine Sensitivität von 36% angegeben. An malignen Erkrankungen waren in dieser Serie Karzinome, Sarkome, Mesotheliome und Lymphome enthalten, also Erkrankungen, bei denen sowohl der immunhistochemische Nachweis als auch erhöhte Serumspiegel von β-HCG sehr selten sind. Alpha-1-acidylglycoprotein zeigte zwar keine hohe Spezifität, doch waren in einer Serie von insgesamt 50 Patienten Werte unter 39 ng/ml nur bei benignen Erkrankungen zu finden (11). Für pregnancy associated glycoprotein finden sich über Sensitivität und Spezifität keine Angaben, doch soll es bei Aszitespunktaten gewisse diagnostische Hinweise geben können (1). Die Bestimmung von alpha-Fetoprotein soll wegen einer sehr geringen Frequenz hoher Werte nicht sinnvoll sein (11).

Bei Anwendung geeigneter Techniken, Antikörper und Grenzwerte, kann durch den Nachweis von Tumormarkern somit mit hoher Spezifität, aber nur mäßiger Sensititvität zwischen benignen oder malignen Ursachen eines Aszites oder Pleuraergusses unterschieden werden. Diese Methoden sind vor allem geeignet, Karzinome, weniger andere Malignome zu erkennen. Als gesichert kann der Wert der Bestimmung von CEA in der Punktatflüssigket gelten. Diese Bestimmung ist für die Routine zu empfehlen. Der immunzytochemische Nachweis von CEA ist zwar aufwendiger, bietet aber den Vorteil einer höheren Spezifität und die Möglichkeit, Tumorzellen direkt nachzuweisen. Deshalb sollte man von dieser Methode durchaus in bestimmten Fällen Gebrauch machen, auch weil manchmal immunzytochemisch Tumorzellen bei normalem CEA in der Punktatflüssigkeit gefunden werden. Der Wert der übrigen besprochenen Antigene ist noch nicht gesichert und sollte Gegenstand weiterer Untersuchungen sein.

Literatur

1. Booth SN, Lakin G, Dykes PW, Burnett D, Bradwell AR (1977) Cancer associated proteins in effusions fluids. J Clin Pathol 30:537–540
2. Couch WD (1981) Combined effusion fluid tumor marker assay, carcinoembryonic antigen (CEA), and human chorionic gonadotropin (hCG), in the detection of malignant tumors. Cancer 48:2475–2479
3. Czernobilsky B, Moll R, Levy R, Franke WW (1985) Co-expression of cytokeratin and vimentin filaments in mesothelial, granulosa and rete ovarii cells of the human ovary. Eur J Cell Biol 37:175–190
4. Dietel M. Arps H, Klapdor R (1985): Morphologisch-klinische Korrelation der Tumormarker CA 19-9, CA 125 und CEA bei Pankreaskarzinomen. In: Neue tumorassoziierte Antigene, Hrsg. H Greten, R Klapdor, S. 78–85, Stuttgart
5. Epenetos AA, Canti G, Taylor-Papadimitriou J, Curling M, Bodmer WF (1982) Use of two epithelium-specific monoclonal antibodies for diagnosis of malignancy in serous effusions. Lancet II, 1004–1006

6. Faravelli B, D'Amore E, Nosenzo M, Betta P-G, Donna A (1984) Carcinoembryonic antigen in pleural effusions. Diagnostic value in malignant mesotheliomas. Cancer 53:1194–1197
7. Ghosh AK, Spriggs AI, Taylor/Papadimitriou J, Mason DY (1983) Immuncytochemical staining of cells in pleural and peritoneal effusions with a panel of monoclonal antibodies. J Clin Pathol 36:1154–1164
8. Kabawat SE, Bast RC, Bhan AK, Welch WR, Knapp RC, Colvin RB: (1983) Tissue distribution of a coelomic epithelium-related antigen recognized by the monoclonal antibody OC 125. Lab Invest 48, 42A
9. Lamerz R, Stieber P (1985) Radioimmunological detection of biliary glycoprotein-like antigen (BGP I) in sera of healthy subjects and patients with benign and malignant gastrointestinal diseases. XIII Annual Meeting of the International Society for Oncodevelopmental Biology and Medicine, Abstract No. 17, Paris/France
10. Lamerz R, Reischle CH, Stieber P, Wiebecke B (1985) Occurrence of biliary glycoprotein-like antigen (BGP I) in normal and adult, inflammatory and cancerous tissues. XIII Annual Meeting of the International Society for Oncodevelopmental Biology and Medicine, Abstract No. 18, Paris/France
11. Martinez-Vea A, Gatell JM, Segura F, Heimann C, Elena M, Ballesta AM, Ribas Mundo M (1982) Diagnostic value of tumoral markers in serous effusions. Cancer 50:1783–1788
12. Mezger J, Lamerz R, Arnholdt H, Huhn D, Wilmanns W (1986) Tumormarker in der Diagnostik von Aszites- und Pleurapunktaten. Onkologie 9:11–16
13. O'Brien MJ, Kirkham SE, Burke B, Ormerod M, Saravis CA, Gottlieb LS, Neville AM, Zamcheck N (1980) CEA, ZGM and EMA localization in cells of pleural and peritoneal eftusions: A preliminary study. Invest Cell Pathol 31:251–258
14. Orrell SR, Dowling KD (1983) Oncofetal antigens as tumor markers in the cytologic diagnosis of effusions. Acta cytologica 27:625–629
15. Pallesen G, Jepsen FL, Hastrup J, Ipsen A, Hvidberg N (1983) Experience with the Oxford tumor marker (Cal) in serous fluids. Lancet I, 1326
16. Svenberg T (1976) Carcinoembryonic antigen-like substances of human bile. Isolation and partial-characterization. Int J Cancer 17:588–596
17. To A, Coleman DV, Dearnaley DP, Ormerod MG, Steele K, Neville AM (1981) Use of antisera to epithelial membrane antigen for the cytodiagnosis of malignancy in serous effusions. J Clin Pathol 34:1326–1332
18. Woods JC, Spriggs AI, Harris H, McGee J (1982) A new marker for human cancer cells. 3. Immunocytochemical detection of malignant cells in serous fluids with the Cal antibody. Lancet II, 512–514

Anschrift des Verfassers:

Dr. med. J. Mezger
Medizinische Klinik III
Klinikum Großhadern
Marchioninistraße 15
8000 München 70

Tumormarker und Bronchialkarzinom

U. Blum[1], M. Lorenz[2], D. Drahovsky[3], F. D. Maul[4], P. Kaltwasser[5], M. Jackisch

Klinik für Thorax-, Herz- und Gefäßchirurgie[1], Klinik für Abdominalchirurgie[2], Zentrum der Biologischen Chemie[3], Zentrum der Radiologie, Abteilung für Nuklearmedizin[4], Zentrum der Inneren Medizin[5] der J. W. Goethe-Universität Frankfurt am Main.

Die frühzeitige Diagnose und Therapie des Bronchialkarzinoms gestaltet sich wegen der mangelnden Symptomatik der Karzinome und den Schwierigkeiten bei ihrer diagnostischen Abklärung problematisch. Durch unsere Untersuchung sollte geklärt werden, welchen Stellenwert Tumormarker
1. bei der Screeninguntersuchung des Bronchialkarzinoms
2. bei der Differentialdiagnose
3. bei der präoperativen Differenzierung verschiedener histologischer Zelltypen
4. bei der Stadieneinteilung des Bronchialkarzinoms
haben.

Methodik

Bei 31 operablen Bronchialkarzinomen wurden folgende Tumormarker untersucht: TPA, CEA, SP1, CA 19-9, ACTH, ß-HCG, α-1-Antitrypsin, Ferritin und Kalzitonin. Die Untersuchung erfolgte am häufigsten bei Plattenepithel- und Adenokarzinomen im Stadium I und III. Die Tumormarker wurden bei einem kleinzelligen Bronchialkarzinom und einem Alveolarzellkarzinom untersucht.
Die Kontrollgruppe bildeten 12 Patienten mit benignen Lungenerkrankungen (5 Lungengerüstprozesse, 4 entzündliche Lungenerkrankungen, 3 Hamartome), welche unter dem Verdacht eines Bronchialkarzinoms operiert wurden.
Für die einzelnen Tumormarker beim Bronchialkarzinom wurden bestimmt: Sensitivität, Spezifität und prädiktiver Wert.

Ergebnisse

Tabelle 1 zeigt Sensitivität, Spezifität und prädiktiven Wert der untersuchten Tumormarker beim Bronchialkarzinom.

Tabelle 1. Sensitivität, Spezifität und prädiktiver Wert von Tumormarkern beim Bronchialkarzinom

	CEA	TPA	α-1-Antitrypsin	Ferritin	CA 19-9	ACTH	Kalzitonin	SP 1	β-HCG
Sensitivität	44,8%	69,2%	38,4%	32%	12,5%	7,6 %	0	0	0
Spezifität	58%	40%	90%	80%	100%	100%	0	0	0
Prädiktiver Wert	51%	53%	79%	61%	100%	100%			

Die Sensitivität der gesamten Tumormarkerfrequenz (1 Tumormarker im Serum positiv) betrug 86,2%, die Spezifität der gesamten Markerfrequenz lag nur bei 16%. Bei einer ausgewählten Tumormarkerkombination wie α-1-Antitrypsin, Ferritin und CA 19-9 konnte die Spezifität der Marker auf einen akzeptablen Wert von 75% erhöht werden, die Sensitivität dieser Kombination betrug jedoch nur 45%.
Der Vergleich zwischen histologischem Zelltyp der Bronchialkarzinome und pathologischem Serumspiegel der Tumormarker ergab keine Korrelation, auch nicht im Hinblick auf ein vermehrtes Vorkommen eines bestimmten Markers bei einem bestimmten Zelltyp (unter den untersuchten Karzinomen befand sich nur 1 kleinzelliges Bronchialkarzinom und 1 Alveolarzellkarzinom).
Werden Stadium der operablen Bronchialkarzinome und Anzahl positiver Serummarker oder Höhe der Serumspiegel verglichen, so finden sich bei fortgeschrittenerem Tumorstadium weder vermehrt pathologische Serummarkerspiegel, noch korreliert die Höhe der Serumspiegel mit dem Tumorstadium (weder mit dem T- noch mit dem N-Stadium des Tumors).

Schlußfolgerung

Die untersuchten Tumormarker besitzen eine zu geringe Sensititvität, um zur Screeninguntersuchung des Bronchialkarzinoms eingesetzt zu werden. Die geringe Sensitivität wird durch die schwache und inhomogene Freisetzung der Marker durch die Bronchialkarzinome erklärt, wie wir in einer immunhistochemischen Untersuchung der Marker demonstrieren konnten. Die untersuchten Tumormarker sind wegen ihrer geringen Spezifität nicht geeignet, zur Diagnostik und Differenzialdiagnostik des Bronchialkarzinoms eingesetzt zu werden. Die geringe Spezifität wird durch die gleichzeitige Freisetzung der Tumormarker aus gesundem Lungengewebe der Patienten erklärt, die wir ebenfalls durch eine immunhistochemische Untersuchung demonstrieren konnten. Einen gehäuften Nachweis von Tumormarkern bei dem Platten-, Adenokarzinom oder großzelligen Karzinom oder das Vorkommen eines bestimmten Tumormarkers bei einem der Zelltypen konnten wir nicht nachweisen, sodaß ein Hinweis auf das Vorliegen eines bestimmten Zelltyps des Bronchialkarzinoms durch Tumormarker u. E. nicht möglich ist. Ein Hinweis auf das Tumorstadium der Erkrankung beim operablen Bronchialkarzinom durch Tumormarker ist ebenfalls nicht möglich, da die Serumspiegel der Marker aufgrund ihrer inhomogenen Freisetzung durch die Tumore nicht mit dem Stadium der Erkrankung korrelieren. Diese Beobachtung, die wir für operable Bronchialkarzinome machten, wurden für inoperable Karzinome von Shinkai (1985) anhand von CEA-Serumspiegeln demonstriert.

Zusamenfassung

Die untersuchten Tumormarker sind wegen ihrer geringen Sensitivität und hohen Spezifität nicht geeignet
1. zur Screening-Untersuchung des Bronchialkarzinoms eingesetzt zu werden;
2. zur Diagnostik und Differenzialdiagnostik des Bronchialkarzinoms eingesetzt zu werden;
3. Die Tumormarker geben bei Platten-, Adeno- und großzelligem Bronchialkarzinom keinen Hinweis auf den vorliegenden Zelltyp.
4. Aufgrund der inhomogenen Freisetzung der Marker durch die Bronchialkarzinome erlauben die Tumormarker-Serumwerte keinen Hinweis auf das Stadium der Erkrankung beim operablen Bronchialkarzinom.

Der derzeit mögliche Einsatz der untersuchten Tumormarker scheint vorwiegend im Monitoring während und nach Therapie des Bronchialkarzinoms bei prätherapeutisch erhöhten Serumwerten zu liegen.

Literatur

1. Blum U, Ungeheuer E, Wacha H (1983) Bedeutung der klinischen Symptomatik für die Früherkennung des Bronchialkarzinoms. Onkologie 6:12–15
2. Gropp G, Havemann E, Scheuer A (1980) Ectopic hormones in lung cancer patients at diagnosis and during therapy. Cancer 46:347–354
3. Shinkai T, Saijo N, Tominaga K, Eguchi K, Sasaki Y, Fujita F, Futami H, Ohkura H, Suemasu K (1985) Serial plasma carcinoembryonic antigen measurements for monitoring patients with advanced lung cancer during chemotherapy. Präsentation: IV World conference on Lung Cancer, Toronto, 25–30.

Anschrift des Verfassers:

Dr. U. Blum
Klinik für Thorax-, Herz- und Gefäßchirurgie
Zentrum Chirurgie
Theodor-Stern-Kai 7
6000 Frankfurt

CEA und dTTPase als Marker für das nicht-kleinzellige Bronchialkarzinom

N. Dahlmann[1], R. Pompecki[2] und P. Thomsen[3]

[1] Abteilung Molekularbiologie, Universität Hamburg,
[2] Israelitisches Krankenhaus, Hamburg,
[3] Krankenhaus Großhansdorf der LVA Freie und Hansestadt Hamburg,

Das Bronchialkarzinom (BC) ist eine häufige Neoplasie mit schlechter Prognose. Spezifische und hochsensible Tumormarker sind daher von besonderer Wichtigkeit. Für das kleinzellige BC (SCBC) verspricht die neuronspezifische Enolase, diese Anforderungen zu erfüllen. Zur Beurteilung des nicht-kleinzelligen BC (NSCBC) werden neben Proteohormonen die unspezifischen Marker CEA und TPA benutzt.

Die Deoxythymidin-5'-triphosphatase (dTTPase), ein neuer Tumormarker (1), wurde bei malignen Tumoren verschiedener Entitäten erhöht gefunden (2, 3) und ist auch beim NSCBC im Serum erhöht. Das Enzym katalysiert die Hydrolyse von dTTP zud dTDP. Der Charakter der dTTPase als Schlüsselenzym spricht dafür, daß es an der Regulation der dTTP-Synthese beteiligt ist und daher eine bedeutende Rolle in der Kontrolle der DNA-Synthese spielt. Wir haben den Nutzen der Serum-dTTPase für die Diagnostik des NSCBC im Vergleich zum Serum CEA untersucht.

Es wurden die präoperativen Seren von 35 Patienten mit NSCBC (29 Männer und 6 Frauen, 38 bis 71 Jahre alt) untersucht. 16 Patienten hatten ein Plattenepithelkarzinom, 10 ein großzelliges und 9 ein Adenokarzinom. Bei 21 Kranken war der Tumor lokalisiert (T_1 oder T_2, N_0), bei 14 fortgeschritten (T_3N_0, T_{1-3}, N_x). Als Kontrollgruppe dienten 125 Blutspender. Die dTTPase wurde im Serum wie vorbeschrieben bestimmt (3). Das Serum-CEA wurde mit dem monoklonalen Abbot CEA RIA gemessen. Als erhöht wurden Werte angesehen, die oberhalb des 2 SD-Bereiches der Normalpersonen lagen. Als Ausschlußwerte wurden für dTTPase 260 U/l und für CEA 4,5 ug/l gewählt.

Die Häufigkeiten erhöhter dTTPase und CEA-Werte bei den Patienten mit NSCBC sind für unterschiedliche Histologien in Tabelle 1 aufgeführt. 9 von 10 erhöhten dTTPase-Werten finden sich bei Patienten mit Adeno- und großzelligem Karzinom. 6 von 9 Patienten mit erhöhtem Serum CEA hatten ein Plattenepithelkarzinom. Die Sensitivität der dTTPase-Bestimmung beträgt insgesamt 29%, die der CEA-Bestimmung 26%. Da dTTPase und CEA nicht miteinander korrelieren, erhöht sich durch simultane Bestimmung der Marker die Sensitivität für alle histologischen Entitäten auf 46%. Keiner der beiden Marker

Tabelle 1. Häufigkeit erhöhter Serum dTTPase und CEA-Werte bei Patienten mit NSCBC unterschiedlicher Histologie

Histologie	Anzahl Patienten mit erhöhten Werten (% in Klammern)			
	gesamt	dTTPase	CEA	dTTPase +CEA
Plattenepithel-Ca.	16	1 (6)	6 (38)	6 (38)
Adeno-Ca.	9	3 (33)	1 (10)	3 (33)
Großzelliges Ca.	10	6 (60)	2 (20)	7 (70)
Gesamt	35	10 (29)	9 (26)	16 (46)

korrelierte mit der Tumorausbreitung, was wahrscheinlich auf die relativ große Zahl lokalisierter Karzinome zurückzuführen ist. 8 von 13 Patienten mit einem lokalisierten Adeno- bzw. großzelligen Karzinom wiesen bereits erhöhte dTTPase-Werte auf. Aus den Ergebnissen schließen wir:
1. Beide Marker weisen für das NSCBC bei hoher Spezifität eine nur mäßige Sensitivität auf.
2. Die dTTPase scheint beim Adeno- und großzelligen Karzinom eine höhere Sensitivität zu besitzen (etwa 50%) als beim Plattenepithelkarzinom.
3. Die simultane Bestimmung von dTTPase und CEA im Serum führt beim NSCBC zu einer deutlichen Steigerung der Sensitivität. Dies bedeutet einen diagnostischen Gewinn für die Patienten mit NSCBC.

Literatur

1. Dahlmann N (1982) Human serum thymidine triphosphate nucleotidohydrolase: purification and properties of a new enzyme. Biochemistry 21:6634–6639.
2. Dahlmann N (1982) Elevated dTTPase activities in sera of patients with advanced cancer. J Natl Cancer Inst 69:569–572.
3. Dahlmann N and Pompecki R (1984) Human serum deoxythymidine-5'-triphosphatase activity as a parameter in the diagnosis and follow-up of large bowel carcinoma. Cancer Res 44:848-851

Anschrift des Verfassers:
Dr. med. R. Pompecki
Israelitisches Krankenhaus
Postfach 60 11 60
Orchideenstieg 14
2000 Hamburg 60

Neuron-Spezifische Enolase (NSE) bei verschiedenen nichtendokrinen Tumoren und gutartigen chronischen Lungenerkrankungen

W. Fischbach, B. Jany, R. Nelkenstock, J. Mössner

Medizinische Poliklinik der Universität Würzburg

Die Neuron-spezifische Enolase (NSE) ist ein Enzym, das in Neuronen des ZNS und peripherer Nerven, in neuroendokrinem Gewebe, insbesondere den APUD-Zellen und in Tumoren neuroektodermalen Ursprungs vorkommt. Parallel zu einer prospektiven follow-up Studie bei bisher 41 Patienten (in Vorbereitung) mit kleinzelligen und nicht-kleinzelligen Bronchialkarzinomen unter Chemo- und/oder Radiotherapie untersuchten wir den klinischen Stellenwert der NSE-Bestimmung im Serum von Patienten mit verschiedenen malignen Erkrankungen und chronischen gutartigen Lungenerkrankungen. NSE wurde im Serum mit Hilfe eines Radioimmunoassays (Pharmacia, Freiburg) bestimmt. Der an 119 gesunden Blutspendern (♀=33, ♂=86, mittleres Alter 37,9 Jahre, 15-80 J.) erstellte Normbereich ergab eine mittlere Serumkonzentration von 7,0ng/ml ($\bar{x}$). Alters- und Geschlechtsunterschiede bestanden nicht, Raucher zeigten tendenziell höhere Werte. Werte > 11,0ng/ml wurden als pathologisch angesehen ($\bar{x}+2s$). Patienten mit verschiedenen epithelialen Malignomen (n=36, gastrointestinale, kolorektale, Mamma-, Larynx-, Pharynx-, Thymuszell-Karzinome) wiesen einen signifikant höheren NSE-Spiegel (10,9 ± 1,3 ng/ml, p=0,002) auf. Pathologische Werte fanden sich dabei in 33%, ausnahmslos bei metastasierenden Tumoren. Maligne Erkrankungen des lymphoretikulären Systems

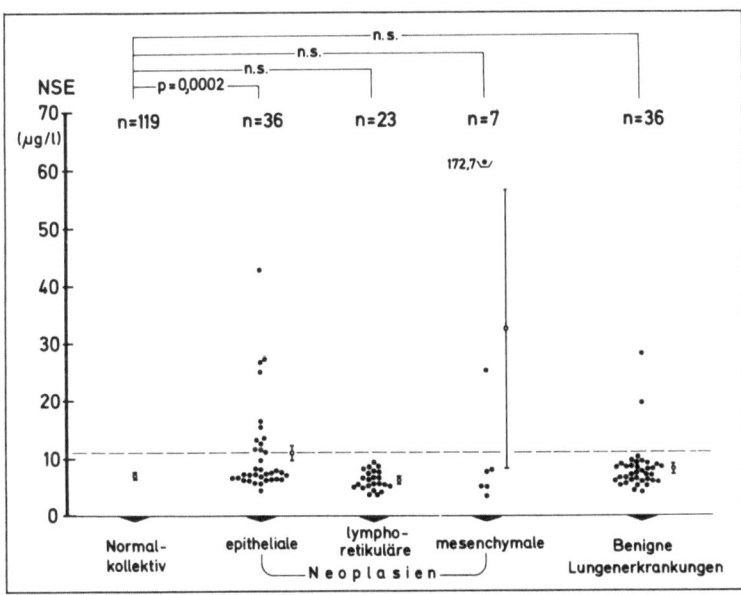

Abb. 1. Serum-NSE bei Normalkollektiv, epithelialen, lymphoretikulären und mesenchymalen Neoplasien und bei benignen Lungenerkrankungen.

(M. Hodgkin=5, Non Hodgkin-Lymphome=12, Leukämien=6) zeigten in keinem Fall, mesenchymale Tumoren in 2 von 7 Fällen erhöhte NSE-Werte. Es handelt sich hierbei in beiden Fällen um metastasierende Leiomysarkome. Sowohl die lymphoretikulären (6,1±0,4 ng/ml) als auch die mesenchymalen (32,4±24 ng/ml) Tumoren unterschieden sich nicht signifikant vom Normalkollektiv. Bei gutartigen Lungenerkrankungen (chronische Bronchitis=22, interstitielle Lungenerkrankungen=6, M. Boeck=5, Pneumonie=3) ließen sich in 5,6% erhöhte NSE-Werte nachweisen. Die mittlere Serumkonzentration (8,2±0,7 ng/ml) unterschied sich nicht signifikant von den Kontrollpersonen.

Erhöhte NSE-Serumwerte können somit nicht nur bei neuroendokrinen Tumoren, insbesondere bei kleinzelligen Bronchialkarzinomen beobachtet werden. Sie finden sich auch in bis zu einem Drittel der Fälle bei verschiedenen epithelialen Malignomen (Mamma-, Magen-, Dickdarm-, Schilddrüsen-, Thymuszellkarzinomen) und mitunter bei mesenchymalen Tumoren. Vereinzelt treten pathologische Serumkonzentrationen auch bei chronischen gutartigen Lungenerkrankungen auf.

Anschrift des Verfassers:
Dr. W. Fischbach
Medizinische Poliklinik
der Universität Würzburg
Klinikstraße 8
8700 Würzburg

Die Bedeutung der neuron-spezifischen Enolase (NSE) für die Diagnostik rundzelliger Tumoren und anderer Neoplasien

M. Vierbuchen[1], G. Bertram[2], A. Imdahl[1], R. Fischer[1]

Pathologisches Institut[1] und Hals-Nasen-Ohren-Klinik der Universität Köln

Die neuron-spezifische Enolase (NSE) stellt ein Isoenzym der glykolytischen Enolase dar (Bock u. Dissing 1975). Das Enzym kommt selektiv in neuronalen und neuroendokrinen Zellen vor (Schmechel et al. 1978). In der vorliegenden Studie wurde das Vorkommen der NSE in verschiedenen ,,rundzelligen" Tumoren des neuronalen und neuroendokrinen Systems im Vergleich zu Neoplasien mit nicht-neuronalen Ursprung immunhistochemisch untersucht.

Tabelle 1. NSE-Aktivität in neuronalen-, neuroendokrinen- und anderen Neoplasien

Tumor	N	NSE positiv	NSE negativ
Neuroblastom			
zentral	6	5	1
Riechschleimhaut	12	11	1
adrenal	4	4	0
Ewing Sarkom	3	0	3
embryonales Rhabdomyosarkom	3	0	3
alveoläres Rhabdomyosarkom	3	0	3
andere Sarkome	10	0	10
malignes Non-Hodgkin Lymphom	14	0	14
kleinzelliges Bronchialkarzinom	30	16	14
Merkel-Zell-Tumor	3	0	3
undifferenzierte Karzinome	20	0	20
Karzinoid-Tumor	5	0	5
medulläres Schilddrüsenkarzinom	5	0	5

Die Untersuchungen umfaßten Neuroblastome, die sich sowohl hinsichtlich ihrer Differenzierung und ihres Ursprungsortes unterschieden (s. Tabelle 1). Mit zwei Ausnahmen konnte in allen Tumoren zumindest in einigen Tumorarealen die NSE nachgewiesen werden. Im Gegensatz dazu fiel in allen nichtneuronalen Tumoren (Sarkome, Lymphome, undifferenzierte Karzinome) der Nachweis des Enzyms negativ aus. Die kleinzelligen Bronchialkarzinome zeigen APUD-Zellcharakteristika. In der Hälfte der Tumoren konnte die NSE nachgewiesen werden, wobei hier eine deutliche intra-Tumorvariation bestand. In den Merkel-Zell-Tumoren, die sich von spezialisierten nicht-Keratinozyten der basalen Epidermis ableiten sollen, konnte regelmäßig die NSE nachgewiesen werden. Dieser Befund weist auf den neuronalen Ursprung der Tumoren hin. In den Karzinoiden konnte in allen Fällen die NSE nachgewiesen werden, wobei die Expression der NSE unabhängig von der Art des jeweils produzierten Polypeptidhormons erfolgte. Innerhalb eines Tumors konnte die NSE auch in Zellen nachgewiesen werden, in denen immunhistochemisch keine Hormonbildung feststellbar war. In den medullären Schilddrüsenkarzinomen, die ebenfalls zu den APUD-Zelltumoren gerechnet werden, konnte regelmäßig die NSE nachgewiesen werde. Zusammenfassend ergaben diese immunhistochemischen Untersuchungen, daß die NSE: 1) zur Unterscheidung der *Neuroblastome* von anderen rundzelligen Tumoren herangezogen werden kann, 2) einen nützlichen Marker für die Diagnostik *kleinzelliger Bronchialkarzinome* darstellt, 3) ein wertvolles Antigen ist, um nicht-neuronale Hauttumoren von *Merkel-Zell-Tumoren* zu unterscheiden, 4) einen allgemeinen Marker zum Nachweis neuroendokriner (*Karzinoid, medulläres Schilddrüsenkarzinom*) Tumoren darstellt.

Literatur

1. Bock E, Dissing J (1975) Scand J Immunol 4:31
2. Schmechel D, Marangos PJ, Brightman M (1978) Nature 276:834

Anschrift des Verfassers:
Dr. M. Vierbuchen
Pathologisches Institut der
Universität Köln
Joseph-Stelzmann-Str. 9
5000 Köln 41

Katecholamin-produzierende Tumoren: Tumormarker und Proteohormonsekretion

B. Winterberg, A. M. Wasylewski, Th. Hossdorf, K. Hengst, G. Niederlein, H. Vetter, G. Wüst.

Medizinische Poliklinik und Medizinische Klinik der Universität Münster

Wir untersuchten die Frage, ob und in welcher Konzentration Polypeptidhormone und Tumormarker im Blut von Patienten mit unilokulärem oder metastasierendem Phäochromozytom, sowie von Patienten mit multipler endokriner Neoplasie Typ II A nachweisbar sind und eventuell als Tumorindikatoren gewertet werden können. Es wurden 13 Patienten im Alter von 18-74 Jahren (mittl. Alter 37,6 ± 15,3 J., 5 männl., 8 weibl.) untersucht. Von diesen 13 wiesen 9 Patienten ein unilokuläres Phäochromozytom auf, bei 2 weiteren Patientinnen ließen sich multiple Phäochromozytommetastasen nachweisen, weitere 2 Patienten hatten eine multiple endokrine Neoplasie Typ II A (MEN, Sipple-Syndrom). Die Diagnose wurde aufgrund charakteristischer biochemischer Parameter sowie aufgrund der Ergebnisse sonographischer, szintigraphischer und computertomographischer Untersuchungen gestellt und bei 12 der 13 Patienten operativ gesichert. Eine Patientin war inoperabel. Präoperativ wurden von allen Patienten Blutproben entnommen und auf den Gehalt an CEA, TPA, Kalzitonin (CT), adrenokortikotropem Hormon (ACTH) und vasoaktivem intestinalen Polypeptid (VIP) untersucht.

Ein erhöhter ACTH-Spiegel konnte lediglich bei einem Patienten mit Sipple-Syndrom gemessen werden, die Werte der übrigen Patienten lagen im Normbereich. Dieser Patient zeigte klinisch keine Hinweise auf ein Cushing-Syndrom. Die Serumkonzentrationen an VIP waren bei 10/13 Patienten erhöht, allerdings überschritt keiner der Meßwerte das Doppelte des oberen Normwertes von 30 pmol/l. Keiner der Patienten litt an einer Diarrhoe. 6 von 13 Patienten, darunter ein Patient mit MEN II A und eine Patientin mit metastasierendem Phäochromozytom, zeigten erhöhte TPA-Serumspiegel. Von 9 Fällen mit nicht-malignem Phäochromozytom waren die TPA-Spiegel in 3 Fällen an der oberen Normgrenze. Dagegen konnte in nur einem Fall der CEA-Spiegel erhöht gefunden werden. Erhöhung von TPA und CEA durch entzündliche Prozesse konnten durch die klinische Untersuchung der Patienten ausgeschlossen werden. Bei den beiden Patienten mit MEN II A konnte eine deutliche Erhöhung von CEA und Kalzitonin nachgewiesen werden. Die übrigen Patienten zeigten normale Kalzitoninspiegel im Serum (vgl. Tabelle 1).

Tabelle 1. Ergebnisse

	normal n=	erhöht n=	davon
ACTH	12	1	1 Sipple-Syndrom
VIP	3	10	1 Sipple-Syndrom 2 metast, Phäo
TPA	7	6	1 Sipple-Syndrom 1 metast, Phäo
CEA	10	2(1)	2 Sipple-Syndrome
CT	11	2	2 Sipple-Syndrome

Eine ektope Hormonbildung in APUD-Tumoren ist bereits beschrieben worden, auch ektopische ACTH-Syndrome beim Phäochromozytom. In unserer Patientengruppe fand sich lediglich bei einem Patienten mit Sipple-Syndrom ein erhöhter ACTH-Wert, allerdings ohne Ausbildung eines Cushing-Syndroms. Kalzitonin, das häufig in APUD-Tumoren gebildet wird, war nur bei einem Patienten mit Phäochromozytom erhöht, allerdings bei beiden Patienten mit Sipple-Syndrom. Bei diesen war gleichzeitig auch das CEA erhöht. Bei den übrigen Patienten waren die CEA-Werte normal (bis auf eine Patientin mit mäßig erhöhten CEA-Werten: 5,1 ng/ml (normal: bis 3,5 ng/ml). Deutlich erhöhtes CEA scheint auf das Vorliegen eines Sipple-Syndroms hinzuweisen. Bei 6/13 Patienten wurde ein erhöhter Serum-TPA-Spiegel gemessen. Es ließen sich jedoch aus den erhöhten TPA-Serumspiegeln keine krankheitsspezifischen Hinweise ableiten. Bei 10/13 Patienten war der VIP-Spiegel erhöht, jedoch litt keiner dieser Patienten an einer Diarrhoe. Somit kann der VIP-Plasmaspiegel als zusätzlicher diagnostischer Marker hilfreich sein. Von größerem diagnostischem Wert sind jedoch die Kalzitonin- und CEA-Bestimmungen bei Phäochromozytom-Patienten, um bei diesen eine multiple endokrine Neoplasie Typ II A zu erkennen.

Anschrift des Verfassers:
Dr. med. B. Winterberg
Medizinische Poliklinik der Universität
Albert-Schweitzer-Str. 33
4400 Münster

Bronchoalveoläre Lavage – Bewertung konventioneller und potentieller Tumormarker

Th. Schultek, J. Braun, A. Florenz, W. G. Wood

Klinik für Innere Medizin der Medizinischen Universität zu Lübeck

Die bronchoalveoläre Lavage (BAL), in der Pneumologie eine relativ neue diagnostische Methode, hat sich in der Differentialdiagnostik interstitieller Lungenerkrankungen bewährt. Während bislang die Auswertung der zellulären Bestandteile im Vordergrund stand, gewinnt die Untersuchung der Proteinzusammensetzung der BAL zunehmendes Interesse. In einer Studie prüften wir, ob die Konzentration lokalbiochemischer und humoraler Substanzen in der BAL bei Patienten mit chronischer Bronchitis (n=13, Gruppe A) und solchen mit peripherem Bronchialkarzinom einschließlich chronisch bronchitischer Veränderungen (n=11, Gruppe B; Tumorstadium $T_1N_{0-1}M_0$) unterschiedlich ist. Bestimmt wurden TPA, α_1 Antitrypsin, α_2 Makroglobulin, C-reaktives Protein, Immunglobulin A, sekretorisches IgA, Ferritin, α_1 saures Glykoprotein in Transthyretin (TBPA).
Die Bestimmung des TPA erfolgte mit dem Prolifigen TPA RIA-KIT (Sangtec, Bromma, S.), die Messung des Albumins elektrophoretisch. Die Bestimmung der übrigen Proteine wurde mittels von uns entwickelter immunoluminometrischer Assays durchgeführt, die sehr viel empfindlicher als die teilweise nephelometrischen Verfahren sind. Die Nachweisgrenze liegt zwischen 10^{-9} und 10^{-15} mol/ml.
Die mediane TPA Konzentration in der BAL der Gruppe B ist mit 8300 U/l signifikant höher als in Gruppe A (650 U/l). Vergleicht man die TPA-Albuminquotienten, finden sich bei den Tumorpatienten ebenfalls signifikant höhere Werte (57,2 vs 9,3).
Die absolute α_1 Antitrypsin-Konzentration ist mit 20,4 mg/l in Gruppe B höher als in A (1,38 mg/l).
Bildet man den Albuminquotienten, findet sich gleichfalls ein signifikanter Unterschied beider Gruppen (A:188; B:14). Der Proteinaseinhibitor α_2 Makroglobulin zeigt keinen Unterschied beider Gruppen. Bei den Akutphasenproteinen ist das Ferritin in Gruppe A (198 µg/l) höher als in Gruppe B (83 µg/l). Die albuminkorrigierte Konzentration dagegen ist in der Tumorgruppe (B) signifikant höher (1,35 vs 0,67). Die Konzentration des C-reaktiven Proteins und des α_1 sauren Glykoproteins ist in beiden Gruppen nahezu identisch.
Die mediane IgA Konzentration der Gruppe A ist mit 1,6 mg/l um den Faktor 2 höher als in Gruppe B (0,82 mg/l). Die Konzentration des sekretorischen IgA ist in Gruppe B signifikant höher als in A (44 U/l vs 136 U/l). Der Median der TBPA Konzentration ist in Gruppe A (0,62 mg/l) höher als bei den Patienten mit Bronchialkarzinom (0,1 mg/l). Bildet man den Quotienten α_1 saures Glykoprotein/ TBPA, von HOLLINSHEAD als „cancer serum index" bezeichnet, finden sich in der Tumorgruppe signifikant höhere Werte (69,8 vs 15,6). Bildet man diesen Quotienten auch mit α_1 Antitrypsin und TPA, so findet sich auch hier eine große Trennschärfe beider Gruppen.
Diese Untersuchungen der Proteinkonzentration in der BAL zeigen für einige der Proteine, insbesondere aber für TPA, α_1 Antitrypsin und für die drei beschriebenen TBPA Quotienten einen deutlichen Unterschied zwischen Patienten mit Bronchialkarzinom und solchen mit chronischer Bronchitis. Die Bestimmung dieser Proteine in der BAL ist eine

Anschrift des Verfassers:
Dr. Th. Schultek
Klinik für Innere Medizin der
Medizinischen Universität zu Lübeck
Ratzeburger Allee 160
2400 Lübeck 1

Der diagnostische Nutzen von CEA und Sialinsäure als Tumormarker bei Pleuraergüssen

W. Ebert, L. Heger, K. W. Kayser, P. Drings

Krankenhaus Rohrbach, Heidelberg

Der Nachweis maligner Pleuraergüsse infolge eines Pleuramesothelioms oder Pleuritis carcinomatosa erfolgt primär zytologisch. Das Verfahren ist bei 100%iger Spezifität in Abhängigkeit von der Qualität des Diagnostikers in ca. 60–70 % der Fälle erfolgreich. Die diagnostische Effizienz kann nur durch invasive Maßnamen wie Thorakoskopie oder Thorakotomie gesteigert werden. Es besteht deshalb die berechtigte Forderung nach einer weiteren nicht-invasiven, aber aussagekräftigen Methode, wie es beispielsweise die Bestimmung von Tumormarkern darstellt.

Vor diesem Hintergrund wurde der diagnostische Nutzen von CEA und Sialinsäure als Tumormarker in 102 Ergüssen mit malignem Grundleiden (48 Bronchialkarzinome, 15 Pleuramesotheliome, 39 Karzinome verschiedener Provenienz) und in 49 Ergüssen benigner Ätiologie mit einem monoklonalen Enzymimmunoassay (CEA, Abbott) sowie einem enzymatischen Test (Sialinsäure, Boehringer Mannheim) untersucht. In Tabelle 1 sind die Güteindices der diagnostischen Relevanz von CEA unter Berücksichtigung einer CEA-Konzentration von 5 ng/ml als Entscheidungskriterium zwischen positivem und negativem Testausfall aufgelistet. Über diesen Schwellenwert erhöhte CEA-Werte sind innerhalb der einzelnen Karzinome sowie histologischen Tumortypen unterschiedlich verteilt. Die Tumorsensitivität ist am größten bei gastrointestinalen Tumoren (100 %), gefolgt von Mammakarzinomen (91 %) und Adenokarzinomen der Lunge (77 %). Bei den Pleuramesotheliomen fand sich nur in einem Falle ein erhöhter Wert. Der Befund deckt sich mit den Ergebnissen immunhistologischer Untersuchungen (Immunperoxidase-Technik mit monoklonalen Anti-CEA) an Paraffinschnitten von Biopsiematerial. Die unterschiedliche Präsenz erhöhter CEA-Konzentrationen bei Pleuramesotheliomen und Adenokarzinomen ist von differentialdiagnostischer Bedeutung, da es für den Pathologen oftmals schwierig ist, zwischen einem biphasischen Pleuramesotheliom und Pleurametastasen eines Adenokarzinoms zu unterscheiden.

Das CEA gewinnt als Differenzierungsparameter noch an Gewicht, wenn man die Ergebnisse der Zytologie mit berücksichtigt: Durch kombinierte Anwendung konnte die Trefferquote auf 90% gesteigert werden. Sie ist damit sogar der Thorakoskopie (82%) überlegen.

Tabelle 1. CEA als Tumormarker im Pleuraerguß

	CEA>5 ng/ml		
Sensitivität	71,9 %		
Spezifität	95,3 %		
		Prävalenz 57,6%*	Prävalenz 40%**
positiver Vorhersagewert		95,4%	91,1%
negativer Vorhersagewert		71,4%	83,6%

* eigenes Patientengut ** Literatur

Weniger effizient ist das CEA in den korrespondierenden Plasmen. Hier beträgt die Tumorsensitivität für alle Malignome 47% und für das Bronchialkarzinom alleine nur 36%. Die relativ niedrige Sensitivität des Serum-CEA für das Bronchialkarzinom stimmt gut mit den Ergebnissen einer an 500 Fällen erhobenen Studie überein (Tumorsensitivität: 32%, Spezifität: 89%, positiver Vorhersagewert bei einer Prävalenz von 47%: 73%).

Im Gegensatz dazu ist die Sialinsäure als Malignitätsindikator ungeeignet. Es fand sich kein statistisch signifikanter Unterschied (p = 0,833, Wilcoxon-Test) zwischen der malignen ($\bar{x}$ = 62,9 mg%) und der benignen Gruppe ($\bar{x}$ = 62,2 mg%).

Anschrift des Verfassers:

Prof. Dr. med. W. Ebert
Krankenhaus Rohrbach
Amalienstr. 5
6900 Heidelberg-Rohrbach

DNS-Aneuploidie als hochspezifischer Marker maligner Zellen in Pleuraergüssen

W. Hiddemann, H. J. Kleinemeier, D. B. von Bassewitz

Medizinische Universitätsklinik Abteilung A (Dir.: Prof. Dr. J. van de Loo) Gerhard-Domagk-Institut für Pathologie (Dir.: Prof. Dr. E. Grundmann) der Universität Münster

DNS-Aneuploidien sind mittels Durchflußzytophotometrie in 70 – 90 % aller malignen Tumoren nachweisbar und gelten als hochspezifisches Merkmal maligner Zellen. Auf dieser Grundlage wurde im Rahmen der vorliegenden Studie die Relevanz von DNS-Analysen für die Identifizierung maligner Zellen in Pleuraergüssen primär unbekannter Dignität geprüft und in Relation zum zytologischen Befund und zum klinischen Krankheitsbild ausgewertet. Insgesamt wurden 115 Pleuraergüsse primär unbekannter Dignität untersucht. Von 30 malignen Ergüssen bei soliden Tumoren wiesen 18 (60 %) DNS-Aneuploidien auf. Bei 12 akuten Leukämien und malignen Lymphomen mit Pleurabeteiligung betrug die Rate aneuploider DNS-Stammlinien 17 % entsprechend der insgesamt niedrigeren Frequenz von DNS-Aneuploidien bei hämatologischen Erkrankungen im Vergleich zu malignen Tumoren. In keinem von 44 Fällen ohne maligne Grunderkrankung bzw. von 29 Ergüssen bei malignen Erkrankungen ohne Pleurabeteiligung fanden sich DNS-Aneuploidien. 6 bzw. 4 dieser Punktate waren zytologisch malignitätsverdächtig.

Diese Ergebnisse zeigen, daß der Nachweis von DNS-Aneuploidien in Pleuraergüssen in Ergänzung zur zytologischen Diagnostik einen hochspezifischen Marker zur Identifizierung maligner Zellen darstellt.

Anschrift des Verfassers:
Priv. Doz. Dr. W. Hiddemann
Medizinische Universitäts-Klinik
der Universität Münster
Albert-Schweitzer-Str. 33
4400 Münster

Immunhistochemische Bestimmung von Tumormarkern beim Bronchial-Karzinom und ihre Beziehung zu den Tumormarkerserumwerten

U. Blum[1], M. Jackisch, M. Lorenz[2], M. Schneider[3]

Klinik für Thorax-, Herz- und Gefäßchirurgie[1], Klinik für Abdominalchirurgie[2], Zentrum der Pathologie[3] der J. W. Goethe-Universität Frankfurt

Etablierte Tumormarker besitzen beim Bronchialkarzinom eine relativ geringe Sensitivität und Spezifität. Durch unsere Untersuchung sollte geklärt werden,
1. wie häufig die Tumormarker immunhistochemisch im Tumorgewebe selbst nachweisbar sind,
2. ob die Freisetzung der Tumormarker im Tumorgewebe homogen erfolgt,
3. ob die untersuchten Tumormarker ausschließlich vom Tumor oder auch von anderen Organen des Patienten wie dem normalen Lungengewebe freigesetzt werden.

Methodik

Bei 21 Bronchialkarzinomen verschiedener Histologie wurden folgende Tumormarker immunhistochemisch bestimmt: CEA, TPA, SP1, ACTH, ß-HCG, α-1-Antitrypsin, Kalzitonin, Ferritin. Die Bestimmung der Marker erfolgte mittels der Peroxidase-Antiperoxidase (PAP)-Technik. 9 Tumore wurden an 3 verschiedenen Stellen auf Tumormarker untersucht, bei 11 Karzinompatienten erfolgte eine Tumormarkerbestimmung gleichzeitig aus dem gesunden Lungengewebe. Histologie der Bronchialkarzinome: 11 Plattenepithelkarzinome, 5 Adenokarzinome, 3 großzellig Karzinome, 1 kleinzelliges Karzinom, 1 Alveolarzellkarzinom. Die Kontrollgruppe stellten 8 Patienten mit benignen Lungenerkrankungen dar (3 Lungengerüstprozesse, 3 entzündliche Lungenerkrankungen, 2 Hamartome), die unter der Verdachtsdiagnose „Bronchialkarzinom" thorakotomiert wurden.

Ergebnisse

Die untersuchten Tumormarker können deutlich häufiger im Tumorgewebe selbst nachgewiesen werden, als sie im Blutserum des Patienten pathologisch erhöht sind. Geht man von einer immunhistochemisch starken Freisetzung der Marker aus, so findet man eine weitgehende Übereinstimmung zwischen der Häufigkeit erhöhter Serumspiegel und dem Vorkommen der Marker im Tumorgewebe (Tabelle 1). Keine pathologische Serumspiegel findet man für die Tumormarker β-HCG, SP1 und Kalzitonin, die von den Karzinomen nachweislich freigesetzt werden.
Die Tumormarkeruntersuchung an verschiedenen Stellen des Tumorgewebes ergibt eine inhomogene Freisetzung der Marker in lichtmikroskopisch homogen erscheinenden Tumoren. Zum Teil kann in einem Teil des Tumors eine starke Produktion der Tumormarker demonstriert werden, während in anderen Teilen keine Marker freigesetzt werden.
Die gleichzeitige Untersuchung des normalen Lungengewebes der Karzinompatienten zeigt, daß die Tumormarker auch von diesem Gewebe in einem hohen Prozentsatz produziert werden (Tabelle 2). Die Tumormarker konnten im Lungengewebe der Karzinompatienten in

Tabelle 1. Häufigkeit immunhistochemisch nachweisbarer Tumormarker beim Bronchialkarzinom und pathologische Serumspiegel

	Positive Tumormarker im Tumorgewebe		Pathologische Serumspiegel
	positiv	stark positiv	
CEA	90,4%	47,6%	45%
TPA	71,4%	47,6%	71%
a-1-Antitrypsin	76,1%	57,1%	43%
Ferritin	76,1%	23 %	44%
ACTH	38 %	4,7%	9%
β-HCG	57,1%	9,5%	0%
SP1	71,4%	42,8%	0%
Kalzitonin	23 %	14,2%	0%

Tabelle 2. Häufigkeit immunhistochemisch bestimmter Tumormarker im Tumorgewebe und im Lungengewebe der Karzinompatienten

	Tumorgewebe	Lungengewebe
CEA	90,4%	81,8%
TPA	71,4%	81,8%
a-1-Antitrypsin	76,1%	90,0%
Ferritin	76,1%	72,7%
ACTH	38 %	18,1%
β-HCG	57,1%	54,4%
SP1	71,4%	63,6%
Kalzitonin	23 %	18,1%

gleicher Häufigkeit nachgewiesen werden, wie in dem Lungengewebe der Patienten mit benignen Erkrankungen.

Schlußfolgerung

Die untersuchten Tumormarker werden von Bronchialkarzinomen sowohl in schwacher Intensität als auch inhomogen freigesetzt. Hierdurch wird die geringe Sensitivität der Tumormarker beim Bronchialkarzinom erklärt.
Die inhomogene Freisetzung der Tumormarker ist weiterhin der Grund für die fehlende Korrelation zwischen Tumorstadium und Höhe der Markerserumspiegel.
Die gleichzeitige Freisetzung der Tumormarker durch gesundes Lungengewebe erklärt die geringe Spezifität der untersuchten Marker.

Zusammenfassung

Die untersuchten Tumormarker können in einem höheren Prozentsatz immunhistochemisch im Tumorgewebe nachgewiesen werden als im Blutserum der Patienten.
Die Freisetzung der Tumormarker beim Bronchialkarzinom erfolgt in lichtmikroskopisch homogen erscheinenden Tumoren inhomogen. Die untersuchten Tumormarker werden weiterhin von gesundem Lungengewebe freigesetzt.

Die inhomogene Markerfreisetzung erklärt ihre geringe Sensitivität beim Bronchialkarzinom und die fehlende Korrelation zwischen Höhe des Serumspiegels und Stadium der Erkrankung. Die Freisetzung der Tumormarker aus gesundem Lungengewebe erklärt ihre geringe Spezifität.

Literatur

Blum U, Lotz Ch, Jackisch M, Schneider M, Timm C (1985) Immunhistochemical detection of tumor markers in bronchial carcinomas, change of markers after heterotransplantation of the carcinomas in thymusaplastic mice? 5. International Workshop on Immune Deficient Animals, Copenhagen, Denmark, Okt. 13–16

Roggli V, Vollmer R T, Greenberg S D, McGavran M H, Spjut H, Yesner R (1985) Lung cancer heterogeneity: Implications for clinical practice. IV World Conference on Lung Cancer, Toronto, Canada, Aug. 25–30

Anschrift des Verfassers:
Dr. U. Blum
Klinik für Thorax-, Herz- und Gefäßchirurgie
Zentrum Chirurgie
Theodor-Stern-Kai 7
6000 Frankfurt

Verschiedene Tumorantigene beim Bronchialkarzinom – immunhistochemische und immunbiochemische Befunde

Th. Schultek, B. Borisch, B. E. Wenzel, W. G. Wood

Klinik für Innere Medizin der Medizinischen Universität zu Lübeck

In einer In vivo und vitro-Studie sollte die Bedeutung des TPA in Diagnostik, Verlaufskontrolle und Prognose des Bronchialkarzinoms untersucht werden. Da Keratin, ebenso wie für TPA vermutet, ein Bestandteil der Intermediärfilamente der Zellen ist, sollte auch untersucht werden, ob dieses Protein die Wertigkeit eines Markers in der Diagnostik des Bronchialkarzinoms besitzt.

Als Untersuchungsmaterial diente Serum von 127 Patienten mit Bronchialkarzinom der Stadien „limited disease" (n=64) und „extensive disease" (n=63), sowie bronchoalveoläre Spülflüssigkeit von 15 Patienten mit peripherem Bronchialkarzinom und begleitender Bronchitis und von 15 Patienten mit Bronchitis ohne Malignomnachweis. In vitro-Studien führten wir an einer Bronchialkarzinomzellinie durch. Hierbei handelt es sich um eine 12 h post mortem angelegte Explantatkultur eines Patienten mit Plattenepithelkarzinom der Lunge links zentral.

In der Gruppe „limited disease" wurde eine Serum-TPA-Konzentration von 76 U/l bestimmt. Diese Konzentration ist nicht verschieden von der eines gesunden Referenzkollektivs von 106 Blutspendern. Bei den Patienten des Stadiums „extensive disease" dagegen beträgt die TPA-Konzentration im Median 458 U/l (kleinzelliges Bronchialkarzinom: 519 U/l, n=39, nichtkleinzellig: 345 U/l, n=24). Bei 20 Patienten mit Bronchialkarzinom des Stadiums „limited disease" wurde die TPA-Konzentration in Abhängigkeit vom Krankheitsverlauf untersucht. Kam es in der Verlaufsbeobachtung über mehrere Monate zu einem TPA-Anstieg um das 2–3fache, konnte eine Tumorprogression nachgewiesen werden. Therapeutische Maßnahmen blieben ohne Erfolg.

In der BAL der Patienten mit Bronchialkarzinom und chronischer Bronchitis wurde immunoluminometrisch freies Keratin bestimmt. Es wurde gezeigt, daß bei den Patienten mit Bronchialkarzinom deutlich höhere Konzentrationen (0,41 mg/l) nachzuweisen waren als bei denen mit chronischer Bronchitis (0,19 mg/l).

Im Kulturmedium der Bronchialkarzinomzellinie fanden sich nach drei Tagen („steady state") TPA-Konzentrationen um 10.000 U/l. Nach Zellyse kam es abhängig von der eingesäten Zellzahl zu einem Anstieg des TPA bis etwa 170.000 U/l. Die Keratinkonzentration nahm von 0,21 mg/l auf 1,26 mg/l zu.

Immunhistochemisch (indirekte Immunfluoreszenz mit anti TPA:B1) konnte gezeigt werden, daß es bei den Tumorzellen kurz vor Lyse zu einer Konzentrierung TPA-aktiven Materials in granulaähnlichen intrazellulären Strukturen kommt. Keratin, in gleicher Weise immunhistochemisch dargestellt, zeigt eine gleichmäßige Darstellung der intermediären Filamente.

Die Bestimmung des TPA im Serum von Patienten mit Bronchialkarzinom des Stadiums „extensive disease" ist ein guter Marker für den Krankheitsverlauf und unter Umständen auch für die Prognose – sicherlich nicht geeignet zum Screening. Ursache des TPA-Anstiegs ist, wie früher schon von Björklund beschrieben, bei Tumorprogreß eine massive Freisetzung TPA-aktiven Materials, bedingt durch eine erhöhte Zellumsatzrate. Die Konzentration freien Keratins in vivo und in vitro zeigt eine gewisse Parallelität zum TPA.

Anschrift des Verfassers:
Dr. Th. Schultek
Klinik für Innere Medizin der
Medizinischen Universität zu Lübeck
Ratzeburger Allee 160
2400 Lübeck 1

Nachweis der Neuroblastomdifferenzierung durch Expression immunhistochemischer Marker*

D. Schmidt, W. Keil, D. Harms

Abteilung Paidopathologie der Christian-Albrechts-Universität Kiel

Das Neuroblastom ist ein vom Sympathikusgewebe ausgehender maligner embryonaler Tumor, dessen Zellen in vitro, aber auch in vivo, sich in unreife oder auch reife Ganglienzellen ausdifferenzieren können. Die Möglichkeit einer spontanen oder therapeutisch induzierten Differenzierung ist von prognostischer Relevanz. Es hat sich nämlich gezeigt, daß differenzierte Neuroblastome eine günstigere Prognose haben als undifferenzierte. Die verschiedenen Grading-Verfahren berücksichtigen daher den quantitativen oder qualitativen histologischen Nachweis einer Differenzierung. Die vorliegende Untersuchung wurde durchgeführt mit dem Ziel, festzustellen, ob sich analog zu der histologisch nachweisbaren Heterogenität dieses Tumortyps auch immunhistochemische Unterschiede zwischen den verschiedenen Neuroblastomtypen nachweisen lassen.

Es wurden jeweils 20 Neuroblastome vom Grad 1, 2 und 3 (1) hinsichtlich des Nachweises der neuronenspezifischen Enolase (NSE), des Proteins S-100, Neurofilamente, Vimentin-Intermediärfilamente und „glial fibrillary acid protein" (GFAP) untersucht (2). Sämtliche Tumorgewebsproben waren formalinfixiert.

Die NSE war bei allen Neuroblastomen nachweisbar. Insgesamt 29/60 Tumoren waren S-100 positiv, darunter auch fünf undifferenzierte Neuroblastome. Neurofilamente und GFAP ließen sich nur in Ganglioneuroblastomen (Grad 1-Neuroblastomen) nachweisen. Vimentin-Intermediärfilamente fanden sich bei 7/20 partiell differenzierten Neuroblastomen (Grad 2-Neuroblastomen) und 14/20 Ganglioneuroblastomen (Grad 1-Neuroblastomen). Unsere Ergebnisse lassen sich folgendermaßen zusammenfassen und diskutieren:

1. Die NSE ist in Neuroblastomen aller Reifegrade nachweisbar und somit ein geeigneter Marker in der differentialdiagnostischen Abgrenzung gegenüber den anderen klein-, rund- und blauzelligen Tumoren des Kindesalters.
2. Protein S-100 findet sich auch in undifferenzierten Neuroblastomen und zeigt offensichtlich eine Differenzierung in Schwann-Zellen an. Nach SHIMADA et al. (1985) haben S-100 positive undifferenzierte Neuroblastome eine günstigere Prognose als die S-100 negativen Tumoren.
3. Neurofilamente sind, zumindest in formalinfixiertem Gewebe, nur in Grad 1-Neuroblastomen nachweisbar.
4. GFAP findet sich nicht nur in Glia- und Ependymzellen, sondern gelegentlich auch in Grad 1-Neuroblastomen.
5. Der Nachweis von Vimentin-Intermediärfilamenten in Grad 2- und Grad 1-Neuroblastomen stützt die These, daß der „mesenchymale Marker" Vimentin nicht nur in Assoziation mit Keratin (z. B. Nierenkarzinom, Rhabdoid-Tumor) vorkommen kann, sondern auch als Bestandteil des Zytoskeletts von Neuroblastomzellen der Expression von Neurofilamenten vorausgeht.

Weitere Untersuchungen werden zeigen müssen, ob zusätzlich zum Protein S-100 auch den anderen „Markern" eine prognostische Relevanz zukommt.

---

* Mit Unterstützung durch den Bundesminister für Arbeit und Sozialordnung

Literatur

1. Hughes M, Marsden HB, Palmer MK (1974) Histologic patterns of neuroblastoma related to prognosis and clinical staging. Cancer 34:1706–1711
2. Sternberger LA, Hardy PH, Cuculis JJ, Meyer HG (1970) The unlabeled antibody enzyme method of immunohistochemistry. Preparation of properties of soluble antigen-antibody complex (horseradish-antihorseradish peroxidase) and its use in identification of spirochetes. J Histochem Cytochem 18:315–333
3. Shimada H, Chatten J, Newton Jr WA, Sachs N, Hamoudi AB, Chiba T, Marsden HB, Misugi K (1985) Histopathologic prognostic factors in neuroblastic tumors: Definition of subtypes of ganglioneuroblastoma and an age-linked classification of neuroblastomas. J Natl Cancer Inst 73:405–416

Anschrift des Verfassers:

Dr. med. D. Schmidt
Pathologisches Institut
Hospitalstr. 42
2300 Kiel 1

Der Wert des Tumormarkers CA 12-5 beim Ovarialkarzinom im Vergleich mit anderen Markern

V. Möbus, R. Kreienberg

Universitäts-Frauenklinik Mainz (Dir. Prof. Dr. V. Friedberg)

Die Bestimmung von Tumormarkern ist in den letzten Jahren zum festen Bestandteil auch der gynäkologischen Onkologie geworden. Bekanntermaßen läßt sich mit Hilfe von Tumormarkern die Effizienz der Primär- und Folgetherapien überwachen, bzw. eine Progression oder ein Rezidiv des Tumorwachstums früher erkennen, als dies bislang mit den bekannten klinisch/radiologischen Methoden möglich war. Dies gilt insbesondere für das der klinischen Untersuchung schwer zugängliche Ovarialkarzinom.
Das Spektrum der klinisch relevanten Tumormarker beim Ovarialkarzinom reicht von der Bestimmung Tumor-assoziierter Antigene und der Enzyme bis hin zu den Akutphasenproteinen (3,4).
Eine wertvolle Bereicherung dieses Tumormarkerspektrums stellt die Bestimmung des Ca 125 dar, das erstmalig 1980 von BAST und Mitarbeitern (1) beschrieben wurde. Ziel unserer Untersuchungen war es, die Wertigkeit der etablierten Marker (CEA, TPA, Sialyltransferase u. a. m.) diesem neuen Markensystem Ca 125 sowie der des Ca 19-9 beim Ovarialkarzinom gegenüber zu stellen.

Ergebnisse etablierter Markersysteme

Auf der Suche nach klinisch brauchbaren Tumormarkern für das Ovarialkarzinom haben wir in den Jahren 1977 bis 1983 an der Universitäts-Frauenklinik Mainz eine prospektive Studie durchgeführt, in der wir die Validität von 8 unterschiedlichen Tumormarkern beim Ovarialkarzinom überprüft haben. Die dabei von uns simultan bei den gleichen Patientinnen untersuchten Tumormarker sowie die jeweiligen oberen Normgrenzen und Normbereiche sind der Tabelle 1 zu entnehmen.

Tabelle 1. Grenzwerte und Normbereiche der Marker

Sialyltransferase	52 U/l
CEA	2,5 ng/ml und 5,0 ng/ml
TPA	54 U/l
SP–1	1,0 ng/ml
SP–3	16,0 µg/ml
Alpha-1-Antitrypsin	190–350 mg/100 ml
Alpha-2-Makroglobulin	175–420 mh/100 ml
CRP	0,5 mg/100 ml

In Abb. 1 sind die Resultate der prätherapeutischen Untersuchungen bei Patientinnen mit unterschiedlichen Erkrankungen des Ovars und bei weiblichen Kontrollpersonen wiedergegeben.

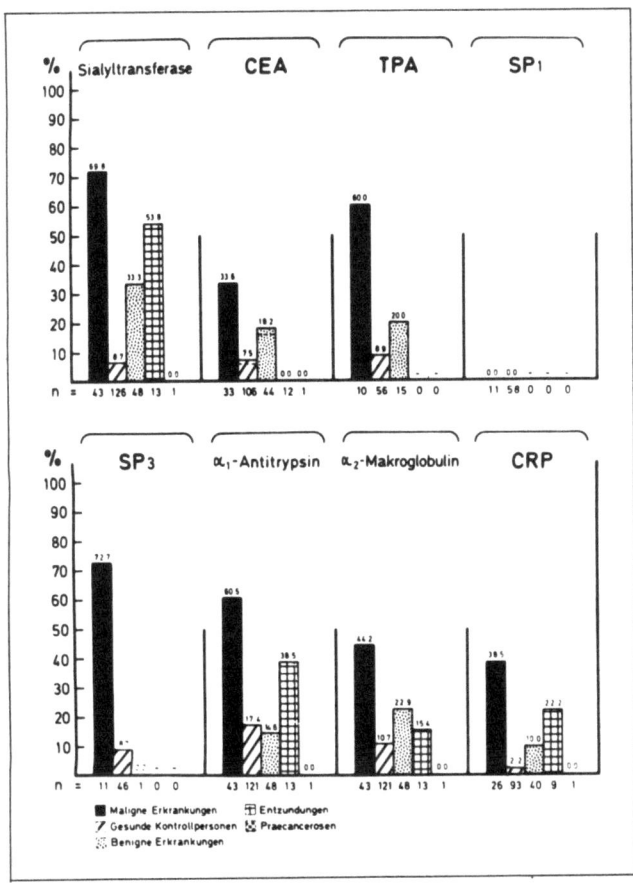

Abb. 1. Tumormakerbestimmungen bei unterschiedlichen Erkrankungen des Ovar

Es zeigt sich, daß die Ansprechraten bei Patientinnen mit Ovarialkarzinomen für die Sialyltransferase bei etwa 70%, für das CEA bei 33%, und für das TPA bei 60% liegen. Für das SP_1 fanden sich keine positiven Resultate in diesem Kollektiv. Die vergleichbaren Ansprechraten lagen für SP_3 bei über 70%, für das Alpha-1-Antitrypsin bei 60%, für das Alpha-2-Makroglobulin bei 44% und für das C-reaktive Protein bei 38%. Die Rate an falsch-positiven Befunden bei gesunden Kontrollpersonen beträgt für die Sialyltransferase, das CEA und das TPA etwa 7–9%, während die Akutphasenproteine bei diesem Kollektiv etwa 10–17% falsch-positive Resultate aufweisen. Die niedrigsten Falschpositiv-Raten bei Patientinnen mit benignen Erkrankungen und Entzündungen des Ovars fanden sich bei der Bestimmung des CEA und TPA, während die höchsten Raten bei der Bestimmung der Sialyltransferase und der Akutphasenproteine nachgewiesen werden konnten. Unsere Untersuchungen zeigten, daß sowohl die Sialyltransferase, das CEA und das TPA als auch die Akutphasenproteine als Tumormarker für das Ovalkarzinom geeignet sind. Die hier dargestellte, nicht optimale Relation zwischen Sensitivität und Spezifität insbesondere dann, wenn man die Falsch-positiv-Raten bei benignen Ovarialtumoren und Entzündungen mit einbezieht, ist die Ursache dafür, daß keiner der hier dargestellten Tumormarker zur Tumorfrühdiagnostik, Definition von Risikogruppen und zur Screening-Untersuchung empfohlen werden kann.

Insgesamt hat die Studie gezeigt, daß neben dem am häufigsten untersuchten carcinoembryonalen Antigen auch das TPA und die Sialyltransferase als klinisch relevante Tumormarker für die Überwachung von Ovarialkarzinomen angesehen werden müssen. Daneben geben aber auch die Akutphasenproteine und nicht zuletzt das SP_3 zusätzliche Informationen und können Hilfestellung bei der Früherkennung des Rezidivs bzw. einer Progredienz leisten.

Ergebnisse mit CA 125

In einer zweiten Untersuchung haben wir die Wertigkeit der Sialyltransferase, des CEA und des TPA als bereits weitgehend etablierte Marker der des Cancer-antigen 125 (CA 125) als völlig neues Markersystem gegenüber zu stellen versucht. Untersucht wurden hierzu präoperativ abgenommene Seren von 81 Patientinnen mit klinisch gesicherten Ovarialkarzinomen. Als Kontrolle dienten 93 Patientinnen mit benignen Ovarialtumoren, 51 weibliche gesunde Blutspenderinnen und 77 Patientinnen mit Karzinomen anderer Organlokalisationen wie z. B. Mammakarzinomen. Bei der Bestimmung des CA 125 und des CA 19-9 handelt es sich jeweils um einen Radioimmunoassay (IRMA-Kit der Firma Centocor), bei dem ein monoklonaler Antikörper mit im Serum befindlichen Oberflächenantigenen von Ovarialkarzinomzellen reagieren soll.

Entsprechend den Empfehlungen von BAST und Mitarbeitern (1, 2) haben wir für unsere Untersuchungen bei der CA 125-Bestimmung einen oberen Normwert von 65 U/ml und bei der Bestimmung des CA 19-9 einen oberen Normwert von 37 U/ml gewählt.

Bei der Bestimmung des CA 125 ergaben sich im einzelnen die in Tabelle 2 dargestellten Ergebnisse.

Tabelle 2. CA 125 – Ergebnisse präoperativer Serumbestimmungen (obere Normgrenze 65 U/ml)

	Gesamt	positiv	negativ
Pat. mit Ovarial-Ca.	81	51 (62,9%)	30 (37,1%)
Pat. mit benignen Tumoren des Ovars	93	9 (9,7%)*	84 (90,3%)
Gesunde Blutspenderinnen	51	2 (3,9%)	49 (96,1%)
Pat. mit Malignomen der Mamma	77	3 (3,1%)	74 (96,6%)

* Alle Patientinnen hatten eine ausgeprägte Endometriose des Ovars

Von den 81 Patientinnen mit histologisch gesicherten Ovarialkarzinomen, bei denen prätherapeutisch Bestimmungen von CA 125 durchgeführt wurden, zeigten 51 (62,9%) Serumkonzentrationen dieses Markers im pathologischen Bereich. Bei 30 Patientinnen dieser Gruppe (37,1%) waren die Serumkonzentrationen falsch-negativ. 9 der 93 Patientinnen mit benignen Tumoren des Ovars (9,7%) zeigten falsch-positive Markerkonzentrationen im Serum, während dagegen 84 (90,3%) der Patientinnen dieser Gruppe richtig-negative Werte aufwiesen.

Von den 51 gesunden Blutspenderinnen zeigten sich in nur 2 Fällen (3,9%) falsch-positive Serumkonzentrationen von CA 125. 49 (96,1%) der gesunden weiblichen Kontrollpersonen zeigten richtig-negative Markerkonzentrationen. Die Ansprechrate von CA 125 bei Karzinomen anderer Organlokalisationen wird durch die Gruppe der 77 Patientinnen mit Malignomen der Mamma repräsentiert. Hier finden sich überraschenderweise in nur 3 (3,9%) der 77 Fälle über die Normgrenze von 65 U/ml erhöhte Serumspiegel dieses Markers.

Aufgrund der hier nachgewiesenen Spezifität der CA 125-Bestimmungen für Ovarialkarzinome sind wir im folgenden der Frage nachgegangen, ob dieses Markersystem über die Organlokalisation hinaus eine besondere Präferenz für einen histologischen Tumortyp aufweist. Die in diesem Sinne erarbeiteten Ergebnisse sind in Tabelle 3 dargestellt.

Tabelle 3. CA 125 zum histologischen Tumortyp

Tumortyp	richtig-positiven/gesamt
seröse Adenokarzinome	40/45
mucinöse Adenokarzinome	1/11
entdifferenzierte Karzinome	8/14
Sonstige:	
Endometroide Ka.	0/ 2
endodermale Sinustumoren	1/ 1
Granulosazelltumoren	0/ 1
Gärtnergangs-Ka.	0/ 2
Magen-Ka.	0/ 1
Kleinzellig-mesonephrogenes Ka.	1/ 2
nicht klassifizierbar	0/ 2
Gesamt	51/81

Es ist offensichtlich, daß bei der Bestimmung von CA 125 überwiegend antigene Strukturen von serösen Adenokarzinomen des Ovars nachgewiesen werden (40 von 45). Darüberhinaus scheinen auch entdifferenzierte Karzinome vermehrt erhöhte Serumspiegel dieses Markers aufzuweisen. Mucinöse Adenokarzinome weisen dagegen deutlich geringere richtig-positive Tumormarkerserumkonzentrationen auf. Negative Testausfälle zeigten sich überwiegend bei den histologischen Sonderformen maligner Ovarialerkrankungen. Um zu veranschaulichen, welchen Wert die CA 125-Bestimmung im Vergleich zur Bestimmung etablierter Markersysteme und im Vergleich zu dem ebenfalls neuen Markersystem CA 19-9 hat, haben wir die Ansprechraten dieser Marker bei serösen Adenokarzinomen des Ovars mit aufgeführt.

Tabelle 4 zeigt, daß CA 125 bei serösen Adenokarzinomen des Ovars eine Ansprechrate von 88,8% aufweist. Die Ansprechraten für CEA liegen bei 26%, die des TPA bei 62%, die der Sialyltransferase bei 64% und die für CA 19-9 bei 30%. Im nachfolgenden sind wir der Frage nachgegangen,

Tabelle 4. Ansprechraten bei serösen Adenokarzinomen des Ovars

Marker	richtig-positiv/gesamt	
1. CA 125	40/45	(88/,8%)
2. CEA	12/45	(26,7%)
3. TPA	28/45	(62,2%)
4. Sialyltransferase	20/45	(64,4%)
5. Ca 19–9	8/24	(30 %)

ob mit Hilfe der CA 125-Bestimmung im Serum in ähnlicher Weise Verlaufsuntersuchungen für die Überwachung der Therapie und die Früherkennung des Rezidivs bzw. einer Metastasierung beim Ovarialkarzinom möglich ist, wie dies bereits für die etablierten Markersubstanzen dargestellt werden konnte. Einzelverläufe zeigen, daß CA 125 prinzipiell in der Lage ist, den Verlauf der Erkrankung und die jeweils vorhandene Tumormasse anzuzeigen. Postoperativ in den Normbereich abfallende und dort verbleibende Werte sind von einer langfristigen Tumorfreiheit gefolgt. Kurzfristige Progredienz des Leidens wird durch einen frühzeitigen Wiederanstieg des Markers angezeigt. Die unter einer aggressiven Chemotherapie zu erwartende Reduktion der Tumormasse wird durch schwankende CA 125-Serumwerte repräsentiert. Faßt man alle unsere mit CA 125 bislang durchgeführten Verlaufsuntersuchungen bei Patientinnen mit Ovarialkarzinomen zusammen, so ergeben sich folgende in Tabelle 5 zusammengestellten Resultate.

Tabelle 5. Verlaufsuntersuchungen mit CA 125

Gesamtzahl der verlaufskontrollierten Patientinnen	55		
Mittlere Beobachtungszeit in Monaten	16,4		
A. Pat. mit präoperativ richtig-positivem Serumspiegel	35		
davon mit Normalisierung des Serumspiegels ohne Wiederanstieg von CA 125	15	(3 Rezid.)	
			90% richtig
davon mit Normalisierung des Serumspiegels mit Wiederanstieg von CA 125	20	(20 Rezid.)	
B. Pat. mit präoperativ falsch-negativem Serumspiegel	20		
davon mit Anstieg von CA 125	3	(3 Rezid.)	

Von insgesamt 55 verlaufskontrollierten Patientinnen mit einer mittleren Beobachtungszeit von 16,4 Monaten wiesen 35 bereits präoperativ richtig-positive Serumspiegel dieses Markers auf. 20 Patientinnen zeigten dagegen präoperativ bereits falsch-negative Serumspiegel. Bei diesen 20 Patientinnen fanden sich im weiteren Krankheitsverlauf 3 Anstiege der CA 125-Serumkonzentrationen ins Pathologische, die jeweils mit dem Auftreten eines Rezidivs korreliert werden konnten. Von den 35 Patientinnen mit prätherapeutisch richtig-positiven Serumspiegeln zeigten 15 Patientinnen nach Normalisierung der Serumkonzentrationen postoperativ keinen Wiederanstieg, 3 Patientinnen dieser Gruppen entwickelten ein Rezidiv, so daß es sich hierbei um falsch-negative Serumspiegel mit CA 125 handelt. 20 Patientinnen dieser Gruppe entwickelten im weiteren Krankheitsverlauf nach Normalisierung einen deutlichen Wiederanstieg von CA 125. Alle diese Patientinnen zeigten in einem mehr oder minder langen Intervall ein Rezidiv bzw. eine Progredienz der Grunderkrankung.

Es ergibt sich somit, daß bei den Patientinnen, die präoperativ erhöhte CA 125-Spiegel aufweisen, der Tumormarker in über 90% der Fälle den tatsächlichen Krankheitsverlauf wiederspiegelt.

Neben diesen Verlaufsuntersuchungen ist von besonderer klinischer Bedeutung die Frage inwieweit der Ca 125-Serumspiegel die Entscheidung zur Second-look-Laparotomie beeinflussen kann. Die hierzu erarbeiteten Ergebnisse sind in Tabelle 6 dargestellt. Bei der Gegenüberstellung der vor der Second-look-Operation bestimmten CA 125-Serumkonzentrationen und der intraoperativ (makro- und mikroskopisch) erhobenen Befunde zeigt sich, daß 17 der insgesamt 20 Patientinnen mit normalen CA 125-Spiegeln makroskopisch tumorfrei und 14 Patientinnen dieser Gruppe mikroskopisch ohne Tumornachweis waren. Bei allen Patientinnen mit präoperativ erhöhten CA 125-Serumwerten ließen sich vitale Tumorzellen nachweisen. Das bedeutet, daß bei CA 125-Konzentrationen über 65 U/ml sicher mit aktivem Tumorwachstum zu rechnen ist. Bei CA 125-Werten im Normbereich sind dagegen nur etwa ⅔ der Patientinnen tumorfrei. Bei diesen Patientinnen muß der tatsächliche Befund durch eine Second-look-Laparotomie geklärt werden.

Tabelle 6. CA 125 beim Ovarialkarzinom. Serumspiegel und Second-look-Befunde. (Anzahl (N) Patienten)

Präoperativ (vor SL-OP) CA 125*	Klinisch	Anzahl Pat. Total	Intraoperativer Befund bei SL-OP				
			Tumor makroskopisch			Tumor mikroskopisch*	
			>2 CM	<2 CM	Tu-frei	Tu-positiv	Tu-negativ
negativ	Tu-negativ	20	–	3	17	6	14
positiv	Tu-negativ	2	–	1	1	1	–
negativ	Tu-positiv	–	–				
positiv	Tu-positiv	–	–				

* Nur für makroskopisch Tu-freie Patienten, makroskopischer Rest-Tu wurde jeweils auch histologisch bestätigt.
** Grenzwert 65 U/ml, Veränderung auf 35 U/ml bringt keine Änderung der Zahlen (negative Patienten lagen unter 35 U/ml (Range 8–32), positive über 65 U/ml (Range 100–419)).

UKF Mainz 11/85

Diskussion

Das Spektrum der klinisch-relevanten Tumormarker beim Ovarialkarzinom reicht von der Bestimmung tumorassoziierter Antigene und Enzyme bis hin zu den Akutphasenproteinen. Neben dem CEA als klassischen Marker scheint auch die Sialyltransferase und das TPA als Markersubstanz für die Überwachung von Patientinnen mit malignen Neubildungen des Ovars geeignet zu sein. Die besondere Bedeutung des neuen Markersystems CA 125 ist darin zu sehen, daß es sich hier um einen spezifischen Tumormarker für serös-papilläre Adenokarzinome des Ovars handelt. Für diesen histologischen Tumortyp liegen die prätherapeutischen Ansprechraten in unserem Untersuchungsgut bei 90%. Verlaufsuntersuchungen mit diesem neuen Markersystem zeigen darüberhinaus, daß bei Patientinnen mit prätherapeutisch pathologischen Serumkonzentrationen eine Früherkennung des Rezidivs bzw. der Progredienz in etwa 90% der Fälle möglich sind. Das neue Markersystem CA 125 stellt damit eine wertvolle Ergänzung der bisher beim Ovarialkarzinom etablierten Tumormarker dar. Bei Patientinnen mit präoperativ falsch-negativen Serumspiegeln von CA 125 müssen die etablierten Markersysteme CEA, TPA, Sialyltransferase und Akutphasenproteine präoperativ und zur Verlaufskontrolle weiter herangezogen werden.

Literatur

1. Bast RC, Feeny N, Lazarus H, Nadler LM, Calvin RB, Knapp RC (1981) Reactivity of monoclonal antibody with human ovarian carcinoma. J Clin Invest 68:1331
2. Bast RC, Klug TL, Schaetzel E, Plavin, Niloff JM, Grebe TF, Zurawski VR, Knapp RC (1984) Monitoring human ovarian carcinoma with a combination of CA 125, CA 19-9 and carcinoembryonic antigen. Am J Obsted Gynecol 145:553
3. Kreienberg R, Köhler P, Kasemeyer R, Melchert F, Clinical utility of different tumor markers in breast cancer and gynecological malignencies. Cancer detection and prevention 6:221
4. Kreienberg R (1984) Die Bedeutung von Tumormarkern in der gynäkologischen Onkologie und beim Mammakarzinom. Thieme, Stuttgart-New York

Anschrift für die Verfasser:
Prof. Dr. med. R. Kreienberg
Universitäts-Frauenklinik
Postfach 3960
6500 Mainz

Stellenwert des Tumormarkers CA 125 bei der Primärdiagnostik und Verlaufskontrolle verschiedener Karzinome des weiblichen Genitaltraktes – Ein Vergleich mit TPA und CEA

G. Crombach, H. Würz

Universitäts-Frauenklinik Köln

Einleitung

Das tumorassoziierte Antigen CA 125 (Cancer Antigen 125) ist ein auf der Oberfläche von Ovarialkarzinomzellen lokalisiertes Glykoprotein, das vom embryonalen Zölomepithel abstammt und in den vom Müllerschen Gang ausgehenden Geweben wie der Endozervix, dem Endometrium und der Tubenschleimhaut nachgewiesen werden kann (1). Die klinische Bedeutung des CA 125 als Tumormarker in der Verlaufskontrolle des Ovarialkarzinoms ist in den vergangenen zwei Jahren durch zahlreiche Studien belegt worden (2–4). Dagegen liegen bislang nur wenige Untersuchungen zur Frage der Anwendbarkeit des CA 125 als Marker für das Zervix-, Endometrium- und Tubenkarzinom vor (5).
Die vorliegende retrospektive Studie wurde mit dem Ziel durchgeführt, den Stellenwert des CA 125 bei verschiedenen Genitalkarzinomen der Frau im Vergleich mit den etablierten Markern TPA (Tissue Polypeptide Antigen) und CEA (Carcinoembryonic Antigen) zu ermitteln.

Patientinnen und Methodik

Es wurden Seren untersucht von 80 gesunden Blutspenderinnen, 115 Frauen mit Zervixkarzinom, 86 Patientinnen mit Endometriumkarzinom, 5 Frauen mit Tubenkarzinom sowie 44 Patientinnen mit benignen und 134 Patientinnen mit malignen Ovarialtumoren. Die Seren wurden vor Beginn der Primärbehandlung, zum Zeitpunkt des Rezidivs bzw. der Progression oder im Stadium der noch mindestens sechs Monate nach Blutentnahme anhaltenden Komplettremission gewonnen. Die Diagnose des malignen Primärtumors beruhte in allen Fällen auf dem pathologisch-anatomischen Befund. Die Stadieneinteilung erfolgte gemäß den Richtlinien der FIGO. Rezidiv und Remission waren operativ-histologisch und/oder klinisch-radiologisch nachgewiesen. In der Verlaufskontrolle wurde die Tumoraktivität in Anlehnung an die für das Mammakarzinom geltenden Kriterien beurteilt (6). Eine Korrelation der Markerspiegel mit der Tumorprogression oder -remission wurde angenommen, wenn der Anstieg oder Abfall der Konzentrationen den zweifachen Betrag des jeweiligen Interassay-Variatonskoeffizienten überschritt. Die Konzentrationsänderungen gegenüber dem Ausgangswert mußten mindestens 50% für CA 125 und CEA sowie 60% für TPA betragen. Die Bestimmungen der Marker im Serum erfolgten mit Hilfe eines IRMA-Kits (Centocor, USA) für CA 125, eines RIA-Kits (Sangtec-Medical, Schweden) für TPA und eines EIA-Kits (Abbott-Diagnostics, BRD) für CEA. Als Normbereichsgrenzwerte wurden 65 E/ml für CA 125, 120 E/l für TPA und 5 ng/ml für CEA angenommen. Die Interassay-Variationskoeffizienten betrugen 19,7% für CA 125, 29,7% für TPA und 15,2% für CEA.

Ergebnisse

Beim primären *Zervixkarzinom* waren 5% und beim Rezidiv 26% der CA 125-Serumkonzentrationen erhöht. Die Positivitätsrate betrug prätherapeutisch im Stadium I/II 3% und im Stadium III/IV 12%. Unter den Rezidiven fanden sich bei 4 von 27 (15%) Patientinnen mit einem Plattenepithelkarzinom und bei 5 von 7 Frauen mit einem Adenokarzinom pathologische CA 125-Werte. Keine der rezidivfreien Patientinnen wies einen CA 125-Serumspiegel von über 65 E/ml auf. Die Positivitätsraten von TPA und CEA lagen bei 35% bzw. 31% für das primäre sowie bei 38% bzw. 41% für das rezidivierte Zervixkarzinom. Das TPA war bei 19% und das CEA bei 8% der rezidivfreien Patientinnen erhöht (Tabelle 1). Beim primären *Endometriumkarzinom* lagen 12% der CA 125-, 29% der TPA- und 14% der CEA-Konzentrationen über dem jeweiligen Normbereich. Im Stadium I/II waren 6% und im Stadium III/IV 27% der CA 125-Werte erhöht. Patientinnen mit einem Rezidiv hatten in 69% pathologische CA 125-Serumspiegel und in 44% bzw. 19% erhöhte TPA- bzw. CEA-Werte. Bei 9 der 16 Rezidive handelte es sich um fortgeschrittene Tumoren mit Peritonealkarzinose und/oder Fernmetastasierung. Die Positivitätsrate bei den rezidivfreien Frauen betrug 0% für CA 125, 7% für TPA und 4% für CEA (Tabelle 1).
Bei drei Frauen mit einem primären Tubenkarzinom (Stadium I n=2, Stadium III n=1) lagen die Marker prätherapeutisch im Normbereich. Eine Patientin mit einem Beckenwandrezidiv hatte einen suspekten CA 125-Wert von 62 E/ml. Eine andere Patientin wies 3½ Jahre nach Primärbehandlung eines Tubenkarzinoms Stadium Ia CA 125-Werte von 900 E/ml auf (Tabelle 1). Bereits 22 Monate zuvor war erstmals ein Anstieg des CA 125 auf 202 E/ml aufgefallen, jedoch hatte die klinisch-radiologische Diagnostik, einschließlich einer drei Monate später durchgeführten Computertomographie (CT) keinen Anhalt für ein Rezidiv ergeben. Nachdem sich die Patientin 18 Monate weiteren Kontrolluntersuchungen entzogen hatte, wurden im September 1985 durch ein aufgrund des exzessiv angestiegenen CA 125 erneut veranlaßtes CT iliakale und paraaortale Lymphome diagnostiziert (Abb. 1).

Tabelle 1. Häufigkeit erhöhter CA 125-, TPA- und CEA-Serumspiegel bei Patientinnen mit verschiedenen Genitalkarzinomen

	N	Anzahl Patientinnen mit erhöhten Serumkonzentrationen					
		CA 125 > 65 E/ml		TPA > 120 E/l		CEA > 5 ng/ml	
		n	%	n	%	n	%
Blutspenderinnen	80	1	1	2	2	2	2
Zervixkarzinom							
Primärtumor	55	3	5	19	35	17	31
Rezidiv/Progression	34	9	26	13	38	14	41
Remission	26	0	0	5	19	2	8
Endometriumkarzinom							
Primärtumor	42	5	12	12	29	6	14
Rezidiv/Progression	16	11	69	7	44	3	19
Remission	28	0	0	2	7	1	4
Tubenkarzinom							
Primärtumor/Rezidiv	5	1		1		0	
Ovarialkarzinom							
Primärtumor	50	39	78	35	70	4	8
Rezidiv/Progression	51	34	67	34	67	5	10
Remission	33	1	3	6	18	2	6

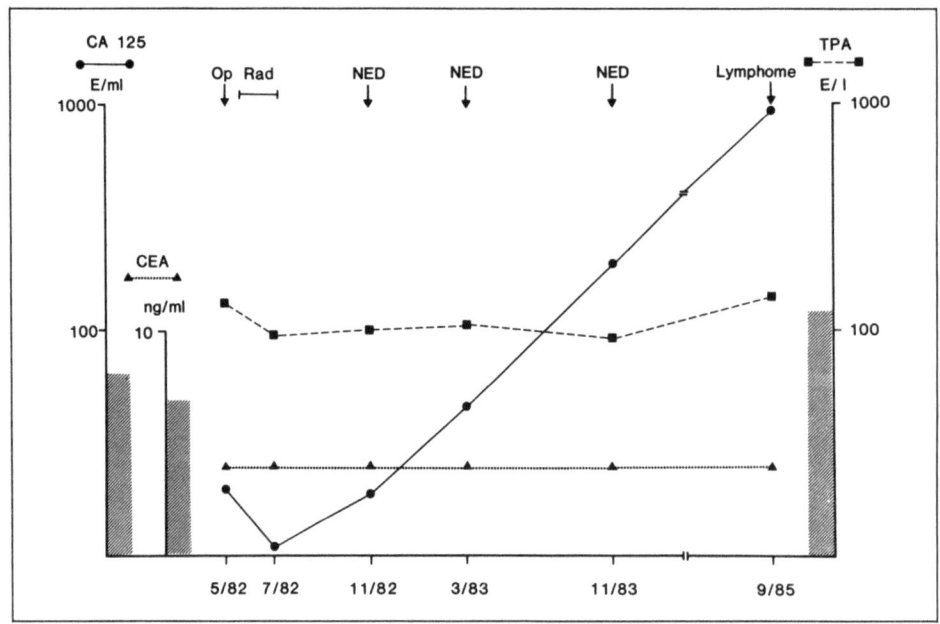

Abb. 1. Verlauf der CA 125-, TPA- und CEA-Serumkonzentrationen bei einer 66jährigen Patientin mit einem Rezidiv eines Tubenkarzinoms

Bei *malignen Ovarialtumoren* vor der Primärbehandlung fanden sich 78% erhöhte CA 125-Werte sowie 70% bzw. 8% pathologische TPA- und CEA-Konzentrationen. Die Positivitätsrate bei den Rezidiven betrug jeweils 67% für CA 125 und TPA sowie 10% für CEA. Bei rezidivfreien Frauen waren 3% der CA 125-, 18% der TPA- und 6% der CEA-Spiegel erhöht (Tabelle 1). Bei den Patientinnen mit benignen Ovarialtumoren lagen 7% der CA 125-, 14% der TPA- und 20% der CEA-Serumkonzentrationen oberhalb des Normbereiches. Bei simultaner Bestimmung von CA 125, TPA und CEA war zumindest ein Marker bei 84% der primären und bei 90% der rezidivierten malignen Ovarialtumoren erhöht. Allerdings stieg auch der Anteil pathologischer Werte bei den rezidivfreien Patientinnen auf 21% an. Die Unspezifität ging hauptsächlich zu Lasten des TPA (Tabelle 2). Im Sensitivitätsvergleich der drei Marker bei einheitlicher Spezifität war das CA 125 dem TPA und

Tabelle 2. Häufigkeit erhöhter Serumspiegel eines oder mehrerer Marker nach simultaner Bestimmung von CA 125, TPA und CEA bei malignen Ovarialtumoren

	Anzahl Patientinnen mit erhöhten Serumkonzentrationen					
	Primärtumor n = 50		Rezidiv n = 51		Remission n = 37	
	n	%	n	%	n	%
CA 125 und/oder CEA	40	80	37	73	3	9
CA 125 und/oder TPA	41	82	43	84	7	21
TPA und/oder CEA	36	72	38	74	6	18
CA 125 und/oder TPA und/oder CEA	42	84	46	90	7	21

CEA überlegen. Bezogen auf eine Spezifität von 95% für die nach erfolgreicher Primärbehandlung rezidivfreien Patientinnen betrug die Sensitivität beim primären und rezidivierten Ovarialkarzinom 74% für CA 125, 22% für TPA und 9% für CEA (Abb. 2).
Die Häufigkeit erhöhter Serumspiegel der einzelnen Marker war vom histologischen Typ der Ovarialtumoren abhängig. Der größte Anteil erhöhter CA 125-Werte fand sich bei den malignen epithelialen Tumoren (74%), insbesondere bei den serösen Zystadenokarzinomen (80%). Die TPA-Konzentrationen waren bei 60% der epithelialen Tumoren pathologisch. Die CEA-Serumspiegel waren bei 50% der muzinösen Ovarialtumoren (n = 12) erhöht. Die Häufigkeit prätherapeutisch erhöhter CA 125- und TPA-Konzentrationen korrelierte mit der Tumorausdehnung. Die Positivitätsrate nahm vom Stadium I/II (CA 125 69%, TPA 46%) zum Stadium IV (CA 125 und TPA jeweils 100%) zu. In der postoperativen Verlaufskontrolle von 10 Patientinnen mit Ovarialkarzinom fielen präoperativ erhöhte CA 125-Werte in den ersten sieben Tagen nach Entfernung des Primärtumors auf 10–25% der Ausgangskonzentrationen ab. Während die CA 125-Werte drei Wochen nach vollständiger Tumorexstirpation unter 35 E/ml abgesunken waren, lagen sie nach inkompletter Tumorresektion im suspekten Bereich zwischen 35 und 65 E/ml oder blieben sogar erhöht. Die TPA-Werte zeigten bei 4 von 10 Patientinnen einen ähnlichen Verlauf, fielen aber postoperativ nur auf 30–50% der Ausgangskonzentrationen ab und verblieben im kontrollbedürftigen Bereich von 80–100 E/l.
In der Langzeitverlaufskontrolle von 27 Patientinnen (6–72 Monate) bestand eine Korrelation zwischen der Tumoraktivität und dem Verlauf der Markerkonzentrationen in 93%, 63% und 4% der Fälle für CA 125, TPA und CEA. Bei Tumorprogression nahmen die CA 125-Serumspiegel in 14 von 16 Fällen um das 2- bis 50fache und die TPA-Werte in 12 von

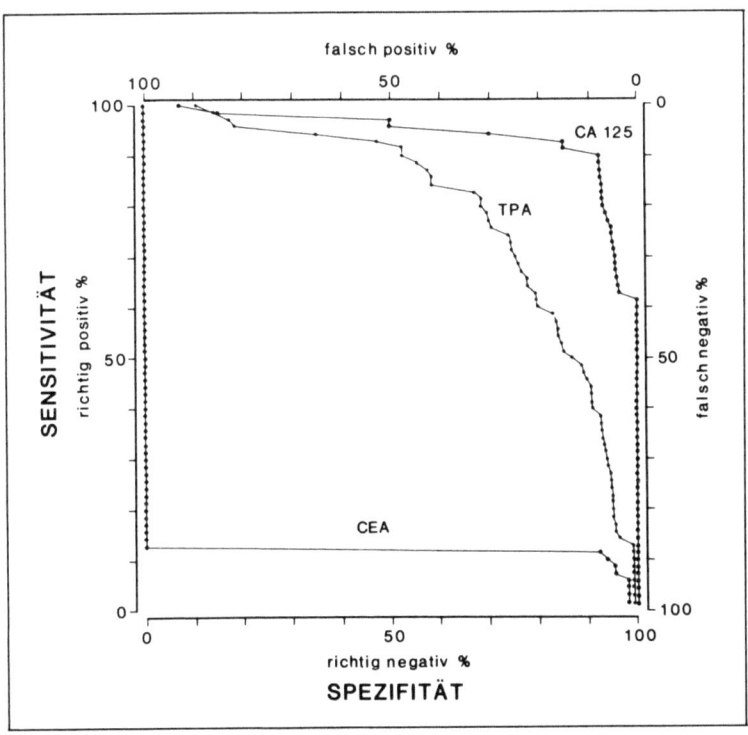

Abb. 2. Sensitivitäts-Spezifitäts-Diagramm für CA 125, TPA und CEA bei Frauen mit manifestem Ovarialkarzinom, bezogen auf das Kollektiv der rezidivfreien Patientinnen

von 16 Fällen um das 2- bis 6fache zu. Die Anstiege der CA 125- und TPA-Konzentrationen gingen bei 7 bzw. 2 von 12 Frauen der klinischen Diagnose des Rezidivs um 1–8 Monate voraus. Eine bei 11 Patientinnen unter Radiatio oder Chemotherapie eintretende Tumorremission war in allen Fällen von einem Abfall der CA 125-Konzentrationen um über 60% gegenüber den Ausgangskonzentrationen begleitet. Die TPA-Serumspiegel zeigten bei 5 Frauen einen gleichartigen Verlauf. Im Normbereich liegende Markerkonzentrationen schlossen das Vorliegen kleiner Resttumoren allerdings nicht aus. Bei 13 Patientinnen mit klinisch-radiologisch unauffälligem Befund wurde eine Second-look-Laparotomie durchgeführt. Bei fünf Frauen mit präoperativ im Normbereich liegenden Markern ließ sich die Vollremission histologisch und zytologisch bestätigen. Bei acht Patientinnen fanden sich Resttumoren mit einer maximalen Größe von 1 cm Durchmesser und/oder eine positive Peritonealzytologie. Die CA 125-Konzentrationen lagen bei zwei der Patientinnen im suspekten Bereich zwischen 35 und 65 E/ml; keine der Frauen hatte einen erhöhten CA 125-Wert. Die TPA- und CEA-Serumspiegel waren bei jeweils einer Patientin pathologisch (Tabelle 3).

Tabelle 3. Histologisch-zytologischer Befund bei Second-look-Laparotomie in Korrelation zur Markerkonzentration

		Second-look-Laparatomie	
		∅ Tumor, Zyt. neg. n = 5	Tumor < 1 cm, Zyt. pos. n = 8
CA 125	> 35 E/ml	0	2
	> 65 E/ml	0	0
TP	> 120 E/ml	0	1
CEA	> 5 ng/ml	0	1

Diskussion

Die klinische Anwendbarkeit des CA 125 als Tumormarker bei bestimmten Karzinomen des weiblichen Genitaltraktes beruht auf seinem Vorkommen in normalen und maligne veränderten Zellen des Endozervix, des Endometriums, der Tubenschleimhaut und des Ovars (1, 7, 8). Hohe CA 125-Konzentrationen finden sich im Zervikalmukus (x = 65500 E/ml) und Endometriumsekret (x = 28000 E/ml) gesunder Frauen (8) sowie im Zytosol (bis 3000 E/mg Gesamtprotein) von Endometrium- und Ovarialkarzinomen (9). Die niedrige Seropositivitätsrate des CA 125 beim primären Endometriumkarzinom (12%) ließ sich durch den hohen Anteil der auf den Uterus begrenzten Tumoren (Stadium I/II) erklären. Auch für das primäre und rezidivierte Plattenepithelkarzinom der Zervix war die Sensitivität des CA 125 (5–15%) nur gering. Dagegen wiesen Patientinnen mit fortgeschrittenen Rezidiven von Adenokarzinomen der Zervix und des Endometriums in 4 von 7 bzw. in 11 von 16 (69%) Fällen erhöhte CA 125-Konzentrationen auf. Pathologische TPA- und CEA-Werte fanden sich bei 44% bzw. 19% der Korpuskarzinom-Rezidive. An einem Einzelfall im frühzeitigem, der klinischen Rezidivdiagnose vorausgehenden Anstieg des CA 125 ließ sich die potentielle Eignung des Markers zur Verlaufskontrolle des seltenen Tubenkarzinoms demonstrieren. Aufgrund der mit den Untersuchungen anderer Arbeitsgruppen (5, 8) übereinstimmenden Ergebnisse kann die Bestimmung des CA 125 in der Verlaufsbeobachtung von Adenokarzinomen der Endozervix, des Endometriums und der Tube nützlich sein, zumal die etablierten Marker TPA und CEA bei diesen Tumoren nur eine eingeschränkte Aussagekraft haben.

Beim Ovarialkarzinom war CA 125 dem TPA und CEA hinsichtlich Sensitivität, Spezifität und Korrelation mit dem klinischen Verlauf überlegen. Die Sensitivität bei einheitlicher

95%-Spezifität, bezogen auf rezidivfreie Patientinnen, betrug 74% für CA 125, 22% für TPA und 9% für CEA. Die simultane Bestimmung der Marker war nur in Einzelfällen (z. B. beim muzinösen Zystadenokarzinom) mit prätherapeutisch normwertigem CA 125 sinnvoll. Trotz der in 93% der Fälle nachweisbaren Korrelation des CA 125 mit der Tumoraktivität und der im Vergleich zum TPA hohen Diskriminanz der Einzelwerte schlossen im Normbereich liegende CA 125 Serumspiegel das Vorliegen kleiner Resttumoren von unter 1 cm Durchmesser nicht aus. In vielen Studien (Literaturauswahl, 2, 3, 4, 9, 10) ist die überragende Bedeutung des CA 125 zur Kontrolle der Effizienz von Behandlungsmaßnahmen und zur frühzeitigen Diagnostik klinisch okkulter Rezidive maligner epithelialer, nichtmuzinöser Ovarialtumoren nachgewiesen worden. Es besteht allerdings Einigkeit darüber, daß die Bestimmung des CA 125 in der Verlaufskontrolle die operativ-histologische Beurteilung des klinischen Status einer Patientin durch Second-look-Laparotomie nicht ersetzt (2, 10). Aufgrund des Verlaufes der CA 125-Werte kann die Indikationsstellung zu diagnostischen und therapeutischen Maßnahmen aber gezielter erfolgen. Daher sollte die regelmäßige Bestimmung der CA 125-Serumkonzentrationen zum Routineprogramm in der Nachsorge und Verlaufsbeobachtung von Patientinnen mit Ovarialkarzinomen gehören.

Literatur

1. Kabawat SE, Bast RC, Welche WR, Knapp RC, Colvin RB (1983) Immunopathologic characterization of a monoclonal antibody that recognizes common surface antigens of human ovarian tumors of serous, endometrioid and clear cell types. Am J Clin Pathol 79:98
2. Bast RC, Klug TL, St John E, Jenison E, Niloff JM, Lazarus H, Berkowitz RS, Leavitt T, Griffiths CT, Parker L, Zurawski VR, Knapp RC (1983) A radioimmunoassay using a monoclonal antibody to monitor the course of epithelial ovarian cancer. N Engl J Med 309:883
3. Ricolleau G, Chatal JF, Fumoleau P, Kremer M, Douillard JY, Curtet C (1984) Radioimmunoassay of the CA 125 antigen in ovarian carcinomas: Advantages compared with CA 19-9 and CEA. Tumor Biology 5:151
4. Crombach G, Zippe HH, Würz H (1985) Erfahrungen mit CA 125, einem Tumormarker für maligne epitheliale Ovarialtumoren. Geburtsh u Frauenheilk 45:205
5. Niloff JM, Klug TL, Schaetzl E, Zurawski VR, Knapp RC, Bast RC (1984) Elevation of serum CA 125 in carcinomas of the fallopian tube, endometrium and endocervix. AM J Obstet Gynecol 148:1057
6. Hayward JL, Carbone CP, Henson JC, Kumoaka S, Segaloff A, Rubens RD (1977) Assessment of response to therapy in advanced breast cancer. Europ J Cancer 13:89
7. Dietel M, Arps H, Bodecker R, Albrecht M, Simon WE, Hölzel F (1985) CA 125, CA 19-9, Blutgruppensubstanzen und nukleäre DNA an Gewebeschniten und Zellkulturen von Ovarialtumoren. In: Neue tumorassoziierte Antigene – Zwei Jahre klinische Erfahrung mit monoklonalen Antikörpern. 2. Hamburger Symposium über Tumormarker. von Greten H, Klapdor R (Hrsg.): Thieme, Stuttgart-New York, S. 211
8. De Bruijn HWA, Persönliche Mitteilung
9. Kaesemann H, Caffier H, Paulick R (1985) Aussagekraft des Tumormarkers CA 125 beim Ovarialkarzinom. In: Neue tumorassoziierte Antigene – Zwei Jahre klinische Erfahrungen mit monoklonalen Antikörpern. 2. Hamburger Symposium über Tumormarker. von Greten H, Klapdor R (Hrsg.): Thieme, Stuttgart-New York, S. 136
10. Sevelda P, Salzer H, Dittrich Ch, Spona J (1985) Österreichische Arbeitsgemeinschaft zur Therapie des Ovarialkarzinoms: Die klinische Bedeutung des Tumormarkers CA 125 für die präoperative Diagnostik und die postoperative Nachbetreuung von Patientinnen mit malignen Ovarialtumoren. Geburtsh u Frauenheilk 45:769

Anschrift des Verfassers:
Dr. G. Crombach
Universitäts-Frauenklinik Köln
Kerpener Str. 34
5000 Köln 1

Vergleichende Untersuchung zur klinischen Bedeutung der prä- und postoperativen Serumspiegel konventioneller Tumormarker und des monoklonalen Testsystems CA 125 beim Ovarialkarzinom

R. Paulick, H. Kaesemann, H. Caffier

Universitäts-Frauenklinik

In dieser vergleichenden Studie wurden 8 verschiedene Laborparameter, darunter das monoklonale Testsystem CA 125, hinsichtlich der klinischen Bedeutung prä- und postoperativer Serumspiegel beim Ovarialkarzinom untersucht. Die Analysen erfolgten bei 198 Patientinnen mit histologisch gesichertem Ovarialkarzinom; als Kontrollgruppe zur Festlegung der Grenzwerte für den Positiv/Negativbereich dienten 100 klinisch unauffällige

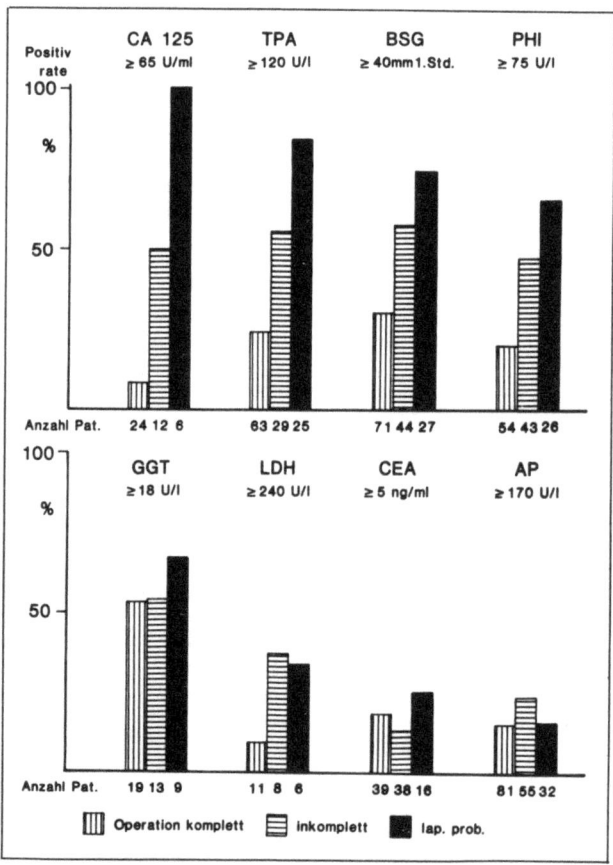

Abb. 1. Postoperative Positivraten der untersuchten Laborparameter bei den angegebenen Grenzwerten in Abhängigkeit von dem Ausmaß der erzielten Tumorreduktion.

Vorsorgepatientinnen. Bestimmt wurden: Karzinoembryonales Antigen (CEA), Phosphohexoseisomerase (PHI), tissue polypeptide antigen (TPA), CA 125, Gammaglutamyltransferase (GGT), alkalische Phosphatase (AP), Laktatdehydrogenase (LDH) und die Blutsenkungsgeschwindigkeit (BSG), abgelesen nach einer Studie. Die verwandten Grenzwerte sind aus der Abbildung ersichtlich.

Präoperativ wiesen nur CA 125, TPA, PHI und BSG Positivraten über 50% auf, wobei eine gewisse Korrelation zum Ausmaß der Erkrankung bestand. Die postoperativen Postivraten dieser Marker lagen deutlich niedriger und zeigten eine Beziehung zu der erreichten Tumorreduktion. Bei kompletter Tumorentfernung fanden sich pathologische Serumspiegel in 8–30% gegenüber Positivraten von 65–100% bei alleiniger Probelaparotomie (Abbildung 1). Für die postoperativen GGT-, AP-, LDH- und CEA-Werte war eine derartige, eindeutige Beziehung nicht nachweisbar. Hinsichtlich der prognostischen Bedeutung der postoperativen Markerspiegel hatten Patientinnen mit erhöhten CA 125-, TPA-, PHI-, BSG- und LDH-Spiegeln eine signifikant schlechtere Prognose als die markernegativen Vergleichsgruppen.

Zusammenfassend ergibt sich, daß von den untersuchten Laborparametern CA 125, TPA, PHI und BSG vor allem in der postoperativen Situation klinisch verwertbare Ergebnisse zeigen.

Anschrift des Verfassers:
Dr. R. Paulick
Universitäts-Frauenklinik
Josef-Schneider-Str. 4
8700 Würzburg

Verlaufskontrolle beim Ovarialkarzinom mit einer Kombination von 16 Tumormarkern

A. L. Pohl* und A. Preisinger**

* I. Medizinische Universitätsklinik Wien,
** Institut für Mineralogie, Kristallographie und Strukturchemie der TU Wien, Österreich

Einführung

Das Ovarialkarzinom ist die vierthäufigste Todesursache unter den Karzinomen der Frau. Seine Morbidität und Mortalität hat in den letzten Jahren in den Industrieländern deutlich zugenommen. Seine Häufigkeit steigt mit dem Alter stark an, besonders gefährdet sind Nulliparae jenseits der Menopause.
Da das Ovarialkarzinom im Frühstadium meist keinerlei Beschwerden verursacht, werden 60–80% dieser Tumoren erst im fortgeschrittenen Stadium erkannt, wenn schon andere Organe befallen sind und eine ausgedehnte intraperitoneale Metastasierung erfolgt ist. Sowohl Operabilität als auch Prognose und Therapiewahl hängen jedoch sehr vom Stadium der Erkrankung ab. Auch die jüngsten Fortschritte der Medizintechnik haben die Möglichkeiten einer Frühdiagnose des Ovarialkarzinoms bisher nicht wesentlich erhöht – gerade wegen der asymptomatischen Entwicklung der Ovarialtumoren. Daher liegt ein wichtiger Forschungsschwerpunkt bei der möglichst frühen Erkennung des Ovarialkarzinoms durch Tumormarkeruntersuchungen.
Um den praktisch-klinischen Wert möglichst vieler Tumormarker zu überprüfen, haben wir bei einem Fall eines serösen Zystadenokarzinoms, Stadium III, die folgenden 16 Markersubstanzen ab dem Zeitpunkt der Operation so oft wie möglich untersucht:
Onkofetale Antigene: Alphafetoprotein (AEP), CA 125, CA 15-3, CA 19-9, CA 50, CEA
Enzyme: Galaktosyltransferase (GT), Sialyltransferase (ST), Fukosyltransferase (FT), ADP-Ribosyltransferase (RT), 5'-Nukleotidase (5' N)
Hormone: Choriongonadotropin (βHCG), Prolaktin (hPL)
Andere: β-2-Mikroglobulin (β2M), Sialinsäure (NANA), Tissue Polypeptide Antigen (TPA)

Fallbericht

Eine 59jährige Patientin (P.I.) suchte wegen unklarer Abdominalbeschwerden und Cholelithiasis (seit Dezember 1983) im Jänner 1984 ärztliche Hilfe. Am 17. 2. 1984 wurden durch Laparoskopie eine Ovarialtumor mit ausgedehnter Netz- und Peritonealmetastasierung festgestellt. Darauf wurde am 27. 2. 1984 palliativ-tumorreduzierend eine bilaterale *Adnexektomie* und Omentektomie durchgeführt, leider ohne Bestimmung entsprechender Tumormarker. Die Leber war zu diesem Zeitpunkt palpatorisch metastasenfrei. Im Douglas-Raum des kleinen Beckens verblieb ein Resttumor von etwa 4 cm Durchmesser.
Histologie: Seröses Zystadenokarzinom FIGO III ($T_3N_xM_x$); Differenzierungsgrad G3. Wegen der nicht eindeutigen Differenzierung war ein Krukenberg-Tumor mit Primum im Gastrointestinaltrakt und beidseitiger Ovarialmetastasierung nicht ausschließbar.
Chemotherapie: „Wechselschema" mit Doxorubicin und Cis-Platin (Abb. 1: ①), Vincristin und Cyclophosphamid (Abb. 1: ②), sowie Methotrexat (Abb. 1: ③). Zusätzlich wurde als Dauertherapie Medroxy-Progesteron-Acetat gegeben. Nach der 1. Gabe des 2. Zyklus wurde das Wechselschema erfolglos abgebrochen und 5-Fluorouracil mit Cyclophosphamid

(Abb. 1: ④),versucht. Dann wurde nur noch Transferfaktor (Abb. 1: ⑤) verabreicht.
29. 9. 1984 Exitus letalis.

Obduktion: Obwohl Pankreas makroskopisch unauffällig, war ein Pankreastumor nicht sicher ausschließbar. Klinisch wurde jedoch ein Ovarialkarzinom als eher wahrscheinlich angenommen.

In den 8 Monaten dieses progressiven Krankheitsverlaufes wurde die *Tumorausbreitung* am 27. 4. 1984 und 10. 7. 1984 mit Computertomographie, später zusätzlich mit Ultraschall registriert. Da während dieser Zeit neben allen Routine-Laboratoriums-Parametern insgesamt 16 Tumormarker je 20mal bestimmt wurden, ergeben sich aus dem Vergleich ihrer Verlaufskurven interessante Schlußfolgerungen.

Ergebnisse

Marker-Serumspiegel
Sechs der 16 untersuchten Tumormarker (CA 19-9, CA 125, CA 50, CA 15-3, NANA, TPA) zeigten bereits zu Beginn der Verlaufskontrolle deutlich bis sehr stark erhöhte Serumspiegel. 5'-Nukleotidase, Galaktosyltransferase, Sialyltransferase, Fukosyltransferase, βHCG und hPL stiegen erst im späten Krankheitsverlauf deutlich an, Serum-ADP-Ribosyltransferase, AFP und hPL oszillierten um den oberen Referenzbereich, während CEA weder noch präoperativ präterminal einen Wert von 1.3 ng/ml überschritt. Das relative Ausmaß der Erhöhung der Marker CA 19-9, CA 125 und CA 15-3 ist in Abb. 1 dargestellt:

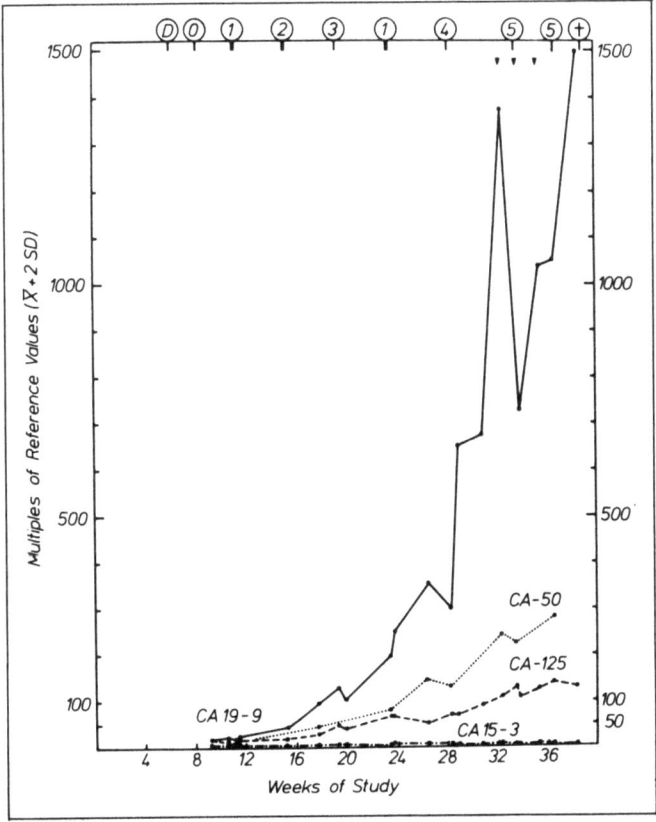

Abb. 1. Lebermetastasen-Wachstum (CA 19-9, CA 50) und Tumorausbreitung (CA 125)

Wenn man die anfangs kontinuierlich steigenden Markerkurven in die Vergangenheit extrapoliert, sieht man, daß dieses Karzinom sowie die bereits eingetretene Metastasierung schon viel früher hätten erkannt werden können.

Markerveränderungen
CA 19-9 und CA 50 sind scheinbar mit dem progressiven Zuwachs der Lebermetastasen korreliert, während CA 125 eher die langsamere Entwicklung des nach der Operation im Douglas-Raum des kleinen Beckens verbliebenen Resttumors widerspiegelt. Beim Vergleich der beiden Gallengangsenzyme Gamma-GT und 5'N fällt auf, daß die Gamma-GT bereits Wochen vor der Diagnose erhöht war und steigende Tendenz aufwies, während die 5'N erst zu einem Zeitpunkt deutlich anstieg, als bereits mindestens ein Drittel der Leber von Metastasen erfüllt war. Die starke Konzentrationsabnahme, besonders bei CA 19-9, im Endstadium der Erkrankung ist eine Folge der Aszitespunktionen (Abb. 1: kleine schwarze Pfeile). Kurzfristige Abnahmen der Markerkonzentrationen nach zytotoxischer Chemotherapie werden besoners nach Verabreichung von Methotrexat bei CA 125, CA 19-9, Galaktosyl-, Sialyl-, Fukosyl- und ADP-Ribosyl-Transferase beobachtet. Starke, jedoch ebenfalls kurzfristige Abnahme der Serumspiegel verursacht auch 5-Flourouracil bei CA 15-3, CA 50, Galaktosyltransferase, Gammma-GT und NANA.

Diskussion

Aufgrund eigener Untersuchungen und einer kritischen Wertung publizierter Berichte (1–5) können wir folgende Empfehlungen für den gezielten Einsatz von Tumormarkern als Diagnosehilfe und bei der Verlaufskontrolle von Ovarialkarzinomen geben (Tabelle 1):

Tabelle 1. Klinisch brauchbare Marker bei Ovarialkarzinomen

Tumortyp	Marker
Epithelial	
Serös	**CA 125,** CA 50, CA 19-9, CA 15-3, (TPA)
Muzinös	**CEA, CA 19-9,** (TPA)
Endometrioid	**CA 19-9, hPL,** (CA 125), (CEA), (TPA)
Klarzellig	(CA 125), (CEA), (TPA)
Undifferenziert	**CA 125, TPA,** Ferritin
Germinal	
Dysgerminoma	**hCG**
Dottersack-Tu.	**AFP,** (TPA)
Embryonal Tu.	**hCG,** AFP
Chorion Ca.	**hCG**
Polyembryoma	(AFP), (hCG)
Mesonephroma	(Ferritin)

Erläuterung: **fett:** diagnostische Empfindlichkeit $\geq 50\%$; normal: diagnost. Empfindl. 25–50%; (in Klammer): diagnost. Empfindl. $\leq 25\%$.

Bei diagnostischem Einsatz von Tumormarkern ist stets das überaus komplizierte Zusammenspiel physiologischer Regelvorgänge zu bedenken, das jedem gemessenen Markerwert zugrunde liegt (Abb. 2):

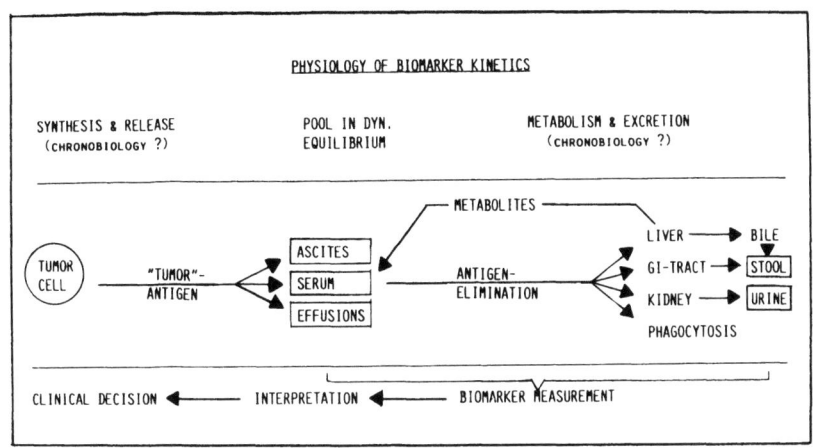

Abb. 2: Biologische Regelvorgänge der Tumormarkerbildung und -ausscheidung

Die Serumkonzentration eines Tumormarkers spiegelt das dynamische Gleichgewicht zwischen Tumoraktivität (Markersynthese) und dem physiologischen Markerumsatz, bzw. -abbau, wider. Allerdings existiert nicht in allen Fällen eine allgemeingültige Beziehung zwischen Tumorgröße und Markerkonzentration im Serum.

Die klinische Interpretation einzelner Tumormarkermessungen ist daher recht kompliziert und unsicher. Richtung und Schnelligkeit einer Markerkonzentrationsänderung während einer Verlaufskontrolle sagen wesentlich mehr über eine Tumorerkrankung aus als der Absolutwert der Markerkonzentration. Ein erhöhter Wert deutet in vielen Fällen auf ein aktives Krebsgeschehen, ein normaler oder niedriger Wert schließt aber ein solches keinesfalls aus! Obwohl Tumormarker derzeit nur in begrenztem Maße zur Frühdiagnose des Ovarialkarzinoms beitragen, sollte in Zukunft doch jeder onkologisch tätige Arzt im Verdachtsfalle zum Wohle seiner Patientinnen sich ihrer bedienen.

Literatur

1. Bast RC, Knapp RC (1984) Immunologic approaches to the management of ovarian carcinoma. Semin Oncol 11:264–274
2. Inoue M, Inoue Y, Hiramatsu K, Ueda G (1985) The clinical value of tissue polypeptide antigen in patients with gynecologic tumors. Cancer 55:2618–2623
3. Kikuchi Y, Kizawa I, Koyama E, Kato K (1984) Significance of serum tumor markers in patients with carcinoma of the ovary. Obstet Gynecol 63:561–566
4. Pohl AL et al (1983) Present value of tumor markers in the clinic. Cancer Detect Prevent 6:7–20
5. Van Nagell JR (1983) Tumour markers in ovarian cancer. Clinics Obstet Gynecol 10:197–212

Anschrift des Verfassers:
Univ.-Doz. Dr. A. L. Pohl
I. Medizinische Universitätsklinik
Lazarettgasse 14
A-1090 Wien

CA-125 Serumkonzentrations-Bestimmungen bei Patientinnen mit Ovarialkarzinom

W. Jäger[1], L. Wildt, P. Braun und G. Leyendecker[2]

Universitätsfrauenklinik Erlangen[1], FRG, Universitätsfrauenklinik Bonn[2], FRG

Bast und Mitarbeitern gelang es 1981 durch Immunisierung von Mäusen monoklonale Antikörper gegen antigene Determinanten (CA 125) einer serösen Ovarialkarzinom-Zellinie herzustellen (1). Diese Antigene können im Serum von Ovarialkarzinompatientinnen nachgewiesen werden (2).
Ziel unserer Studie war es, nachzuweisen, ob eine Abhängigkeit der Serumkonzentrationen des CA-125 von pathomorphologischen Kriterien des Ovarialkarzinoms und dem klinischen Verlauf der Erkrankung besteht.

Material und Methode

Die CA-125 Serumkonzentrationen wurden bei 51 Patientinnen mit Ovarialkarzinomen, sowie von 439 Patientinnen mit gutartigen gynäkologischen Erkrankungen (n=110), Mamma- (n=200), Korpus- (n=49) und Kollumkarzinomen (n=80) bestimmt. Von 38 Ovarialkarzinompatientinnen lagen die eingefrorenen Seren vom Zeitpunkt der Erstoperation und der postoperativen Nachbetreuung über einen Beobachtungszeitraum zwischen 3 und 104 Monaten, mit einer mittleren Beobachtungsdauer von 20 Monaten vor. Von 6 Patientinnen lagen nur präoperative, von 7 Patientinnen nur die Seren von den postoperativen Nachuntersuchungen vor (Beobachtungszeitraum 12–84 Monate, mittlere Beobachtungsdauer 31 Monate).
Die Diagnosesicherung erfolgte anhand des histologischen Befundes, die klinische Stadieneinteilung gemäß den Richtlinien der FIGO.
An die operative Behandlung schloß sich eine Chemotherapie (CIS-Platin, Adriamycin und Cyclophosphamid (PAC)) oder eine Beckenganzbestrahlung an.
Eine Progression oder Rezidiv wurde definiert als Zunahme des lokalen Tastbefundes, als Größenzunahme der Metastasen, bzw. als Wiederauftreten eines Tumors nach vollständiger Tumorentfernung (postoperativ) oder Tumorreduktion (chemotherapeutisch, radiogen).
Remissionen wurden definiert als Größenabnahme bekannter Metastasen um 50% des größten Durchmessers, bzw. als Rückgang des palpatorischen Befundes in Übereinstimmung mit den Ultraschall- und/oder CT-Befunden.
Die CA-125 Serumbestimmungen wurden mit einem Festphasen-Immunoradiometrischen Assay gemessen (ELSA CA-125, ID-CIS, Dreieich, FRG). Der Meßbereich lag zwischen 6 und 500 U/ml, die Intra- und Interassay-Variationskoeffizienten lagen unter 10%.
Der höchste gemessene Wert bei den von uns untersuchten gesunden Kontrollen lag bei 60 U/ml. Nach Angaben der Literatur legten wir als obere Grenze des Referenzbereiches 65 U/ml fest (2).
Die gemessenen Serumkonzentrationen wurden retrospektiv dem Verlauf der Patientinnen zugeordnet.

Ergebnisse

Wir fanden bei 21 von 200 Mammakarzinom-Patientinnen und bei 6 von 49 Korpuskarzinom-Patientinnen erhöhte CA-125 Serumkonzentrationen, dagegen bei keiner der von uns untersuchten 80 Kollumkarzinom-Patientinnen.

Von 44 Patientinnen mit Ovarialkarzinomen hatten präoperativ 33 (75%) Patientinnen erhöhte CA-125 Serumkonzentrationen. Die Höhe der gemessenen Konzentrationen zeigte keine Abhängigkeit vom Tumorstadium (Abb. 1). 27 von 33 Patientinnen mit serösen Ovarialneoplasien hatten erhöhte Werte, bei anderen histologischen Differenzierungen fanden wir bei 4 von 11 Patientinnen Konzentrationen oberhalb des Normbereichs.

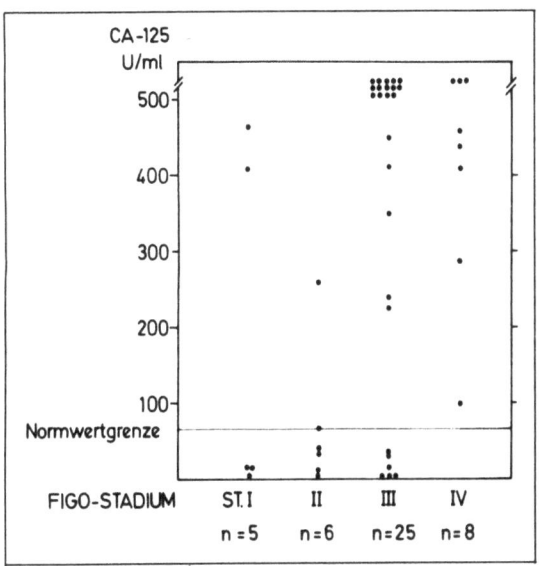

Abb. 1. Präoperative CA-125 Serumkonzentrationen bei Ovarialkarzinom-Patientinnen, unterteilt nach FIGO-Stadien.

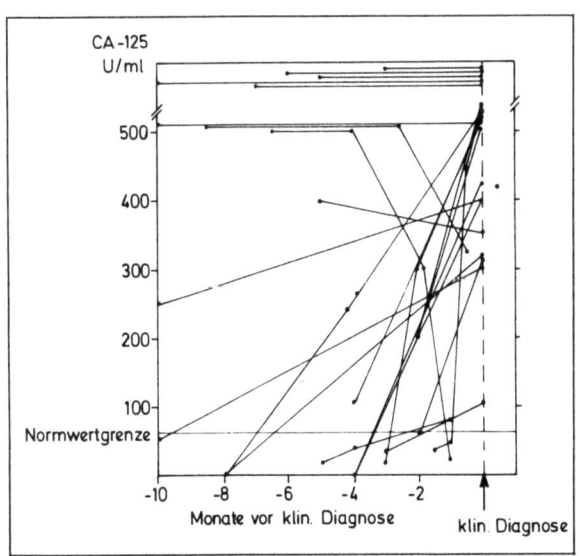

Abb. 2. CA-125 Konzentrationsverlauf vor dem klinischen Nachweis von Rezidiv oder Progression.

Bei Rezidiv- oder Progressionsdiagnose hatten 25 Patientinnen (83%) erhöhte CA-125 Serumkonzentrationen. 17 dieser Patientinnen hatten dabei gleichbleibend hohe (6 Patientinnen), bzw. nach zwischenzeitlichem Abfall, ansteigende Werte (9 Patientinnen, bei 2 Patientinnen fielen die Konzentrationen kurz vor ihrem Tode ab, Abb. 2*). Von den anderen 8 Patientinnen konnte der zwischenzeitliche Verlauf nicht dokumentiert werden. Von den 5 Patientinnen ohne Konzentrationsanstieg hatten bei Erstbehandlung 4 Patientinnen Konzentrationen im Normbereich und eine Patientin erhöhte Werte. Bei 17 Patientinnen konnten wir den Konzentrationsverlauf unter Remissionen retrospektiv dokumentieren. Bei allen Patientinnen kam es zu einem Abfall der CA-125 Serumkonzentrationen (Abb. 3). Bei

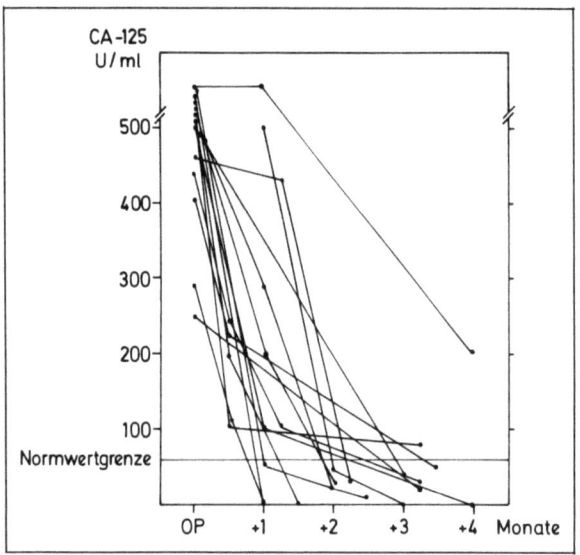

Abb. 3. CA-125 Konzentrationsverlauf unter Remissionen.

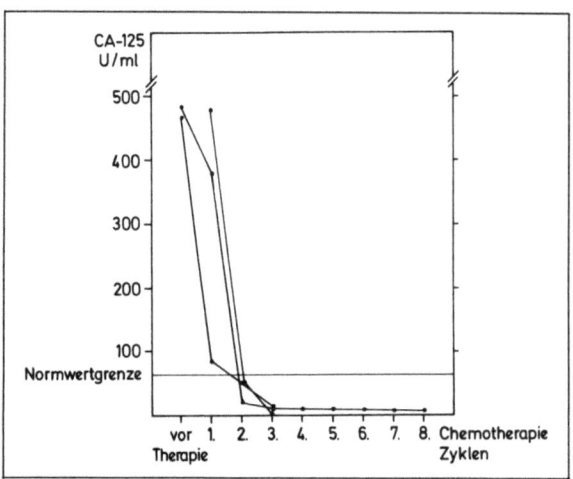

Abb. 4. CA-125 Konzentrationsverlauf bei 3 Patientinnen, die nach Zytostatika-Behandlung 16 Monate rezidivfrei blieben.

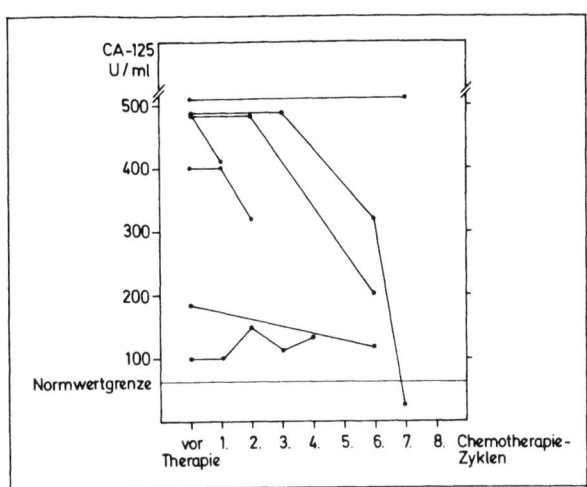

Abb. 5. CA-125 Konzentrationsverlauf bei Patientinnen, die unter Zytostika-Behandlung keine Remission erfuhren*.

7 von 14 Patientinnen, die durch eine postoperative Chemotherapie Remissionen erfuhren, kam es zu einem Abfall der CA-125 Konzentrationen. 3 dieser Patientinnen sind nach kompletter Remission 16 Monate ohne Progression oder Rezidiv. Bei diesen Patientinnen kam es zu einem Abfall der erhöhten Werte in den Normbereich nach dem zweiten Zytostatikastoß (Abb. 4). Bei den Patientinnen, bei denen keine Remission erzielt wurde, kam es zwar ebenfalls zu einem Abfall der Konzentrationen, jedoch nicht in den Normbereich (Abb. 5).

Diskussion

Das von Bast und Mitarbeitern mittels monoklonaler Antikörper definierte Antigen CA-125 kann sowohl bei Gesunden als auch bei Patienten mit Pankreas-, Lungen- und Lebererkrankungen im Serum nachgewiesen werden (3). In unserem Kollektiv von Patientinnen mit gynäkologischen Karzinomen fanden wir erhöhte Konzentrationen bei metastasierten Mammakarzinomen sowie bei fortgeschrittenen Korpuskarzinomen, nicht aber bei Kollumkarzinom-Patientinnen.

Der Nachweis erhöhter Konzentrationen des Antigens bei der Mehrheit der Ovarialkarzinom-Patientinnen, ist anhand unserer Ergebnisse nicht abhängig vom primären Ausbreitungsstadium des Tumors oder der histologischen Klassifizierung. Bei klinisch gesicherten Remissionen kam es in allen Fällen zu einem Abfall der CA-125 Serumkonzentrationen. Ein Abfall in den Normbereich scheint dabei prognostisch günstig, besonders wenn dieser Abfall schnell erfolgt.

Bei Progressions- oder Rezidivdiagnose hatten 25 von 30 Patientinnen erhöhte CA-125 Konzentrationen. Ein Ansteigen der Werte – auch bei Patientinnen, die präoperativ Konzentrationen im Normbereich aufweisen – war immer von einem Fortschreiten der Erkrankung gefolgt.

Die kurze biologische Halbwertzeit, sowie die Korrelation zu Remission und Progression lassen es möglich erscheinen, daß dieser Tumormarker die proliferative Aktivität des Tumors ausdrückt. Ob durch die Verlaufsbeobachtungen der CA-125 Serumkonzentrationen die Dauer einer postoperativen Chemotherapie, sowie der Zeitpunkt einer erneuten Therapie (z. B. second look) festgelegt werden können, sollte durch weitere Studien geprüft werden.

Literatur

1. Bast R C, Feeney M, Lazarus H, Nadler L M, Colvin R B, Knapp R C (1981): Reactivity of a monoclonal antibody with human ovarian carcinoma. C Lin Invest 68:1331–1337
2. Bast R C, Klug T L, Schaetzl E, Lavin P, Nilhoff J M, Greber T F, Zurawsky V R, Knapp R C (1984): Monitoring human ovarian carcinoma with a combination of CA 125, CA 19-9 and carcinoembryonic antigen. Am J Obstet Gynec 149:553–559
3. Klapdor R, Klapdor U, Bahlo M, Dallek M, Kremer B, van Ackeren H, Schreiber W, Greten H (1984): CA 12-5 bei Karzinomen des Verdauungstraktes. Dtsch med Wschr 109:1040–1054

Anschrift des Verfassers:

Dr. W. Jäger
Universitätsfrauenklinik
Universitätsstr. 21/23
8250 Erlangen

* **Appendix:** Die Serummenge reichte nicht aus, um einen „hook-effect" auszuschließen.

Erfahrungen mit CA 12-5 als Tumormarker bei Gynäkologischen Malignomen, speziell beim Ovarialkarzinom.

W. Meier, P. Stieber*, A. Fateh-Moghadam*, W. Eiermann

Frauenklinik und *Institut für Klinische Chemie, Klinikum Großhadern der Universität München

Seit 1981 steht mit CA 12-5 ein neuer Tumormarker speziell für das Ovarialkarzinom zur Verfügung. Das Antigen wurde zuerst von BAST auf der Oberfläche von epithelialen Ovarialkarzinomzellen beschrieben. Die Messungen erfolgten mit einem Radioimmunassay der Firma Centocor, als obere Grenze des Normbereichs wurden 65 U/ml angenommen. Der Bereich zwischen 35 U/ml und 65 U/ml wurde als kritische Zone bewertet.
Bei Frauen mit Mamma-, Zervix-, Corpus- und Tubenkarzinom fanden sich in 10 bis 15,4% pathologische CA 12-5-Werte. Auch bei Patientinnen mit gutartigen Ovarialtumoren waren die Serumspiegel in annähernd 22% erhöht. Bei Frauen mit primären Ovarialkarzinomen bzw. mit einem Rezidiv nach erfolgreicher Primärtherapie konnte in 87,8% ein erhöhter CA 12-5-Wert nachgewiesen werden. Beim serösen Zystadenokarzinom betrug dieser Prozentsatz 94,3%.
Bei unserer Untersuchung waren wir besonders interessiert an der Korrelation zwischen den CA 12-5-Werten und dem histologischen Ergebnis der Second-look. 22 von 26 Patientinnen zeigten initial erhöhte CA 12-5-Werte. Nach 6 Zyklen Chemotherapie erfolgte die Second-look.

Tabelle 1. CA-125 values and histological findings at second-look

			CA-125	
	Second-look	neg.	> 65 U/ml	> 35 U/ml
Positive histology or cytology	16	6	10	12
Negative	6	6	0	0

Wie die Tabelle 1 zeigt, konnte bei 16 Patientinnen noch Resttumor nachgewiesen werden, 6 Frauen waren histologisch und spülzytologisch tumorfrei. Es fanden sich jedoch nur in 10 Fällen erhöhte CA 12-5-Werte, sodaß bei 6 Frauen mit Resttumor falsch-negative CA 12-5-Werte vorlagen. Unsere Vermutung, daß es sich dabei um regressiv veränderte Tumoranteile handeln könnte, ließ sich nicht bestätigen. Nur bei einer Patientin fand sich regressiv veränderter Tumor, bei allen anderen ließ sich aktiver Tumor nachweisen. Im Gegensatz dazu war bei allen Frauen mit erhöhtem CA 12-5 zum Zeitpunkt der Second-look histologisch Tumor nachweisbar.
Daraus läßt sich ableiten, daß bei klinischer Remission und negativem CA 12-5 ausschließlich die Second-look zur Sicherung der Komplettremission führen kann. Andererseits sollte bei positivem Marker überlegt werden, ob die Second-look zum geplanten Zeitpunkt bereits durchgeführt, oder ob zuvor noch über eine bestimmte Zeit Zytostase fortgeführt werden soll.

Anschrift des Verfassers:
Dr. W. Meier
Frauenklinik
Klinikum Großhadern
Marchioninistraße 15
8000 München 70

Serum-RNase-Aktivität (SRA) und CA 12-5 beim Ovarialkarzinom.

H. G. Schleich, R. Schmidt, I. Hofmann, F. Melchert und W. Wiest.

Universitäts-Frauenklinik Mannheim

Ovarialkarzinome zeichnen sich durch ihre Polyklonalität, d. h. die Heterogenität und Polymorphie ihres Gewebes, aus. Wir haben deshalb die Simultanbestimmung zweier vollkommen verschiedener Tumormarker, des CA 12-5 und der SRA, durchgeführt.

Tabelle 1.

	CA 12-5 (U/ML)							SRA (NGEQVS/ML)						
	N	x̄	s	M	MIN	MAX	<35	>35	N	x̄	s	M	MIN	MAX	<65	>65
Tu +	37	209,0	222,8	172,0	3,0	1044	29,7%	70,3%	37	82,3	26,4	83,0	43,0	190,0	24,3%	75,7%
Ben.Ov.Tu.	11	7,5	3,9	5,9	3,7	15,2	100%	–	11	50,7	9,8	50,0	31,0	65,0	90,9%	9,1%
Kontrollen	61	7,2	6,5	5,2	2,6	27,7	100%	–	61	51,5	17,3	50,5	22,0	82,0	86,9%	13,1%

Ergebnisse

Tabelle 1 zeigt die Ergebnisse der Simultanbestimmung der beiden Tumormarker SRA und CA 12-5. Als cut-off-Wert wurden bei CA 12-5 nach den Firmenangaben 35 U/ml verwendet, bei der SRA 65 ngeqvs/ml. In Abb. 1 ist die Synopsis der CA 12-5- und SRA-Bestimmungen bei 37 Patientinnen mit klinisch gesichertem Ovarialkarzinom zusammen mit den jeweiligen cut-off-Werten dargestellt. In Abb. 2 sind entsprechend die 61 Kontrollen und 11 Patientinnen mit benignen Ovarialtumoren dargestellt. Betrachtet man beide Marker gemeinsam mit der Vorgabe, daß schon die Erhöhung eines der beiden Marker auf ein Ovarialkarzinom hinweist, haben wir zwar für CA 12-5 10 von 37 falsch negative und für die SRA 9 von 37 falsch negative Befunde, in der Kombination aber nur 2 von 37 Patientinnen, bei denen beide Marker im Normbereich gefunden werden. Das entspricht

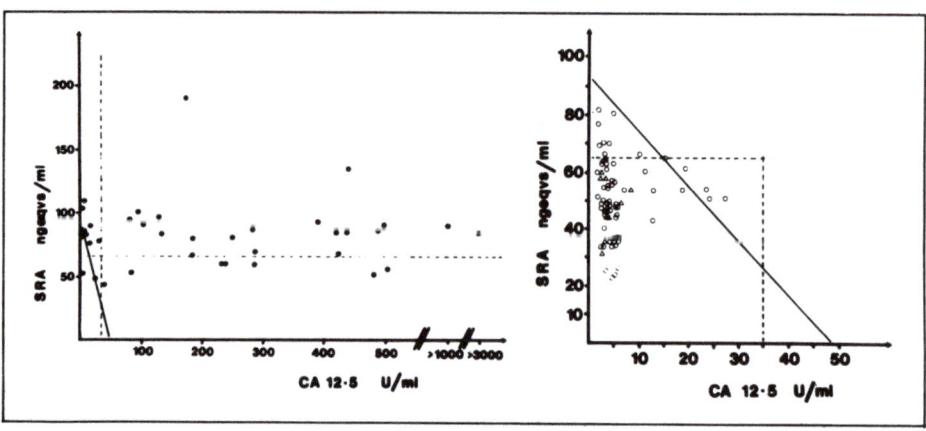

Abb. 1   Abb. 2

95% Sensibilität. Dabei müssen wir allerdings ein Absinken der Spezifität auf 87% in Kauf nehmen. Wir haben zur Auswertung der Simultanbestimmungen die Methode der logistischen Regressionsanalyse verwendet. Aufgrund der gemessenen Daten wurde mit einem Computerprogramm eine Entscheidungsregel aufgestellt, mit deren Hilfe die Entscheidung Tumor ja/nein getroffen werden kann. Die in den Abb. 1 und 2 eingezeichnete Gerade repräsentiert diese Entscheidungsgrenze. Selbst wenn nur einer der beiden Tumormarker bestimmt werden kann, gibt uns ein über dieser Entscheidungsgrenze liegender Wert den Hinweis auf das Vorliegen eines Ovarialkarzinoms. Vergleichen wir die Ergebnisse der Auswertung der Simultanbestimmungen der SRA und des CA 12-5 mit Hilfe der logistischen Regression und die Kombination nach der oben genannten Vorgabe, sehen wir deutlich den Vorteil dieser Auswertung. Ein weiterer Vorteil der Auswertung von Simultanbestimmungen mittels der logistischen Regression ist, daß ohne Schwierigkeiten weitere Parameter miteinbezogen werden können. Wir haben von dieser Möglichkeit Gebrauch gemacht und die Spezifität und Sensibilität unter Einbeziehung des Alters der Patientinnen berechnet. Wir erhalten so eine Sensibilität der Simultanbestimmung von 97% bei einer Spezifität von 93%. Das bedeutet, daß wir nur noch 1 von 37 Ovarialkarzinomen nicht richtig erkannten und andererseits 57 von 61 gesunden Frauen richtig als malignomfrei diagnostizierten.

Schlußfolgerung

Wir können feststellen, daß die Simultanbestimmung der beiden Tumormarker SRA und CA 12-5, ausgewertet mithilfe der logistischen Regressionsanalyse, eine bisher beim Ovarialkarzinom nicht erreichte Sensibilität und Spezifität erreicht und für klinische Belange empfohlen werden kann.

Anschrift des Verfassers:
Dr. H. G. Schleich
Universitäts-Frauenklinik
Theodor-Kutzer-Ufer
6800 Mannheim

Die klinische Relevanz von TPA in Geburtshilfe und Gynäkologie

R. Tonfeld-Bosdorf, P. Schmidt-Rhode, K. D. Schulz, A. Bosdorf, G. Sturm, H. Prinz

Universität Marburg

Klinische Studien über TPA untersuchen meist dessen Relevanz als Tumormarker bei unterschiedlichen malignen Erkrankungen. Doch wird TPA auch als Indikator für allgemein proliferative Aktivität angesehen.

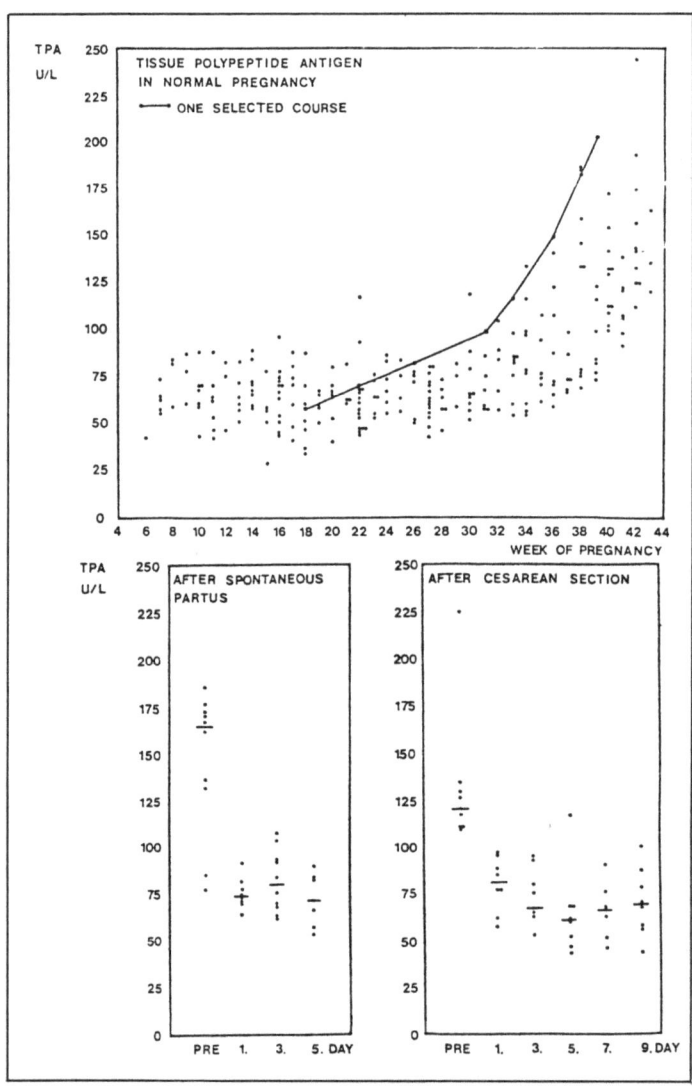

Wir haben TPA bei nicht-malignen Prozessen untersucht und fanden verschiedene, nichtspezifische Reaktionen.
TPA-Plasmaspiegel wurden mittels RIA bestimmt. (TPA Prolifigen Kit, Sangtec Medical, Schweden) Alle Proben einer Patientin wurden in einem Kit gemessen.

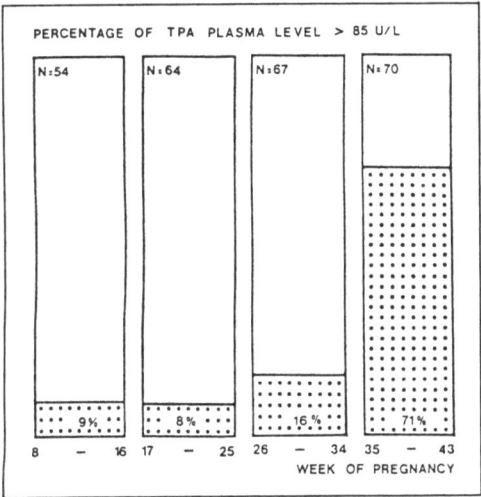

Bei ca. 100 gesunden Schwangeren bestimmten wir den TPA-Spiegel in der Schwangerschaft, wobei ein stetiger Anstieg auffiel. Vor allem im letzten Trimenon lagen 71% der ermittelten Werte über dem Normbereich von 85 U/l. Postpartal wurden innerhalb des 1. Tages wieder Normwerte erreicht.
Bei Patientinnen mit gutartigen gynäkologischen Erkrankungen wurde der perioperative TPA-Verlauf untersucht. Wir fanden nach vaginalen Operationen am 3. postoperativen Tag, nach abdominalen Eingriffen am 7. Tag postoperativ einen signifikanten TPA-Anstieg. Unter entzündungshemmender Medikation blieb bei unseren Patientinnen die TPA-Erhöhung aus.

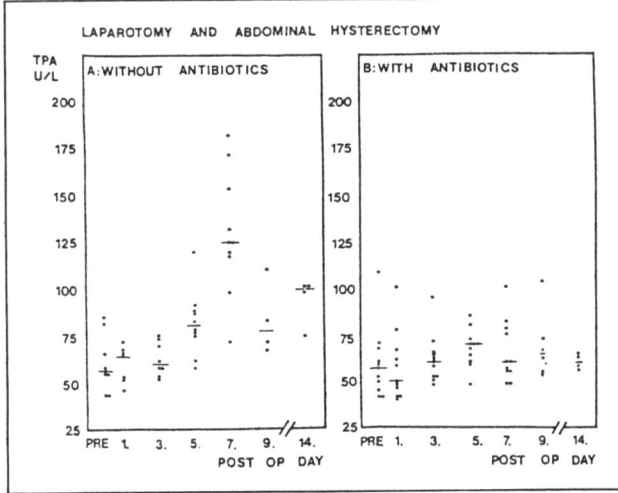

An einem Kollektiv gesunder Frauen im Alter von 18–44 Jahren bestimmten wir die TPA-Spiegel während ovulatorischer Zyklen, unter hormonaler und IUP-Kontrazeption. Wir stellten keine signifikanten TPA Veränderungen fest. Eine zirkadiane Rhythmik konnten wir ebenfalls nicht nachweisen.

Die TPA-Verläufe während der Schwangerschaft interpretieren wir als Ausdruck des fetalen und plazentaren Wachstums. Die postoperativen TPA-Anstiege gehen einher mit der Wundheilung, einer proliferativen Reaktion des Organismus. Unterschiedliche Reaktionsmuster nach vaginalen und abdominalen Eingriffen könnten durch die Operationsart bedingt sein, wobei die sich regenerierenden Gewebe durch verschiedene TPA-Muster ihren Ausdruck finden.

Literatur

1. Björklund (1957) Int Arch Allergy 10:153-184
2. Winter, Schmidt-Rhode, Schulz, Sturm (1984) J Cancer Res Clin Oncology 107:23
3. Inoue et al (1985) Cancer 55:2618–2623

Anschrift des Verfassers:
Dr. P. Schmidt-Rhode
Universitäts-Frauenklinik
Pilgrimstein 3
3550 Marburg

Nachweismuster von verschiedenen epithelialen Immunmarkern, S 100, Faktor 8 und Erdnußlektin in zystischen, papillären und soliden benignen Läsionen sowie Adenomatoidtumoren, klarzelligen Ovarialkarzinomen und malignen Mesotheliomen.

J. Vogel**, D. Kindermann**, P. Oehr*

** Pathologisches Institut der Universität Bonn
* Institut für klinische und experimentelle Nuklearmedizin Univ. Bonn

Spezifische Antikörper eignen sich als Antigensonden, um Antigenmosaike von Zellen/ Geweben sichtbar zu machen, anscheinend auch für histogenetische Zuordnungen. Zur Klärung dieser Frage haben wir im Titel genannte Läsionen des männlichen und weiblichen Genitalsystems, unter anderem auch Adenomatoidtumoren mit unterschiedlicher Lokalisation untersucht.
In einer repräsentativen Auswahl sollen vorerst folgende Ergebnisse zusammenfassend hervorgehoben werden (in Vorbereitung steht eine Publikation mit umfassender Ergebnisdarstellung). Es standen industriell erhältliche poly- und monoklonale Antisera zur Verfügung. Untersucht wurde formalinfixiertes und paraffineingebettetes Gewebsmaterial mit der zweistufigen Immunperoxydasemethode:
Müller-Gang-Derivate und Wolff-Gang-Derivate zeigten keine konstant diskriminierenden Nachweismuster. Es fand sich eine keimepitheltypische Verteilung mit fast durchgehender Positivität der epithelialen Marker, Negativität für Faktor 8 und vereinzelt inkonstant S 100 positiven Schleimhautanteilen (Tube, Appendix testis). Im einzelnen erschien TPA membrangebunden mit apikaler und basaler Betonung sowie positiver Reaktion im interzellulären Kontaktraum, jedoch unter Auslassung des Flimmerbesatzes. Eine apikale Farbreaktion fand sich mit Erdnußlektin, eine diffus-zytoplasmatische Verteilung bei EMA, letztgenante Antikörper jeweils mit positiver Färbung der Flimmerhärchen. CEA reagierte schwach mit apikaler Anfärbbarkeit fast ausschließlich im Bereich der Flimmerhärchen, S 100 war in der Regel negativ ebenso wie Keratin. Das Mesothel erschien zunächst bezüglich epithelialer Marker etwas schwächer angefärbt zu sein. In Mesothelzysten nivellierte sich der Unterschied und hob sich in papillären, soliden Proliferaten und papillären benignen Mesotheliomen fast ganz auf. Lediglich polyklonales Keratin reagierte gelegentlich in solchen Läsionen positiv. Adenomatoidtumoren waren im Nachweismuster zwar nicht von Mesothel, aber ebenso nicht von Keimepithel oder Müller-Gang-Derivaten abgrenzbar. Darüber hinaus konnten weder nennenswerte Unterschiede bezüglich der verschiedenen Lokalisationen (Uteruswand, Tuba uterina, Ductus deferens) dieses nach der Literatur potentiell Müllerschen, mesenchymalen, zuletzt fast durchweg mesothelialen, manchmal jedoch auch endothelialen benignen Tumors, noch bezüglich des Geschlechtes aufgezeigt werden. In Malignomen, zum einen papillären mesonephroiden Ovarialkarzinomen, war das beschriebene Nachweismuster prinzipiell fokal erhalten, oft jedoch verwischt. CEA trat in squamoid differenzierten Tumoranteilen stärker in den Vordergrund. TPA fiel vergleichsweise eher geringer aus. Bei malignen Mesotheliomen war CEA nicht, dafür TPA fast durchgängig in der epithelialen Komponente zu beobachten. Die Tumorzellen hatten oft ihre Polarität verloren, was unter anderem in zirkulären Flimmersäumen oder Aufgabe der membrangebundenen Färbemuster zu beobachten war.

Zusammenfassend konnte also beim sog. Keimepithel weder ein genereller Unterschied bezüglich unterschiedlicher Lokalisationen aufgedeckt werden, noch bestand zwischen Keimepithel und Mesothel ein konstant diskriminierendes Färbemuster.

Vielmehr erscheint es, daß immunhistochemische Marker, zumindest bisher, zur Aufklärung histogenetischer Mechanismen ungeeignet sind. Es sieht eher so aus, als ob die epithelialen Zellen durch einen internen, suprimierten Code eine biologische Pluripotenz konserviert haben und erst unter bestimmten Umständen, Druckverhältnissen beispielsweise, fast beliebige Phänotypen aktivieren können. Erst so ist es zu erklären, daß sich Zellen offenbar milieuabhängig, scheinbar markeruntypisch verhalten. Dennoch treten beinahe nur z. B. im Bereich der Gonaden so besonders häufig Teratome auf. Es gilt zu klären, ob es doch spezifische Merkmale des Keimepithels gibt, für die wir nur noch keine entsprechenden Marker besitzen und die sich vielleicht auch durch metaplastische, phänotypische Veränderungen hindurch erhalten haben.

Anschrift des Verfassers:

PD Dr. med. J. Vogel
Pathologisches Institut
Siegmund-Freud-Str. 25
5300 Bonn 1

The role of tumour markers in the management of breast cancer

D. Y. Wang, B. S. Thomas, J. W. Moore, R. D. Rubens* and R. R. Millis**

Clinical Endocrinology Laboratory, Imperial Cancer Reserarch Fund, Lincoln's Inn Fields, London; *Clinical Oncology Unit, Guy's Hospital, London; and **Hedley Atkins Unit, New Cross Hospital, London (England).

At present, the classical pathological parameters of stage and histological grade are the best predictors of prognosis in patients with early breast cancer. In some patients, however, these parameters fail to detect those likely to show early recurrence of the disease following mastectomy. The more frequent use of adjuvant chemotherapy has made it necessary to select more accurately those patients with a poor prognosis which would require predictive markers more powerful than stage and grade. With this aim in mind a study was commenced in which 730 sequential patients attending Guy's Hospital, London, have been accrued. Blood and urine samples were taken 1 day before and 10 days after mastectomy. Serum, in 2 ml aliquots and urine were stored at $-20°$ until analysis.

Breast cancer was confirmed histologically and all pure in situ cancers were excluded from the analysis. Recurrence of the disease was confirmed by an external reviewer. The characteristics of the subjects are shown in Table 1.

Because of the limitation of space only some of these parameters will be described in the Result section, the choice being governed by how well they exemplify certain points.

Table 1. Characteristics of subjects

Number		730
Premenopausal		252
Menopausal		88
Postmenopausal		351
Age Median		54
Range		23–91
Pathological	Stage 1	379
	Stage 2	313
Histological	Grade 1	81
	Grade 2	287
	Grade 3	200

Because of missing data additions do not add up to 730. Also 46 patients with in situ cancer have been omitted.
The biochemical parameters which were measured in these patients are shown in Table 2.

Results

(a) Serum prolactin. High serum levels of prolactin, either before or after mastectomy, was associated with a poor prognosis. However, the proportion of patients who could be identified as having a bad prognosis was small. For example, postmenopausal patients with no nodal involvement had a highly significant ($\chi^2 = 12.1$; $P < 0.001$) poorer survival if their prolaction was in excess of 20 ng/ml compared with a lower concentration of prolactin. The number of such patients was 10 out of 145 patients (10).

(b) Serum CEA. The marker was measured in 111 patients before, 60 after mastectomy and 517 patients before and after mastectomy. There were more patients with values of CEA in excess of 10 ng/ml both before (7%) and after (5%) surgery than in non-affected control women (3%) although the difference was of marginal significance. High levels of CEA (10 ng/ml) were significantly associated with a reduced survival although such patients represented only 5% of women presenting with breast cancer (9).

Table 2. Biochemical Parameters

Blood:	Urine:
Dehydroepiandrosterone	Androgen metabolites (7)
Dehydroepiandrosterone sulphate	Corticoid metabolites (8)
4-Androstene-3β, 17β-diol	Hydroxyproline (4)
Oestradiol	
Progesterone	
Sex hormone binding globulin	Tissue
Prolactin (10)	Glycolytic enzyme (3)
CEA (9)	Oestrogen receptor
HMFG 1 (1)*	Progesterone receptor
HMFB 2 (1)	HMFG 1
Anti-p53 antibodies (2)	HMFG 2
Sialyltransferase (6)	

* HMFG = human milk fat globule.

(c) Serum sialyl transferase. The activity of this enzyme in serum was found to decrease with time although the serum was stored at −20° and therefore results have been corrected for this. Low postoperative serum sialyltransferase activity was associated with a good prognosis. The median level of this activity significantly separated those with a longer from those with a shorter disease-free survival. This difference remained even if patients were standardised according to nodal status, tumour size or histological grade (6).

(d) Urinary androgen metabolites. Patients who excreted amounts of either androsterone or aetiocholanolone which were less than the population median had significantly shorter disease-free survival than those with greater-than median amounts (7). This criterion was rendered more effective when used in conjunction with urinary corticoid metabolites (8). Parallel studies on the serum androgens dehydroepiandrosterone and its sulphate ester have not shown such clear-cut prognostic value.

(e) Urinary hydroxyproline. The time between initial presentation and subsequent bone metastases was negatively and significantly associated with either hydroxyproline excretion ($P < 0.05$) or the ratio of hydroxyproline to creatinine ($P < 0.01$). However, as a predictor of subsequent bone metastases hydroxyproline is extremely inefficient (4).

(f) Tissue HMFG 1 and HMGF 2. Monoclonal antibodies directed against possible tumour cell antigens are now being generated. Two such antibodies have been raised against human milk fat globule and one of them (HMFG 1) has been claimed to have prognostic value (11). In this centre neither appeared to have prognostic potential.

Discussion

In spite of the number of markers examined none were better than the classical clinical predictors of stage or grade. Furthermore, whereas there is a highly significant trend between the degree of nodal involvement and disease-free, or absolute survival, few of the biochemical parameters showed this characteristic. Thus although some parameters were predictive when divided according to median value, significantly less were when quartiles were used.

Another disadvantage of some of the biochemical parameters was that the prognosis could only be applied to a small proportion of patients. For example, there were only 5% of women presenting with breast cancer who had CEA levels in excess of 10 ng/ml (9).

It also appears that the predictive power of biochemical parameters diminished with length of follow-up. Thus urinary steroid metabolites were much less effective after 5 y follow-up. However, despite these drawbacks tumour enzymes (3), oestrogen and progesterone receptors (5) serum sialyltransferase (6) and urinary steroid metabolites (7, 8) appear to be of value, although the data were collected from a retrospective study. Because of this it was deemed crucial to test these predictors in a prospective study. A study is now almost completed in which 700 patients have been accrued and for whom these four tumour markers have been measured within 30 days of mastectomy.

In conclusion, it is clear that much better biochemical indices are needed for predicting the course of breast cancer. Although the initial results of monoclonal antibodies directed against cell phenotypes have been disappointing it should be remembered that this approach is still in its infancy.

References

1. Burchell J, Wang DY, Taylor-Papadimitriou J (1984) Detection of the tumour-associated antigens recognized by the monoclonal antibodies HMFG 1 and 2 in serum from patients with breast cancer. Int J Cancer 34:763–768
2. Crawford LV, Pim DC, Bulbrook RD (1982) Detection of antibodies against the cellular protein p53 in sera from patients with breast cancer. Int J Cancer 30:403–408
3. Deshpande N, Mitchell I, Millis RR (1981) Tumour enzymes and prognosis in human breast cancer. Eur J Cancer 17:443–448
4. Grant CS, Hoare SA, Millis RR, Hayward JL, Wang DY (1984) Urinary hydroxyproline and prognosis in human breast cancer. Br J Surg 71:105–108
5. King RJB, Stewart JF, Millis RR, Rubens RD, Hayward JL (1982) Quantitative comparison of oestradiol and progesterone receptor contents of primary and metastatic human breast tumours in relation to response to endocrine treatment. Breast Cancer Res Treat 2:339–346
6. Stewart J, Rubens RD, Millis RR, Hayward JL, Hoare SA Bulbrook RD, Kessel D (1983) Postoperative serum sialyltransferase levels and prognosis in breast cancer. Breast Cancer Res Treat 3:225–230
7. Thomas BS, Bulbrook RD, Hayward JL, Millis RR (1982) Urinary androgen metabolites and recurrence rates in early breast cancer. Eur J Cancer Clin Oncol 18:447–451
8. Thomas BS, Bulbrook RD, Russell MJ, Hayward JL, Millis RR (1984) Urinary androgen and 17-hydroxylated corticosteroid metabolites and their relation to recurrence rates in early breast cancer. Breast Cancer Res Treat 4:27–35
9. Wang DY, Knyba RE, Bulbrook RD, Millis RR, Hayward JL (1984) Serum carcinoembryonic antigen in the diagnosis and prognosis of women with breast cancer. Eur J Cancer Clin Oncol 20:25–31
10. Wang DY, Hampson S, Kwa HG, Moore JW, Bulbrook RD, Fentiman IS, Hayward JL, King RB, Millis RR, Rubens RO, Allen DS (1986) Serum prolactin levels in women with breast cancer and their relationship to survival. Eur J Cancer Clin Oncol (in press)
11. Wilkinson MJS, Howell A, Harris M, Taylor-Papadimitriou J, Swindell R, Sellwood RA (1984) The prognostic significance of antigens expressed by human mammary tumour cells. Int J Cancer 33:299–304

Authors' address:
D. Y. Wang
Clinical Endocrinology Laboratory
Imperial Cancer Research Fund
Lincoln's Inn Fields
London WC2A 3PX
England

Tumormarker beim Mammakarzinom: Verlaufsbeobachtung, Therapiekontrolle und Prognose

H.-J. Staab[a], M. Zwirner[b], L. M. Ahlemann[c], F. A. Anderer[d]

[a] Klinge Pharma GmbH, 8000 München 80,
[b] Universitätsfrauenklinik Tübingen,
[c] Universitätsstrahlenklinik Tübingen, c/o Kliniken des Märkischen Kreises GmbH, Lüdenscheid
[d] Friedrich-Miescher-Laboratorium der Max-Planck-Gesellschaft, Tübingen

Einleitung

Brustkrebserkrankungen stehen zusammen mit Krebserkrankungen des Dickdarms und Enddarms an erster Stelle aller malignen Neoplasien bei Frauen (1) und machen etwa 42% aller Krebsfälle bei Frauen aus. Die Prognose bei Brustkrebs hat sich in den letzten Jahren dank effizienter adjuvanter endokriner und zytostatischer Therapieverfahren signifikant verbessert (2), und nicht zuletzt ist die Gesamtprognose aufgrund der Aufklärung breiter Bevölkerungskreise und dem Anhalten zur Selbstuntersuchung der Brust erheblich gebessert worden, da die Diagnose ,,Brustkrebs" heute in überwiegendem Maße in frühen Tumorstadien gestellt wird (3).
Nachdem mit der Entdeckung von CEA und AFP das Konzept der Tumormarker entwickelt worden war, gewannen auch serodiagnostische Verfahren beim Mammakarzinom zunehmend an Bedeutung (4–7). In dieser Zeit sind erhebliche Anstrengungen unternommen und eine Anzahl neuer tumorassoziierter Antigene für diese Patientengruppe beschrieben worden (8–10). Es fehlt jedoch bis heute ein Antigen, das ähnlich dem CEA bei kolorektalen Karzinomen, als allseits akzeptierter Tumormarker für Brustkrebspatienten zur Anwendung kommt (11). Dennoch spielen Tumormarker heute eine bedeutende Rolle bei dieser Patientengruppe, wobei verschiedene Bereiche der Onkologie maßgeblich beeinflußt werden.
Die vorliegende Übersicht soll die klinische Bedeutung verschiedener Tumormarker, die beim Mammakarzinom heute angewandt werden, neu bewerten und berücksichtigt dabei auch neue Marker, die wie das MAM-6 mit Hilfe monoklonaler Antikörper erst in jüngster Zeit Eingang in die klinische Palette serodiagnostischer Methoden gefunden haben (12). In der Übersicht wird insbesondere die Bedeutung der Marker für Diagnose, Verlaufs- und Therapiekontrolle sowie zur Prognose beleuchtet.

Patienten und Methoden

Soweit Daten von eigenen Arbeiten herangezoen wurden, stammen diese von Patienten des Strahleninstituts der Universität Tübingen, der Frauenklinik der Universität Tübingen sowie der Chirurgischen Klinik, Stuttgart, Bad Cannstatt. Die CEA-Untersuchungen wurden im wesentlichen mit den CEA-Testen (RIA und EIA) der Firma Hoffmann-La Roche, Basel, Schweiz sowie der Firma Serono, Freiburg, BRD, durchgeführt. TPA, CA 15-3 und CA 19-9 wurden radioimmunologisch mit den Testkits der Firmen Sangtec Medical, Bromma, Schweden, Centocor, Malvern, USA und CIS-Isotopendiagnostik, Dreieich, BRD, bestimmt. Die Testkits wurden mit spezifischen Referenzseren der Firma Bioref kontrolliert (Bioref GmbH, Mömbris, BRD).
Die prognostische Bedeutung des CEA wurde anhand eines Kollektivs von 319 Patienten des Strahleninstituts der Universität Tübingen untersucht (13).

Tabelle 1. Sensitivität von verschiedenen tumorassoziierten Parametern bezogen auf den Schwellenwert der 95% Perzentile eines Patientenkollektivs mit benignen, gynäkologischen Erkrankungen

Parameter	Schwellenwert (95% Spez.)	Pat. (n)	Sensitivität (%) in Tumorstadien				
			I	II	III	IV	I–IV
TPA (Sangtec)	170 U/l	128	0	12	4	20	8
CEA-polykl. (Serono)	4 µg/l	128	6	12	21	31	14
CEA-monokl. (Roche)	2 µg/l	128	10	18	14	43	18
CA 19-9 (CIS-Elsa)	45 U/ml	50	11		5		6
CA 15-3 (centocor)	44 U/ml	50	20		28		27

Ergebnisse

Wertigkeit der Tumormarker für die Primärdiagnose von Brustkrebs

Da bei allen Markern eine Reihe von benignen Erkrankungen mit erhöhten Blutspiegeln tumorassoziierten Parameter einhergehen, wurde zunächst die Sensitivität verschiedener diagnostischer Parameter bei verschiedenen Tumorstadien überprüft, jeweils bezogen auf die 95%-Spezifitätsperzentile eines Patientenkollektivs mit benignen gynäkologischen Erkrankungen. Für die Primärdiagnose von Brustkrebs ergibt sich auch nach der Einführung monoklonaler Antikörper gegen das CEA keine wesentliche Verbesserung gegenüber den früheren Befunden mit polyklonalen Antiseren (Tabelle 1). Der mit viel Erwartung getestete monoklonale Antikörper CA 15-3 (MAM-6) zeigt nur geringfügig höhere Sensitivitäten als das CEA, während CA 19-9 bei dieser Patientengruppe in der Sensitivität etwa dem TPA entspricht. Nach wie vor eignen sich serodiagnostische Testverfahren nicht oder nur sehr eingeschränkt für die Erstdiagnose von Brustkrebserkrankungen. Zwar steigt die Sensitivität der Tests mit zunehmender Tumorausdehnung, doch kann allenfalls bei extrem erhöhten Werten wie beispielsweise beim CEA > 10 µg/l (EIA-Roche) oder beim CA 15-3 > 200 U/ml eine sichere Diagnose im Hinblick auf Malignität gestellt werden, wobei dann noch offen bleibt, in welchem Organ der Primärtumor zu finden ist (Differentialdiagnosen beim CEA: gastrointestinale Tumoren, Brochialtumoren bzw. gynäkologische Tumoren, beim CA 15-3: andere gynäkologische Tumoren!)

Wertigkeit des CEA zur Prognose bei Brustkrebserkrankungen

Ist die klinische Diagnose ,,Brustkrebs" gestellt, dann gewinnt der präoperative oder der unmittelbare postoperative CEA-Wert eine wichtige Bedeutung. So konnten wir bereits vor 5 Jahren zeigen, daß es bei postoperativen CEA-Werten, 4–6 Wochen nach Mastektomie, von über 4 µg/l in vielen Fällen kurzfristig in der Verlaufskontrolle zu Rezidivierung bzw. Metastasierung kam (7). Retrospektiv war es nun 5 Jahre nach Beginn dieser Studie möglich, die Bedeutung dieses Parameters für die Prognose, unabhängig von anderen klinischen Parametern, wie Tumorstadium oder histologischer Typ des Primärtumors statistisch zu ermitteln (Abb. 1). In den Untersuchungen zeigten die CEA-Bereiche 0–3,9/≥4 eindeutig prognostische Bedeutung, die unabhängig von anderen klinischen Parametern war. So hatten Patienten mit CEA-Werten ≥ 4µg/l stets eine schlechtere Prognose als Patienten mit CEA-Werten unter diesem Bereich. Diese zusätzliche prognostische Informa-

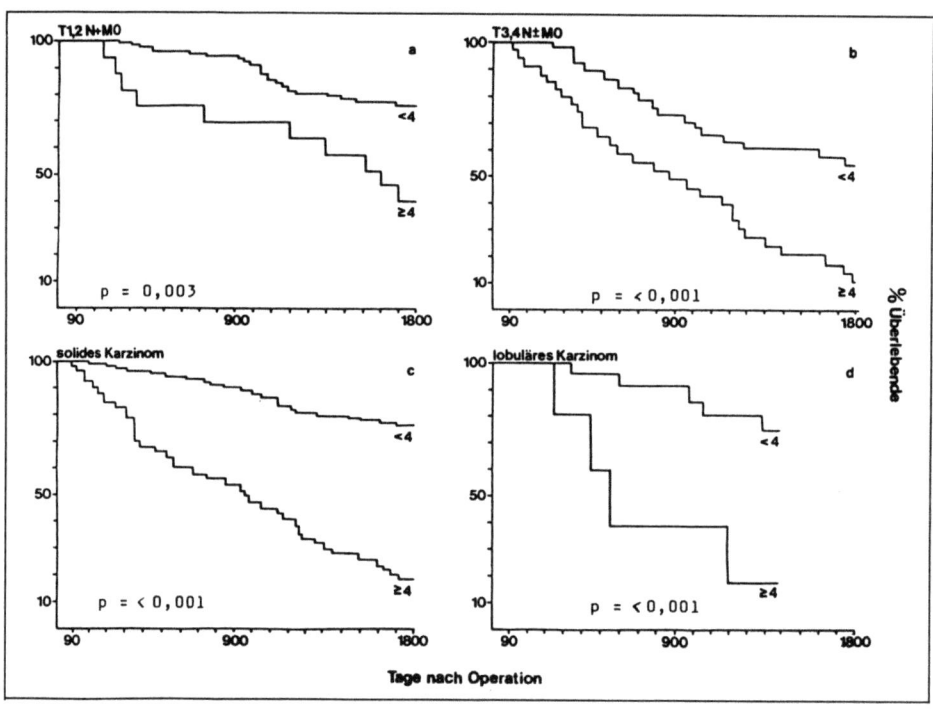

Abb 1. Statistische Differenz der Überlebensgruppen von Patienten mit Mammakarzinomen der Tumorstadien T1-2 N+ M0 (a) und T3–4 N± M0 (b) sowie von Patientengruppen mit solidem Mammakarzinom (c) oder lobulärem Mammakarzinom (d), jeweils unterteilt nach prätherapeutischen CEA-Bereichen 0–3,9 µg/l und ≥ 4 µg/l.

tion, die der CEA-Wert beinhaltet, ist im Hinblick auf Selektion von Risikopatienten für zusätzliche postoperative Therapieverfahren sehr wesentlich, insbesondere, wenn die schlechte Prognose aufgrund der üblichen klinischen Parameter nicht erkennbar ist. Grundsätzlich sollten auch andere tumorassoziierte Parameter eine prognostische Bedeutung beinhalten, allerdings fehlen bis heute weitgehend gezielte Untersuchungen.

Wertigkeit der Tumormarker für die postoperative Verlaufskontrolle bei Brustkrebspatienten

Die Verlaufskontrolle ist gegenwärtig die Hauptdomäne der Tumormarker bei den Patienten mit Mammakarzinomen. Hier spielt die oft niedrige Spezifität der tumorassoziierten Antigene eine wesentlich geringere Rolle, da man Trendentwicklungen eines Markers, d. h. mehrere, über einen größeren Zeitraum aufeinanderfolgende Werte, beurteilen muß. Hat man dazu eine geeignete Qualitätssicherung eingebaut, z. B. mit Hilfe von Referenzmaterialien (14), lassen sich tendentielle Anstiege tumorassoziierter Antigene erkennen und eindeutig mit der klinischen Entwicklung der Erkrankung korrelieren. So sind kontinuierliche Anstiege tumorassoziierter Antigene immer mit Tumorprogression, Rezidivierung oder Metastasierung verbunden. In vielen Fällen geht dabei der initiale Anstieg dem klinischen Nachweis des Rückfalls zeitlich voraus und kündigt dem Arzt die Progression geradezu an. In der Tabelle 2 sind die Ergebnisse einer Verlaufsstudie bei Mammakarzinompatienten zusammengefaßt, bei der der Zeitpunkt des initialen Anstiegs des CEA dem zeitlichen

Tabelle 2. Zeitliches Verhältnis von Rückfallsdiagnose und initialem CEA-Anstieg bei 90 wegen Brustkrebs mastektomierten Patienten

Lokalisation des Rückfalls	CEA-Anstieg vor klin. Diag.	CEA-Anstieg gleichz. mit klin. Diag.	klinische Diagnose ohne gleichz. CEA/Anstieg
Lok. Rezidiv, Weichteil-, Lk-met.	6	2	6
Lungen-, Hirnmet.	9	6	3
Lebermet.	9	9	1
Knochenmet.	13	11	–
Multiple Met.	7	7	1
Gesamt	44	35	11

Nachweis des Krankheitsrückfalls gegenübergestellt ist. Während bei 44/90 Fällen ein CEA-Anstieg eindeutig der klinischen Diagnose des Rückfalls vorausging, kam es in 35/90 Fällen erst zum Zeitpunkt der klinischen Diagnose des Rückfalls zum initialen CEA-Anstieg. In weiteren 11 Fällen versagte das CEA völlig, und der Rückfall wurde allein mit Hilfe klinisch diagnostischer Methoden nachgewiesen. Die Analyse ergab auch, daß Knochen- und Lebermetastasen besonders sensitiv für CEA-Anstiege sind, dagegen lokale Rezidivierung, Weichteil- und Lymphknotenmetastasen wesentlich schwieriger erkannt werden können.

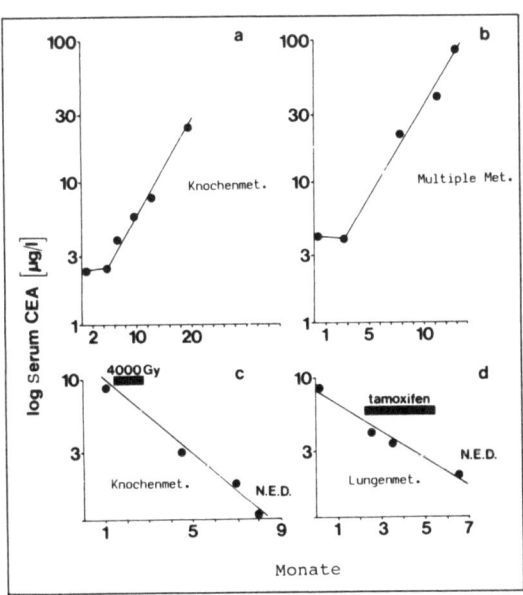

Abb. 2. Semilogarithmische Auftragung von exponentiellen Anstiegen (a, b) oder Abfällen (c,d) von CEA-Verläufen beim Mammakarzinom. Der CEA-Verlauf signalisierte Knochenmetastasen mit einer CEA-Dopplungszeit (CEA-DZ) von 144 Tagen (a), multiple Metastasierung mit CEA-DZ von 108 Tagen (b). Eine Halbwertszeit des CEA von 78 Tagen errechnete sich aus einem CEA-Verlauf bei einer Patientin mit isolierter Knochenmetastasierung und effizienter Strahlentherapie (c) und von 87 Tagen bei einer Patientin mit solitärer Lungenmetastasierung und effizienter endokriner Therapie (d).

In jüngster Zeit wurde auch klar, daß CEA-Anstiege, die neoplastisches Wachstum anzeigen, logarithmisch verlaufen (Abb. 2). Dies macht eine verläßliche Differenzierung solcher Anstiege von intermittierenden kurzfristigen, auf nicht malignen Prozessen beruhenden, CEA-Erhöhungen möglich. Dabei kann die Dopplungszeit des CEA leicht berechnet werden, die zumindest bei Karzinomen des Kolons, Rektums und Magens wiederum eine enge Korrelation mit der Überlebenszeit aufweist (15, 16).
Auch Verlaufsuntersuchungen mit TPA zeigen eine gute Korrelation mit dem Krankheitsverlauf (17, 18), und Verlaufsuntersuchungen des tumorassoziierten Antigens GCDFP erwiesen sich ebenfalls als interessanter Parameter bei Brustkrebserkrankungen, insbesondere bei Patienten mit Knochenmetastasen (19).
Simultane Untersuchungen verschiedener Marker in der Verlaufskontrolle sind in einigen Fällen geeignet, die Diagnostik von Tumorprogression, Rezidivierung und Metastasierung zu verbessern (17, 20). So wird die gleichzeitige Bestimmung von CEA und TPA als günstige Kombination bei Mammakarzinompatienten betrachtet (17). Auch die simultane Bestimmung des CA 15-3 in Kombination mit CEA erwies sich in eigenen Studien bei einzelnen Fällen als geeignet, die Tumorentwicklung besser zu verstehen. Größere Studien mit CA 15-3 stehen zur Zeit jedoch aus, so daß der endgültige Stellenwert des neuen Markers noch nicht zuzuordnen ist.
Im Fallbeispiel (Abb. 3) ist der Tumormarkerverlauf des CEA und des CA 15-3 bei einer Patientin unter endokriner Therapie abgebildet. Die Patientin hatte zu Beginn der klinischen Untersuchungen multiple Lungenmetastasen mit starker Erhöhung des CA 15-3 und des CEA. Unter der Therapie zeigte die Patientin eine symptomatische Besserung ihrer Beschwerden, wobei die Lungenmetastasen über 5 Monate bei enger Kontrolle zahlenmäßig nicht verändert waren und in der Größe z. T. deutlich kleiner wurden. Parallel dazu verhielt sich der CA 15-3-Spiegel, der in dieser Zeit von 880 U/ml auf Werte um 500 U/ml absank.

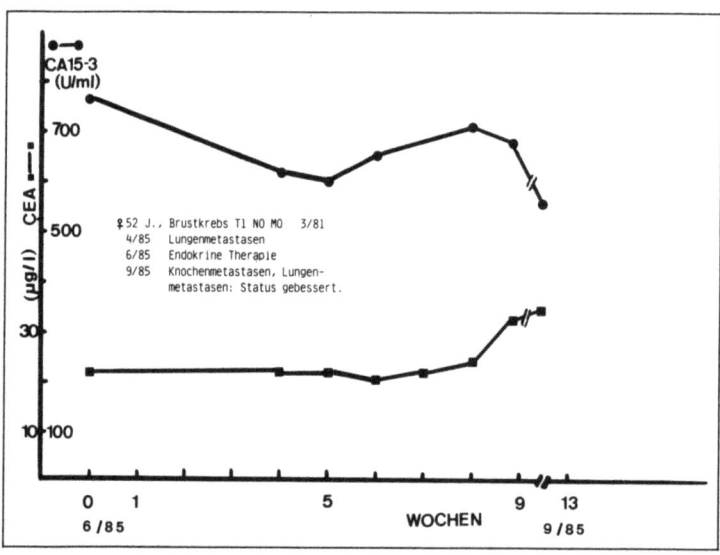

Abb. 3. Komplementärer CA 15-3 und CEA-Verlauf bei einer 52jährigen Patientin mit operiertem Brustkrebs und Lungenmetastasen mit unterschiedlichem Ansprechen auf endokrine Therapie. Während der Abfall des CA 15-3 mit konstanter Zahl, aber Verkleinerung der Lungenmetastasen korreliert, kündigt das ansteigende CEA, die in 9/85 klinisch nachgewiesenen Knochenmetastasen an.

Der CEA-Spiegel blieb zwar auch über 6 Wochen in gleicher Höhe, nach etwa 2 Monaten jedoch kam es zu einem logarithmischen CEA-Anstieg ohne einen parallelen Anstieg des CA 15-3. Nach weiteren 6 Wochen hatte die Patientin Knochenschmerzen, im Szintigramm fand sich der Nachweis von Knochenmetastasen; die Lungenmetastasen dagegen waren nach wie vor unverändert bzw. rückläufig. Die Tumormarker CEA und CA 15-3 wurden in diesem Fall möglicherweise von verschiedenen Zellen gebildet. Während die Lungenmetastasen wahrscheinlich CA 15-3 sezenierten, bildeten die Knochenmetastasen nur CEA, so daß nur die Kombination beider Marker hier die tatsächliche Entwicklung des Tumors bei dieser Patientin reflektierte.

Diskussion/Perspektive

Idealerweise fordert man eine hohe Spezifität und Sensitivität für Tumormarker, doch sind Verlaufsbeobachtungen tumorassoziierter Antigene auch dann nützlich, wenn sie geringere Spezifitäten und Sensitivitäten aufweisen, solange die Tumormarker in enger Korrelation mit dem malignen Wachstum stehen. Für Verlaufskontrollen müssen lediglich relative Veränderungen der Marker an einem präselektierten Patientengut bewertet werden und nicht, wie bei Einzelbestimmung der Tumormarker, Alles-oder-nichts-Entscheidungen anhand eines Einzelwertes getroffen werden. Selbst wenn ein Tumormarker die hohe Spezifität und Sensitivität von 95% resp. 90% hätte, kann die Prädiktivität eines einzelnen positiven oder negativen Wertes dieses Markers bei nicht selektiertem Patientengut in vielen Fällen aufgrund der niedrigen Prävalenz der Krebserkrankung (Krebserkrankte zu Krebs-Nichterkrankten) zu niedrig sein, um eine treffsichere Diagnose zu stellen.

Dieser Zusammenhang ist oft für die unterschiedliche klinische Beurteilung eines Tumormarkers durch verschiedene Untersucher verantwortlich. Versucht man, CEA beispielsweise als Screening-Methode zur Suche eines Tumors an einer unselektionierten Bevölkerung anzuwenden, so ergibt sich eine extrem niedrige Effizienz der Bestimmung (21), auf der anderen Seite zeigt die gleiche Untersuchung in der Nachsorge an einem Patientengut mit operierten kolorektalen Karzinomen eine weitaus höhere Treffsicherheit eines einzelnen erhöhten Wertes zur Diagnose von Resttumor bzw. Rezidivierung oder Metastasierung. Der Prävalenz der Zielerkrankung ist deshalb für die Bewertung eines Tumormarkers maßgeblich Beachtung zu schenken.

Die zunehmend auch aus ökonomischer Sicht schwer vertretbare Methode der multiplen Anwendung tumorassoziierter Antigene liefert bei Einzelbestimmungen in den meisten Fällen keine oder nur geringfügig höhere Treffsicherheit (22–24). Simultane Bestimmungen von tumorassoziierten Antigenen in der Verlaufskontrolle bringen oft auch nur marginale Erhöhungen an Sensitivität (21, 24), so daß insgesamt zu mehr Zurückhaltung aufgerufen werden muß und zunächst kritische Analysen der Komplementarität von Markern anhand solider Studien gefordert werden müssen.

Für den neuen Marker CA 15-3 zeichnet sich bereits anhand der wenigen heute vorliegenden Daten ab, daß die Sensitivität zu gering ist, um als Standardmarker für die Nachsorge bei Mammakarzinompatienten eingesetzt zu werden. CA 15-3 bietet jedoch, insbesondere wenn der Wert vor Beginn einer Behandlung erhöht ist, eine wichtige Hilfe zur Therapiebeurteilung bei Patienten mit metastasiertem Mammakarzinom.

So sind wir bei den Brustkrebserkrankungen auch nach Einführung der neuen Marker weiterhin auf zukünftige, bessere, d. h. spezifischere und sensitivere tumorassoziierte Antigene angewiesen, um eine vergleichbar gute serodiagnostische Beurteilung wie beim Ovarialkarzinom mit CA 15-3 oder wie beim gastrointestinalen Karzinom mit CEA durchführen zu können (25, 26). Vielleicht können diese Anforderungen durch andere, selektive Verfahren der Herstellung monoklonaler Antikörper gegen spezifische Epitope zirkulierender tumorassoziierter Antigene hier einige Verbesserungen bringen (27, 28).

Zusammenfassung

Auch nach Einführung der monoklonalen Antikörper sind serodiagnostische Verfahren zur Primärdiagnose von Mammakarzinomen nur von beschränktem Nutzen. Insgesamt wurde eine Sensitivität bei 95% Spezifität, gemessen anhand eines Kollektivs von Patienten mit benignen gynäkologischen Erkrankungen, von 28 bzw. 27% bem CA 15-3 bzw. CEA und von 8% jeweils für CA 19-9 und TPA unter Auswertung präoperativer Werte von Brustkrebspatienten gemessen.

Eine prognostische Bedeutung konnte unabhängig von anderen klinisch prognostischen Parametern für die postoperativen CEA-Bereiche 0–3,9 und ≥ 4 µg/l statistisch abgesichert werden. Dabei hatten Patienten mit den höheren CEA-Bereichen die jeweils schlechtere Prognose.

Die Hauptanwendung von Tumormarkern kann in der Verlaufs- und Therapiekontrolle gesehen werden. So wurde in der Verlaufskontrolle bei Patienten mit operierten Mammakarzinomen in ca. 50% der Fälle mit Tumorprogression, Rezidivierung oder Metastasierung der Rückfall durch einen kontinuierlichen CEA-Anstieg signalisiert.

Simultane Bestimmungen von verschiedenen Tumormarkern sollten zurückhaltend beurteilt werden, da oft hohe Kosten, aber nur marginale Verbesserungen für die Sensitivität zu erwarten sind. Die simultane Bestimmung von CEA und CA 15-3 zeigte sich zwar in Einzelfällen komplementär und könnte zu erhöhter Sensitivität bei Rezidiventdeckung führen, jedoch müssen weitere, größere Studien abgewartet werden, um den endgültigen Stellenwert des Markers festzulegen. Nach Wertung der vorliegenden Daten sind alle heute vorhandenen tumorassoziierten Parameter weiterhin nicht spezifisch und sensitiv genug, um für diese Patientengruppe als serodiagnostische Standardparameter zu dienen. Die Suche nach neuen tumorassoziierten Antigenen, eventuell mit anderen Methoden, muß fortgeführt werden.

Danksagung

Die Autoren danken Frau E. Mühlhaus für kompetente Mithilfe bei der Fertigstellung des Manuskripts.

Literatur

1. Becker N, Frentzel-Beyme R, Wagner G, (Hrsg) (1984) Krebsatlas. Springer Berlin, Heidelberg, Tokio, New York
2. Kaufmann M, Kubli F, Caffier H, Jonat W, Maass H (1985) Adjuvante Chemo-Hormontherapie des Mammakarzinoms. Dtsch Med Wschr 110:1009–1010
3. Schmidt-Matthiesen H (1985) Das kleine Mammakarzinom, Med Welt 36:688–692
4. Chu TM, Nemoto T (1973) Evaluation of carcinoembryonic antigen in human mammary carcinoma. JNCI 52:1119–1122
5. Coombes R C, Powles TJ, Gazet JC, Fort HT, Sloane JP, Laurence PJR, Neville AM (1977) Biochemical markers in human breast cancer. Lancet I:132–134
6. Lamerz K, Leonhardt A, Erhart H, Lieven Hv (1979) CEA as a monitor of metastatic breast cancer. In: Lehman FG(ed) Carcinoembryonic protein, chemistry, biology, clinical application Elsevier/North Holland Biomedical Press, Amsterdam Vol. II 139–145
7. Staab H-J, Ahlemann L M, Koch HL, Anderer F A (1980) Serial carcinoembryonic antigen (CEA) determinations in the management of patients with breast cancer. Oncodev Biol Med 1:151–160
8. Schlegel G, Lüthgens M, Eklund G, Björklund B (1981) Correlations between activity in breast cancer and CEA, TPA and eighteen common laboratory procedures and the improvement by the combined use of CEA and TPA. Tumor Diagn 2:6–11

9. Anderson JM, Stimson WH, Gettinby G, Jhunjhunwala K, Burt RW (1979) Detection of micro metastases by pregnancy-associated α_2-glycoprotein (PAG, α_2PAG or PAM) and carcinoembryonic antigen (CEA). Eur J Cancer 15:709–714
10. Haagensen DE, Manzoujian G, Holder WO, Kister SJ, Weels S A (1977) Evaluation of a breast cyst protein in the plasma of breast carcinoma patients. Ann Surg 185:279–285
11. Carcinoembryonic antigen: Its role as a marker in the management of cancer. [National Institute of Health. Consensus Development Conference Statement.] (1981) Cancer Res 41:2017–2018
12. Hilkens J, Hilger J, Buijs F, Hagemann PH, Schol D, van Doornewaard G, van der Tweel J (1981) Monoclonal antibodies against human milk fat globule membranes usefiul in carcinoma research. In: Peters, H. (ed), Pergamon Press Oxford, Protides of the biological fluids, Vol 31, pp 813–816
13. Ahlemann L M, Staab H J , Beusch P, Anderer F A (1984) CEA as an additional prognostic factor to the TNM. J Cancer Res Cln Oncol 107: (Suppl.) 101
14. Staab HJ (1985) Qualitätssicherung bei Tumormarkertesten: Eine Studie mit CA 19-9. In Greten H, Klapdor R (Hrsg) Neue tumorassoziierte Antigene, Georg-Thieme Stuttgart S 319–320
15. Staab HJ, Anderer F A, Hornung A, Stumpf E, Fischer R (1982) Doubling time of circulating CEA and its relation to survival of patients with recurrent colorectal cancer. Br J Cancer 46:773–781
16. Staab HJ, Anderer FA, Stumpf E, Hornung A, Fischer R, Kieninger G (1985) Eighty-four potential second-look-operations based on sequential carcinoembryonic antigen determinations and clinical investigations in patients with recurrent gastrointestinal cancer. Am J Surg 149:198–204
17. Lüthgens M, Schlegel G (1981) Verlaufskontrolle mit Tissue Polypeptide Antigen und Carcinoembryonalem Antigen in der radioonkologischen Nachsorge und Therapie. Tumor Diagn 2:179–188
18. Madeddu G, Farris A, Casu AR, Saiu MA, Eriu R, Constanza C, Arras ML, Kampus S (1985) Diagnostic and prognostic value of TPA in breast cancer. Cancer Detect Prev 8:47–52
19. Haagensen DE, Barry WF, McCook TA, Giannola J, Ammirata S, Weels SA (1980) The value of serial plasma levels of carcinoembryonic antigen and gross cystic disease fluid protein in patients with breast carcinoma and osseous metastasis. Ann Surg 191:599–602
20. Staab HJ, Brümmendorf T, Hornung A, Anderer FA, Kieninger G (1985) The validity of circulating tumor associated antigens CEA and CA 19-9 in primary diagnosis and followup of patients with gastrointestinal malignancies. Klin Wschr 63:106–115
21. Chu TM, Murphy GP (1978) Carcinoembryonic antigen: Evaluation as a screening assay in non-cancer clinics. New York State Med J 51:879–882
22. Staab HJ, Hornung A, Anderer FA, Kieninger G (1984) Klinische Bedeutung des zirkulierenden tumorassoziierten Antigens CA 19-9 bei Karzinomen des Verdauungstraktes. Dtsch Med Wschr 109:1141–1147
23. Woo KK, Waalkes TP, Ahmann DL, Tormey DC, Gehrke CW, Olivero V T (1978) A quantitative approach to determining disease response during therapy using multiple biologic markers. Cancer 41:1685-1703
24. Staab HJ, Ahlemann LM, Anderer FA, Hiesche K, Rodatz W (1981) Comparison of serum β_2-microglobulin and carcinoembryonic antigen (CEA) in the follow-up of breast cancer patients. J Clin Chem Clin Biochem 19:339–345
25. Kreienberg R, Möbus V (1985) Die Bedeutung von CA 12-5 im Vergleich zu anderen Tumormarkern beim Ovarialkarzinom. In: Greten H, Klapdor R, Hrsg, Neue tumorassoziierte Antigene, Georg Thieme Stuttgart S 197–202
26. Staab HJ (1984) Medizinisch-biologische Bedeutung des karzinoembryonalen Antigens (CEA): Klinische Studien und experimentelle Modelle. Editiones Roche, Hoffmann-La Roche, Grenzach-Whylen.
27. Grant AG, Duke D (1981) Production of antibodies against antigens released from human pancreatic tumor xenografts. Br J Cancer 44:388–395
28. Staab HJ, Anderer FA (1984) Antisera against circulating human tumor associated antigens. In: Peters H (ed) Pergamon Press Oxford. Protides of the biological fluids. Georg Thieme Stuttgart, Vol 31, pp 511–516

Anschrift des Verfassers:
PD Dr. Dr. Hans-Jürgen Staab
Leiter der Klinischen Forschung
Klinge Pharma GmbH
Weihenstephaner Str. 28
8000 München 80

CA 15–3 as a marker in the follow-up of patients with breast cancer

A. van Dalen[1], J. M. G. Bonfrer[2], H. Dupree[3], K. J. Heering[4], D. L. van der Linde[4], and W. J. Nooijen[2]

Departments of [1]Nuclear Medicine, [3]Surgery and [4]Internal Medicine, Bleuland Hospital, Gouda and [2]Laboratory of Clinical Chemistry, Antoni van leeuwenhoekhuis, Amsterdam (The Netherlands)

Summary

CA 15–3 was determined pre-operatively in 49 patients with stage III breast cancer and in 36 patients with stage IV breast cancer and the results were compared with the results in 64 healthy females. The upper reference limit of healthy females at 95 percent specificity was about 30 U/ml. In stage III cancer 50 percent of the patients have values of CA 15–3 above 30 U/ml, a value exceeded by 80 percent of the stage IV patients. In stage IV disease 30 percent of the patients have values above 100 U/ml being the 95 percentile of stage III patients.

In the follow-up study 82 patients were included and 220 serum samples were analyzed (1–10 per patient). The CA 15–3 results were compared with the results of CEA and TPA determinations. In progressive cancer with local or distant recurrences the sensitivity of CA 15–3 proved to be about 85 percent at 95 percent specificity and was considerably higher than either CEA, TPA or CEA × TPA. In patients with a long-term follow-up a parallel behavior was demonstrated of CEA and CA 15–3 unless there was no reaction of CEA. TPA was behaving sometimes independently from CA 15–3 and CEA, especially when tamoxifen therapy was changed into aminoglutethimide therapy. In several examples the contribution of CA 15–3 in the clinical diagnosis was demonstrated.

Introduction

The recently described test for CA 15–3 in breast cancer involves the use of two monoclonal antibodies 115D8 and DF3 (1,2). In the past the combined use of CEA and TPA in the monitoring of breast cancer patients during theapy has proved to be of value (3–5). The following is a presentation of our results of the pre-operative determination of CA 15–3 in patients with advanced breast cancer and a comparison of CA 15–3, CEA and TPA during the follow-up of post-operative patients.

Material and methods

The pre-operative group consisted of 64 healthy females and 186 patients with stage I–IV breast cancer. In the follow-up study activity grading was performed as described by Schlegel et al. (5). Independently of the tumour marker results the clinical assessment of tumour activity was made at the time serum samples were drawn from 82 patients. A total of 220 serum samples were analyzed ranging from 1–10 samples per patient during the follow-up study.

CEA was determined using the monoclonal EIA test of Hoffmann La Roche, TPA was determined using the polyclonal RIA test of Sangtec Medical, and CA 15–3 was determined using the monoclonal IRMA test of Centocor.

Results

According to the probability plot of CA 15–3 results in 64 healthy females, the upper reference limit at the 95 percentile is about 30 U/ml. 24 out of 49 patients with advanced locoregional breast cancer (stage III disease) have CA 15–3 values above 30 U/ml. 28 out of 36 patients with dissiminated disease (stage IV) exceed this 95 percentile of healthy females. The 95 percentile of stage III patients is at about 100 U/ml and 11 out of 36 patients with stage IV disease exceed this limit.

In the follow-up study all results during stable disease or partial remission (activity grade 2) were excluded from statistical analyses. Statistically there was no significant difference between the results of CA 15–3 and CEA in the group of patients with questionable evidence of disease (activity grade 1) but not verified by diagnostic techniques and in the group of patients with no evidence of disease (activity grade 0). The results of both groups were therefore combined, and compared with the results in patients with progressive cancer (activity grade 3). The receiver operating characteristic curves (ROC curves) of the CEA and CA 15–3 results of the A3 group and the combined A0,1 group reveal a higher sensitivity of CA 15–3 over CEA. At 95 percent specificity the sensitivity of CEA is 48 percent at an upper reference level of 7.8 ng/ml. For CA 15–3 the sensitivity is 82 percent at an upper reference level of 38 U/ml. From 35 samples of the A0,1 group and from 69 samples of the A3 group TPA results were also available. The ROC curves of CA 15–3, CEA, TPA and the product CEA × TPA still indicate that CA 15–3 has the highest sensitivity. In *Table 1* the sensitivity of the markers and of the product CEA × TPA together

Table 1. Sensitivity and upper reference levels of CA 15–3, CEA, TPA and CEA × TPA at 95 percent specificity in patient groups A3 and A0,1.

	Sensitivity	Upper reference level
CA 15–3	88.5%	29.5 U/ml
CEA	51 %	6.3 ng/ml
TPA	58.5%	157 U/ml
CEA × TPA	62 %	610 ngU/ml^2

with the upper reference limits at 95 percent specificity are given. In this somewhat smaller group, the sensitivity of CA 15–3 and CEA is a little higher but with lower reference limits.

In *Figure 1* the pattern represents the marker levels of a patient who at the beginning of the study had positive axillary lymph nodes and also probably bone metastases. The patient was treated with tamoxifen and clinically there appears to have been regression. At month 7 an improvement of the bone scan was also observed. The originally elevated levels of the markers CA 15–3, CEA and TPA have all returned to within the reference limits.

In *Figure 2* the pattern represents the marker levels of a patient with skin metastases at the beginning of the study. Only CA 15–3 is elevated. Some of the skin metastases are growing slowly and CA 15–3 and TPA are rising; there is no reaction of CEA. At the time indicated by the arrow, tamoxifen therapy was changed to aminoglutethimide therapy. TPA reacted much faster than CA 15–3 following the change of therapy.

Figure 3 represents the pattern of tumour markers in a patient two years after mastectomy, at which time there were 2 positive axillary lymph nodes, and supraclavicular lymph node metastases. One year later – at the first arrow – scintigraphy revealed bone metastases and at that time therapy with tamoxifen was started. Clinically the therapy with tamoxifen appeared inadequate. All marker levels rose, hower, only CA 15–3 was observed to be above the reference limit at the time of commencing therapy. At arrow 2 the therapy was changed to aminoglutethimide and at that time CEA is the only marker still within the

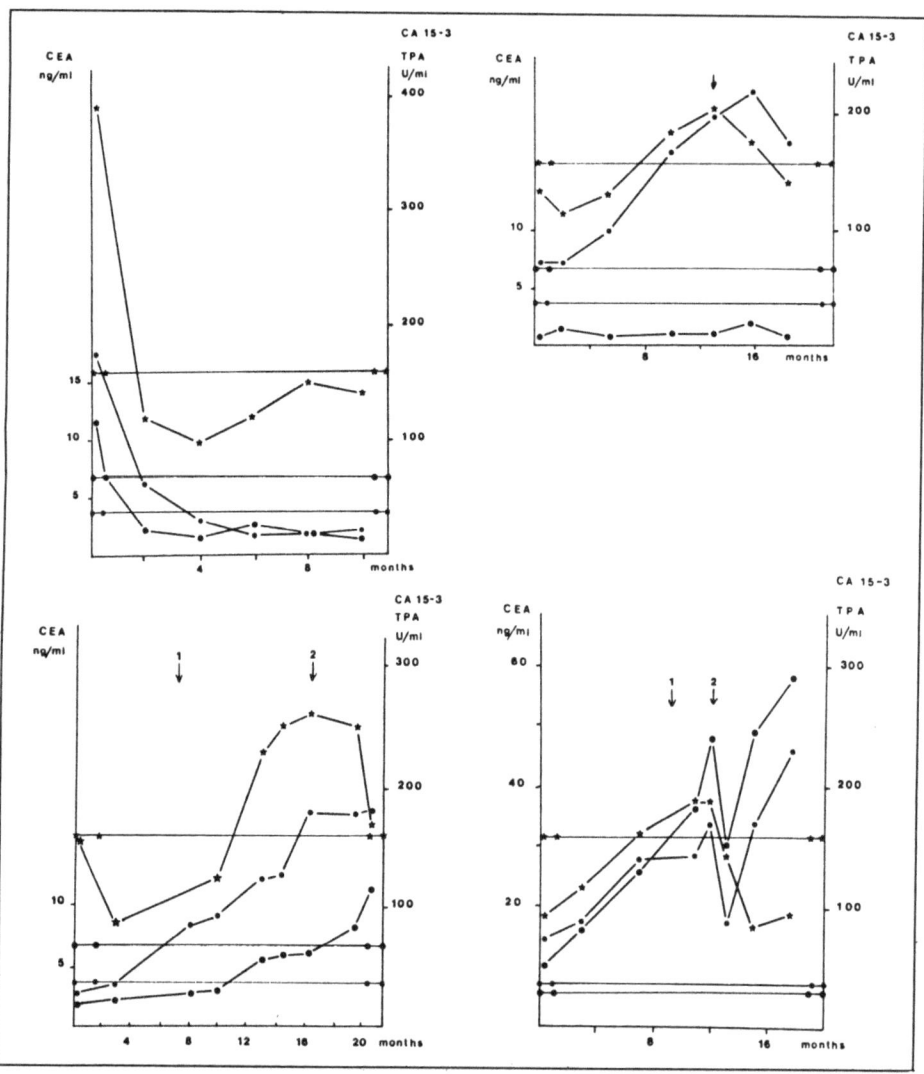

Figs. 1, 2, 3 and 4. Tumour marker patterns and reference limits of CA 15–3 (✱——✱), CEA (●——●), and TPA (★——★) in patients 1, 2, 3 and 4 respectively. For explanation see text.

reference range. The markers react differently: TPA showed a sharp decline, CA 15–3 remained the same and CEA rose above the reference interval. The clinical situation was regarded as "reasonable". The last example, *Figure 4*, is of a patient who at the beginning of the study had already been treated for two years with tamoxifen because of liver and bone metastases. The therapy was not fully effective and all marker levels rose, however, in this example CEA has relatively higher values than CA 15–3, and TPA is still within the reference limit. At the time of the first arrow the patient was no longer ambulant and myelography revealed metastases in the spinal cord. During radiotherapy tamoxifen was withdrawn and all markers rose. At arrow 2 the therapy was changed to aminoglutethimide. This caused an initial sharp decline of all markers, followed by a steep increase of CEA and CA 15–3 but not of TPA. The condition of the patient improved and she was able to walk again.

Discussion

The results of the CA 15-3 determination at the time of primary treatment indicate that, even in advanced locoregional breast cancer, only 50 percent of the patients have values of CA 15-3 exceeding the reference limit of healthy females. This would indicate that CA 15-3 is not a useful marker in screening patients for breast cancer. However, the determination of CA 15-3 in this type of high risk patient could be useful in determining whether the primary treatment is effective. The marker level should return to within the reference limit and should stay there during the clinical follow-up. High values of CA 15-3 above 100 U/ml are almost exclusively associated with metastatic disease and provide important information at the time of primary treatment concerning decisions about the type of treatment.

In the follow-up, CA 15-3 shows a higher sensitivity for metastases than either CEA or TPA, probably with the exception of cases of liver metastases (6). When decisions have to be made regarding a change in therapy, CA 15-3 seems to be a useful marker. In our hands there is a close parallel between the CA 15-3 elevations and the results of skeletal scintigraphy and X-ray investigations (unpublished results). An interesting phenomenon is the initial reaction of TPA when therapy with tamoxifen is changed to aminoglutethimide. TPA may be a better indicator of the initial effect on blocking hormone synthesis, resulting in a decreased mitotic rate in tumour tissue. The tumour bulk itself will not change directly as is reflected by stabilized marker values of CA 15-3 and CEA. These hypotheses can only be proven in a larger series but may be of importance in making a clinical decision about the effectiveness of the therapy. In this respect longitudinal studies do show a better contribution of the TPA determination than single values. CA 15-3 estimation seems to be a valuable addition to the clinical follow-up because it will react in cases of extensive metastases e.g. skin metastase, lung metastases and bone metastases, whereas CEA and TPA sometimes fail to do so.

References

1. Hilkens J, Hilgers, J, Bijs F, Hagemann PH, Schol D, Doornewaard G, van den Tweel J (1984) Monoclonal antibodies against human milkfat globule membranes useful in carcinoma research. In: Peeters H (ed) Protides of the Biological Fluids. Pergamon Press, Oxford. 31:1013–1016
2. Kufe D, Inghirami G, Abe M, Hayes D, Justi-Wheeler H, Schlom J (1984) Differential Reactivity of a Novel Monoclonal Antibody (DF 3) with Human Malignant versus Benign Breast Tumours. Hybridoma 3:223–232
3. Lüthgens M, Schlegel G (1980) CEA + TPA in clinical tumor diagnosis with special reference to breast cancer. Tumordiagnostik 1:63–77
4. Oehr P, Schmidt R E, Schwabe H, Barzen G, Kliems G, Hünermann B (1984) Clinical significance of combined TPA and CEA determinations during chemotherapy and/or radiotherapy in patients with breast cancer or lung cancer. In: Peeters H (ed) Protides of the Biological Fluids. Pergamon Press, Oxford. 31:487–489
5. Schlegel G, Lüthgens M, Eklund G, Björklund B (1981) Correlation between Activity in Breast Cancer and CEA, TPA and Eighteen Common Laboratory Procedures and the Improvement by the Combined Use of CEA and TPA. Tumordiagnostik 2:6–11
6. van Dalen A, Bonfrer JMG, Dupree H, Heering KJ, van der Linde DL, Nooijen WJ. Preliminary Observations with CA 15-3 as a Marker in Breast Cancer, Submitted for publication, 1985

Authors' address:
A. van Dalen, Ph. D.
Bleuland–Ziekenhuis
Bleulandweg 10
NL–2803 Gouda
The Netherlands

Erste Erfahrungen mit einem neuen Tumormarker (CA 15–3) beim Mammakarzinom

P. Schmidt-Rhode, G. Sturm, K.-D. Schulz, T. Bauer, A. Frick

Frauenklinik der Philipps-Universität Marburg

In der Verlaufskontrolle und Nachsorge von Patientinnen mit malignen gynäkologischen Erkrankungen hat in den letzten Jahren neben den klinisch-röntgenologischen Methoden die Bestimmung von Tumormarkern an Bedeutung gewonnen. Fortschritte der Hybridomtechnik führten in den letzten 3–4 Jahren auf der Basis monoklonale Antikörper zur Beschreibung verschiedener neuer tumorassoziierte Antigene im menschlichen Mammakarzinomgewebe. Von Kufe wurde erstmals 1984 ein monoklonaler Mausantikörper mit der Bezeichnung DF 3 beschrieben, der gegen eine Membran-angereicherte Fraktion eines in die Leber metastasierten Mammakarzinoms reagierte (Kufe et al. 1984). Immunhistochemische Untersuchungen ergaben eine Korrelation zwischen zytoplasmatischer Verteilung des Antigens und zunehmender Entdifferenzierung mit Verlust sekretorischer Funktionsfähigkeit benigner und maligner Zellveränderungen.

Von Hilkens et al. wurde erstmals eine Serie von monoklonalen Antikörpern gegen Milchfettkügelchenmembran (Mam 1–7) beschrieben. Das gemeinsame Charakteristikum dieser Generation von monoklonalen Antikörpern ist die Reaktion mit einer Anzahl verschiedener Antigene in den Alveolen der laktierenden Mamma. Insbesondere der gegen das Antigen Mam 6 a gerichtete monoklonale Antikörper 11.5 D8 fand sich weitverbreitet in über 90% von Mamma-, Ovarial- und Endometriumkarzinomen und ließ sich in ersten radioimmunologischen Untersuchungen auch in hoher Konzentration im Plasma von Mammakarzinompatientinnen nachweisen (Hilkens et al. 1984).

Seit dem Sommer 1985 steht nun von der Firma Centocor der CA 15.3-Radioimmunoassaytest zur Verfügung, der diese beiden monoklonalen Antikörper 11 5 D8 und DF 3 gemeinsam in einem Sandwich-Radioimmunoassay verarbeitet hat.

Die vorliegende Arbeit überprüft die klinische Bedeutung des CA 15.3 an einem größeren Kollektiv von Patientinnen mit lokalisiertem und metastasierendem Mammakarzinom.

Patienten und Methoden

Untersucht wurden Plasmaproben von 84 gesunden Blutspenderinnen, 40 Patientinnen mit verschiedenen gutartigen Brusterkrankungen, 75 Patientinnen mit lokalisiertem und 63 Patientinnen mit metastasiertem Mammakarzinom. Zusätzlich wurden im Rahmen von Kontrolluntersuchungen die Plasmakonzentration von 25 schwangeren Frauen der 38./40. SSW, 20 Fruchtwässern, 12 Patientinnen mit Kollumkarzinom Stadium I (FIGO), 11 Patientinnen mit einem Endometriumkarzinom Stadium I (FIGO), 23 Patientinnen mit einem Ovarialkarzinom Stadium III und IV (FIGO) auf ihre CA 15.3-Plasmakonzentration analysiert. Die 58 Patientinnen mit primär lokalisiertem Mammakarzinom, die in der Folge keine weitere Metastasierung entwickelten, wurden stichprobenartig aus dem Gesamtkollektiv der uns zur Verfügung stehenden Plasmaproben ausgewählt und stimmten bezüglich der Tumorhistologie, Altersverteilung, Menopausenstatus sowie dem rezidivfreien Intervall mit dem getesteten metastasierten Mammakarzinomkollektiv überein. Außerdem waren diese Patientinnen Bestandteil des NED-Kollektivs (n = 95), welches bezüglich der genannten Prognosekriterien ebenfalls mit dem metastasierten Kollektiv übereinstimmte.

17 Patientinnen mit zunächst als lokalisiert betrachtetem Mammakarzinom entwickelten in der Nachsorge eine Disseminierung und wurden deshalb zum präoperativen Zeitpunkt bezüglich ihrer CA 15.3-Plasmakonzentration gesondert aufgeführt. Von diesen Patientinnen lagen Plasmaproben über den gesamten Krankheitsverlauf vom Zeitpunkt der Erstmanifestation der Erkrankung über die Nachsorge bis zum Zeitpunkt der Metastasierung vor.
Von insgesamt 30 Patientinnen aus dem metastasierten Kollektiv standen uns zum Teil in engmaschigen Abständen Plasmaproben bis zu 12 Monaten vor klinisch-apparativer Metastasensicherung zur Verfügung. Von 63 Patientinnen mit Plasmaproben zum Zeitpunkt der Metastasierung lagen uns insgesamt Werte über 82 Zeitintervalle unter sytemischen kanzerostatischen Therapieformen zur Beobachtung des Markerverhaltens unter Remission, Non-change-Verhalten und Progression des Tumors vor.
Der Plasmaspiegel des CA 15.3 wurde mit einem auf der Sandwich solid face Basis beruhenden immunradiometrischen Assay der Firma Centocur, USA gemessen. Als Grenzwert des Normbereiches wurden 30 U/ml angenommen. Der Test wurde gemäß der Gebrauchtsanweisung der Firma durchgeführt, jedoch wurde der Meßbereich gegenüber der üblichen Standardverdünnung im Bereich von 25 U/ml bis 200 U/ml durch entsprechende Verdünnung bis auf 12,5 U/ml erweitert und bis auf 10 U/ml wieder auswertbar gemacht.
Zur Gütekontrolle des Assays wurde über die gesamte Versuchsreihe nicht nur das von der Firma gelieferte Referenzserum, sondern zusätzlich auch interne Poolplasmen mitbestimmt. Die dabei ermittelte Intra- und Interassay-Varians betrug 6,3 bzw. 9,6%. Die CEA-Bestimmung erfolgte mit einem käuflichen Testbesteck der Firma Medtro, Leimen-Gau. Als cut off level wurden 5 ng/ml gewählt. Das Tissue Polypeptid Antigen (TPA) wurde mit dem RIA der Firma Mallinckrodt gemessen. Als Grenzwert wurden 125 U/ml angenommen.
Die Grenzwerte der Marker für die 95% Spezifität der verschiedenen Kollektive wurde mit Hilfe der inversen Verteilungsfunktionsdiagramme nach der von Oehr beschriebenen Methode ermittelt. Die bei einer bestimmten Spezifität bestehende Sensitivität des Markers wurde nach Umformung der inversen Verteilungswerte in ein Spezifitäts-Sensitivitäts-Diagramm abgelesen (Oehr et al., 1981).

Ergebnisse

Gesunde Blutspenderinnen (n = 84) zeigten in keinem Fall CA 15.3-Plasmakonzentrationen oberhalb von 30 U/ml (Tabelle 1).

Tabelle 1. CA 15.3 Plasmaspiegel (Häufigkeit erhöhter Werte, Median, Spannweite) bei gesunden Blutspenderinnen, schwangeren Patientinnen der 38.–40. SSW, im Fruchtwasser, sowie Patientinnen mit Kollum- und Korpuskarzinom Stadium I (FIGO) und Patientinnen mit Ovarialkarzinom Stadium III und IV (FIGO) (Positiv: ≥ 30 U/ml/cut off level)

Untersuchungsgruppen	N	positiv	Median	Spannweite
Gesunde	84	0	14	<10–29,2
Schwangere	25	2 (8%)	17	<10–39,5
Fruchtwasser	20	0	10	<10–15,8
Collum-Ca.	12	0	18	13–29,3
Corpus-Ca.	11	1 (9,1%)	12	< 10–37
Ovarial-Ca				
a. Ca 12.5 neg.	3	0	13	< 10–25,4
b. Ca 12.5 pos.	20	14 (70%)	82	< 10–612

Im Gegensatz dazu ließen sich bei schwangeren Patientinnen in der 38.–40. SSW in 8% und bei Patientinnen mit Korpuskarzinom Stadium I (FIGO) in 9,1% Werte oberhalb von 30 U/ml allerdings unter 40 U/ml finden (s. Tabelle 1).
Patientinnen mit einem Ovarialkarzinom Stadium III und IV (FIGO), die auch CA 12.5-positive Plasmakonzentrationen aufweisen, boten in 70% (14/20) auch eine erhöhte CA 15.3- Plasmakonzentration (Tab. 1/Abb. 1).
Im Gegensatz dazu ließ bei 3 CA 15.3-negativen Ovarialkarzinomen in keinem Fall ein positiver CA 15.3-Spiegel messen.
Insgesamt ergibt sich zwischen dem CA 15.3 und CA 12.5 eine Korrelation, die durch einen Korrelationskoeffizenten 0,68 nur bedingt interpretierbar ist, da Werte oberhalb der Meßbereiche beider Assays (CA 12.5 > 500; CA 15.3 > 200 U/ml) nicht nummerisch differenziert in die Auswertung eingingen (Abb. 1). Sicher scheint nach den vorliegenden Daten, daß das CA 15.3 keine zusätzliche Information zum CA 12.5 beim Ovarialkarzinom bringt.

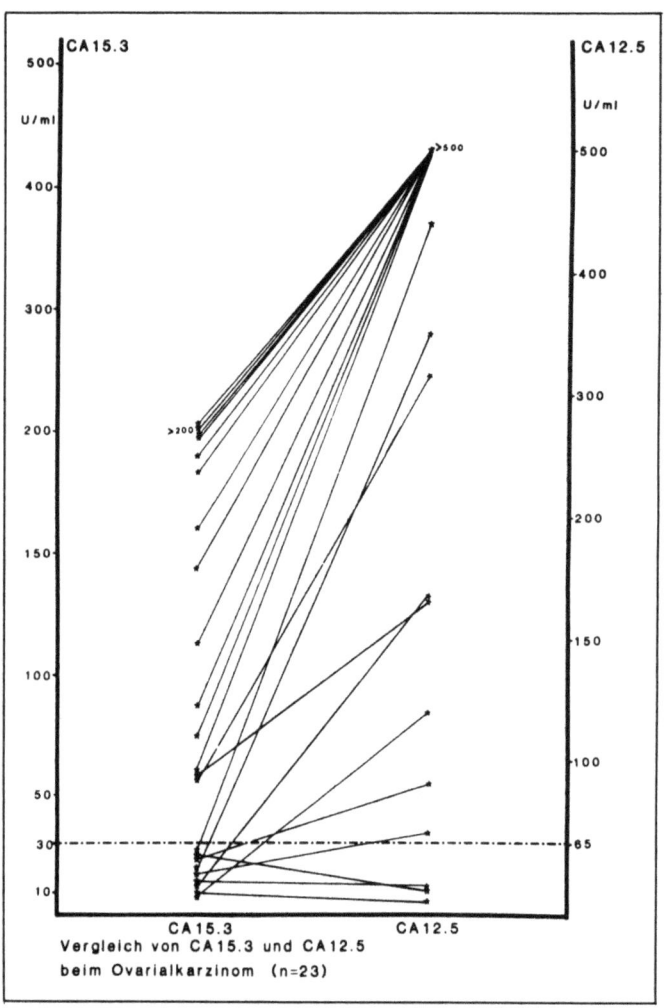

Abb. 1. Korrelation der Plasmakonzentration von CA 15.3 und CA 12.5 bei Ovarialkarzinom-Patientinnen

Tabelle 2. CA 15.3 Plasmakonzentrationen bei Patientinnen mit benignen Mammaerkrankungen und mit lokalisiertem sowie metastasiertem Mammakarzinom (Häufigkeit erhöhter Werte, Median, Spannweite) (Positiv: ≥ 30 U/ml/cut off level)

Untersuchungsgruppen	N	positiv	Median	Spannweite
Gesunde	84	0	14	< 10–29,2
Mastopathien	19	2 (10,5%)	17	< 10–45,1
Fibroadenome	13	1 (7,7%)	13	< 10–51.9
andere gutartige Mammaerkrankungen	8	2 (25.0%)	21	< 10–50,1
Mammakarzinome				
a. präoperativ ohne spätere Metastasen	58	3 (5,2%)	10	< 10–66,5
b. präoperativ mit späteren Metastasen	17	5 (29,0%)	13	< 10–170
c. NED- stadium	95	7 (7,4%)	14	< 10–41
d. primär metastasierte	9	6 (66,7%)	52	13–479
sek. metastasierte	54	34 (63,0%)	44	< 10–10000

Pathologische CA 15.3-Plasmaspiegel finden sich auch bei Patientinnen mit gutartigen Brusterkrankungen. Bei Mastopathie Grad I bis III nach Prechtel fanden wir in 10,5%, bei Fibroadenomen in 7,7% und bei anderen gutartigen Erkrankungen wie Mastitiden, Milchgangspapillome, Zysten oder Lipome sogar in 25% erhöhte CA 15.3-Plasmakonzentrationen bis 50 U/ml (Tabelle 2).
Patientinnen mit lokalisiertem Mammakarzinom der Stadien $T_1N_0M_0$ bis $T_4N_2M_0$ boten insgesamt in 10,6% (8/75) der untersuchten Frauen pathologische CA 15.3-Werte. Eine Aufteilung der Patienten in Fälle, die in der Folge rezidivfrei blieben und solche, die später eine Metastasierung entwickelten, zeigte, daß in der ersten Gruppe nur 3/58 (5,2%) im Gegensatz zu 5/17 (29%) im zweiten Kollektiv erhöhte CA 15.3-Konzentrationen boten (s. Tabelle 2).
Alle 5 Patientinnen der zweiten Gruppe mit erhöht gefundenen CA 15.3-Werten entwickelten innerhalb der nächsten 10 Monate eine Metastasierung. Die rezidivfreie Zeit der übrigen 12 Patientinnen dieses Kollektivs entsprach mit 41 Monaten dem rezidivfreien Intervall aller

Tabelle 3. Präoperative CA 15.3 Plasmawerte von Patientinnen mit lokalisiertem Mammakarzinom und später eintretender Metastasierung in Korrelation zu Tumorgröße und Lymphknotenbeteiligung (Median, Spannweite, Häufigkeit) (Positiv: ≥ 30 U/ml)

Präoperative CA 15.3 Plasmawerte von Patientinnen mit lokalisierten Mammakarzinomen in Korrelation zur Tumorgröße und Lymphknoten-Beteiligung

	Median	Spannweite	N	% Pos.
T_{1-2}	13	< 10–65	11	18
T_{3-4}	21	< 10–170	6	50
N–	13	< 10–39	6	17
N+	13	< 10–170	11	36

mit späterer Metastasierung

mit metastasiertem Mammakarzinom untersuchten Patientinnen. Während sich auf die Gesamtgruppe der Patientinnen mit lokalisiertem Mammakarzinom (n = 75) bezüglich der Tumorgröße und dem axillären Lymphknotenbefall keine Korrelation zum CA 15.3-Plasmaspiegel ergab, zeigte das Subkollektiv der Patientinnen mit späterer Metastasierung zum Zeitpunkt der Primärdiagnose eine deutliche Abhängigkeit.

Größere Tumoren (T_3 und T_4) sowie nodal positive Patientinnen (N +) zeigten in einem höheren Prozentsatz erhöhte CA 15.3 Konzentrationen (Tabelle 3).

Patienten mit non evidence of disease (NED) nach erfolgreicher Primärbehandlung lassen in 7% (8/95) Werte oberhalb von 30 U/ml finden. Alle 8 Patientinnen, die pathologische Werte aufwiesen, entwickelten bis heute keine Metastasierung. Das mittlere rezidivfreie Intervall dieser Patientinnengruppe beträgt 2,5 Jahre (range 1,5–8 Jahre). Neben der Tatsache, daß 7 der 8 Werte nur mäßig erhöht waren (zwischen 30 und 36 U/ml) ist zu bemerken, daß auch bei 5 dieser 8 Patientinnen der auf diesen hier wiedergegebenen Plasmaspiegel folgender Wert 3 Monate später im Normbereich lag. Die gleiche Überprüfung der übrigen 87 Patientinnen im NED-Kollektiv zeigte Schwankungen im Prozentualbereich der Assay-Variation.

In einem deutlich höheren Prozentsatz als bei den vorgenannten Patientengruppen konnten wir pathologische CA 15.3-Werte bei Patientinnen mit metastasiertem Mammakarzinom finden.

Bei einer zur Zeit der Primärdiagnose des Karzinoms schon vorliegenden Disseminierung der Erkrankung fanden wir bei 6 von 9 Fällen (66,7%) schon deutlich erhöhte CA 15.3-Plasmaspiegel (s. Tabelle 2). Bei einem Medianwert von 22 U/ml ergab sich eine Spannweite der Werte von 13–479 U/ml.

In Fällen einer nach dem rezidivfreien Intervall später eintretenden Metastasierung ließen sich in 63% Fällen pathologische CA 15.3-Werte nachweisen mit einer medianen Konzentration von 44 U/ml (Spannweite 10–10000 U/ml) (s. Tabelle 2).

Dabei scheint die Häufigkeit wie auch die Höhe der pathologischen CA 15.3-Spiegel vom Ausmaß der Metastasierung abzuhängen, insbesondere wenn ein metastatischer Befall von mehr als zwei Organstationen vorliegt (Tabelle 4).

Die Analyse der Plasmakonzentrationen bei unilokulärem Befall ergab, daß extrem hohe Konzentrationen überwiegend bei peritonealer sowie zerebraler Metastasierung vorhanden sind, wohingegen bei Leber-, Pleura- und Knochenfiliasierung die CA 15.3-Werte eher im mittleren Konzentrationsbereich angesiedelt sind. Hierbei ergab sich eine enge Korrelation zur Größe und Ausdehnung der bestehenden Metastasen. Zum Teil sehr hohe Plasmaspiegel fallen bei ossären Metastasen mit ausgedehntem Beckenbefall auf. Im Gegensatz dazu konnten wir bei isolierter pulmonaler, kutaner oder lymphogener Metastasierung CA 15.3-Spiegel im niedrigen oder grenzwertigen Bereich finden.

CA 15.3-Plasmakonzentrationen scheinen frühzeitig auf eine Metastasierung zu reagieren. Retrospektive Untersuchungen an 30 Patientinnen ergaben, daß bei einer Sensitivität von 73% (22/30) zum Zeitpunkt der Metastasierung in diesem Kollektiv 63% (19/30) im nachhinein gesehen schon bis zu 6 Monaten vor der später apparativ und klinisch

Tabelle 4. CA 15.3-Plasmaspiegel in Korrelation zum Ausmaß der Metastasierung (Median, Häufigkeit) (Positiv: ≥ 30 U/ml)

Metastasen	Median	positiv	N
1 Organ	46	27 (66%)	41
2 Organ	124	5 (56%)	9
> 2 Organ	405	3 (75%)	4

Ca 15.3-Werte in Korrelation zum Ausmaß der Metastasierung

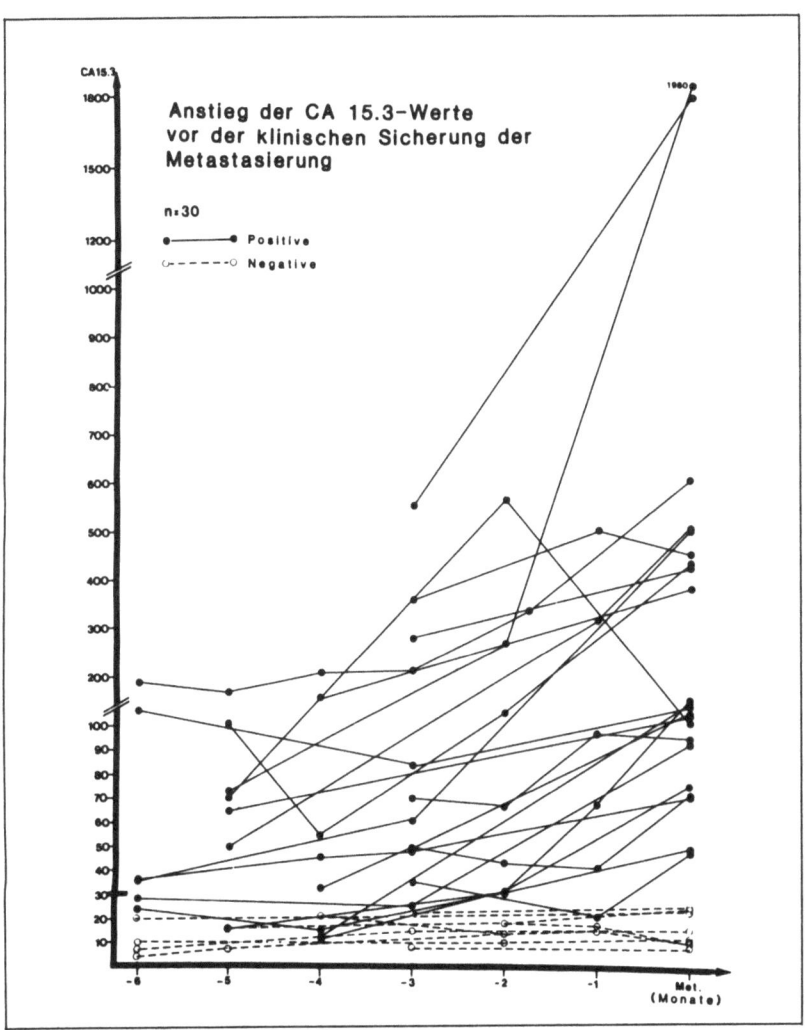

Abb. 2. Anstieg der CA 15.3-Plasmaspiegel vor der klinischen Sicherung einer Metastasierung. (Met.) Gesamtanzahl n = 30; zum Zeitpunkt der Metastasensicherung a. positive (≥ 30 U/ml) n = 22, b. negative (< 30 U/ml) n = 8.

gesicherten Metastasierung ein erhöhter bzw. ansteigender Plasmaspiegel gefunden werden konnte. 27% (8/30) zeigten trotz Progression der Erkrankung keine Veränderung des im Normbereich befindlichen CA 15.3 (Abb. 2). 3 der 30 Patientinnen (10%) waren erst zum Zeitpunkt der Metastasierung CA 15.3-positiv.

Die Korrelation des CA 15.3-Plasmaverhaltens zur Reaktion des Tumors unter eingeleiteten kanzerostatischen Therapieformen ergab, daß bei eintretender Remission in 31% ein simultaner CA 15.3-Abfall stattfand, während bei 52% der Spiegel unverändert blieb. 17% reagierten diskordant (Tabelle 5).

Bei 33 „Status idem" Befunden ließ sich in 52% ein unveränderter Spiegel nachweisen, in 12% ein Abfall und in 36% ansteigende Werte (s. Tabelle 5).

Tabelle 5 Beobachtung von 82 Zeitintervallen mit 3monatigem Abstand bei 63 Patientinnen mit metastasiertem Mammakarzinom

	CA 15.3
Remission n = 29	↑ 17% = 52% ↓ 31%
No-change n = 33	↑ 36% = 52% ↓ 12%
Progression n = 20	↑ 60% = 35% ↓ 5%

Dynamik der Tumormarker-Plasmawerte bei metastasiertem Mammakarzinom in Abhängigkeit vom Krankheitsverlauf (klinisch-diagnostische Beurteilung).
↑ -Anstieg-, ↓ -Abfall der Werte im pathologischen Bereich um mehr als 25% des Ausgangswertes, = – unverändert.

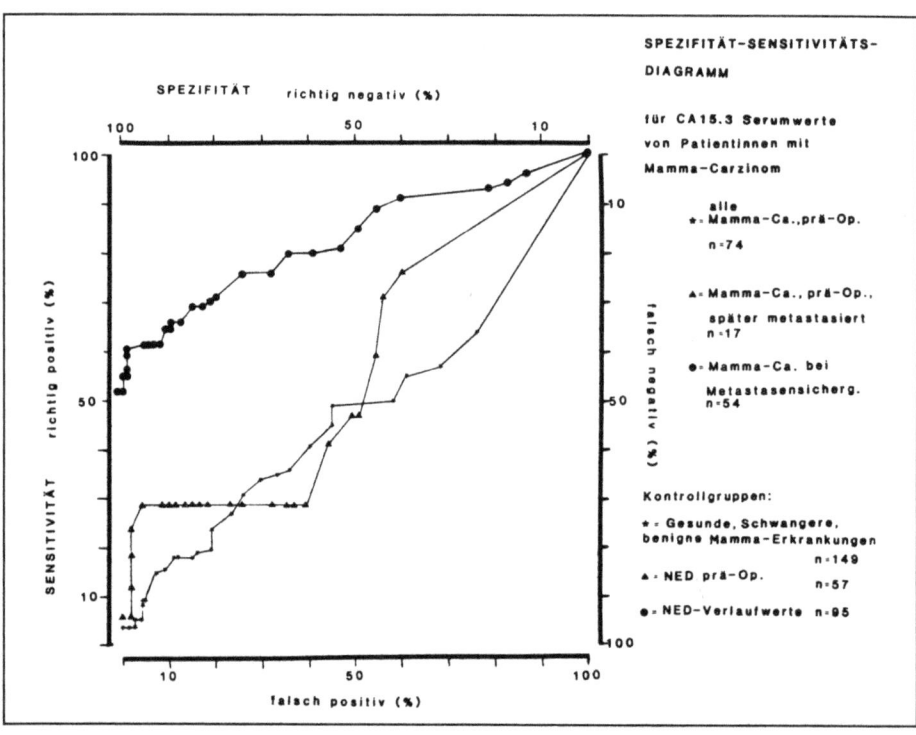

Abb. 3. Sensitivität-Spezifikations-Diagramm für CA 15.3 bei Patientinnen mit lokalisiertem und metastasiertem Mammakarzinom

Bei Progression kam es in 60% zu einem simultanen Anstieg des Markers (Tab. 5). In 35% wurden unveränderte Werte und in 5% sogar ein falsch negativer Abfall gefunden (s. Tabelle 5).

Zur Abschätzung des Stellenwertes der CA 15.3-Bestimmung bei Mammakarzinompatientinnen nahmen wir Auswertungen bezüglich der Sensitivität und Spezifität des Markers vor (Abb. 3).

Mammakarzinompatientinnen mit zum Zeitpunkt der Entdeckung lokalisierter Erkrankung zeigen bei 95% Spezifität lediglich eine Sensitivität des CA 15.3 von 5,7%. Separiert man aus diesem Patientenkollektiv die Fälle, die in der Folge eine Metastasierung entwickeln, so zeigen diese bei 95% Spezifität eine Sensitivität von 29%. Demgegenüber läßt sich für CA 15.3 beim metastasierten Mammakarzinom bei gleicher Spezifität eine 63% Sensitivität feststellen (s. Abb. 3).

Ein Vergleich des CA 15.3 zu den bisher gebräuchlichen Tumormarkern CEA und TPA zum Zeitpunkt der Metastasierung ergibt, daß bei einer 95% Spezifität sowohl das TPA mit 32% und das CEA mit 33% Sensitivität dem CA 15.3 deutlich unterlegen sind (Abb. 4).

Eine Korrelation zwischen CA 15.3 und CEA in dem von uns untersuchten Kollektiv von Patientinnen mit metastasiertem Mammakarzinom ergibt in 38,9% (21/54) der Fälle eine alleinige CA 15.3-Positivität. Gemeinsam erhöhte Werte fanden sich bei 24,1% der Patientinnen (13/54). Nur in 7,4% der Fälle (4/54) zeigte sich das CEA allein erhöht und erbrachte damit einen Informationsgewinn. Damit steigt die Sensitivität bei gemeinsamer Bestimmung des CA 15.3 und des CEA auf 70,4% an (Abb. 5).

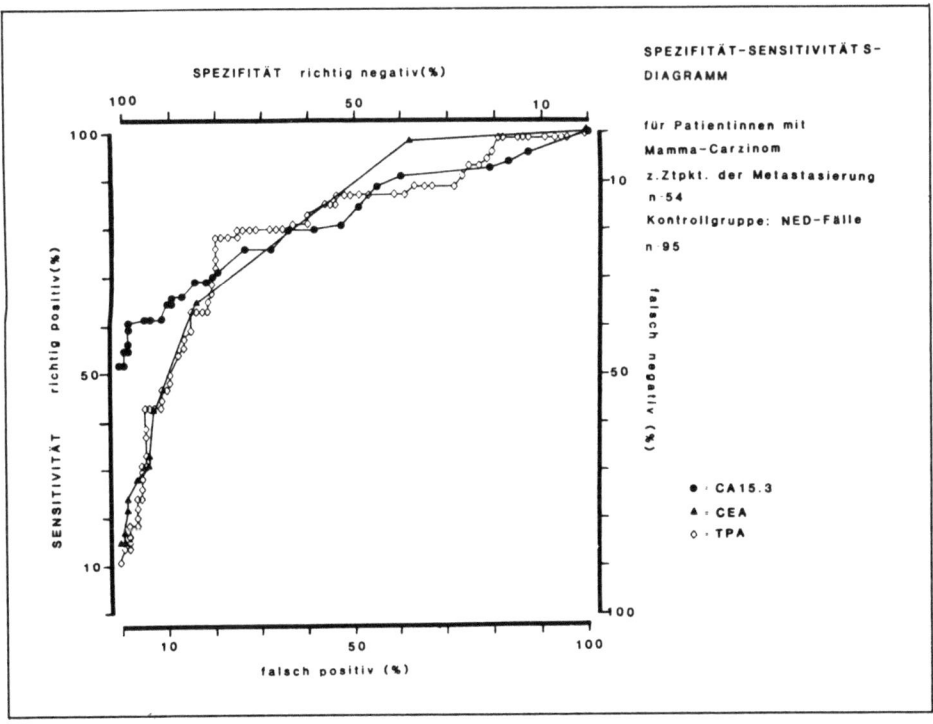

Abb. 4. Sensitivität-Spezifikations-Diagramm für CA 15.3, TPA und CEA bei Patientinnen mit metastasiertem Mammakarzinom bezogen auf das Kollektiv der nach Primärbehandlung rezidivfreien Patientinnen (NED)

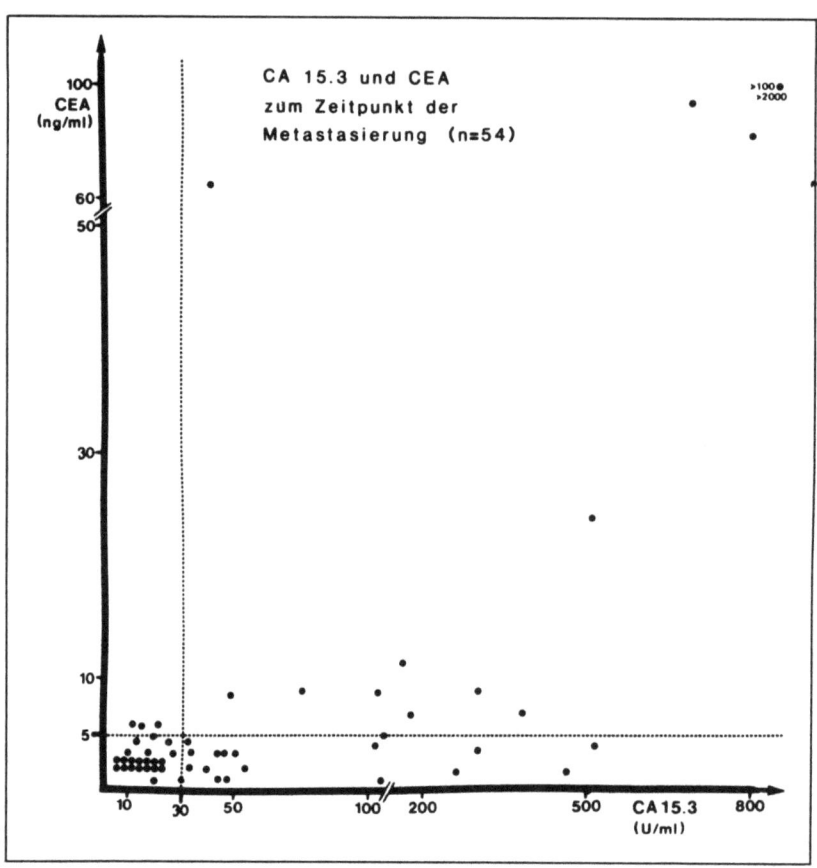

Abb. 5. Korrelation der CA 15.3 und CEA-Plasmakonzentrationen zum Zeitpunkt der Metastasierung

Diskussion

Die Bestimmung des CA 15.3 erfolgt mit einem praktikablen radioimmunologischen Assay (Irma der Fa. Centocor). Als cut off level scheint uns 30 U/ml geeignet zu sein, da 0% des gesunden Kontrollkollektives (gesunde Blutspenderinnen n = 84) darunterlagen (95% Vertrauensbereich liegt bei einem Grenzwert von 24,9 U/ml).

Der 95% Vertrauensbereich für die von uns untersuchten schwangeren Patientinnen (n = 25) ist bei einem cut off level von 33,5 U/ml gegeben, bei dem Patientenkollektiv mit no evidence of disease (NED) des Mammakarzinoms bei 31 U/ml. Faßt man die Kontrollkollektive der gesunden Frauen, der schwangeren Patientinnen sowie die Patientinnen mit benignen Brusterkrankungen zusammen (n = 149), so ergibt sich für den 95% Vertrauensbereich ein Grenzwert für das CA 15.3 von 32 U/ml. Der Grenzwert der 95% Spezifität des CA 15.3 bei metastasierenden Mammakarzinom gegenüber dem letztgenannten zusammengefaßten Kontrollkollektiv betrug 30 U/ml, gegenüber Patientinnen mit no evidence of disease (NED) (n = 95) 32 U/ml (s. Abb. 3). Diese Ausführungen belegen, daß eine Festlegung des Grenzwertes auf 25 U/ml, wie von anderen Arbeitsgruppen diskutiert (mündliche Mitteilung Kreienberg und Caffier), nicht sinnvoll erscheint. Bei einem niedrigeren cut off level steigt die Falschpositivitätsrate der CA 15.3-Plasmakonzentration bezogen auf alle Kontrollkollektive erheblich an (Tabelle 6).

Tabelle 6. Häufigkeit erhöhter CA 15.3-Plasmaspiegel bei Patientinnen mit benignen Mammaerkrankungen und lokalisiertem bzw. metastasiertem Mammakarzinom in Abhängigkeit verschiedener cut off level: a) ≥ 25 U/ml, b) ≥ 30 U/ml.

Untersuchungs-gruppen	Gesamt-anzahl	≥ 25 U/ml n	%	≥ 30 U/ml n	%
Gesunde	84	8/84	9,5	0/84	0
Mastopathien	19	5/19	26,3	2/19	10,5
Fibroadenome	13	2/13	15,3	1/13	7,7
andere gutartige Mammaerkrankungen	8	3/8	37,5	2/8	25,0
Mammakarzinome					
a. präoperativ ohne spätere Metastasen	58	9/58	15,4	3/58	5,2
b. präoperativ mit späteren Metastasen	17	5/17	29,0	5/17	29,0
c. NED-Stadium	95	16/95	16,8	7/95	7,4
d. primär metastasierte	9	7/9	77,7	6/9	66,7
sek. metastasierte	54	37/54	68,5	34/54	63,0

Einem Sensitivitätsgewinn von 5,5% von 63% auf 68,5% beim metastasierten Mammakarzinom steht ein Spezifitätsverlust gegenüber den NED-Fällen von 9,4% sowie bezogen auf das Gesamtkollektiv von gesunden Frauen sowie Patientinnen mit benignen Brusterkrankungen von 10% gegenüber.

Das TPA läßt im Vergleich zum CA 15.3 beim metastasierten Mammakarzinom bei 95% Spezifität lediglich eine Sensitivität von 32% erkennen.

Ähnliche Ergebnisse ergibt der von uns genutzte CEA-Radioimmunoassay, der mit 33% eine um 30% geringere Sensitivität bei gleicher Spezifität gegenüber dem CA 15.3 zeigt. Diese Differenz bezüglich der Sensitivität des CEA zu anderen Arbeitsgruppen läßt sich durch die breite, zur Verfügung stehende Palette der CEA-RIAS mit den unterschiedlichen Antikörpern erklären (Spitz).

Da in 7,4% der Fälle nur alleine das CEA bei Patientinnen mit metastasierendem Mammakarzinom pathologisch war, lassen sich nach unseren Ergebnissen durch die gemeinsame Bestimmung des CA 15.3 und des CEA 70,4% der Patientinnen erfassen.

Patientinnen mit lokalisiertem Mammakarzinom ohne spätere Metastasierung wiesen im Vergleich zu den disseminierten Fällen in deutlich geringerem Prozentsatz pathologische CA 15.3-Werte auf (5,2%).

In Fällen einer späteren Metastasierung bzw. bei Verdacht einer Disseminierung schon zum Zeitpunkt der Primärdiagnose ließen sich in deutlich höheren Prozentsätzen pathologische Werte finden (in 29% bzw. 66,7% der Patientinnen).

Aus diesen Ergebnissen muß geschlossen werden, daß Patientinnen mit diagnostiziertem lokalisiertem Mammakarzinom und pathologisch erhöhten CA 15.3-Werten je nach Höhe der gemessenen Plasmaspiegel mehr oder weniger auf eine Disseminierung verdächtig sind.

Bei unklaren klinischen bzw. röntgenologischen Befunden zum Zeitpunkt der Primärdiagnose eines Mammakarzinoms kann somit die CA 15.3-Bestimmung durchaus hilfreich sein.

Eine Korrelation des CA 15.3-Plasmaspiegels bei Diagnose des lokalisierten Mammakarzinoms zur Tumorgröße und zum axillären Lymphknotenbefall des Primärtumors ergab sich nicht. Vielmehr ist unserer Meinung nach den gezeigten Ergebnissen der Prozentsatz der zu diesem Zeitpunkt erhöht gefundenen Werte möglicherweise abhängig von einer bereits vorliegenden Mikro- oder Makrofernmetastasierung.

Die Höhe der zum Zeitpunkt der Metastasierung gefundenen CA 15.3-Plasmakonzentrationen korreliert eng zum Ausmaß der Metastasierung. Insbesondere zerebrale und peritoneale, aber auch hepatogene, össäre und pleurale Metastasen führen zu positiven Plasmaspiegeln. Isolierte Lungen-, Haut- oder Lymphknotenprozesse lassen eine geringere Markeraktivität erkennen. Liegt bei unilokulärem Befall der letztgenannten Organstationen eine deutliche Positivität der CA 15.3-Plasmakonzentration vor, so muß nach unserer Meinung dringend an eine zusätzliche Disseminierung anderer Lokalisationen gedacht werden.

In der Verlaufskontrolle unter systemischen kanzerostatischen Behandlungen läßt der Marker eine zufriedenstellende Korrelation zum klinischen Verlauf erkennen.

Bezüglich einer Remission fanden wir beim CA 15.3 in 31% der Fälle ein konkordantes Verhalten, wohingegen 52% unverändert blieben. Da auch in den letztgenannten Fällen keine Änderung der Therapie durchgeführt wurde, ließe sich somit in 83% der Fälle eine Aussage bezüglich der Therapie machen.

In Situationen eines diskordanten Verhaltens (17%) ließ sich im nachhinein in 4 der 5 Fälle eine Erklärung finden, insofern als trotz der jeweils klinisch und apparativ definierten Remission zu diesem Zeitpunkt schon eine weitere Metastasierung zu vermuten war, so daß der Tumormarkerspiegel evtl. die klinische Situation richtiger als die anderen Methoden wiedergegeben hat. Bezüglich der „No-change-Situation" oder der Progression ergeben sich ähnliche Tendenzen. In der zusammenfassenden Beurteilung zeigt sich demnach bezüglich der CA 15.3-positiven Patientinnen eine hochgradige Korrelation des Markers zum klinischen Verlauf der Erkrankung

Auch zur Früherkennung von Rezidiven bzw. einer Metastasierung im Rahmen der Nachsorge scheint dieser Marker geeignet zu sein. Bei unseren retrospektiven Analysen war ein Markeranstieg schon bis 6 Monate vor der endgültig klinisch und apparativ gesicherten Disseminierung zu erkennen.

Bezogen auf eine Markerpositivität von 63% zum Zeitpunkt der Metastasierung, zeigen von den Patientinnen mit pathologischem CA 15.3-Plasmaspiegel auch 86% vorher einen Anstieg des Markers. Unabhängig davon bleibt ein Drittel der Patientenschaft unabhängig vom Krankheitsgeschehen CA 15.3-negativ

Das CA 15.3 ist nicht spezifisch für Mammakarzinome. Aufgrund immunhistochemischer Untersuchungen ist bekannt, daß das Antigen in den gutartigen Veränderungen der Mamma, sowie auch in den Geweben des Ovars sowie des Endometriums nachweisbar ist. Bei Plasmaspiegeluntersuchungen fanden wir besonders bei Ovarialkarzinom eine hohe Positivität des Markers. Eine Vergleichsbeurteilung des CA 15.3 zum CA 12.5 ergab eine beträchtliche Korrelation, jedoch scheint die CA 15.3-Bestimmung keine zusätzliche Information gegenüber dem CA 12.5 zu bieten.

Abschließend ist festzustellen, daß die Bestimmung des CA 15.3 im Plasma als Screeningtest für Mammakarzinome sich einerseits wegen der begrenzten Sensitivität bei lokalisierter Erkrankung und andererseits wegen des hohen Anteils erhöhter Werte bei gutartigen Mammaerkrankungen sowie Karzinomen anderer Organlokalisationen nicht gegeben ist. Klinische Relevanz scheint die CA 15.3-Bestimmung vor allem in der Verlaufskontrolle von Patientinnen mit bekannter Mammakarzinomerkrankung in der Nachsorge oder unter systemischen kanzerostatischen Therapien erlangen zu können. Hierbei bietet sich die gemeinsame Bestimmung des CA 15.3 und des karzinomembryonalen Antigens (CEA) an, wodurch nach unseren Untersuchungen 78% aller Patientinnen mit metastasiertem Mammakarzinom zu erfassen sind.

Literatur

1. Caffier H, Kaesemann H, Paulick R (1985) CA 15-3 als Tumormarker bei Mammakarzinom-Patientinnen. III. Hamburger Symposium über Tumormarker: Klinische Relevanz neuer monoklonaler Antikörper
2. Hilkens J, et al (1981) Monoclonal antibodies against human milkfet globule membranes detecting differentiation antigens of the mammary gland. Prot Biol Fluids 29:813–816
3. Hilkens J, Kroezen V, Bonfrer JMG, Bruning PF, Hilgers J and van Eljkeren M (1984) A Sandwich-Radioimmunoassay for a new antigen (MAM-6) present in the sera of patients with metastasized varcinomas. Prot Biol Fluids 31:651–653
4. Hilkens J, et al (1984) Monoclonal antibodies against human milkfat globule membranes useful in carcinoma research. Prot Biol Fluids 31:1013–1016
5. Kufe D, Nadler L, Sargent L, Shapiro H, Hand P, Austin F, Colcher D and Schlom J (1983) Biological behavior of human breast carcinoma-associated antigens expressed during cellular proliferation. Cancer Res 43:851–857
6. Kufe D, Inghirami G, Abe M, Hayes D, Husti-Wheeler H, and Schlom J (1984) Differential Reactivity of a Novel Monoclonal Antibody (DF3) with Human Malignant versus Benign Breast Tumors. Hybridoma vol 3, Number 3 Mary Ann Liebert. Inc Publishers
7. Kreienberg R, Möbus V (1985) Erste Erfahrungen mit einem neuen Tumormarker (CA 15-3) beim Mammakarzinom. II. Hamburger Symposium über Tumormarker. Klinische Relevanz neuer monoklonaler Antikörper.
8. Oehr P, Wustrow A, Derigs G, Bormann R (1981) Evaluation and characterization of tumorassociated antigens by the inverse distribution function. Tumor Diagnostik 2:195
9. Oehr P, Derigs G, Altmann R (1981) Evaluation and characterization of tumor associated antivens by conversion of inverse distribution function values into specific-sensitivity diagrams. Tumor Diagnostik 2:283
10. Spitz J (1985) Zur Problematik pathologisch erhöhter CEA-Werte in der Tumornachsorge – Ein Vergleich 12 verschiedener Assays zur Bestimmung des Serum-CEA-Spiegels. III. Hamburger Symposium über Tumormarker: Klinische Relevanz neuer monoklonaler Antikörper.

Anschrift des Verfassers:
Dr. med. P. Schmidt-Rohde
Zentrum für Frauenheilkunde
Pilgrimstein 3
3550 Marburg 1

Serum CEA and PHI als Prognosefaktoren beim metastasierten Mammakarzinom

R. Paulick und H. Caffier

Universitäts-Frauenklinik, Würzburg

Zur Frage der prognostischen Bedeutung von Tumormarkern beim metastasierten Mammakarzinom wurden die Krankheitsverläufe von 189 Patientinnen analysiert, bei denen Tumormarkerbestimmungen zum Zeitpunkt des ersten klinischen Metastasennachweises vorlagen. Bestimmt wurden die Serumtiter des Karzinoembryonalen Antigen (CEA) und der Phosphohexoseisomerase (PHI). Als Grenzwert wurde für CEA 5 ng/ml und für PHI 75 U/ml benutzt. Der Prognosewert wurde anhand der kumulativen Überlebensrate, berechnet vom Zeitpunkt der klinischen Sicherung der Metastasierung, ermittelt. Bei 118 der 189 Patientinnen lagen Tumormarkerverlaufskontrollen über einen Zeitraum von 4–8 Monaten nach Rezidiverkennung vor.
Nach Rezidiverkennung wiesen 128 von 189 (68%) bzw. 98 von 189 (52%) der Mammakarzinompatientinnen einen pathologischen CEA- bzw. PHI-Titer auf. Bezüglich der Metastasenlokalisation zeigte CEA die höchste Positivrate bei ossärer und PHI bei viszeraler Beteiligung. Patientinnen mit erhöhten PHI-Titern hatten – unabhängig von der Metastasenlokalisation – eine signifikant schlechtere Überlebensrate als solche mit normalen Spiegeln (Abb. 1). Darüber hinaus verschlechterte sich die Prognose innerhalb der PHI-positiven Gruppe mit ansteigenden Titern. Demgegenüber zeigten die CEA-Spiegel bei

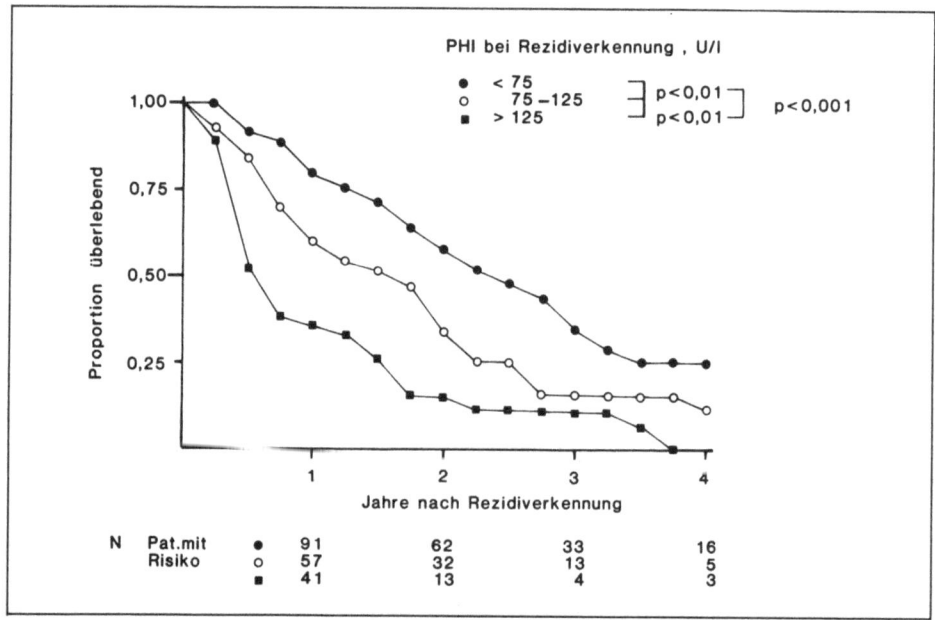

Abb. 1. Kumulative Überlebensrate von Mammakarzinompatientinnen nach erstmaligem Metastasennachweis in Abhängigkeit von PHI-Titer, gemessen zum Zeitpunkt der Rezidiverkennung.

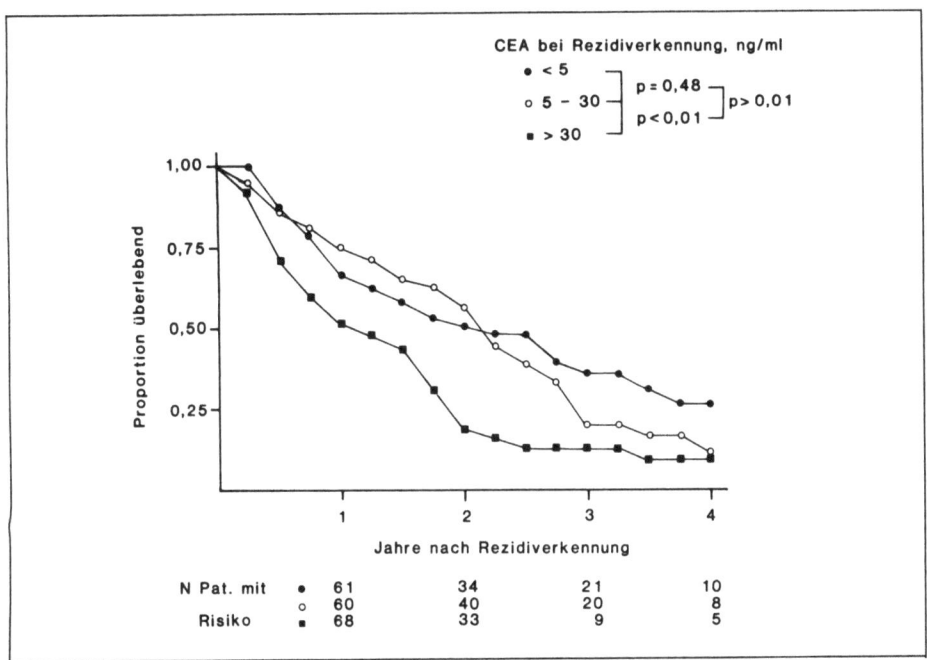

Abb. 2. Kumulative Überlebensrate von Mammakarzinompatientinnen nach erstmaligem Metastasennachweis in Abhängigkeit vom CEA-Titer, gemessen zum Zeitpunkt der Rezidiverkennung.

Rezidiverkennung eine weniger ausgeprägte Beziehung zur Überlebensrate; erst bei Titern über 30 ng/ml verschlechterte sich die Prognose signifikant (Abb. 2). Hinsichtlich der Tumormarkerverlaufskontrollen über 4–8 Monate nach Rezidiverkennung wiesen Patientinnen mit normal bleibenden Titern oder einer Serumkonversion von positiv nach negativ die beste Prognose auf. Wiederum war der Prognosewert der PHI besser ausgeprägt als für CEA.

Zusammenfassend ergibt sich, daß Tumormarkerbestimmungen zum Zeitpunkt der Rezidiverkennung bei Mammakarzinompatientinnen von prognostischer Bedeutung sind. Unabhängig von der Metastasenlokalisation korrelieren erhöhte CEA- oder PHI-Spiegel mit einer ungünstigeren Überlebenswahrscheinlichkeit verglichen mit normalen Markertitern. Ferner ist die Überlebenswahrscheinlichkeit um so schlechter, je höher der Markertiter ist. Dabei scheint die technisch einfache PHI-Messung im Vergleich zum CEA einen zumindest gleichwertigen, wenn nicht besseren Prognosewert aufzuweisen.

Anschrift des Verfassers:
Dr. med. R. Paulick
Universitäts-Frauenklinik
Josef-Schneider-Str. 4
8700 Würzburg

Klinische Verlaufskontrolle bei Patienten mit fortgeschrittenem Mamma-, Kolon- oder Bronchialkarzinom durch Bestimmung des CEA und CA 19-9 mit monoklonalen Antikörpern – Ein Rückblick nach 2 Jahren Anwendung von Tumormarkern

R. Souchon, G. v. Ingersleben, E. Bürmann*, R. Fitzner**

Strahlenabteilung (Leiter: Prof. Gerstenberg) u. *Chirurgische Abteilung (Leiter: Prof. Specht) Auguste-Viktoria-Krankenhaus, Berlin, **Institut f. Klin. Chemie (Leiter: Prof. Dulce) Klinikum Steglitz FUB

Über einen Zeitraum von über 2 Jahren wurde in der Strahlenabteilung des Auguste-Viktoria-Krankenhauses untersucht, in welchen Fällen den monoklonalen Antikörpern CEA und CA 19-9 eine wesentliche Rolle für die Beurteilung der Effektivität von Therapiemaßnahmen bei fortgeschrittenen Mamma-, Kolorektal- und Bronchialkarzinomen zukommt. Dazu wurde das Tumorverhalten mit dem klinischen Verlauf unter Therapie verglichen; Marker-respondierende Patienten wurden denen mit unauffälligen Werten, unterteilt nach Organtumorgruppen, gegenübergestellt.

Patienten und Methodik

Alle Patienten wurden zwischen 8/1983 u. 8/1984 in die Studie aufgenommen, wenn Tumormarkerverläufe mit mindestens 5 Wertepaaren von CEA u. CA 19-9 zwischen 8/1983 u. 10/1985 vorlagen. Bei den Mammakarzinompatienten mußte im o. a. Zeitraum eine Metastasierung gesichert und daraufhin eine Therapie (Op., RT, ChT) eingeleitet worden sein. Bei den Bronchialkarzinompatienten mußte dieses zwischen 8/1983 u. 12/1984 diagnostiziert und die Behandlung begonnen worden sein. Patienten mit Kolorektalkarzinom wurden in die Studie aufgenommen, wenn sie wegen gesicherter Metastasierung oder Rezidiv behandelt wurden oder wenn sie im o. a. Zeitraum im Rahmen der Primärtherapie eine adjuvante Radiatio erhalten hatten. In letzterem Falle wurden auch Patienten, die im Klinikum Steglitz primär therapiert wurden, in die Studie miteinbezogen. Die Beurteilung des klinischen Verlaufs bzw. des Ansprechens auf die eingeleitete Therapie erfolgte retrospektiv in Anwendung der UICC-Kriterien. – Die Markerbestimmungen erfolgten im Institut für Klin. Chemie des Klinikum Steglitz, Freie Universität Berlin.

Ergebnisse

1. Von 55 Patienten mit fortgeschrittenem Mammakarzinom zeigten lediglich 29 (53%) hinsichtlich CEA u/o CA 19-9 eine Response. Die Responserate ist abhängig vom Metastasierungstyp: bei ossärer Metastasierung beträgt sie 15 zu 21, bei viszeraler 9 zu 14, bei Weichteilmetastasierung 4 zu 8, bei Lokalrezidivierung 1 zu 12. Die Verwendung beider Marker erhöht die Responserate. Bezogen auf den Effekt der eingeleiteten Therapie besteht bei den Marker-respondierenden Patienten bei klinischer Progredienz eine hohe Konkordanz von 9 zu 12 bzw. 7 zu 8 Fällen unter den ossären bzw. viszeralen Metastasierungsformen. Bei Stillstand oder Remission unter Therapie wird dieser Effekt häufiger vom CEA als vom CA 19-9 mitvollzogen. 2. Bei den Patienten mit kleinzelligem

Bronchialkarzinom (6) besteht unter den Marker-positiven mit extended disease (3) eine hohe Konkordanz zwischen Markerverlauf und Klinik. Unter den 24 Patienten mit nichtkleinzelligem Bronchialkarzinom wird eine CEA-/CA 19-9-Response bei 13 beobachtet. Bei klinischer Progression ist in 7 von 8 Fällen eine Konkordanz zur klinischen Situation festzustellen; bei Remission wurde diese nur in 2 von 5 Fällen vom CEA/CA 19-9 mitvollzogen, bei 3 Patienten stiegen die Marker weiter an. 3. Bei den 77 Patienten mit Kolorektalkarzinom besteht für das CEA eine Tumorstadien-abhängige Responserate, die für das CA 19-9 alleine nicht erkennbar wird. Die Verwendung beider Marker erhöht die Sensitivität; die bei Rezidiv oder Metastasierung beobachteten Übereinstimmungsraten von CEA und CA 19-9 steigen in Abhängigkeit vom initialen Tumorstadium. Der Vergleich der Markerverläufe mit dem Ergebnis der eingeleiteten Therapie weist aus, daß bei Remission in 8 von 11 Fällen, bei Progression in 15 von 23 Fällen eine Konkordanz bezogen auf das CEA besteht. CA 19-9 ist hier dem CEA unterlegen.

Diskussion

Mit CEA-/CA 19-9-Responseraten von 43% bis 53% ist die Sensitivität bei den hier untersuchten Tumorarten – vom klinischen Standpunkt aus beurteilt – gering, so daß die konventionellen Diagnostikverfahren weiter unverzichtbar sind. Allerdings zeigt sich auch, daß bei 43% bis 53% der Patienten durch einfache Blutuntersuchung zur Tumormarkerbestimmung andere Staging-Verfahren weniger häufig erfolgen könnten. Eine entscheidende diagnostische Verbesserung bei der Anwendung von Tumormarkern wird jedoch nur zu erzielen sein, wenn es gelingt, durch Erfassung und Differenzierung patientenindividueller Tumorantigenmuster die Sensitivität spezifischerer Marken deutlich zu erhöhen.

Anschrift des Verfassers:
Dr. med. R. Souchon
Auguste-Viktoria-Krankenhaus
Abt. Strahlentherapie
Rubensstraße 125
1000 Berlin 41

Vier Jahre Erfahrung mit der Überwachung von Brustkrebspatientinnen durch Bestimmung der Plasmakonzentration von TPA und CEA (Nachsorge)

B. Gömpel, P. Schmidt-Rhode, K.-D. Schulz, H. Prinz

Universitäts-Frauenklinik, Marburg

Von 110 Patientinnen wurden nach Abschluß der Primärbehandlung im Rahmen der Tumornachsorge (No evidence of disease) (NED) Stadium des Karzinoms, die TPA und CEA Plasmakonzentrationen überwacht. 29% zeigten dabei TPA-Konzentrationen über dem bisher etablierten „cut off level" von 85 U/l. Oberhalb 120 U/l befanden sich noch 9% der Werte. CEA wurde nur in 3,6% oberhalb des „cut off limit" von 5,0 µg/l bestimmt. Anamnestische Daten der Patientinnen sowie die Auswertung 12 weiterer Laborparameter sollten Aufschluß über unspezifische Veränderungen der Tumormarker TPA und CEA geben. Die Untersuchungen zeigten einen eindeutigen Zusammenhang zwischen dem Alter der Patientinnen und ihrer mittleren TPA-Plasmakonzentration (Abb. 1). Das Signifikanzniveau mit dem Chi-Quadrat-Test betrug 99%.

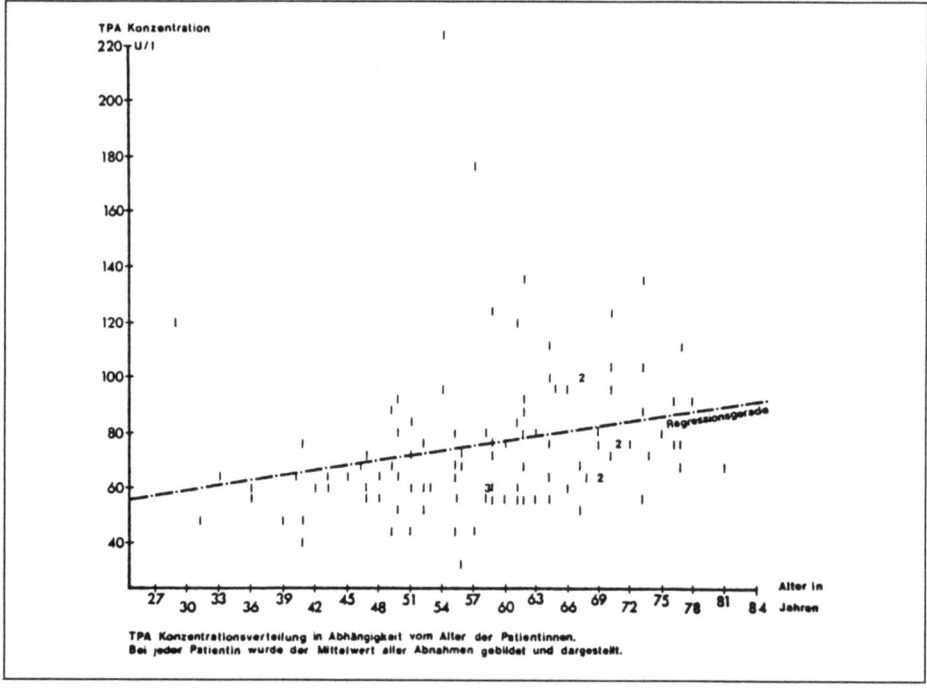

Abb. 1. TPA Konzentrationsverteilung in Abhängigkeit vom Alter der Patientinnen. Bei jeder Patientin wurde der Mittelwert aller Abnahmen gebildet und dargestellt

Außerdem ließ sich eine Korrelation zwischen erhöhten TPA-Spiegeln und pathologischen Leberenzymkonzentrationen im Plasma mit einem Signifikanzniveau von 99,9% nachweisen. Dabei handelte es sich überwiegend um diskrete Leberenzymerhöhungen bis 50 U/l (Tabelle 1).

Tabelle 1. Häufigkeit pathologischer Leberwerte der Patientinnen unter Berücksichtigung verschiedener TPA-Konzentrationen.

Parameter	TPA ≤85 U/l				86 U/l–120 U/l				> 120 U/l			
	N	%	N	%	N	%	N	%	N	%	N	%
GOT >15 U/l	5/235	2,1			7/66	10,6			15/28	53,6		
GPT >17 U/l	29/235	12,3	1/235	0,4	23/66	34,8	3/66	4,5	16/28	57,1	9/28	32,1
y-GT >18 U/l	53/235	22,5			32/66	48,5			17/28	60,7		

Kein Zusammenhang ließ sich zwischen erhöhtem TPA, pathologischen BSG und Leukozytenwerten, multiplen chronischen Erkrankungen (z. B. Hypertonus, Herzinsuffizienz, chronische Bronchitis) sowie der Länge der Nachsorgezeit nachweisen. Patientinnen die nach durchlaufenem NED-Stadium eine Progression der Erkrankung entwickeln, zeigten bei retrospektiver Auswertung innerhalb eines Zeitraumes von drei Monaten vor Metastasensicherung einen Anstieg ihres individuellen TPA-Spiegels, wobei in einer Vielzahl der Fälle 120 U/l überschritten wurden.

Die vorliegenden Ergebnisse lassen bei der Überwachung von Mammakarzinompatientinnen mittels TPA-Plasmakonzentrationen ein cut off level von 120 U/l praktikabel erscheinen. Zusätzlich und unabhängig davon müssen die jeweiligen individuell auch altersabhängigen „tissue-polypeptide-antigen-Plasmaspiegel" beachtet werden. Bei TPA Konzentrationen über 120 U/l zeigen sich in ca. 30% jeweils alle 3 gemessenen Leberenzyme pathologisch, ohne daß eine Aktivierung der Karzinomerkrankung vorhanden ist (NED-Stadien).

Anschrift des Verfassers:
Dr. med. P. Schmidt-Rhode
Zentrum für Frauenheilkunde
Pilgrimstein 3
3550 Marburg 1

Bedeutung von TPA und CEA bei Diagnostik und Therapiekontrolle des metastasierten Mammakarzinoms

J. Kuck, P. Schmidt-Rhode, M. Frick, K.-D. Schulz, G. Sturm

Universitäts-Frauenklinik, Marburg

51 Patientinnen mit metastasiertem Mammakarzinom wurden auf ihre TPA- und CEA-Plasmakonzentrationen zum Zeitpunkt der Metastasensicherung sowie unter systematischer kanzerostatischer Therapie überprüft. Die Tumormarkerspiegel wurden zu verschiedenen Prognosekriterien korreliert. Es zeigte sich, daß zum Zeitpunkt der Metastasenfeststellung 11% der Patientinnen TPA-Spiegel < 85 U/l, 26% Werte zwischen 85–125 U/l und 63% Konzentrationen > 125 U/l (cut off level) aufwiesen. Die CEA-Bestimmung zeigte mit 33% pathologischer Werte (cut off level: 5 ng/ml) eine geringere Sensitivität. Alle Patientinnen mit einem TPA < 85 U/ml zeigten auch normale CEA-Werte. Die Höhe der TPA- und CEA-Plasmaspiegel zum Zeitpunkt der Metastasierung zeigte keine Korrelation zum Alter und zum rezidivfreien Intervall. Der prozentuale Anteil pathologischer Werte beider Marker stieg mit der Anzahl der befallenen Organsysteme. Parallel dazu fanden wir auch mit zunehmender Metastasenausdehnung ansteigende mittlere TPA- und CEA-Plasmakonzentrationen. Niedrige Tumormarkerspiegel korrelierten mit reiner Haut-, Lymphknoten- sowie isolierter Pleura- oder Lungenmetastasierung [LK-met. TPA 137 U/l (MW); CEA 3,75 ng/ml (MW)], wohingegen die höchsten Konzentrationen bei Lebermetastasierung gefunden wurden [TPA 490 U/l (MW); CEA 28 ng/ml (MW)]. Patientinnen mit Knochenmetastasen lagen im mittleren Bereich [TPA 149 U/l (MW); CEA 8,8 ng/ml (MW)], wobei Patientinnen mit Beckenbefall höhere Spiegel erkennen ließen, als solche ohne Mitbeteiligung des Beckens. Die Korrelation des Markerverhaltens zum klinischen Verlauf (82 Zeitintervalle von 51 Patientinnen) ergab bei 58% der Patientinnen unter Remission einen Abfall der TPA-Werte von mehr als 25%; 30% verhielten sich konstant; 22% zeigten einen Anstieg (Tabelle 1). Bezüglich des CEA fand sich ein konkordanter Abfall 16%; 72%

Tabelle 1. Dynamik der Tumormarkerplasmawerte bei metastasiertem Mammakarzinom in Abhängigkeit vom Krankheitsverlauf (klinisch-diagnostische Beurteilung).

	TPA	CEA
Remission n = 29	↑ 22% = 30% ↓ 48%	↑ 12% = 72% ↓ 16%
No-change n = 33	↑ 26% = 45% ↓ 29%	↑ 31% = 67% ↓ 3%
Progression n = 20	↑ 58% = 32% ↓ 11%	↑ 35% = 53% ↓ 12%

↑ Anstieg, ↓ Abfall der Werte im pathologischen Bereich um mehr als 25% des Ausgangswertes, = unverändert.

blieben unverändert und 12% boten einen diskordanten Anstieg. Unter Progression waren beim TPA in 58% ansteigende Plasmakonzentrationen, in 32% ein unverändertes Verhalten und in 11% ein diskordanter Abfall zu verzeichnen. Beim CEA fanden wir in 35% einen Anstieg, in 53% einen unveränderten Plasmaspiegel und in 12% einen nicht erklärbaren Abfall (s. Tabelle 1).

Betrachtet man die beiden Marker in einem Sensitivitäts-Spezifitätsdiagramm [Zeitpunkt der Metastasierung gegenüber no evidence of disease (NED)], so ergibt sich bei 95%iger Spezifität für das TPA eine Sensitivität von nur 33%, was einem Grenzwert von 178 U/l entspricht; demgegenüber zeigt das CEA bei einer 95%igen Spezifität eine Sensitivität von 32% bei einem cut off von 5,8 ng/ml.

Anschrift des Verfassers:
Dr. med. P. Schmidt-Rhode
Zentrum für Frauenheilkunde
Pilgrimstein 3
3550 Marburg

Plasma Fibronektin beim Mammakarzinom

B. Miller, L. Heilmann, R. Callies, E. Kuwert

Universitäts-Frauenklinik, Essen

Fibronektin hat vielerlei Funktionen: als Opsonin die Bindung phagozytierbaren Materials an Makrophagen vermittelnd, als Strukturprotein, als den Zellkontakt verstärkende Substanz, als chemotaktisch wirkende Substanz und als Faktor im Gerinnungssystem. Es ist ein dimeres Glykoprotein und liegt in einer plasmatischen und einer zellständigen Form vor. Plasmafibronektin wird vorwiegend von Endothelzellen und Hepatozyten gebildet, aber auch von Brustdrüsen- und Tumorzellen. Erhöhte Werte sind bei einer Reihe von Tumorerkrankungen beschrieben worden, der Wert als Tumormarker konnte jedoch nicht endgültig bestätigt werden. Wir untersuchten 145 Patientinnen mit einem Mammakarzinom, mittleres Alter 50 Jahre, mittlerer Karnowskistatus 9 und als Kontrollgruppe 35 gesunde Probandinnen, mittleres Alter 44 Jahre, Karnowskistatus 10. Zitratplasmaproben wurden bei der Erstdiagnose, in Rahmen der Nachsorge und vor jedem CMF-Chemotherapiekurs entnommen. Als Bestimmungsmethode diente die radiale Immundiffusion nach Mancini mit Normalwerten zwischen 22 und 37 mg/dl.

Patientengruppe		Fibronektin mg/dl	SD
Erstdiagnose Mo	n=27	33,4	5,4
CMF adjuvant	n=15	38,5	10,3
Nachsorge o.B.	n=64	36,4	8,6
Erstdiagnose Dissemination	n=10	32,9	7,2
CMF therapeutisch	n=13	39,1	6,9
Hormone therapeutisch	n=16	39,9	10,8
Kontrollgruppe	n=35	31,6	9,0

Die statistische Auswertung erfolgte nach dem t-Test. Signifikante Unterschiede bestehen zwischen den Gruppen Kontrolle und Therapie oder Nachsorge sowie zwischen den Gruppen Erstdiagnose Mo und Dissemination und den Gruppen CMF adjuvant und therapeutisch.
Bei unseren Patientinnen, welche zwar zum Teil ein großes Tumorvolumen beherbergten, jedoch das Endstadium der Erkrankung noch nicht erreicht hatten und sich in einem guten Allgemeinzustand befanden, konnten wir keine signifikante Veränderung des Plasmafibronektinspiegels sehen. Erst unter der Therapie und hier unabhängig vom Tumorvolumen kommt es zu einem signifikanten Anstieg, welcher die Normgrenze überschreitet. Andere Studien, welche eine Fibronektinerhöhung beim Mammakarzinom zeigten, wurden zum großen Teil an Patientinnen unter einer Therapie durchgeführt (Mosher 1978, Choate 1983). Choate fand nach einem initialen Abfall einen Anstieg der Fibronektinkonzentration bei Leukämiepatienten unter Chemotherapie. Der durch die Therapie eingeleitete Zellzerfall scheint das RES zu stimulieren, so daß es nach einem initialen Abfall durch erhöhten Verbrauch zu einem Anstieg der Syntheserate kommt, denn Fibronektin ist für die Funktion der Makrophagen wichtig. Experimentelle Untersuchungen von Raynor 1984 zeigen, daß so die Anti-Tumorwirkung der Makrophagen noch unterstützt wird. Eine erhöhte Abgabe von

Fibronektin durch die Tumorzellen erscheint unwahrscheinlicher, da die Veränderungen unabhängig vom Tumorvolumen sind.

Die hier bei Mammakarzinompatientinnen gesehene Erhöhung des Plasmafibronektins scheint eher durch die Reaktion des Organismus auf den Tumor und die damit verbundene Therapie bedingt zu sein, ist weitgehend unabhängig vom Tumorvolumen und damit als Tumormarker nicht brauchbar.

Anschrift des Verfassers:
Dr. Brigitte Miller
Dept. Obstetrics & Gynecology
Wesley Medical Center
Div. Gynecological Oncology
3243 E. Murdock Str., Level B
Wichita/Kansas 67208 U.S.A.

Immunhistochemischer Nachweis von Knochenmarkmetastasen beim primären Mammakarzinom

M. Untch, R. Bartl und W. Eiermann

Frauenklinik im Klinikum Großhadern der Ludwig-Maximilians-Universität, München

Knochenmetastasen findet man bei ⅔ der Patientinnen mit metastasiertem Mammakarzinom. Ziel unserer Untersuchung war es, Tumorzellen im Knochenmark zum Zeitpunkt der Primärtherapie nachzuweisen, falls eine Metastasierung mittels konventioneller Methoden wie Röntgen, Szintigraphie, Laboruntersuchungen nicht zu belegen und die Zahl der Tumorzellen im Knochenmark zu gering war, um sie mittels herkömmlicher zytologischer Färbung zu entdecken.
Zwischen September 1984 und August 1985 wurde bei 22 Mammakarzinompatientinnen nach der modifiziert radikalen Mastektomie in Vollnarkose Knochenmark entnommen. Es wurden hierzu jeweils etwa 6 ml durch Punktionen an 2 Stellen am Sternum und je 2 Punktionen am Beckenkamm beidseits gewonnen. Zusätzlich wurde in 12 Fällen eine Beckenkammbiopsie vorgenommen und morphologisch untersucht.
Nach Differentialzentrifugation des Knochenmarks über einen Ficollgradienten wurden die Interphasezellen angereichert, gewaschen, auf 30–40 Objektträger aufgetragen und fixiert (1). Bis zur immunzytochemischen Färbung mit Anti-EMA (Dakopatts, Dänemark), sowie mit LICR-LON-M8 (Dr. Edwards, Ludwig Institute for Cancer Research, Sutton, England), wurden die Objektträger bei −20°C aufbewahrt. Im zweiten Schritt wurde ein mit alkalischer Phosphatase gekoppelter Antikörper eingesetzt. Das Substrat ergab bei Bindung des Antikörpers eine rote Färbung der Tumorzellen.
Es wurden bei 6 von 22 Patientinnen zwischen 6 und 32 Tumorzellen in den immunzytochemisch gefärbten Ausstrichpräparaten gefunden.
4 der 6 Patientinnen befanden sich im Stadium pT1-3, pN1-2, Mo, 2 im Stadium pT1-3, pNo, Mo der Erkrankung. In den histomorphologisch untersuchten Beckenkammstanzen fanden sich keine Tumormetastasen (siehe Tabelle).

	ANTI-EMA	LICR-LON-M8	Metastasen in der Beckenkammstanze
Stadium I	2	2	0/4
Stadium II	4	4	0/8
Gesamt	6/22	6/22	0/12

Von der Tummorzellanfärbung ist eine, vor allem bei Plasmazellen nachzuweisende Färbung mit anti-EMA zu unterscheiden. Offenbar besitzt die Plasmazellmembran identische Epitope.
Wir können damit im Wesentlichen die Ergebnisse von Redding et al. (2) bestätigen. Inwieweit es sich allerdings bei den nachgewiesenen Zellen oder Tumorzellformationen um „Mikrometastasen" handelt, ist nicht gesichert. Eine weitere Erklärung wäre, daß der Nachweis von Tumorzellen im Knochenmark Ausdruck einer besonders starken Tumorzell-

aussaat im Organismus ist. Die prognostische Bedeutung ist noch nicht abzuschätzen, da die maximale Beobachtungszeit 1 Jahr beträgt, und ein Teil der Patientinnen unter adjuvanter Chemotherapie steht.

Literatur

1. Dearneley DP, Sloane JP, Imrie SF, Coombes RC, Ormerod MG, Lumley H, Jones M, Neville AM (1983) J Roy Soc of Med 76:359–364
2. Redding WH, Monaghan P, Imrie SF, Ormerod MG, Gazet JC, Coombes RC, McD Clink H, Dearneley DP, Sloane JP, Powles TJ, Neville AM (1983) Lancet, 1271–1274

Anschrift der Verfasser:
PD Dr. med. W. Eiermann
Frauenklinik, Klinikum Großhadern
Marchioninistr. 15
8000 München 70

Dr. med. M. Untch
Frauenklinik, Klinikum Großhadern
Marchioninistr. 15
8000 München 70

Immunhistologischer Nachweis der TPA-Expression bei gut- und bösartigen Tumoren der Mamma

S. Döll*, U. Klinge[1], A. Schauer[1], G. Bandlow[2], K. Mross[3]

* Krankenhaus Deisterhort Bad Münder, [1] Zentrum Pathologie der Universität Göttingen, [2] Zentrum Hygiene der Universität Göttingen, [3] Department Oncology Academic Hospital Free University Amsterdam

Einleitung

Seit TPA 1980 durch einen Radioimmuntest bestimmbar wurde, sind zahlreiche Arbeiten über TPA-Bestimmungen im Plasma von Tumorpatienten publiziert worden. Insbesondere bei Patienten mit metastasierendem Karzinom scheint TPA als Verlaufsparameter zur Abschätzung des Therapieerfolges nützlich zu sein (1). Seit 1984 wird der polyklonale Antikörper gegen TPA vom Hersteller des TPA-Tests für immunhistologische Untersuchungen vertrieben. Der Nachweis von TPA mittels immunhistologischer Technik in normalen menschlichen Geweben wurde von Nathrath et al. (2) umfassend untersucht. Interessanterweise konnte von Weber et al. (3) nachgewiesen werden, daß TPA Beziehungen zu den Intermediärfilamenten aufweist. TPA ist demnach ein Bestandteil des Zytoskeletts und ist in Beziehung zu setzen mit den Keratinen 8, 18 und 19. Immunhistologische Untersuchungen mit anti-TPA bei Mammakarzinomschnitten wurden bisher nur von Björklund et al. (4) publiziert. Von diesen Autoren wurde beschrieben, daß alle Mammakarzinome sich mit anti-TPA anfärben ließen bis auf eine Ausnahme, einem Neurofibrosarkom der Mamma. Die Keratin-19-Expression bei Mammakarzinomen wurde von Bartek et al. (5) untersucht. In der vorliegenden Arbeit wurden sowohl gutartige als auch bösartige Erkrankungen der Mamma untersucht.

Material, Methoden

47 Gewebeproben wurden untersucht. Histologisch fanden sich 34 Karzinome und 13 gutartige Erkrankungen der Mamma. Der immunhistologische Nachweis von TPA wurde mittels anti-TPA (freundlicherweise zur Verfügung gestellt durch Fa. Mallinckrodt Diagnostika, Dietzenbach, FRG) und der Avidin/Biotin Nachweismethode (Vectastain ABC-Kit, Fa. Vector Lab., Burlingame Cal., USA) durchgeführt. Es wurden formalinfixierte Paraffinschnitte verwendet.

Ergebnisse

Ein positiver TPA Nachweis fand sich ausschließlich bei epithelialen Strukturen. Zwei Fibroadenome und zwei Papillome färbten sich homogen mittelgradig bis stark an, neun Mastopathia fibrosa cystica inhomogen, mittelgradig bis stark. Bei den Karzinomschnitten war die Anfärbung der Tumorzellen stets schwächer als die des umliegenden Brustdrüsengewebes. Von den 34 Karzinomen waren 5 TPA-negativ, 17 Karzinome färbten sich homogen und 12 inhomogen an. Die semi-quantitative Bestimmung der Anfärbung (−, +, ++, +++) ergab eine Korrelation zum Malignitätsgrad (modifiziert nach Bloom & Richardson). Die geringste Anfärbbarkeit ergab sich bei Grad-III-Tumoren, die relativ stärkste Färbbarkeit bei Grad-I-Tumoren, unabhängig vom histologischen Tumortyp (Tabelle I).

Tabelle 1. Ergebnisse der immunzytochemischen, histologischen und biochemischen Untersuchungen bei Mammakarzinomen

Nr.	Mammakarzinomtyp	Malignitätsgrad	Punktzahl	Dissoziationsgrad	Nekrosen	ER (f-mol)	TPA Anfärbung	
1	duktal invasiv	III	9	3	3	–	–	
2	duktal invasiv	III	9	3	–	∅	–	
3	duktal invasiv	III	8	2	3	∅	+	i
4	duktal invasiv	III	8	3	2	∅	+	i
5	duktal invasiv	III	8	1	–	∅	+	h
6	medullär	III	8	2	–	–	–	
7	medullär	III	8	2	–	7	–	
8	duktal invasiv	IIb	7	1	2	–	+	i
9	duktal invasiv	IIb	7	1	3	∅	++	i
10	duktal invasiv	IIb	7	2	–	5.8	++	h
11	komb. comedo duktal	IIb	7	3	1	–	++	i
12	solid duktal	IIa	6	1	–	55	+	h
13	solid duktal	IIa	6	2	–	31	++	i
14	solid duktal	IIa	6	3	–	29	++	i
15	solid duktal	IIa	6	3	–	9	++	i
16	solid duktal	IIa	6	3	–	9	++	h
17	solid duktal	IIa	6	3	–	2.4	++	h
18	solid duktal	IIa	6	3	–	–	++	h
19	solid comedo cribriform	IIa	6	2	–	33	++	i
20	solid duktal	IIa	6	3	–	19	+++	h
21	solid duktal	IIa	6	3	–	22	+++	i
22	duktal in situ	IIa	6	2	–	–	++	i
23	solid duktal	I	5	1	–	–	–	
24	solid duktal	I	5	3	–	41	++	h
25	solid duktal	I	5	3	–	34	+++	i
26	solid duktal	I	5	3	–	–	+++	h
27	solid in situ	I	5	1	–	–	+++	h
28	solid duktal	I	4	2	–	–	++	h
29	solid duktal	I	4	2	–	100	++	h
30	solid duktal	I	4	2	–	–	++	h
31	solid duktal	I	4	2	–	161	++	h
32	solid duktal	I	4	1	–	19	+++	h
33	tubulär	I	3	2	–	1028	+++	h
34	tubulär	I	3	2	–	2.4	+++	h

h = homogen, i = inhomogen

Diskussion

Die auch von uns beobachtete Inkonstanz der immunhistologisch nachweisbaren TPA-Expression bei Mammakarzinomschnitten ist bekannt (4). Eine tumorspezifische Anfärbung durch anti-TPA konnte nicht demonstriert werden, denn die stärkste Anfärbbarkeit zeigte sich bei gutartigen Erkrankungen der Mamma wie Fibroadenom, Papillom und Mastopathia fibrosa cystica, bei denen sich die epithelialen Strukturen mittelgradig bis stark anfärbten. Die geringste Anfärbung bei Karzinomzellen wurde bei Grad-III-Tumoren ermittelt, während bei Grad-I- und -II-Tumoren die TPA-Expression mittelgradig bis stark war. Für die Markierung einzelner Karzinomzellen bei Mikrometastasen in Lymphknoten scheint der immunhistologische TPA-Nachweis nicht geeignet zu sein, denn die Inhomogenität und die reduzierte TPA-Expression bei Grad-III-Tumoren sprechen eher gegen eine Anwendung bei dieser Fragestellung.

Sollte die Korrelation zwischen Malignitätsgrad und TPA-Expression in größeren Untersuchungsserien bestehen bleiben, wäre möglicherweise ein zusätzliches Merkmal vorhanden, um Mammakarzinompatientinnen in Subgruppen zu unterteilen. Es bleibt Spekulation, ob eine Mammakarzinomgruppe mit einer verminderten TPA-Expressivität einen anderen (ungünstigeren) klinischen Verlauf zeigen würde. Solche Separationen von Patientinnen mit einer ungünstigeren Prognose sind für die Planung von Studien mit adjuvanter Chemotherapie essentiell, da ohne spezielle Selektion eine große Anzahl von Patientinnen ‚überbehandelt' werden.

Literatur

1. Mross KB, Wolfrum DI, Rauschecker H (1985) Determination of tissue polypeptide antigen (TPA) levels in different cancer types and controls Oncology. 42:288–295
2. Nathrath WBJ, Heidenkummer P, Björklund V, Björklund B (1985) Distribution of tissue polypeptide antigen (TPA) in normal human tissue. J Histochem Cytochem 33:99–109
3. Weber K, Osborn M, Moll R, Wiklund B, Lüning B (1984) Tissue polypeptide antigen (TPA) is related to the non-eperdimal keratins 8, 18 and 19 typical of simple and non-squamous epithelia: reevaluation of a human tumor marker. Embo J 3:2707–2714
4. Björklund V, Björklund B, Wittekind Ch, von Kleist S (1982) Immuno-histochemical localization of tissue polypeptide antigen (TPA) and carcinoembryonic antigen (CEA) in breast cancer. Acta path microbiol immunol scand 90:471–476
5. Bartek J, Taylor-Papadimitriou J, Miller N, Millis R (1985) Patterns of expression of keratin 19 as detected with monoclonal antibodies in human breast tissues and tumors. Int J Cancer 36:299–306

Anschrift des Verfassers:
Dr. K. B. Mross
Academic Hospital
Department Oncology
Free Unversity
De Boelelaan 1117
NL-1007 MB Amsterdam

Die Beziehung zwischen dem Mammakarzinom-assoziierten T-Antigen und dem MN-Precursor der Erythrozyten. Immunhistochemische Untersuchungen mit monoklonalen Antikörpern mit Spezifität für verschiedene Epitope des Asialoglycophorin A

R. Chr. Seitz[*], G. Bein[+], W. Böcker[+], A. Poschmann[*] und K. Fischer[*]

[*] Abteilung für Klinische Immunpathologie, Uniersitäts-Kinderklinik, [+] Institut für Pathologie, Krankenhaus Altona, Hamburg

Das Kohlenhydrat-Antigen β-D-Gal (1–3) α-D-GalNAc wird von Springer et al. seit seiner Entdeckung auf Membranen von Mammakarzinomzellen als tumorassoziiertes Antigen beschrieben (1). In Übereinstimmung mit dem strukturidentischen Disaccharid-Kryptantigen, das auf menschlichen Erythrozyten durch enzymatische Abspaltung der terminalen Neuraminsäurereste des Glykophorin A als Precursor des MN-Blutgruppensystems demaskiert werden kann (2), wurde auch dieses tumorassoziierte Antigen als Thomsen-Friedenreich (T)-Antigen bezeichnet (3).
Monoklonale Antikörper (mcAb) gegen Kohlenhydrat- und Peptid-Epitope des Asialoglycophorin A wurden in der demonstrierten Arbeit zur Überprüfung der pathogenetischen Beziehung des tumorassoziierten Kohlenhydrat-Antigens zum erythrozytären MN-Blutgruppen-Precursor herangezogen. Durch Immunisierung von Balb-c-Mäusen mit *Vibro Cholerae N*euraminidase (VCN) behandelten menschlichen Erythrozyten der Blutgruppe 0 Rh pos CCD.ee M ss Kell neg. und Fusion der immunkompetenten Milzlymphoblasten mit der Maus-Myeloma-Zellinie x-63-Ag-8-653 (4, 5) konnten 365 wachstumsstabile, Antikörper produzierende Hybridomaklone etabliert werden. 63 dieser monoklonalen Antikörper zeigten in der Austestung über Hämagglutinationsassays, Immunfluoreszenzuntersuchungen und Zellbindungsradioimmunoassays eine Spezifitätsrestriktion auf Neuraminidase-behandelte Eryhtrozyten. Inhibitionsversuche mit Sachariden und Glykopeptiden in einem liquid-phase-RIA unter Verwendung von gereinigtem J-125-Asialoglycophorin A ließen als Bindungs-Epitop des mcAb I-C-4-25-D-4 das terminale Disaccharid und als Bindungsepitop des mcAb III-Y-12 die terminale Peptid-Komponente des Asialoglycophorin A definieren. Im Immunoblot einer in 10%igem SDS-Polyacrylamidgel aufgetrennten Erythrozytenmembran wurde eine isolierte Präzipitation des Monomers und Dimers des Asialoglykophorin A nachgewiesen. In immunhistochemischen Untersuchungen mit der 2-Stufen-Immunperoxidasetechnik an Gefrierschnitten aus 38 Karzinomen und 5 gutartigen Gewebsveränderungen der menschlichen Brustdrüse konnte die Peptidstruktur, die das Bindungsepitop der hochaviden Reaktion des mcAb III-Y-12 auf desialisierten Erythrozyten darstellt, grundsätzlich nicht nachgewiesen werden. Der kohlenhydratspezifische mcAb I-C-4-25-D-4 reagierte dagegen bei insgesamt ähnlichem Bindungsmuster wie Peanut Agglutinin (PNA) in 75% aller Karzinome und führte zu einer teils granulären, teils auch diffusen Färbung des Zytoplasmas maligner Zellen. Aus den PNA-Immunhistologien bekannte Kreuzreaktionen mit Sekretionsprodukten auch normaler Brustdrüsen, luminalen Zellmembranen und Basalmembranen der Azini, zytoplasmatischen Vakuolen sowie Kollagenfasern traten bei Reaktionen des mcAb in weitaus geringerem Ausmaß auf.
Zusammenfassend scheint das tumorassoziierte „T-Antigen" also ein von dem MN-Blutgruppensystem unabhängiges Neoantigen zahlreicher Adenokarzinome zu sein, das

lediglich in seiner terminalen Kohlenhydratstruktur mit dem erythrozytären Asialoglycophorin A übereinstimmt.

Literatur

1. Springer, G. F., P. R. Desai, E. F. Scanlon (1976) Cancer 37:169
2. Friedenreich V, Levin/Munksgaard Copenhagen (1930)
3. Springer, G. F. (1984) Science 224:1198
4. Köhler, G., C. Milstein (1975) Nature 256:495

Anschrift des Verfassers:

Dr. med. R. Chr. Seitz
Abt. Klin. Immunpathologie
Kinderklinik UKE
Martinistr. 52
2000 Hamburg 20

Klinischer Wert von Tumormarkern (β-HCG, AFP) bei metastasierenden Hodentumoren

G. Janetschek, K. Scheiber, G. Bartsch

Universitätsklinik für Urologie, Innsbruck

Einleitung

Kein anderer Tumor kann durch spezifische und sensible Tumormarker so gut erfaßt werden wie der Hodentumor. Im klinischen Einsatz haben sich das α-Fetoprotein und das β-HCG bewährt. Andere Marker wie die plazentare alkalische Phosphatase, Gamma-Glutamyl-Transpeptidase, verschiedene plazentare Proteine und das plazentare Lactogen haben sich bisher im routinemäßigen klinischen Einsatz nicht bewährt (4). Wir untersuchten, ob das schwangerschaftsspezifische β-1-Glukoprotein als Marker eingesetzt werden kann (6). Dabei fanden sich prätherapeutisch erhöhte Werte für SP1 nur bei 54% der Patienten. Auch in Kombination mit AFP und β-HCG kann das SP1 nur in wenigen Fällen zusätzliche Informationen bringen.

Neben der Suche nach neuen Tumormarkern wird versucht, die Diagnostik der bereits bekannten Marker zu verbessern. Das gilt vor allem für das HCG. Die Bestimmung des HCG im 24-Stunden-Harn ist 20mal empfindlicher als die typischerweise durchgeführte Bestimmung im Serum (1, 4). Eine höhere Sensitivität ist auch durch die Bestimmung von α-HCG zu erwarten, da es Hinweise gibt, daß einige Zelltypen vorwiegend oder möglicherweise sogar ausschließlich freies α-HCG produzieren. Diese Gruppe kann mit den handelsüblichen β-HCG-RIAs nicht erfaßt werden (6). Besonders zu erwähnen ist allerdings noch die LDH, die als unspezifischer Marker bei der Verlaufsbeobachtung des metastasierenden Seminoms hilfreich sein kann. Das betrifft wiederum aber nur eine kleine Gruppe.

AFP ist ein Glukoprotein, welches von der fetalen Leber und vom Dottersack produziert wird und den Hauptbestandteil des fetalen Blutserums darstellt. Die höchste Konzentration wird dabei in der 13. Woche erzielt. Während der Schwangerschaft kann es auch im mütterlichen Serum nachgewiesen werden. Entsprechend der physiologischen Synthese ist das AFP pathologisch erhöht bei primären Lebertumoren und Metastasen, in der regenerativen Phase nach Hepatitis und bei Teratokarzinomen.

HCG ist ebenfalls ein Glukoprotein, das aus einer Alpha- und einer Betakette zusammengesetzt ist. Die Alphakette ist praktisch identisch mit der des LH, FSH und TSH, weshalb aus analytischen Gründen, d. h. um Kreuzreaktionen mit diesen Hormonen möglichst zu reduzieren, das β-HCG bestimmt wird.

HCG wird während der Schwangerschaft von den Synzytiotrophoblasten der Plazenta produziert. Beim nichtseminmatösen Keimzelltumor ist es ein wertvoller Marker, da es in etwa 70%, beim reinen Chorionkarzinom sogar bis zu 100% positiv ist. In einem wesentlich geringeren Prozentsatz findet man es auch beim reinen Seminom – aber auch bei Tumoren der Brust, Lunge und des Verdauungstraktes kann es erhöht sein.

AFP wird von embryonalen Karzinomen und Dottersacktumoren produziert. Das AFP ist beim Seminom immer negativ. Bei einem positiven Wert muß daher angenommen werden, daß kein reines Seminom, sondern ein Mischtumor vorliegt. Ein AFP-Anstieg kann aber auch durch Lebermetastasen hervorgerufen sein. Beim reinen Chorionkarzinom sind alle Zellen HCG-positiv. In den übrigen HCG-positiven Tumoren finden sich synzytiotrophoblastische Riesenzellen, die HCG produzieren. Reife Teratome sind markernegativ.

Tabelle 1. HCG-positive Seminome: Stadien und HCG-Werte (ng/ml)

I	IIa, b	IIc	III
5,4	3,3	3,0	10,2
1,2	236	6,2	
	5,4		
	9,2		
	7,0		
	3,1		
	40,0		

Wir bestimmen β-HCG mit einem monoklonalen Antikörper. Die Spezifität des Essays ist sehr hoch. Falsch positive Werte treten nur im Bereich von einigen Promille auf, können aber im Einzelfall problematisch sein (2, 3). Im Gegensatz dazu ist die Analyse des AFP unproblematisch. Wir verwenden derzeit noch einen polyklonalen Antikörper und haben damit keine falsch positiven Werte gesehen.

1984 wurden je über 800 Bestimmungen von β-HCG und AFP durchgeführt. Diese Zahl ist weit höher als die jährliche Inzidenz von 24 neu diagnostizierten Hodentumoren an unserer Klinik. Das ist darauf zurückzuführen, daß viele Verlaufskontrollen durchgeführt werden und wir zusätzlich diese Bestimmungen auch für auswärtige Krankenhäuser durchführen.

Seminom

Beim reinen Seminom ist das β-HCG nur in einem geringen Prozentsatz positiv. Bei insgesamt 12 unserer 36 Patienten mit reinem Seminom fanden sich erhöhte HCG-Werte (Tabelle 1). Das sind 33%, während die in der Literatur angegebenen Werte bei durchschnittlich 10% liegen. Die Höhe des Serumspiegels korreliert nicht mit dem Stadium, was hier deutlich in der Tabelle abzulesen ist. Das AFP ist immer negativ. Insgesamt ist also die Inzidenz positiver Marker beim Seminom nieder.

Es wird vermutet, daß die Prognose des β-HCG-positiven metastasierenden Seminoms schlechter ist als die des markernegativen. Dementsprechend wird von einigen Autoren alternativ zur Radiatio eine Polychemotherapie wie beim Teratokarzinom empfohlen. Die hier angeführten 9 Patienten im klinischen Stadium II wurden klassisch mit Semikastration

Tabelle 2. HCG-positive Seminome: HCG-Werte (ng/ml) nach 1–4 Jahren Therapie (Semikastration und Hochvolttherapie)

I	IIa, b	IIc
0,1	0,2	⎕ 0,6 ⎕
0,3	⎕ 0,1 ⎕	⎕ 0,1 ⎕
	⎕ 0,3 ⎕	
	0,1	
	0,1	
	0,4	
	⎕ 0,3 ⎕	

⎕ Patienten 4 Jahre nach Therapie

Tabelle 3. Malignes Teratom: Korrelation von positiven Tumormarkern und Tumorstadien (n=52)

Stadium	Gesamtzahl der Patienten	Anzahl mit pos. Tumormarkern
I (pathologisch)	16	5 (31%)
II (pathologisch)	22	18 (81%)
III (klinisch)	14	12 (86%)

Tabelle 4. Malignes Teratom: Positiver Markerbefund bei Stadium II und III (n = 36)

Tumormarker	Positiver Befund
HCG	6 (17%)
AFP	5 (14%)
HCG + AFP	19 (53%)
	30 (84%)

und Hochvolttherapie behandelt. Bei allen normalisierte sich der HCG-Wert, wobei 5 bereits seit mehr als 4 Jahren beobachtet werden (Tabelle 2). Auch klinisch besteht in keinem Fall der Anhalt für ein Tumorrezidiv. Diese an einem kleinen Krankengut durchgeführten Untersuchungen zeigen, daß auch HCG-positive Seminome radiosensitiv sind und durch alleinige Hochvolttherapie kurativ behandelt werden können. Ob die Chemotherapie hier möglicherweise noch effizienter ist, müßte durch prospektive randomisierte Studien untersucht werden.

Maligne Teratome

Mit Zunahme des Stadiums zeigt sich beim malignen Teratom eine prozentmäßige Zunahme positiver Tumormarker (Tabelle 3). Wenn AFP und β-HCG kombiniert werden, sind im Stadium I 31%, im Stadium II 81% und im Stadium III 86% der Tumoren marker-positiv. AFP und HCG haben fast die gleiche Sensitivität. Im Stadium II und III war bei 17% nur HCG, bei 14% nur AFP und bei 53% sowohl HCG als auch AFP erhöht. In etwa 70% ist also beim metastasierenden malignen Teratom der jeweilige Marker positiv – wenn beide Marker kombiniert werden, finden sich in 84% erhöhte Werte (Tabelle 4).
Die Spezifität ist sehr hoch. Wenn die Marker positiv sind, kann also mit Sicherheit auf das Vorliegen von Tumorgewebe geschlossen werden. Umgekehrt schließen aber negative Tumormarker keineswegs das Vorliegen eines Tumors aus.
Zwischen der Serumkonzentration des β-HCG und dem pathologischen Stadium des Primärtumors konnte keine Korrelation gefunden werden. Es kann weiters auch keine Korrelation zwischen der Ausdehnung der Metastasierung und der Serumkonzentration der Tumormarker aufgezeigt werden (Tabelle 5). Die höchsten Konzentrationen finden sich zwar im Stadium IIc und III, die Werte sind aber breit gestreut. Die Serumkonzentration des jeweiligen Markers kann also nicht für das Staging herangezogen werden.

Tabelle 5. Korrelation von Tumormarker und Tumorstadien

Stadium	HCG (nI/ml)	AFP (ng/ml)
I	2,4 – 45,0	16,2 – 65
IIa	2,1 – 43,0	25 – 453
IIb	3,8 – 10,2	17,0 – 248
IIc	5,0 – 58	25 – 2000
III	2,1 – 900	45 – 538

Tabelle 6. Korrelation von Tumor-Histologie (Pugh 1976) und HCG-Werten (ng/ml)

Stadium	MTI	MTU	MTT
I	2,4 – 40	9,0 – 10,0	9,5 – 45
IIa	2,1 – 43	4,8 – 6,0	10,2 – 32
IIb	7,0 – 10,0	3,8 – 4,3	5,8
IIc	58,0	5,0	–
III	7,8 – 900	2,1 – 35	45 – 360

Tabelle 7. Korrelation von Tumorhistologie (Pugh 1976) und AFP-Werten (ng/ml)

Stadium	MTI	MTU	MTT
I	46,0	16,2 – 17,8	55,6
IIa	453	25 – 188	320
IIb	27,0	248	–
IIc	1200	25	–
III	270 – 350	45 – 538	280 – 2000

In derselben Weise besteht im Krankengut keine Korrelation von Histologie des Tumors, Stadium und Serumwerten von HCG (Tabelle 6) und AFP (Tabelle 7). Dieser Befund überrascht, da man beim embryonalen Karzinom die höchsten AFP-Werte und beim trophoblastischen Tumor die höchsten β-HCG-Werte erwarten müßte. Die Verteilung der Werte zeigt aber deutlich, daß die Hodentumoren sehr heterogen aufgebaut sind.
Der besondere Wert der Marker liegt in der Verlaufsbeobachtung durch Markerprofile (Abb. 1). Solche Profile ermöglichen eine Verbesserung des klinischen Staging, eine Früherfassung eines Rezidivs sowie die Beurteilung der Effizienz der eingeschlagenen Therapie. Einige Besonderheiten müssen dabei allerdings berücksichtigt werden. Im klinischen Stadium I kommt es nach der Semikastration zu einer Normalisierung der Tumormarker. Dieser Abfall erfolgt entsprechend der biologischen Halbwertszeit, welche beim HCG 24 Stunden, beim AFP 5 Tage beträgt. Bei hohen Ausgangswerten können daher die Marker – vor allem das AFP – lange positiv bleiben, was nicht mit einer Metastasierung verwechselt werden darf.

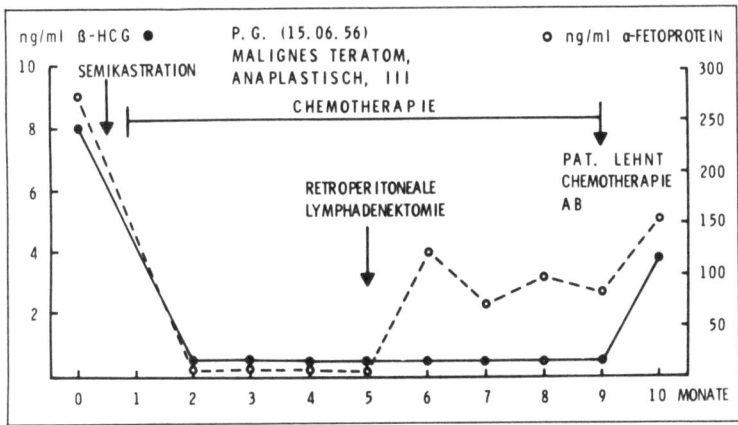

Abb. 1.

Die Stadien I und IIa (CT, Sonographie und Lymphangiographie negativ) können nur bei primär markerpositiven Tumoren klinisch differenziert werden (Stadium I: nach Semikastration markernegativ – Stadium IIa: nach Semikastration weiter markerpositiv). Beim primär markernegativen Tumor kann das Stadium IIa nur durch eine diagnostische Lymphadenektomie erfaßt werden. Eine Tumorprogredienz wird hier relativ spät erkannt. Im Stadium II kommt es nach der retroperitonealen Lymphadenektomie in der Regel zu einer Normalisierung der Marker. Eine Markerpersistenz läßt auf ein Stadium III oder eine nicht radikale Lymphadenektomie schließen. Eine diagnostische Unschärfe ist dadurch gegeben, daß Metastasen unter der Chemotherapie markernegativ werden können, obwohl weiterhin vitaler Tumor vorhanden ist (7). Dazu ein Beispiel (s. Abb. 1). Bei einem 27jährigen Patienten mit einem malignen anaplastischen Teratom kam es nach Semikastration und Chemotherapie zu einer Normalisierung der Tumormarker. Bei der retroperitonealen Lymphadenektomie fand sich vitales Tumorgewebe. Im weiteren Verlauf kam es trotz Fortführung der Chemotherapie zu einer Progredienz und zum Anstieg des AFP. Ein solcher Anstieg eines Markers unter der Chemotherapie ist ein sehr schlechtes prognostisches Zeichen und zwingt zu einem Wechsel des Therapieschemas. Der Patient lehnte aber jede weitere Therapie ab und verstarb an einer allgemeinen Metastasierung.

Zusammenfassung

AFP und/oder β-HCG sind beim metastasierenden nichtseminomatösen Hodentumor in 84% positiv. Der Wert der Marker liegt weniger in der Sicherung der primären Diagnose, sondern vielmehr in der Verbesserung des klinischen Staging, der frühen Erfassung von Rezidiven und der Beurteilung des Therapieerfolges und damit der Einschätzung der Prognose. Durch regelmäßige Bestimmungen werden Markerprofile erstellt. Ein positiver Tumormarker ist beweisend für aktives Tumorgewebe. 16% der Metastasen sind bereits primär markernegativ. Unter der Chemotherapie nimmt diese Rate der markernegativen Metastasen noch deutlich zu. Rezidive können durch die Marker früh erfaßt werden, bevor sie sonst klinisch diagnostizierbar sind.

Literatur

1. Birken S, Canfield R, Agosto G and Lewis J (1982) Preparation and characterization of an improved β-COOH-terminal immunogen for generation of specific and sensitive antisera to HCG. Endocrinology 110/5:1555–1563
2. Filsten MR, Cullinan JA and Strauss JF (1983) Aberrant results of serum β-human chorionic gonadotropin assays: an infrequent but vexing problem. Fertility and Sterility 39/5:714–716
3. Garrett PE, Kurtz SR and Hurd Jr JK (1983) False-positive results for choriongonadotropin in serm: Letter to the editor: Clinical Chemistry, 29/10:1871
4. Javadpour N (1985) Tumor markers in testicular cancer: a review of 12 years experience at the NCI: In: Pavone-Macaluso M, Smith PH, and Bagshaw MA (Eds.) Testicular cancer and other tumors of the genitourinary tract, Plenum Press, New York
5. Schreiber K, Bartsch G (1982) Über die Bedeutung von SP1 bei malignen Hodentumoren. In: Illinger HJ, Sack H, Seeber S, Weissbach L (Hrsg.) Nicht-seminomatöse Hodentumoren, S. Karger, Basel
6. Schwarz S, Berger P and Wick G (1985) Epitope-selective, monoclonal-antibody-based IRMA's of predictable specitivity for differential measurement of choriongonadotropin and its subunits. Clinical Chemistry, 31/8:1322–1328
7. Skinner D, Scardino P (1980) Relevance of biochemical tumor markers in lymphadenectomy in management of non seminomatous testis tumors: current perspective. J Urol 123:378–382

Anschrift des Verfassers:
OA Dr. G. Janetschek
Universitätsklinik für Urologie
Anichstr. 35
A-6020 Innsbruck/Österreich

Serum tumour marker patterns, after chemotherapy for malignant germ-cell tumours, of the testis

A. Horwich

Institute of Cancer Research and The Royal Marsden Hospital, Sutton (England)

Introduction

Alphafetoprotein (AFP) or human chorionic gonadotrophin (HCG) or both of these markers are elevated in the serum of approximately 80% of patients with metastatic non-seminomatous germ-cell tumours of the testis. Following chemotherapy a variety of patterns of tumour marker response may be seen (Figs. 1a, b & c) and these may be defined as follows.

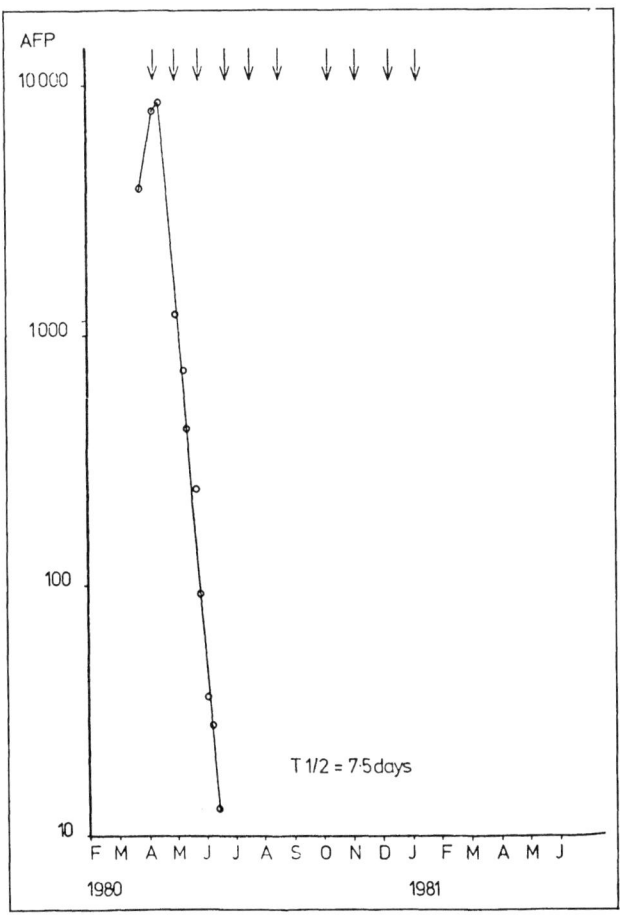

Fig. 1. Patterns of fall of serum tumour marker level following chemotherapy.
(a) exponential (constant AHL).

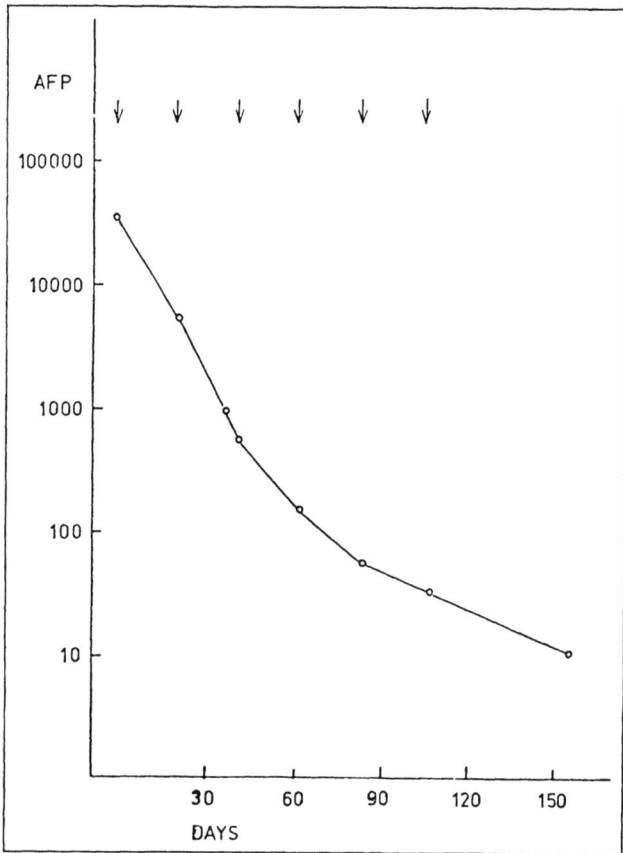

(b) Late reduction in regression rate.

1. Exponential fall (Fig. 1a)

The rate of fall is constant and can be expressed in terms of the apparent half-life (AHL) (7). Marker regression following orchidectomy in Stage I disease demonstrates this pattern and metabolic studies have demonstrated a physiological AHL of 4–6 days for AFP and 1–2 days for HCG (3, 4, 11).

2. Late reduction in regression rate (Fig. 1b)

This may be an early indicator of tumour relapse reflecting an expanding clone of marker-producing tumour cells, however other explanations include a reduction in metabolism or excretion of the marker.

3. The marker surge phenomenon

There is a transient rise in tumour marker following chemotherapy. This occurs in some patients with HCG producing tumours and was originally thought to be due to release of

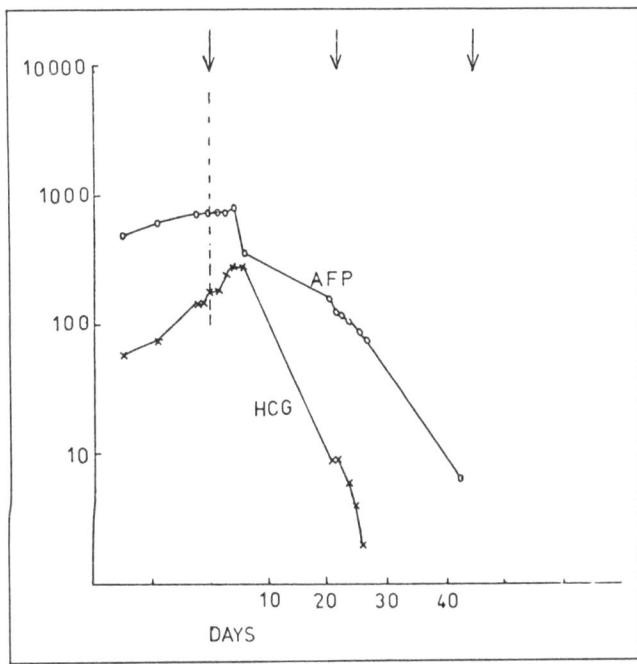

(c) Marker surge.

stored HCG from destroyed tumour cells, however in vitro studies have suggested that cytotoxic agents may promote differentiation of cytotrophoblastic to syncitial elements within the tumour, thus increasing the proportion of HCG producing cells (2).

4. A progressive marker rise

This is rarely seen with initial treatment and modern chemotherapy regimens. However, in the context of treatment of patients who have relapsed after chemotherapy this pattern is a clear indicator of progressive malignant disease.
We have investigated the prognostic significance of patterns 1, 2 & 3 in patients on first-line chemotherapy protocols for metastatic malignant teratoma.

Patients and methods

The patients studied were 91 men with metastatic non-seminomatous germ tumours, referred between 1979 and 1981 to the Testicular Tumour Unit at the Royal Marsden Hospital, having received no previous treatment other than orchidectomy. Staging investigations include lymphography, abdominal sonography and CT scanning of the thorax and abdomen in all cases. All were treated with one of three first-line chemotherapy protocols under investigation at the Royal Marsden Hospital, as shown in Table 1. At the time of analysis 90 evaluable patients had been followed for 18–48 months (median 28 months) from the start of chemotherapy. Thirteen patients (14%) died of progressive teratoma, three died of treatment-related complications but with no evidence of malignancy, six patients (7%) relapsed on or after first-line chemotherapy (of whom four are disease-free

Table 1.

Chemotherapy schedules		Dose	Treatment days	Cycle
PVB	Cis-platinum	20 mg/m^2/day	1 2 3 4 5	
	Vinblastine	0.15 mg/kg/day	2 3	3 week
	Bleomycin	30 mg	2 9 16	
BEP	Bleomycin	30 mg	2 9 16	
	Etoposide	120 mg/m^2/day	1 2 3*	3 week
	Cis-platinum	20 mg/m^2/day	1 2 3 4 5	
BEVIP	Bleomycin	30 mg	2	
	Etoposide	120 mg/m^2/day	1 2 3	4 week
	Vinblastine	0.15 mg/kg/day	2 3	
	Cis-platinum	20 mg/m^2/day	1 2 3 4 5	

* In the initial phase of the study some patients were treated with a five-day Etoposide schedule.

after further treatment) and 69 patients remained continuously free from progressive disease from the start of chemotherapy. Thus 73 out of 90 patients (81%) were alive and disease-free at the time of analysis.

Serum AFP levels were assayed by radioimmunoassay at the Protein Reference Laboratory, Putney Hospital, London (8). Serum beta HCG levels were assayed by radioimmunoassay at the Department of Medical Oncology, Charing Cross Hospital (5).

Figures 1a and 1b illustrate respectively a linear pattern of fall of marker and a pattern of late increase in AHL. Initial AHL was calculated from the formula

$$AHL = \frac{0.3\,T}{\log_{10}\frac{(\text{conc. }T_1)}{(\text{conc. }T_0)}}$$

(6) where conc. T_0 is the original marker level and conc. T_1 is the level to which the marker has fallen after T_1 days.

Half-lives following chemotherapy were obtained for AFP in 38 patients and HCG in 29 patients. To assess the marker response to the first course of chemotherapy, the rate of regression was calculated between days 1 and 21.

The pattern of fall of marker was followed either to normal levels or to clear-cut relapse to assess the relevance of the regression curve later in the course of treatment. More recently, marker levels have been assayed every week to assess the significance of transient elevations of marker following chemotherapy, the "surge phenomenon" (1, 13).

Results

In most patients the rate of fall of marker in the first 21 days after starting chemotherapy did not distinguish between successful and unsuccessful management. Figure 2 shows the initial AHL of groups with differing outcomes, namely those who remained disease-free after treatment, whose who relapsed but remained alive and those who relapsed and died. For AFP there was a narrow range of AHL of patients remaining disease-free. The 27 well patients had AHL of AFP between 5 and 9 days (mean 6.7 days). Those who relapsed and are alive (five) and those who died with teratoma (six) had AFP AHL ranging from six to 14 days (mean 8.8 days) and it is notable that eight of the 11 values in patients who later relapsed are in the same range of AHL as patients who did not relapse. However, all three patients with AHL greater than nine days relapsed.

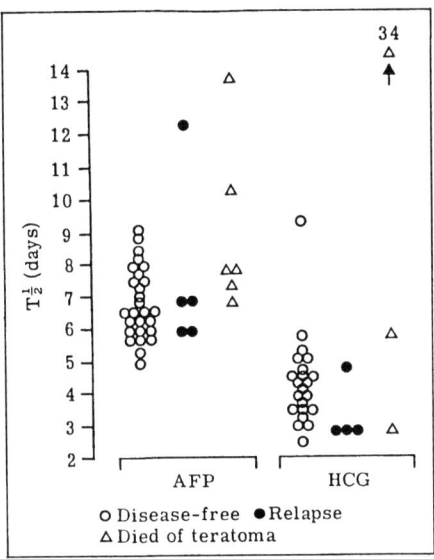

Fig. 2. Apparent marker half-life (AHL) in serum following first course of chemotherapy comparing Day 1 and Day 21.

The HCG AHL in 22 patients who subsequently remained relapse-free ranged from 2.5 to 9 days (mean 4.4 days) and of the seven patients who did badly on chemotherapy the initial rate of fall was well within this range. The patient with prolonged HCG AHL of 34 days had advanced trophoblastic teratoma with extensive lung, brain and liver deposits and although his subsequent marker fall was more rapid, he never achieved clinical marker remission and died six months after starting chemotherapy.

The later pattern of fall of serum markers was investigated in 34 patients with initial levels of one or both markers sufficiently high to permit number of points to be plotted. A linear fall (Fig. 1a) was seen in 19 patients, of whom 16 (84%) remained continuously disease-free, two

Table 2. The Royal Marsden, Hospital. The prognosis of patients with the pattern of increasing, half-life of fall of tumour marker following chemotherapy

Marker	Histology	Stage (a)	Initial marker level (U)	Initial half-life (days)	Well/ Lt-	Relapsed after initial therapy	Died of teratoma
AFP	MTI	IVB II+	27,000	6½			x
AFP	MT[(b)]	IVC L3	3,200	5½		x	
AFP	MTI	LVC L2	5,000	7		x	
AFP	MTI	IVC N+ L1	35,000	7	x		
AFP	MTI	IIC	410	6	x		
HCG	MTT	Med[(c)] L3	24,000	3			x
HCG	MTI	IVC L2	3,000	2½		x	
HCG	MTI	IIC	400	5	x		
HCG	MTT	IVA L3 II+	309,000	4½	x		
HCG	MTT	IVC L3	471,000	3	x		
HCG	MTU	IVB L2	2,900	3	x		

(a) See Table 1   (b) On cytology   (c) mediastinal primary

died of teratoma and one relapsed after initial chemotherapy but is now disease-free. A pattern of late increase of AFP AHL (Fig. 1b) was seen in five patients (Table 2) of whom only two remained continuously disease-free, two having died of teratoma and one relapsing after initial chemotherapy (Table 3). The more rapid rate of clearance of HCG from the serum following chemotherapy only allowed analysis of late regression patterns in those presenting with initially high marker levels. Six patients had linear falls, of whom five remained disease-free, and one relapsed but is now disease-free. A pattern of increasing AHL of HCG was seen in six patients (Table 2), of whom one died of teratoma, one relapsed but is now disease-free and four remained well after chemotherapy (Table 3).

Table 3. Pattern of fall of serum, markers in relation to outcome of chemotherapy in advanced testicular, non-seminoma

Pattern of serum marker fall	Serum marker	
	Alphafetoprotein	Beta-HCG
Exponential	16/19*	5/6
Increasing half-life	2/5	4/6

* continuously disease-free
  total patients treated

The marker surge phenomenon was observed following the first course of chemotherapy in 9 of 22 patients who had serum marker assays performed at least once per week. Seven cases involved HCG. Only one of these 9 patients was unsuccessfully treated and has died of progressive teratoma. It is noteworthy that in this patient the surge occurred after each course of chemotherapy and thus may be an indicator of large numbers of residual viable tumour cells.

Discussion

The detected rate of fall of serum tumour marker represents a balance between clearance and production. A rapid fall in serum marker level might correspond to complete cessation of all marker production and might indicate destruction of a large proportion of the tumour whereas a slow rate of marker fall might reflect marker production by chemoresistant tumour cells. Reservations in the application of this concept are first that teratomas are usually heterogenous with respect of marker production and a drug-resistant cell clone may be marker-negative or might form only a minor component of the initial cell population. Marker production might also occur from non-clonogenic cells. Secondly, the rates of fall of serum levels of tumour markers might be influenced by physiological factors such as protein metabolism or renal clearance, or by delay within a particular tissue or fluid compartment such as might occur, for example, in a large and poorly vascularized tumour. Previous reports have suggested that slow initial rate of marker fall after treatment might be useful in individual patients, perhaps providing an indication for change of chemotherapy (9, 10, 12). These studies analysed patients where the overall relapse or response rate was high, due either to inadequate chemotherapy regimens or to advanced clinical presentations. The present analysis was restricted entirely to highly effective chemotherapy combinations and to previously untreated patients and does not support the prognostic usefulness of the initial marker AHL since in the majority of cases it would fail to distinguish patients destined to relapse from those remaining free of disease. A small proportion (3 out of 36, or 8.5% in this study) of patients demonstrated AFP AHLs clearly longer than the other patients and did in fact relapse, but the usefulness of this observation is weakened by the finding of 14 relapsing patients with AHL well within the range of relapse-free patients. The range of AHL in patients successfully treated was not very wide and the likelihood is that even in patients not successfully treated the initial chemotherapy course killed the vast majority of marker producing cells.

The pattern of slowing of the rate of marker regression following later courses of chemotherapy (i.e. late increase in AHL) was examined to see if this indicated the emergence of a chemoresistant tumour cell clone. Though almost half of the patients showing this pattern relapsed, it is noteworthy that the pattern was also consistent with successful treatment, although it appeared to be associated with residual masses of differentiated teratoma. We have found elevated tumour markers within tumour cyst fluid long after serum marker levels have returned to normal (Figure 3).

The surge phenomenon probably only occurs when there are significant viable tumour cells to respond to chemotherapy and thus may be an indicator of ineffective previous treatment. Thus, when seen after the second, third or fourth course of chemotherapy the effect might be an indicator of poor prognosis and a change of chemotherapy regimen considered. This possibillity requires further study.

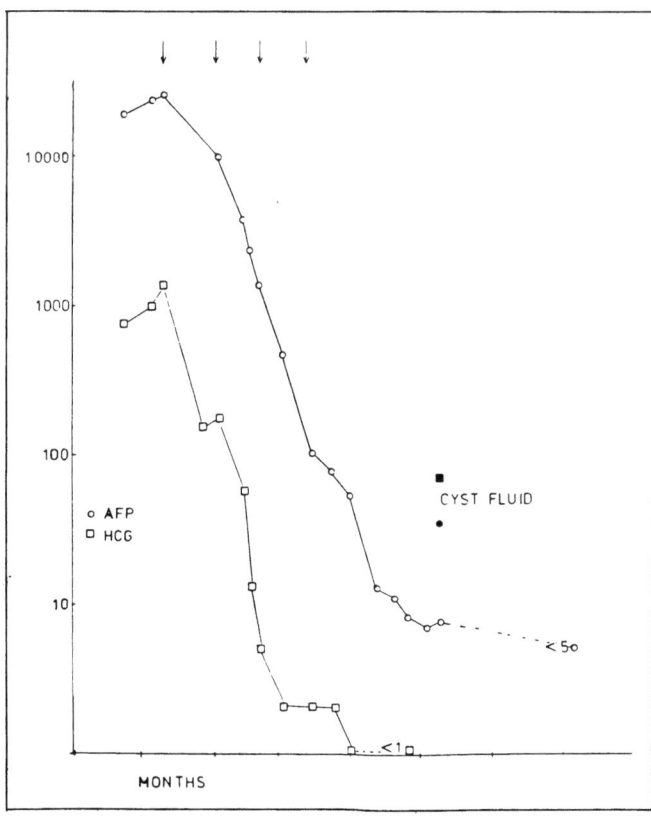

Fig. 3. Graph of serum markers, showing persistent marker elevation in teratomatous cyst after regression of serum level.

References

1. Bagshaw KD (1973) Recent observations related to the chemotherapy and immunology of gestational choriocarcinoma. Adv Cancer Res 18:231–263
2. Browne P, Bagshawe KD (1982) Enhancement of human chorionic gonadotrophin production by antimetabolites. Br J Cancer 46:22–29
3. Gitlin D, Boesman M (1966) Serum-fetoprotein, albumen and -G-globulin in the human conceptus. J Clin Invest 45:1826
4. Hirai H, Nishi S, Watabe H, Tsukada Y (1973) Some chemical experimental and clinical investigations of alpha-fetoprotein. Gan 14:19–34
5. Kardana A, Bagshawe KD, (1976) A rapid, sensitive and specific radioimmunoassay for human chorionic gonadotrophin. J Immunol Methods 9:297–305
6. Kohn J (1978) The dynamics of serum alpha-fetoprotein in the course of testicular teratoma. Scand J Immunol 8:103–107
7. Kohn J (1979) The value of apparent half-life assay of alpha-1 fetoprotein in the management of testicular teratoma. In: Lehmann FG (ed.) Carcinoembryonic Proteins. Elsevier, Amsterdam, II, 383
8. Kohn J, Orr AH, McElwain TJ, Bentall M, Peckham MJ (1976) Serum-alpha-fetoprotein in patients with testicular tumours. Lancet 16:433–436
9. Lange PH, Vogelsang NJ, Goldman A, Kennedy BJ, Fraley EE (1982) Marker half-life analysis as prognostic tool in testicular cancer. J Urol 128:708–711
10. Picozzi VJ, Freiha FS, Hannigan JF, Torti FM (1984) Prognostic significance of a decline in serum human chorionic gonadotrophin levels after initial chemotherapy for advanced germ-cell carcinoma. Ann Intern Med 100:183–186
11. Rizkallah T, Gurpide E, Van de Wiele RL (1969) Metabolism of HCG in man. J Clin Endocrinol Metab 29:92–100
12. Thompson DK, Haddow JF (1979) Serial monitoring of serum alpha-fetoprotein and chorionic gonadotrophin in males with germ cell tumours. Cancer 43:1820–1829
13. Vogelzang NJ, Lange PH, Bosl GJ, Fraley EE, Johnson K, Kennedy BJ (1980) Paradoxical tumour-marker elevations during induction chemotherapy for testicular tumor (TT). Proceedings AACR-ASCO 21:431

Author's address:

A. Horwich, Ph. D., M.R.C.P., F.R.C.R.
The Royal Marsden Hospital
Downs Road
Sutton
Surrey SM2 5PT
England

AFP und HCG-Monitoring während und nach Chemotherapie bei disseminierten, nichtseminomatösen Hodentumoren

D. Gonnermann*, A. v. Palleske**

Urologische* und Onkologische Klinik** der Universität Hamburg
(Direktor* Prof. H. Klosterhalfen; Direktor** Prof. Dr. K. D. Hessfeld)

Unter den bekannten Tumormarkern sind das HCG und das Alpha-1-Fetoprotein die verläßlichsten in der Erkennung und Verlaufskontrolle solider Tumoren. Bekanntlich wurde das Glykoprotein HCG mit einem Molekulargewicht von 38000 Daltons erstmals 1927 von Aschheim und Zondek im Harn schwangerer Frauen und 3 Jahre später bei jedem 10. Patienten mit einem malignen Hodentumor nachgewiesen (1, 2). Es besteht aus einer Alpha-Kette von etwa 15000 Daltons, die zu 80% strukturhomolog mit derjenigen von LH und FSH ist sowie aus einer Beta-Kette von etwa 23000 Daltons, deren karboxylterminales Ende für das HCG spezifisch ist. Trotz empfindlicher Testkits für das Karboxylende der spezifischen Betakette kommt es gelegentlich, allerdings meist in sehr geringem Ausmaß – etwa unter 1% – zu Kreuzreaktionen der gemeinsam reagierenden Gonadotropine LH und FSH. Die biologische Halbwertzeit des intakten Moleküls beträgt etwa zwischen 24 und 36 Stunden, der Normwert liegt in der Regel unter 1 ng/ml. Das Alpha-1-Fetoprotein, ein Glykoprotein mit einem Molekulargewicht von 70000 Daltons, wurde erst 1963 im Blut neugeborener und schwangerer Ratten von Abelev entdeckt (3). Die Strukturaufklärung des einfachkettigen Glykoproteins, dessen Halbwertszeit etwa 5 Tage beträgt, gelang 1971. Der Normwert liegt unter 10 ng/ml. Der Nachweis durch den empfindlichen Radioimmunoassay – für das HCG 1972 durch Vaitukaitis, Braunstein und Ross, für das Alpha-1-Fetoprotein 1971 durch Waldmann und Mc Intire eingeführt – wird in letzter Zeit zunehmend durch den praktikableren Enzymimmunoassay und immunradiometrischen Assay verdrängt, wobei polyklonale und in jüngster Zeit vermehrt auch monoklonale Antiseren Verwendung finden (4, 5). Die interessante Frage, was foetoplazetare Proteine mit der Onkologie maligner Tumoren gemeinsam haben, erklärt sich aus den ersten Schritten embryonalen Wachstums.

6 Tage nach Befruchtung des Eis kommt es zur Einnistung in die durch hypophysäre Gonadotropine vorbereitete Schleimhaut der Placenta, die Dezidua. Das Ei hat das Morulastudium bereits hinter sich gelassen und hat als Blastozyst eine innere Höhle gebildet. Aus dem äußeren Anteil entwickeln sich im Verlauf die 2 Zellschichten des Trophoblasten, deren äußere Zellschicht Kontakt mit dem mütterlichen Gewebe aufnimmt und jetzt Synzytiotrophoblast heißt.

In diesem Gewebe wird das Gonadotropin HCG gebildet, das zur weiteren Aufrechterhaltung der Schwangerschaft notwendig ist. Neben diesem foetalen, jedoch extraembryonal genannten Gewebe, entwickelt sich der eigentliche Embryo aus der Embryonalplatte mit den 3 bekannten Blättern Entoderm, Mesoderm und Ektoderm, wobei das Entoderm in den Dottersack übergeht, der später verkümmert. Im Dottersack wird das Alpha-1-Fetoprotein gebildet, dessen Rolle als foetales Albumin, als immunregulatorische Schutzfunktion vor mütterlicher Abstoßung oder als Schutz vor den mütterlichen Oestrogenen diskutiert wird.

Nach der Vorstellung amerikanischer Autoren, die bereits 1903 in Europa von Askanazi formuliert worden ist, gehen Hodentumoren von einer omnipotenten Keimzelle aus, die die Fähigkeit zu einer analogen Differenzierung behalten hat wie die des Embryos. Dadurch lassen sich auch die serologischen Befunde von HCG und Alpha-1-Fetoprotein entsprechend der histologischen Differenzierung einordnen. Geht die Differenzierung dieser omnipotenten Keimzelle analog der Embryonalplatte vor sich, so finden sich reifes oder unreifes Gewebe wie im Teratom (intraembryonale Differenzierung). Sind Differenzierungsanteile des Dottersackes vorhanden, so finden wir erhöhte Serumwerte und Gewebewerte an Alpha-1-Fetoprotein. Ist die Differenzierung in Richtung extraembryonales Gewebe, z.B. Synzytiothrophoblast gegangen, so finden wir das HCG erhöht. Diese Vorstellung mit der daraus entwickelten histologischen Klassifikation der amerikanischen Pathologen Dixon und Moore sowie Mostofi und Price entsprechend der Who-Klassifikation hat sich gegenüber der britischen histologischen Klassifikation von Collins und Pugh durchgesetzt. Die dazu korrespondierenden serologischen Befunde zeigen, daß Chorionkarzinome immer HCG-positiv sind und kein Alpha-1-Fetoprotein bilden, reife Teratome sind tumormarkernegativ und können daher nicht serologisch erkannt werden. Seminome sind meistens seronegativ. In 5–10% der Fälle kommt es jedoch infolge HCG-Ausschüttung durch synzytiale Riesenzellen zum serologischen Tumormarkernachweis. Die sehr selten vorkommenden reinen Dottersacktumoren, auch entodermale Sinustumoren genannt, bilden nur Alpha-1-Fetoprotein.

Für das Staging und die Verlaufskontrolle nichtseminomatöser Hodentumoren sind der Nachweis von HCG und Alpha-1-Fetoprotein unerläßliche Parameter geworden. Wir haben unsere Patienten dahingehend ausgewertet, inwiefern das Absinken der Tumormarker bei metastasierten Hodentumorpatienten durch Chemotherapie und/oder Chirurgie bei Kenntnis der biologischen Halbwertszeiten prognostische Aussagen über den Behandlungsverlauf zuläßt.

An der Urologischen und Onkologischen Klinik der Universität Hamburg werden seit 1979 routinemäßig die Tumormarker HCG und Alpha-1-Fetoprotein in der Verlaufsbeobachtung von Hodentumorpatienten bestimmt. Seither wurden 62 Patienten mit einer mittleren Verlaufsbeobachtungszeit von 33 Monaten behandelt. Bei 26 dieser Patienten im klinischen Stadium I waren nach Operation und adjuvanter Chemotherapie die Tumormarker normalisiert. 90% der Patienten im Stadium II und 100% der Patienten im Stadium III waren zumindest mit einem Tumormarker im postoperativen Verlaufsbeobachtungszeitraum positiv. Im Stadium I ergab sich bei unseren Patienten eine Überlebensrate von 100%. 2 dieser Patienten entwickelten während des Verlaufsbeobachtungszeitraums nach 5 bzw. 7 Monaten ein Rezidiv. In dem ersten Fall eines Teratokarzinoms wurde das Rezidiv frühzeitig durch den Anstieg des Alpha-1-Fetoproteins bemerkt, und durch Chemotherapie gelangte der Patient in eine anhaltende Vollremission. Bei dem zweiten Patienten, der nach 7 Monaten eine computertomographisch entdeckte solitäre Lungenmetastase entwickelte, wurde kein serologisch nachweisbarer Anstieg von HCG oder Alpha-1-Fetoprotein gefunden. Die Histologie nach chirurgischer Exzision zeigte ein reifes Teratom bei einem ursprünglichen Embryonalzellkarzinom. Die Überlebensraten in den Stadien II und III betrugen jeweils 80%.

13 Patienten, bei denen die Ausgangssituation durch ein fortgeschrittenes Tumorstadium mit großer Tumormasse ausgedehnter Metastasierung sowie exzessiver Tumormarkererhöhung kompliziert war, wurden in einer sogenannten Hochrisikogruppe gesondert ausgewertet. Die Merkmale dieser 13 Patienten in den Stadien II C und III, zu denen auch die in diesen Stadien letztlich verstorbenen Patienten gehören, sind in Tabelle 1 angegeben. Die Unterteilung der Patienten erfolgte in 2 Gruppen. Die erste Gruppe bestand aus 5 Patienten, die auf konventionelle Einhorn-Zytostase Therapieversager waren. Die 2. Gruppe war nicht vorbehandelt. Ansonsten war diese Gruppe nicht vorbehandelter high risk Patienten der Erstgruppe bezüglich der Merkmale Tumorhistologie, Tumorstadium und Tumormarkererhöhung vergleichbar. Beide Gruppen erhielten eine Zytostase bestehend aus 7 Einzelsubstanzen. Dieses Schema genannt nach den Anfangsbuchstaben Pomb/Ace wurde von Newlands und Bagshawe nach einer Veröffentlichung im Lancet von 1983 bei high risk Patienten mit nichtseminomatösen Hodentumoren mit gutem Erfolg angewandt. Die alternierende Gabe der wichtigsten für das metastasierte Hodenkarzinom wirksamen

Tabelle 1. Charakterisierung der Patienten

Gruppe I
Therapieversager nach klassischer Chemotherapie (Cisplatin, Bleomycin, Velbe)

Patienten	Histologie	Stadium	HCG (ng/ml)	AFP (ng/ml)
1	Embryonales Karzinom	II c	–	>6000
2	Chorion Karzinom	III	>15000	–
3	Chorion Karzinom	III	> 7000	–
4	Teratokarzinom	II c	> 5000	> 100
5	Teratokarzinom	II c	> 8000	> 300

Gruppe II
Nicht vorbehandelte Patienten

Patienten	Histologie	Stadium	HCG (ng/ml)	AFP (ng/ml)
1	Teratokarzinom	III	>12000	>1000
2	Embryonales CA	II c	–	>1000
3	Teratokarzinom	III	> 9000	>1000
4	Chorion Karzinom	III	> 5000	–
5	Chorion Karzinom	II c	> 4000	–
6	Embryonales CA	III	> 10	> 600
7	Teratokarzinom	II c	> 100	> 200
8	Teratokarzinom	III	> 1000	> 100

Substanzen sollte dabei einer frühzeitigen Chemotherapieresistenz vorbeugen. Zugleich ergibt sich durch die Gabe von Methotrexat intratekal auch die Behandlungsmöglichkeit ansonsten schwer zugänglicher Hirnmetastasen. Die Erfolge der Arbeitsgruppe von Newlands und Bagshawe waren beeindruckend. 73% der Patienten mit retroperitonealer und pulmonaler Metastasierung erreichten eine Vollremission. In einer 22 Patienten umfassenden high risk Gruppe mit exzessiver Tumormarkererhöhung überlebten 56%. Wir prüften nun diesen Therapieerfolg an unserem selektionierten Krankengut mit folgendem Ergebnis: In der Gruppe der nicht vorbehandelten Patienten zeigten 6/8 Patienten ein gutes Ansprechen auf die Therapie mit biologischer Regression der Tumormarker. Bei 4 Patienten zeigte der spätere histologische Befund nur noch Nekrose. 2 Patienten zeigten auf die Behandlung nur ein unvollständiges Ansprechen mit einer partiellen Remission. Beide Patienten verstarben letztlich am Tumor. Im Gegensatz dazu kam es bei keinem der vorbehandelten Patienten zu einem guten Ansprechen auf die aggressive Chemotherapie. Lediglich 3mal wurde eine partielle, 2mal eine minimale Remission erreicht. Alle 5 Patienten verstarben letztlich am Tumor. Unsere Erfahrungen zeigen, daß bei Patienten mit metastasiert fortgeschrittenem Hodenkarzinom, die nach konventioneller Chemotherapie Therapieversager sind, auch das erweiterte Chemotherapieschema versagt, obwohl es sich bei einem Kollektiv nicht vorbehandelter high risk Patienten vergleichbar nach Histologie, Stadium und Tumormarkererhöhung als außerordentlich wirksam mit einer Überlebensrate von 75% erweist.

Die serologischen Verlaufskontrollen von HCG und Alpha-1-Fetoprotein wurden patientenspezifisch im Behandlungsprotokoll kontrolliert. Bei allen 13 high risk Patienten korrelierte der Tumormarkerverlauf unter Kenntnis der biologischen Halbwertszeiten gut mit dem klinischen Verlauf der Behandlung. Ein rasches Absinken der erhöhten Tumormarker unter Therapie innerhalb der erwarteten Halbwertszeiten zeigte in jedem Fall ein gutes Ansprechen auf die Therapie. Patienten, bei denen chemotherapeutisch keine Normalisierung der Tumormarker erreicht werden konnte, verstarben letztlich trotz ausgedehnter chirurgischer Maßnahmen. Bei einem Patienten sahen wir zunächst unter der aggressiven Zytostase einen deutlichen Anstieg des initial über 1000 ng/ml erhöhten HCGs. Die weiteren serologischen Kontrollen zeigten dann jedoch einen raschen Abfall des HCG innerhalb des erwarteten Halbwertbereichs. Diese Beobachtung ist schon von vielen anderen Untersuchern gesehen worden und wird als massive Markerfreisetzung bei zytostatisch bedingtem Zerfall großer Tumormassen interpretiert. Abb. 1 zeigt exemplarisch den zur Tumormarkerhöhe korrespondierenden Krankheitsverlauf eines nicht vorbehandelten Patienten mit ausgedehnter pulmonaler und retroperitonealer Metastasierung eines Teratokarzinoms. Der rasche Abfall der Tumormarker entsprechend der biologischen Halbwertszeit zeigte den Erfolg der Behandlung. Der bei der Thorakotomie entfernte – nach Chemotherapie verbliebene – Rundherd zeigte histologisch nur noch Nekrosen ohne vitalen Tumor. Der Patient befindet sich in anhaltender Vollremission. Die Abb. 2 gibt den zum Krankheitsverlauf korrespondierenden Tumormarkerverlauf eines vergeblich vorbehandelten Patienten mit ausgedehnter pulmonaler und retroperitonealer Metastasierung eines Chorionkarzinoms wieder. Der gegenüber der biologischen Halbwertszeit verzögerte Abfall der Tumormarker deutet frühzeitig auf chemotherapieresistente hormonproduzierende Tumorzellklone hin. Als durch Chemotherapie kein weiteres Ansprechen mit Normalisierung der Tumormarker erreicht werden konnte, entschlossen wir uns zur größtmöglichen chirurgischen Ausräumung des retroperitonealen Tumors. Obwohl nach einer 8-stündigen ausgedehnten Operation mit Entfernung einer Niere aus Gründen der

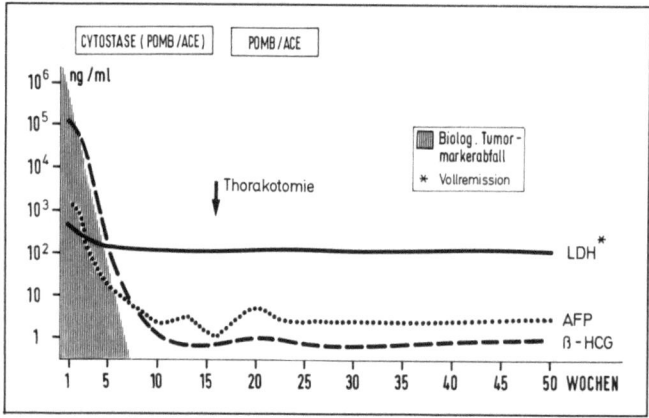

Abb. 1. Prognostischer Wert des biologisch logarithmischen Tumormarkerabfalls unter Chemotherapie bei einem Patienten mit ausgedehnter pulmonaler und retroperitonealer Metastasierung eines Teratocarzinoms.

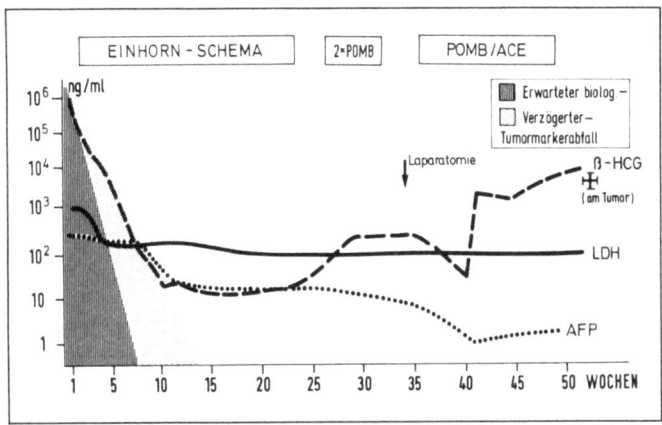

Abb. 2. Prognostischer Wert des verzögert logarithmischen Tumormarkerabfalls unter Chemotherapie bei einem chemotherapierefraktär vorbehandelten Patienten mit ausgedehnter pulmonaler und retroperitonealer Metastasierung eines Chorioncarzinoms.

Radikalität und gesamter Mobilisierung von Aorta und Cava makroskopisch alles Tumorgewebe entfernt schien, kam der Patient anschließend nach kurzer Remission in einen weiteren Progreß. Dieser Patient verstarb letztlich trotz aller Bemühungen ohne eine biochemische Vollremission erreicht zu haben.

Schlußfolgerung:
1. Die Hodentumormarker HCG und Alpha-1-Fetoprotein haben eine hohe Sensitivität für die Erkennung fortgeschrittener nichtseminomatöser Hodentumorstadien. Je fortgeschrittener die Erkrankung, desto besser ist die Sensitivität.
2. Die Hodentumormarker HCG und Alpha-1-Fetoprotein haben eine hohe Spezifität. Fälschlich erhöhte Werte haben für die klinische Verlaufsbeobachtung keine Bedeutung.
3. In der Verlaufsbeobachtung können HCG und Alpha-1-Fetoprotein vor den radiologischen bildgebenden Verfahren (CT, Sono) frühzeitig Rezidive erkennen. Bei reifen Teratomen als Ausdruck onkologischer Selektion unterschiedlicher Zellklone und bei narbigem Resttumorgewebe bleibt der normalisierte Tumormarker unsicher.
4. Der biologische Abfall der Tumormarker bedeutet ein gutes Ansprechen auf die Therapie. Der verzögerte Abfall bedeutet eine ungünstige Prognose und zwingt, die weitere Therapie neu zu überdenken.

Literatur

1. Aschheim S, Zondek B (1927) Hypophysenvorderlappenhormon und Ovarialhormon im Harn vom Schwangeren. Klin Wschr 6:1322
2. Zondek B (1930) Versuch einer biologischen (hormonalen) Diagnostik beim malignen Hodentumor. Chir 2:1072
3. Abelev GI (1963) Study of the antigenic structure of tumors. Acta Un Inter Contra Cancrum 19:80
4. Vaitukaitis JC, Braunstein GD, Ross GT (1972) A radioimmunoassay which specifically measures human chorionic gonadotropin in the presence of human (Luteinizing) hormone. Am J Obstet Gynecol 113:751
5. Waldmann TA, McIntire KR (1971) Serum-alpha-fetoprotein levels in patients with ataxia-teleangiectasia. Lancet 2:1112

Anschrift des Verfassers:

Dr. med. D. Gonnermann
Urologische Klinik UKE
Martinistr. 52
2000 Hamburg 20

Wertigkeit der Tumormarker vor und nach Polychemotherapie des fortgeschrittenen Keimzelltumors

N. Jaeger, P. Oehr, W. Vahlensieck

Urologische Universitäts-Klinik Bonn

Einleitung

Der Radioimmunassay zur Bestimmung des AFP (Alphafetoprotein) und HCG (human chorionic gonadotropin) ist neben der etablierten und anerkannten Polychemotherapie nach Einhorn von entscheidender Bedeutung für die außergewöhnlichen Erfolge bei der Behandlung des malignen Keimzelltumors; die Aussagekraft dieser Marker sowie des unspezifischen Markers LDH (Lactatdehydrogenase) vor und nach Polychemotherapie hat jedoch eine unterschiedliche Wertigkeit. – In einer retrospektiven Untersuchung wird der Einfluß des Markerprofils sowie der Pathohistologie der Tumorresiduen auf den Krankheitsverlauf nach Chemotherapie und Salvage-Operation untersucht.

Patienten

In unsere Beobachtung gelangten 59 Patienten mit einem malignen Keimzelltumor im fortgeschrittenen disseminierten Stadium $N_{3,4}/N_{0,1}$ nach UICC. Histologisch handelte es sich in 26 Fällen um ein embryonales Karzinom, in 11 Fällen um ein unreifes Teratom, in 17 Fällen um einen Mischtumor und in 5 Fällen um ein Seminom. Jeden Patienten behandelten wir zunächst in 4 Kursen mit einer Kombination aus Vinblastin, Bleomycin, Cis-Platin und Ifosfamid. Anschließend wurde bei 54 Patienten eine Salvage-Lymphadenektomie durchgeführt; in 12 dieser Fälle haben wir einzeitig (n=5) bzw. zweizeitig (n=7) sowohl retroperitoneal als auch thorakal exploriert. Bei 5 weiteren Patienten wurde eine alleinige Thorakotomie durchgeführt, da sich retroperitoneal kein Hinweis für Metastasen bzw. Tumorresiduen nach Chemotherapie ergeben hatte.

Markerbefunde und Polychemotherapie

Vor der induktiven Polychemotherapie hatten 39 Patienten eine Erhöhung des AFP (Sensitivität: 66%), 35 Patienten eine Erhöhung des HCG (Sensitivität: 59%) und 38 Patienten eine Erhöhung der LDH (Sensitivität: 64%). Bei nicht-seminomatöser Histologie war bis auf 6 Ausnahmen wenigstens 1 Marker im pathologischen Bereich. Wir beobachteten 3 Patienten, bei denen lediglich die LDH erhöht war, AFP und HCG jedoch im Normbereich lagen. Beim Vorliegen eines Seminoms (n=5) sahen wir in 4 Fällen einen erhöhten HCG – und in 3 Fällen einen erhöhten LDH-Titer; Das AFP befand sich jeweils im Normbereich.

Markerbefunde nach Polychemotherapie und Histologie des Residualtumors

In 44 von 53 Fällen kam es unter der Chemotherapie zur Normalisierung der Tumormarker. Vor Resektion der Residuen beobachteten wir lediglich bei 5 Patienten ein erhöhtes AFP, bei 6 Patienten ein erhöhtes HCG und bei 2 Patienten eine erhöhte LDH. – 9 Patienten boten einen pathologischen biochemischen Befund, der jeweils mit aktiven, undifferenzierten Tumorstrukturen im Resektat korrelierte. 8 von ihnen verstarben 1 bis 14 Monate nach Salvage-Operation an den Folgen eines Tumorprogresses trotz unverzüglich eingeleiteter reinduktiver Polychemotherapie. 1 Patient lebt jetzt 13 Monate nach dem Eingriff mit NED (no evidence of disease). – 50 Patienten hatten dagegen nach Chemotherapie ein unauffälliges Markerprofil: Bei 26 von ihnen konnten wir lediglich nekrotisches, fibrotisches Gewebe in ihren Tumorresiduen nachweisen; 23 leben nunmehr 3 bis 80 Monate ohne Zeichen der Erkrankung; 2 Patienten verstarben an den Folgen eines Progresses bzw. postoperativer Komplikationen; in einem Fall beobachteten wir einen ,,relapse" und haben daher eine reinduktive Chemotheraie eingeleitet. – Bei 13 Patienten mit unauffälligem Marker vor der Operation fanden sich im Dissektat neben Tumornekrosen auch reife Teratomstrukturen; 12 von ihnen leben 3 bis 61 Monate mit NED; ein Patient erlag inzwischen einem Tumorprogreß. – In 11 Fällen beobachteten wir falsch-negative Marker trotz aktiven Tumors im Resektat. Sie wurden postoperativ einer reinduktiven Polychemotherapie zugeführt. 8 leben seit 1 bis 27 Monaten mit NED, 2 verstarben 17 bzw. 24 Monate postoperativ am Tumorprogreß trotz Reinduktion; 1 Patient lebt mit Anzeichen der Erkrankung.

Diskussion

Im Gegensatz zu Initialstadien ist bei fortgeschrittener Dissemination eines Keimzelltumors eine hohe Markersensibilität feststellbar. Dies bestätigen auch die Untersuchungen von Scardino und Skinner (3). Die Verlaufsbeobachtung der Marker unter Chemotherapie (Marker–Monitoring) hat einen besonderen Wert, obwohl die Normalisierung der Befunde unter der medikamentösen Behandlung nicht einer Inaktivierung des Malignoms gleichzusetzen ist (1). Auch wenn die Marker negativ sind, muß bei einem entsprechenden röntgenologischen Befund der Residualtumor exploriert werden, da die Histologie des Dissektats die kritischste Determinante für die Prognose darstellt (1). Nach Skinner und Scardino haben 80% der Patienten mit einer Normalisierung der Marker immer noch aktive Tumorreste (2). Wir beobachteten unauffällige Markerprofile bei 24 von 33 Patienten mit teratomatösen Tumorresiduen; dabei handelte es sich in 13 Fällen um Anteile eines reifen Teratoms und in 11 Fällen um aktive hochmaligne Keimzellstrukturen. Eine persistierende Markererhöhung unter bzw. nach induktiver Polychemotherapie weist zuverlässig auf aktive Tumorresiduen hin, was wir bei 9 unserer Patienten beobachten konnten. Trotz der Resektion und folgenden reinduktiven Chemotherapie besteht in diesen Fällen nur eine geringe Heilungschance. Es muß die Frage gestellt werden, ob gegenüber der Operation bei diesen Patienten nicht der Vorzug einem alternativen Chemotherapieprogramm gegeben werden muß.

Literatur

1. Donohue JP, Einhorn LH und Williams StD (1980) J Urol 123:876
2. Scardino PT und Skinner DG 1979 Surgery 86(1):86
3. Skinner DG und Scardino PT (1980) J Urol 123:378

Anschrift des Verfassers:
Priv.-Doz. Dr. med. N. Jaeger
Urolog. Univ.-Klinik
5300 Bonn 1

Prostatic specific antigen and prostatic acid phosphatase in carcinoma of the prostate

J. K. Siddall, E. H. Cooper and The Yorkshire Regional Urological Cancer Research Group

The Unit for Cancer Research, University of Leeds (England)

The monitoring of carcinoma of the prostate has traditionally been made by measuring serum tartrate labile acid phosphatase, an enzyme with a mol. wt. of about 100,000 daltons. The introduction of polyclonal and monoclonal immunoassays for PAP have undoubtedly improved the accuracy of the PAP results and given the clinicians more confidence when interpreting small changes near the upper limit of normal level of this marker (see (5) for review). On the other hand the immunoassay has no advantage over the routine enzymatic method when the PAP level is unequivocally elevated. It is well known that in advanced prostatic cancer not all patients show a raised serum acid phosphatase, and hence there is interest in alternative markers that can reliably mirror the progress of the disease and its response to treatment.

Research in the United States (1–3, 9), and Japan (4,8) has demonstrated that among the many glycoproteins in seminal fluid, some appear to be prostate specific and can be detected in the ductal epithelia of normal and hypertrophic as well as in malignant prostatic tissue and its metastases. Two of these proteins, prostatic specific antigen (PSA) (mol. wt. 34,000 daltons) (9) and γ-seminoprotein (mol. wt. 23,000 daltons) (4) have been demonstrated to show considerable promise as indicators of the behaviour of prostatic cancer. Here we report our experience of PSA compared to PAP.

The serum PSA and PAP levels were measured with double monoclonal RIA kits obtained from Hybritech, San Diego, California. An arbitrary cut-off for the upper limit of normal was taken as 10 ng/ml for PSA and 2 ng/ml for PAP, although 95% of a normal male population have PSA levels < 2 ng/ml (1, 7).

Table 1. Levels of serum prostatic specific antigen (SPSA) at presentation.

Tumour stage		PSA ng/ml			
		< 2	2 – < 10	10 – < 100	≥ 100
T_{0-1}	M_0	10	8	8	–
	M_1	–	–	–	–
T_2	M_0	8	21	8	3
	M_1	–	–	1	4
T_3	M_0	5	3	11	5
	M_1	1	4	10	22
T_4	M_0	–	–	–	1
	M_1	–	–	4	14

n = 151

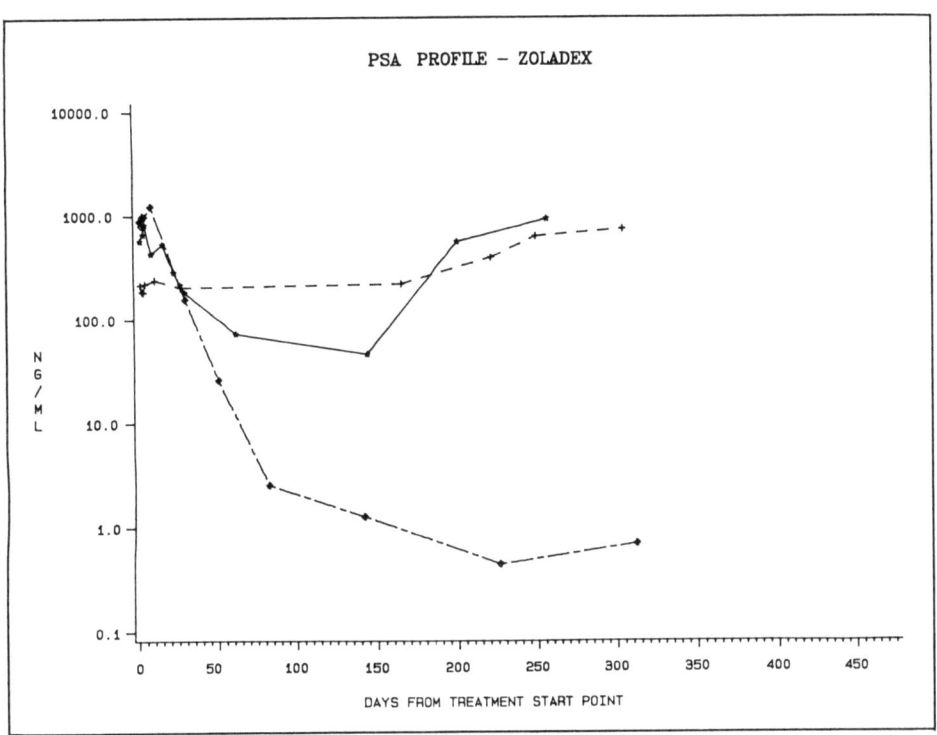

Fig. 1. Illustration of rates of change of PSA (log scale) in patients with metastatic prostatic cancer treated with LH-RH agonist (Zoladex–ICI).
The patient with the sustained low level is alive at 350 days; the other 2 patients died.

The distribution of PSA levels in untreated carcinoma of the prostate patients, grouped by stage, is shown in Table 1. By contrast the corresponding PAP levels showed that 57/66 (86%) $T_{0-2} N_x M_o$, 17/25 (68% $T_{3-4} N_x M_o$ and 21/60 (35%) of all metastatic cancers at presentation had normal PAP levels. In general terms the PSA appeared to increase the sensitivity by expanding the scale of change by about one log order. The synthesis of PSA is independent of PAP, the correlation coefficient of 54 pairs of measurements was $r = 0.68$ compared to PAP. There is good evidence that PSA is not raised in other forms of urological cancer (2, 3). In benign prostatic hypertrophy the levels have been reported between 0.1–2.6 ng/ml (8) and 6.7–8.0 ng/ml (3). Nevertheless it is evident that neither PSA nor PAP nor a combination of both tests could be used to screen an at risk population as both tests could be normal or equivocal in patients with localized disease.

However, PSA has been found to be valuable in monitoring patients with non-metastatic disease who are being observed without treatment. In our experience of such patients a PSA level that reaches 30 ng/ml and is continuing to rise is generally a sign of local or metastatic progression. The rate of change of PSA levels in these low risk patients suggests that PSA measurements 2–3 times per year would provide an adequate surveillance, high levels of PSA and PAP can be found in these patients when they are still asymptomatic. Longitudinal studies of patients who have remained in remission for several years have shown that the variation of PSA and PAP levels is very small, so that a substantial deviation away from the patients' norm is soon apparent (1, 6, 7).

In the study of the response of patients to hormone treatment PSA levels tend to mirror the levels of PAP when these rise and fall. In addition PSA can demonstrate a response to treatment or the development of hormone resistance in 15–20% of patients whose tumours are not producing sufficient PAP to cause its level to rise in the blood.

An example of the current use of PSA in urological oncology comes from a study of a LH-RH agonist (Zoladex^R, ICI) in the treatment of metastatic carcinoma of the prostate. In this trial 31 patients were treated with Zoladex, all achieved a reduction of serum testosterone to castrate levels. At presentation the range of PSA levels were 7.0–1858 ng/ml, median 216 ng/ml, with 27/29 (93%) > 10 ng/ml. The range of PAP levels were 0.3–773 ng/ml, median 12 ng/ml with 7/29 (24%) showing no or only equivocally raised levels (< 4 ng/ml).

Three patterns of change in PSA could be observed (i) No significant change in the elevated level, (ii) A fall to become sustained at normal limits, (iii) A fall either reaching normal and then subsequent rising or still remaining at a raised level. These patterns are shown in Fig. 1. If the patients are divided into those who have died of the disease and those still alive, then the PSA levels can be seen to relate to the outcome. In the 14 patients who died between 28 and 375 days after starting treatment, the PSA was rising in 10 and both PAP and PSA were rising in 6 of them, and in 4 the levels were falling at the time of progression but were still elevated > 20 ng/ml. In 17 patients who had survived 260–500 days and were still alive the PSA reached a stable level of < 10 ng/ml in 10 patients and in 4 a rising level commencing 100–300 days after starting treatment, but so far there is no evidence of progression. These studies suggest that a sustained fall of PSA to < 10 ng/ml is associated with prolonged remission, by contrast levels that had only a transient fall to < 10 ng/ml or had their nadir above the 30 ng/ml were associated with progression of the disease. The evolution of the pattern of change of PSA level was generally apparent 100–200 days after starting treatment. The series is too small to make extensive predictions as to the significance of the data. An examination of patients with metastatic cancer who have had a sustained response to conventional hormone manipulation treatment (orchiectomy or stilboestrol) and reached normal PSA levels, shows that from the time the PSA starts to rise again to death is 34–64 weeks.

The current studies suggest that a combination of PSA and routine acid tartrate PAP measurements will provide a complementary system for monitoring the disease. In British practice it is unusual to undertake formal dissection of the lymph nodes to stage carcinoma of the prostate. Hence there is usually uncertainty about the precise staging. The studies of PSA in stage B_2, C and D_1 (local and loco-regional disease) have shown that during follow-up the PSA level of > 10 ng/ml had a 70% probability of recurrence, and > 100 ng/ml a 100% probability (8). Our experience suggests that a level > 50 ng/ml at presentation is strongly associated with local or distant spread. PSA levels are independent of the levels of alkaline phosphatase, in 40 pairs the correlation coefficient was r = 0.372, although in advanced disease a coincidental rise of PSA, PAP and alkaline phosphatase is not infrequent.

PSA looks to be an important marker in carcinoma of the prostate, however more careful longitudinal studies are required before being able to judge whether it should become a routine measurement in the management of carcinoma of the prostate.

Acknowledgements

EHC and JKS are supported by the Yorkshire Cancer Research Campaign. We are grateful to Hybritech, California, who provided the PSA and PAP kits used in this study and to Drs. J. Bruni and JP Deleux for their helpful advice.

References

1. Killian CS, Yang N, Emrich LJ, Vargas FP et al (1985) Prognostic importance of prostatic specific antigen for monitoring patients with stage B_2 to D_1 prostatic cancer. Cancer Res 45:866
2. Kuriyama M, Wang MC, Papsidero LD et al (1980) Quantitation of prostatic specific antigen in serum by sensitive immunoassay. Cancer Res 40:4568
3. Kuriyama M, Wang MC, Lee CL et al (1982) Multiple marker evaluation in human prostate cancer with the use of tissue-specific antigens. JNCI 68:99
4. Okabe T, Eto K (1983) Clinical studies of prostatic antigens (γ-seminoprotein, γ-microseminoprotein). Japanese J Urol 74:1320
5. Pontes JE (1983) Biological markers in prostate cancer. J Urol 130:1037
6. Pontes JE, Chu TM, Slack N, Karr J, Murphy GP (1982) Serum prostatic antigen measurements in localized prostatic cancer: Correlation with clinical course. J Urol 128:1216
7. Siddall JK, Cooper EH, Newling DWW, Robinson MRG, Whelan P (1986) An evaluation of the immunochemical measurement of prostatic acid phosphatase and prostatic specific antigen in carcinoma of the prostate. Eur Urol (12:123)
8. Takeuchi T, Kuriyama M, Fujihiro S, Fujimoto Y, Okano M, Nishuira T (1983) Evaluation of serum prostate specific antigen in urological cancers. J Surg Oncol 24:157
9. Wang ML, Valzuela LA, Murphy GP, Chu TM (1979) Purification of human prostate specific antigen. Invest Urol 16:159

Authors' address:
J. K. Siddall, M.Sc.
The Unit for Cancer Research
University of Leeds School of Medicine
Leeds LS2 9NL
England

TPA-Nachweis in der Diagnostik und Nachsorge bei Harnblasenkarzinomen

P. Oehr*, J. Vogel**, R. Maisey*, J. Jäger***, W. Vahlensieck***

*Institut für klinische und experimentelle Nuklearmedizin; **Path. Institut; ***Urologische Klinik – Universitätskliniken Bonn

Tissue Polypeptide Antigen (TPA) findet sich in erhöhten Konzentrationen im Plasma von Patienten mit verschiedenen Karzinomen. Der prozentuale Anteil erhöhter Konzentrationen ist in Abhängigkeit von der Tumorart und -lokalisation unterschiedlich. Die höchste Sensitivität von TPA als Tumormarker wurde bei Patienten mit Harnblasenkarzinomen festgestellt (1). Im Gegensatz zum karzinoembryonalen Antigen (CEA), dessen Plasmakonzentration in Frühstadien nur begrenzt aussagefähig ist und erst bei ausgeprägter Tumorausbreitung zunimmt, stellt man für das TPA schon bei prä- bzw. frühinvasiven Stadien in mehr als 80% der Fälle erhöhte Werte bei einer Spezifität von 90% fest. Die CEA-Bestimmung zeigt vergleichsweise geringe Sensitivitäten von 30% in demselben Patientengut. Patienten mit Metastasen eines Harnblasenkarzinoms zeigen zu 100% erhöhte TPA-Werte.
Wegen der hohen Sensitivität der TPA-Bestimmungen bei Patienten mit Harnblasenkarzinomen und deren Metastasen ist eine Beurteilung des Ausbreitungsgrades aufgrund des TPA-Plasmawertes nicht möglich. Zur Kontrolle des klinischen Verlaufs kann die Änderung des TPA-Wertes jedoch in 90% der Fälle herangezogen werden (2). Einschränkend muß in diesem Zusammenhang gesagt werden, daß der TPA-Plasmaspiegel auch bei entzündlichen Prozessen ansteigen kann, die daher bei der Beurteilung berücksichtigt werden müssen. Weiterhin ist das Auftreten von TPA-Erhöhungen im Plasma nicht lokalisationsspezifisch. Andererseits kann jedoch der immunhistochemische TPA-Nachweis diagnostisch von nicht unerheblicher Bedeutung sein.
Anhand der Untersuchung von 300 histologischen Schnitten von 103 Patienten fanden wir in 100% der Fälle positive TPA-Reaktionen bei Harnblasenkarzinomen und deren Metastasen. Sowohl Harnblasenkarzinome als auch ausgeprägt dysplastisches Urothel wiesen starke TPA-Reaktionen auf. Eine Untersuchung des Carcinoma in situ zeigte ebenfalls eine intensive Färbung. Einzelne, durch die Basalmembran in das darunterliegende Stroma penetrierte Tumorzellen ließen sich mit Hilfe der TPA-Reaktion gut lokalisieren. Entsprechendes fanden wir auch bei der Lokalisierung von singulären Tumorzellen bzw. Tumorzellkomplexen in Lymphknoten und anderen Geweben. Da der Nachweis solcher Metastasierung für den Pathologen schwierig sein kann, kommt hier der immunhistochemischen Untersuchung mit TPA-Antikörpern besondere Bedeutung zu.

Literatur

1. Oehr P, Adolphs H-D, Altmann R (1984) Clinical Use of TPA in Cancer of the Urinary Bladder Using CEA for Comparison. In: Peeters H (Hrsg.) Protides of the Biological Fluids 31: Pergamon Press, Oxford, 483–486.
2. Vogel J, Helpap B, Oehr P (1984) Immunhistochemisches Verhalten von CEA und TPA sowie Proliferationskinetik in Harnblasenkarzinomen und begleitenden Epithelveränderngen. Verh dtsch ges Path 68:546

Anschrift des Verfassers:
Dr. rer. nat P. Oehr
Institut für klinische und experimentelle Nuklearmedizin
Sigmund-Freud-Str. 25
5300 Bonn

Immunhistochemische Untersuchungen an entzündlichen und tumorösen Veränderungen der Prostata

J. Vogel*, B. Helpap**

Pathologische Institute Bonn* und Singen**

Immunhistochemische Analysen am Prostatagewebe wurden seit der Erstbeschreibung des menschlichen prostataspezifischen Antigens durch Wang (1979) in den letzten Jahren ausschließlich an Karzinomen und Metastasen durchgeführt. Da die klinische Differentialdiagnose nicht selten auch entzündliche Veränderungen miteinschließt, haben wir neben Karzinomen auch in 42 Fällen verschiedene Entzündungsformen ausgewertet.
Die prostataspezifischen Marker PSP und PSA sind in 90 bis 100% der *Karzinome* positiv. TPA erwies sich in 94,4%, CEA in 64,8% positiv. Der Ausfall der Markerreaktionen ist im Tumorgewebe heterogen. Mit zunehmender Undifferenzierung der Karzinome ist eine Abnahme der Antigenexpression für PSP und PSA nachweisbar. TPA und CEA zeigen teilweise jedoch eine stärker zunehmende Antigenexpression. In pluriformen Karzinomen ist der cribriforme und solide, trabekuläre Anteil stets stärker TPA-positiv. In mikroglandulären Strukturen überwiegt für TPA und CEA eine apikalluminale Reaktion über eine diffuse Reaktion. In cribriformen Strukturen überwiegt die diffuse zytoplasmatische Reaktion. In allen untersuchten therapiebedingten, regressiv veränderten Prostatakarzinomen ist die prostataspezifische saure Phosphatase unterschiedlich stark positiv. Das protastaspezifische Antigen weist negative Antigenexpressionen, aber auch positive bis mittelstarke Reaktionen auf. Der Anteil der CEA-negativen Karzinome ist deutlich höher. Für TPA ist die Reaktion in regressiven Karzinomen im allgemeinen schwächer. Mit PSP, PSA und TPA sind im regressiv veränderten Stroma durch die starken Reaktionen isolierte Tumorzellen bzw. winzigste Tumorzellkomplexe gut zu lokalisieren. Somit erweisen sich die immunhistochemischen Reaktionen als ausgezeichnete Suchmethode bei Grad III regressiven Prostatakarzinomen.
In Lymphknoten*metastasen* zeigen sich für alle Marker, besonders für PSA und PSP deutlich schwächere Reaktionen als in Primärtumoren. CEA und TPA sind teilweise negativ. Tumorverbände in Ureter und Dickdarmwand sowie Knochen können mit der PSA- und PSP-Reaktion als Metastasen von Prostatakarzinomen erkannt werden.
Bei floriden, mit Epitheldestruktionen einhergehenden *Entzündungen* kommt es zu einem Markerverlust für PSA, PSP und teilweise für CEA. Mit Zunahme von Leukozyten, Histiozyten und Riesenzellen sowie bei gleichzeitig vorliegender Kongestion sind deutliche Immunreaktionen der histiozytären und epithelialen Marker vorhanden. Entzündlich alterierte Drüsen sind für TPA und teilweise für CEA z.T. stärker positiv als normale Drüsen. Dieser Mechanismus kann auch an Epithelien anderer Organe beobachtet werden. Die sogenannte Post-TUR-Prostatitis kann alle Bilder der akuten, nekrotisierenden bis zur granulomatösen Entzündung mit entsprechender Immunreaktion aufweisen. Die bekannte Abnahme der Antigenexpression mit abnehmender Differenzierung der Karzinome entspricht auch den eigenen Beobachtungen. Für TPA und CEA steigt die Intensität der Immunreaktion mit abnehmender Differenzierung. Diese Epithelmarker spiegeln somit die ansteigende Proliferationstendenz bzw. die Zunahme des Malignitätsgrades wieder. Der immunhistochemische Nachweis besonders bei zytoplasmatischem Verteilungsmuster kann hilfreich nicht nur bei der Klassifikation sondern auch beim Malignitäts- und Regressionsgrading von unbehandelten und behandelten Prostatakarzinomen sein. Bei der Tumorzellsuche und bei der Klassifikation von Metastasen bei unbekannten Primärtumoren ist die

Methode für die Differentialdiagnostik einsetzbar. Dies gilt vor allem auch bei der klinisch-morphologischen Bewertung diffuser und granulomatöser Prozesse in der Prostata gegenüber tumorösen Neubildungen.

Anschrift des Verfassers:

Priv.-Doz. Dr. med. J. Vogel
Pathologisches Institut
Sigmund-Freud-Str. 25
5300 Bonn

Tumormarker in der Verlaufskontrolle des Schilddrüsenkarzinoms

Chr. Reiners

Abteilung für Nuklearmedizin der Universität Würzburg (Leiter: Prof. Dr. W. Börner)

Die Schilddrüsenkarzinome zeichnen sich durch einige onkologische Besonderheiten aus (Tabelle 1). Wesentlich für die Verlaufsbeobachtung ist, daß die Mehrzahl dieser Tumoren Hormone oder Hormonvorläufer produziert, die als sehr spezifische Tumormarker dienen können. Wegen der im allgemeinen guten Prognose (das anaplastische Karzinom ausgeschlossen) ist die Zahl der in der Nachsorge zu überwachenden Patienten trotz der Seltenheit des Schilddrüsenmalignoms relativ hoch. Schilddrüsenmalignome metastasieren nicht selten erst nach vielen Jahren unkomplizierten Verlaufs. Aus diesem Grunde verlangt die Nachsorge des Schilddrüsenkarzinoms nach sensitiven, spezifischen und rationellen Methoden zur Verlaufskontrolle. Bestimmungen verschiedener spezifischer und unspezifischer Tumormarker im Serum können – in Abhängigkeit vom histologischen Typ des Karzinoms – diese Anforderungen erfüllen (Tabelle 2).

Thyreoglobulin beim follikulären, papillären und onkozytären Schilddrüsenkarzinom

Das Glykoprotein Thyreoglobulin (hTg) gilt als Prohormon der Schilddrüsenhormone und macht rund 75% der Eiweißsubstanz des Schilddrüsenfollikels aus. Es gelangt physiologischerweise in geringen Mengen in die Blutbahn (34, 41, 42) und ist auch bei Metastasen oder

Tabelle 1. Besonderheiten des Schilddrüsenkarzinoms

Biologische Aktivität	– Jodspeicherung; Sekretion von Hormonen und Prohormonen (Thyreoglobulin, Kalzitonin)
Seltenheit	– Inzidenz ~ 3/100 000
Metastasierung	– Typ (N, M) und Manifestationszeitpunkt variabel
Prognose	– extreme Unterschiede in Abhängigkeit vom histologischen Typ

Tabelle 2. Spezifische und unspezifische Tumormarker für die unterschiedlichen histologischen Typen des Schilddrüsenkarzinoms

histologischer Typ	Häufigkeit	spezifischer Marker	unspezifische Marker
papillär, follikulär, onkozytär	80%	hTg	(TPA, NANA)
medullär	6%	hCT	CEA (TPA)
anaplastisch	14%	–	NANA

Rezidiven differenzierter Schilddrüsenkarzinome im Serum nachzuweisen (1, 5, 6, 12, 15, 18, 19, 22, 27, 31, 41, 42, 48, 52, 53, 59, 61).

Abb. 1 faßt die Ergebnisse von hTg-Bestimmungen[1] bei insgesamt 370 Patienten mit papillären, follikulären und onkozytären Schilddrüsenkarzinomen zusammen. Bei allen Patienten wurde eine Thyreoidektomie vorgenommen. Mit Ausnahme onkozytärer und papillärer Mikrokarzinome folgte die hochdosierte Radiojodtherapie. Die Patienten sind in Abhängigkeit vom Stand der ablativen Therapie jeweils in 3 Gruppen eingeteilt: mit Metastasen (M), mit Restgewebe im Bereich des Schilddrüsenbetts (R) oder ohne jeden Schilddrüsenrest (∅). Die hTg-Bestimmungen wurden unter endogener TSH-Stimulation nach Unterbrechung der TSH-suppressiven Schilddrüsenhormonmedikation vorgenommen. Da endogene Autoantikörper gegen Thyreoglobulin (TAK) potentiell das Ergebnis von hTg-Bestimmungen stören können, sind Proben mit gestörter Wiederfindung (Abweichung um mehr als 30% vom Sollwert) als Hinweis auf TAK in der Abb. 1 besonders gekennzeichnet.

Es zeigt sich deutlich, daß die hTg-Spiegel bei Patienten ohne Restgewebe erwartungsgemäß in der Mehrzahl der Fälle nicht meßbar sind; in Einzelfällen reichen sie jedoch bis 30 ng/ml. Demgegenüber liegt das Serum-hTg bei Patienten mit Schilddrüsenrest deutlich höher. Die höchsten beobachteten Werte reichen hier bis 150 ng/ml. Patienten mit

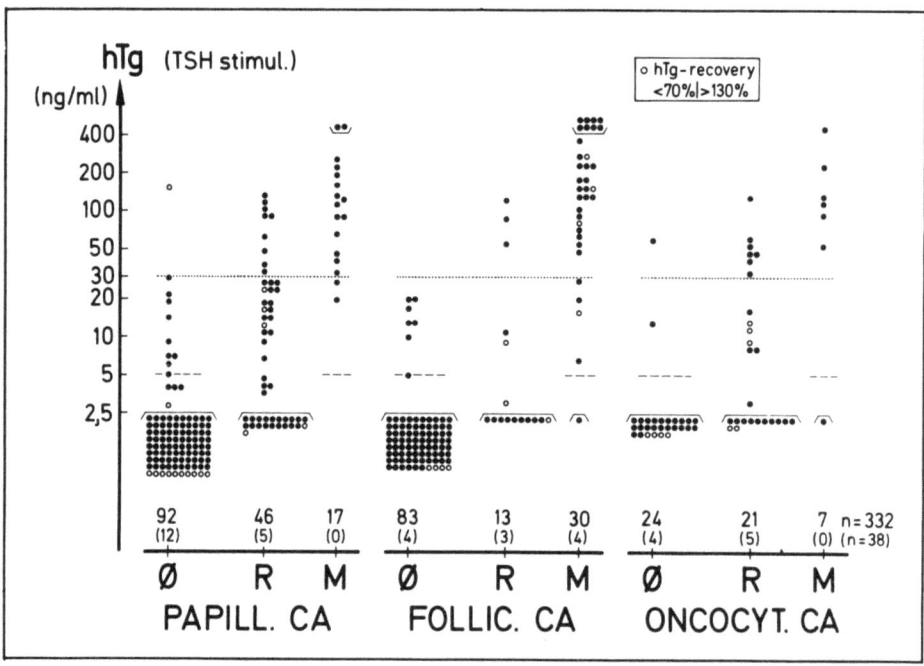

Abb. 1. Verteilung des Serum-Thyreoglobulins (hTg) bei insgesamt 370 Patienten mit papillärem, follikulärem und onkozytärem Schilddrüsenkarzinom in Abhängigkeit vom Behandlungsstadium: ∅: kein Restgewebe; R: Restgewebe im Bereich des Schilddrüsenbetts; M: Metastasen. (offene Kreise: Patientenproben mit gestörter Wiederfindung als Hinweis auf eine Interferenz von hTg-Autoantikörpern; Häufigkeiten in Klammern)

---

[1] Thyreoglobulin RIA Henning

Metastasen des papillären, follikulären und onkozytären Schilddrüsenkarzinoms weisen hTg-Spiegel im Bereich von 30 ng/ml bis über 400 ng/ml auf. In Abhängigkeit vom Stand der Vorbehandlung können unterschiedliche Schwellen („cut off") gesetzt werden, um Patienten mit Metastasen oder lokalen Rezidiven von tumorfreien Fällen abzugrenzen. Die höchste diagnostische Treffsicherheit ist dann zu erzielen, wenn von einer vollständigen Ablation der Schilddrüse durch die Thyreoidektomie und die nachfolgende Radiojodtherapie ausgegangen werden kann. In diesem Falle legen wir den Schwellenwert bei 5 ng/ml an.

Tabelle 3 zeigt, daß bei dieser Grenzfestlegung Rezidive bzw. Metastasen mit einer Sensitivität von 94% und einer Spezifität von 92% zu erfassen sind.

Verschiedene Autoren schlagen vor, durch Festlegung eines höheren Schwellenwertes auch Patienten mit Restgewebe in den diagnostischen Vergleich einzubeziehen. Wie ebenfalls Tabelle 3 zu entnehmen ist, ergibt sich dann für einen Schwellenwert von 30 ng/ml eine vergleichsweise geringere Sensitivität von 87%; die Spezifität bleibt jedoch mit 93% unverändert.

Wie bereits erwähnt, können endogene Autoantikörper gegen Thyreoglobulin (TAK) das Ergebnis der radioimmunologischen Bestimmung von hTg stören (3, 5, 27, 30, 41, 42, 44, 45, 46, 48). In Abhängigkeit von der verwendeten Bestimmungsmethode (Hämagglutinationstest oder empfindlicher Radioimmunassay) wird bei Schilddrüsenkarzinompatienten über eine Häufigkeit von TAK zwischen 3% und 25% berichtet. Zur Erfassung von TAK-bedingten Störeinflüssen im hTg-Radioimmunassay bevorzugen wir den individuellen Wiederfindeversuch (41, 42, 44, 45, 46, 48). Dabei wird die prozentuale Wiederfindung der zugabe einer definierten Menge hTg-Standardmaterials zur Patientenprobe gemessen. Diese sollte im Idealfall 100% betragen. Die Auswertung der Wiederfindeversuche am in Abb. 1 dargestellten Untersuchungsgut ergibt, daß die Wiederfinderate im Bereich zwischen 70% und 130% annähernd normalverteilt ist. Aus diesem Grunde betrachten wir diesen Bereich „als Normbereich" der Wiederfindung. Bei 8,6% der Patienten ist die Wiederfindung z.T. auf deutlich weniger als 70% erniedrigt; demgegenüber ist eine erhöhte Wiederfindung auf mehr als 130% mit 2,4% sehr viel seltener zu beobachten (44).

TAK können im hTg-Radioimmunassay also sowohl zu falsch erniedrigten als auch zu falsch erhöhten Resultaten führen. Für den Einsatz des hTg-RIA im Rahmen der Nachsorge des Schilddrüsenkarzinoms ist von entscheidender Bedeutung, zu welchen diagnostischen Fehlschlüssen derartige Störungen führen. Die Darstellungen der Häufigkeitsverteilung der hTg-Werte in Abb. 1 läßt jedoch bereits erkennen, daß die als offene Kreise gekennzeichneten Resultate von Patienten mit gestörter Wiederfindung zufällig über den gesamten Bereich verteilt sind, ohne daß auffallende Abweichungen von der jeweils gruppentypischen Verteilung festzustellen wären. Dieser Eindruck wird durch die Berechnung der diagnostischen Treffsicherheit des hTg-RIA zur Rezidiv- und Metastasensuche bei Ausschluß bzw. Einbeziehung der Fälle mit gestörter Wiederfindung bestätigt (Tabelle 4): Weder Sensitivi-

Tabelle 3. Diagnostische Treffsicherheit des Thyreoglobulin-RIA bei der Rezidiv- und Metastasensuche des papillären, follikulären und onkozytären Schilddrüsenkarzinoms

cutoff:	nach vollständiger Ablation der Schilddrüse 5 ng/ml	Fälle mit Restgewebe eingeschlossen 30 ng/ml
Sensitivität	94.4%	87.0%
Spezifität	92.0%	92.8%
Richtigkeit	92.5%	91.9%

hTg Bestimmung unter endogener TSH-Stimulation!

Tabelle 4. Einfluß von endogenen Thyreoglobulin-Autoantikörpern (TAK), bestimmt mit individuellen Wiederfindeversuchen, auf die diagnostische Treffsicherheit des Thyreoglobulin-RIA bei der Rezidiv- und Metastasensuche des papillären, follikulären und onkozytären Schilddrüsenkarzinoms

	Proben mit gestörter Wiederfindung (mögliche Interferenz von TAK):	
	ausgeschlossen	eingeschlossen
Sensitivität	94.4%	96.6%
Spezifität	92.0%	92.2%
Richtigkeit	92.5%	93.1%

hTg Bestimmung unter endogener TSH-Stimulation!

tät, Spezifität noch Richtigkeit unterscheiden sich signifikant. Die statistische Analyse ergibt also, daß TAK den Stellenwert des hTg-RIA zur Verlaufskontrolle des Schilddrüsenkarzinoms nicht ernsthaft limitieren (3, 5, 27, 30, 44). Im Einzelfalle sollte jedoch weiterhin mittels individueller Wiederfindungsversuche geprüft werden, ob Störbeeinflussungen der hTg-Bestimmung vorliegen können.

Es ist bekannt, daß sich die hTg-Sekretion sowohl gesunden Schilddrüsengewebes als auch differenzierter Schilddrüsenkarzinome durch TSH-suppressive Schilddrüsenhormonmedikation – zumindest teilweise – supprimieren läßt (1, 4, 5, 13, 14, 15, 18, 19, 20, 31, 34, 35, 41, 42, 44, 46, 48, 54, 59). Die detaillierte Analyse des Einflusses der Hormonmedikation auf die diagnostische Treffsicherheit der hTg-Bestimmung bei der Verlaufskontrolle des Schilddrüsenkarzinoms am eigenen Patientengut (44) und in einer multizentrischen Studie (18) ergibt, daß die Sensitivität des hTg-RIA unter Hormonmedikation um rund 5% auf etwas unter 90% im Vergleich zur Bestimmung unter endogener TSH-Stimulation abnimmt (Tabelle 5). Nach Auffassung der Mehrzahl aller mit der hTg-Bestimmung beim Schilddrüsenkarzinom engagiert befaßten Arbeitsgruppen (18) kann dieser Nachteil jedoch in Kauf genommen werden, bringt er doch für den Patienten den erheblichen Vorteil mit sich, nicht mehr in regelmäßigen Zeitabständen durch Absetzen der Schilddrüsenhormone über mehrere Wochen eine unangenehme Hypothyreosephase durchmachen zu müssen.

Die iatrogene Hypothyreose war im bisher üblichen Nachsorgeprogramm für das differenzierte Schilddrüsenkarzinom regelmäßig Voraussetzung zur Durchführung der Radiojod-Ganzkörperszintigraphie. Die Auswertung der diagnostischen Treffsicherheit dieser szintigraphischen Untersuchung am eigenen Patientengut (44) und in einer multizentrischen

Tabelle 5. Diagnostische Treffsicherheit von Bestimmungen des Tumormarkers Thyreoglobulin (hTg) unter endogener TSH–Stimulation (TSH↑) und suppressiver Schilddrüsenhormonmedikation (TSH↓) im Vergleich zur J-131-Ganzkörperszintigraphie (multizentrische Auswertung an Patienten nach ablativer Therapie)

	Sensitivität	Spezifität	Richtigkeit
hTg (TSH↑)	94%	96%	94%
hTg (TSH↓)	86%	96%	92%
J-131-Scan	65%	100%	–

multizentrische Auswertung an 2600 Patienten (18)

Studie (18) ergibt jedoch, daß die Sensitivität zur Erfassung von Rezidiven bzw. Metastasen mit rund 65% erheblich geringer ist als die Sensitivität der hTg-Bestimmung (s. Tabelle 5). Aus diesem Grunde kann die Radiojodszintigraphie, die bisher als Basisparameter der Nachsorge des differenzierten Schilddrüsenkarzinoms benutzt wurde, im Verlaufe der Nachsorge zunehmend durch die hTg-Bestimmung ersetzt werden. Die Vorteile des hTg-RIA liegen vor allem darin, daß die häufig nicht mehr jodspeichernden Spätmetastasen besser erfaßt werden können (19, 20, 44, 48). Trotzdem sind J-131 Ganzkörperszintigramme weiterhin erforderlich, um die vollständige Ablation der Schilddrüse durch Thyreoidektomie und Radiojodtherapie vor Eintritt des Patienten in die eigentliche Nachsorgephase dokumentieren zu können. Weiterhin muß bei ansteigenden hTg-Werten im Verlauf mittels der J-131-Szintigraphie versucht werden, das Rezidiv oder die Metastasen zu lokalisieren. Der weitgehende Verzicht auf die Radiojodszintigraphie in der Spätphase der Nachsorge setzt ein differenziertes Nachsorgeprogramm für papilläre, follikuläre und onkozytäre Schilddrüsenkarzinome voraus. Ein derartiges Programm wird an anderer Stelle dargestellt (16).

Kalzitonin beim medullären Schilddrüsenkarzinom

Das Peptidhormon Kalzitonin (hCT) stellt den spezifischen Tumormarker für das sogenannte medulläre Schilddrüsenkarzinom dar, das von den parafollikulären C-Zellen der Schilddrüse ausgeht (2, 10, 38, 39, 40, 50). Im Gegensatz zum Thyreoglobulin, das die präoperative Diagnostik okkulter Schilddrüsenkarzinome nicht erlaubt, gestattet die Bestimmung des Serum-hCT im Rahmen des Familienscreenings bei der erblichen Form des C-Zellkarzinoms die Früherkennung auch winziger Tumoren. Für das Familienscreening werden Kalzitoninstimulationstests eingesetzt. Abb. 2 stellt den pathologischen Verlauf der hCT-Spiegel[2] nach Pentagastrinstimulation bei 2 Söhnen einer Patientin mit C-Zell-Karzinom der Schilddrüse dar. Trotz unauffälliger klinischer und szintigraphischer Befunde wurden die beiden jungen Männer thyreoidektomiert. Die histologische Untersuchung ergab erwartungsgemäß zwei kleine medulläre Karzinome. Eine derartige Frühdiagnostik ist prognostisch von erheblicher Bedeutung, da nur bei frühzeitiger Diagnosestellung günstige Verläufe dieser Tumorerkrankung zu erwarten sind. Der Pentagastrinstimulationstest wird im weiteren Verlauf nach der Thyreoidektomie auch dazu eingesetzt, Rezidive oder Metastasen des C-Zellkarzinoms bei Patienten mit postoperativ normalisierten hCT-Spiegeln frühzeitig zu erfassen.

Eine weitere Besonderheit der hCT-Bestimmung beim C-Zellkarzinom liegt darin, daß sie auch dazu geeignet ist, Tumorgewebe durch selektiven Venenkatheterismus zu lokalisieren (10, 38, 39, 49).

Das Kalzitonin ist als spezifischer Tumormarker für C-Zellkarzinome der Schilddrüse zu betrachten. Bei anderen Tumoren, die ebenfalls dem APUD-Zellsystem zuzuordnen sind (Karzinoid, kleinzelliges Bronchialkarzinom) fand man allerdings ebenfalls hCT-Erhöhungen. Als weiterer spezifischer Marker für die Malignome des APUD-Systems wurde neuerdings die Neuronspezifische Enolase (NSE) beschrieben (23, 33, 37, 55, 60). Darüberhinaus wies man bei C-Zellkarzinomen im Serum oder im Tumorextrakt eine Reihe weiterer Substanzen – wie Histaminase, Prostaglandine, Somatostatin, Serotonin und L-Dopa-Decarboxylase nach (2, 10, 38). Auch weitere tumorassoziierte Antigene, die allerdings nicht spezifisch für medulläre Schilddrüsenkarzinome sind, wie das karzinoembryonale Antigen (CEA) und das Tissue Polypeptide Antigen (TPA) wurden bei Patienten mit C-Zellkarzinom nachgewiesen (2, 10, 21, 25, 26, 32, 38, 39, 40, 50). Auf die

---

[2] RIA mat^R Calcitonin I, Mallinckrodt Diagnostica

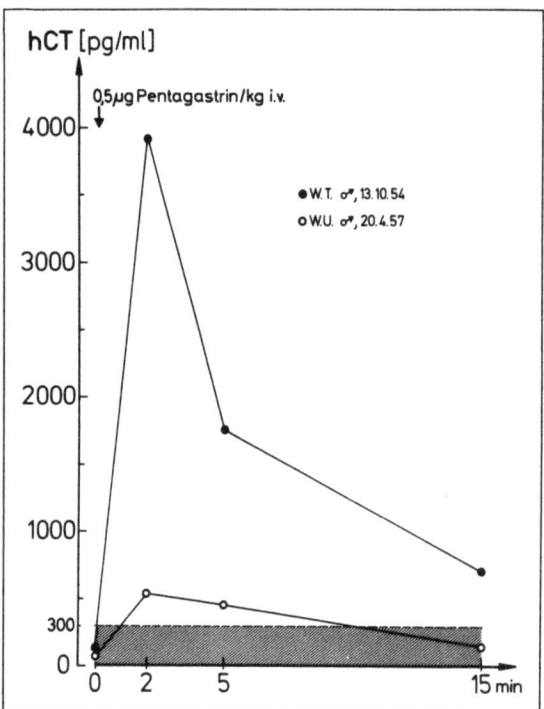

Abb. 2. Serum-Kalzitonin (hCT) nach Pentagastrin-Stimulation als Frühnachweis der Tumorerkrankung bei zwei Söhnen einer Patientin mit C-Zellkarzinom der Schilddrüse

Tumormarker CEA, TPA und NSE bei den verschiedenen histologischen Typen des Schilddrüsenkarzinoms wird im Folgenden unter besonderer Berücksichtigung des C-Zellkarzinoms noch eingegangen. Es sei an dieser Stelle bereits jedoch festgehalten, daß das Kalzitonin den sensitivsten und spezifischsten Marker zur Verlaufskontrolle des medullären Schilddrüsenkarzinoms darstellt.

Karzinoembryonales Antigen bei den verschiedenen histologischen Typen des Schilddrüsenkarzinoms

Die Eignung des CEA als ergänzender Tumormarker bei progredient verlaufenden C-Zellkarzinomen der Schilddrüse wird heute allgemein akzeptiert (2, 10, 21, 38, 39, 40, 43, 50). Daneben gibt es einige Mitteilungen, die über CEA-Erhöhungen auch bei den anderen histologischen Typen des Schilddrüsenkarzinoms berichten (8, 11, 36, 40, 56). Dies haben wir zum Anlaß genommen, den Stellenwert der CEA-Bestimmung beim papillären, follikulären, onkozytären, anaplastischen und medullären Schilddrüsenkarzinom kritisch zu überprüfen. Abb. 3 stellt die Verteilung der CEA-Spiegel[3] im Serum bei 111 Patienten ohne und 52 Patienten mit Metastasen dieser Tumortypen dar. Es zeigt sich deutlich, daß CEA-Erhöhungen nur beim metastasierenden C-Zellkarzinom festzustellen sind. Die CEA-Bestimmung ist somit nur für diesen Tumortyp von Bedeutung.

---

[3] RIA-mat[R] CEA, Mallinckrodt Diagnostica

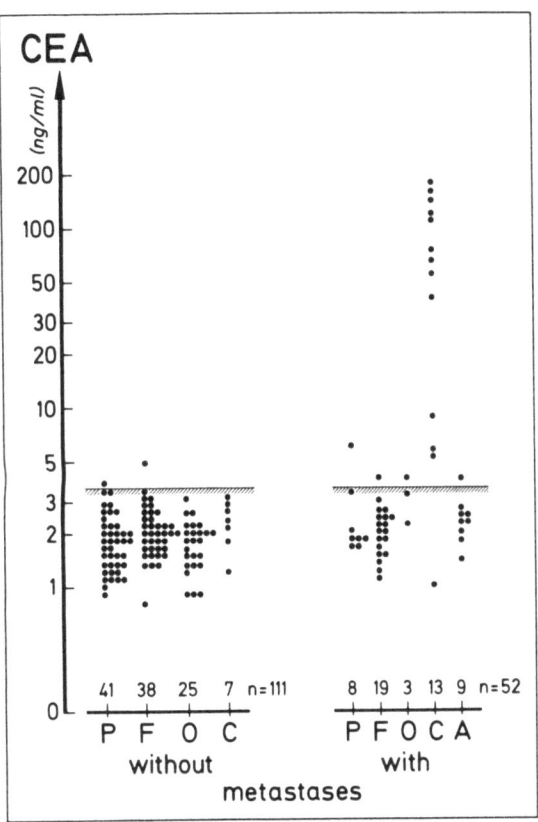

Abb. 3. Verteilung des karzino-embryonalen Antigens (CEA) im Serum bei 111 Patienten ohne und 52 Patienten mit Metastasen der verschiedenen histologischen Typen des Schilddrüsenkarzinoms. (P: papillär, F: follikulär, O: onkozytär, C: medullär, A: anaplastisch)

Abb. 4 zeigt die relativ gute Korrelation des CEA mit dem hCT beim C-Zellkarzinom. Bei einem Patienten mit nachgewiesenen Metastasen des medullären Schilddrüsenkarzinoms ist das CEA allerdings trotz erhöhten hCT-Spiegels normal. Eine geringere Sensitivität des CEA zur Erfassung von Rezidiven oder Metastasen des C-Zellkarzinoms wird auch von anderen Arbeitsgruppen beschrieben (2, 10, 38, 39, 41, 43, 51). Demgegenüber scheint ein Vorteil des CEA als Tumormarker darin zu liegen, daß es besser die klinische Progression der Erkrankung widerspiegelt als das hCT (2, 7, 28, 50, 51). Hierauf wird anhand der Abb. 6 auch noch einzugehen sein.

Tissue-Polypeptide Antigen bei den verschiedenen histologischen Typen des Schilddrüsenkarzinoms

1980 berichteten wir erstmals über TPA-Bestimmungen beim Schilddrüsenkarzinom (40). Wir fanden damals bereits Erhöhungen dieses Markers bei einem Teil der Patienten mit metastasierenden Schilddrüsenkarzinomen verschiedener histologischer Typen. In einer kürzlich publizierten Untersuchung wird herausgestellt, daß das TPA bei Patienten mit entdifferenzierten, d.h. nichtradiojodspeichernden Metastasen des papillären und follikulä-

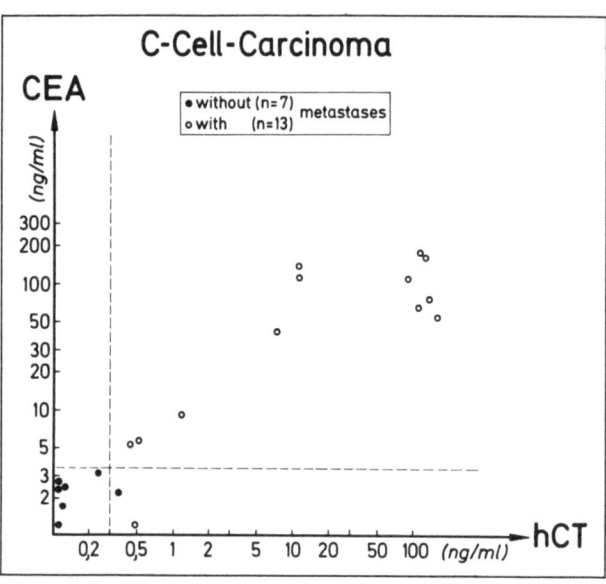

Abb. 4. Korrelation des karzinomembryonalen Antigens (CEA) mit dem Kalzitonin (hCT) im Serum bei 7 Patienten ohne und 13 Patienten mit Metastasen des C-Zellkarzinoms der Schilddrüse (gestrichelt: obere Grenze der Norm)

ren Schilddrüsenkarzinoms besser als Tumormarker geeignet sei als das Thyreoglobulin (25, 26). Veranlaßt durch diesen vielversprechenden Bericht haben wir parallel zu den in Abb. 3 dargestellten CEA-Bestimmungen TPA-Messungen[4] am gleichen Untersuchungsgut vorgenommen. Die Resultate in Abb. 5 zeigen, daß tatsächlich TPA-Erhöhungen bei 26 von 52 (50%) der Patienten mit metastasierendem papillären, follikulären, onkozytären, medullären und anaplastischen Schilddrüsenkarzinom zu finden sind. Allerdings können wir nicht bestätigen, daß das Serum-TPA bei Patienten mit nichtradiojodspeichernden Metastasen höher liegt als bei Patienten mit speichernden Metastasen des papillären und follikulären Schilddrüsenkarzinoms. Die genauere Analyse einzelner Fälle ergibt den Eindruck, daß das TPA mit progressivem Tumorwachstum korreliert. Dies ist in Abb. 6 für eine Patientin mit C-Zellkarzinom dargestellt.

Es ist an der Verlaufsbeobachtung über mehrere Jahre zu erkennen, daß hCT-Erhöhungen der klinischen Manifestation eines lokalen Rezidivs und einer ausgedehnten Knochenmetastasierung lange vorausgehen. Erhöhungen des TPA – und auch des CEA – sind jedoch erst mit der klinischen Manifestation der Knochenmetastasen festzustellen. Für das Schilddrüsenkarzinom gilt somit die auch bei anderen Malignomen gemachte Beobachtung, daß das TPA ein Index der ungünstigen Prognose sein kann (25, 26, 32). Als nachteilig erweisen sich unspezifische TPA-Erhöhungen z.B. bei Lebererkrankungen (vgl. Abb. 5).

---

[4] TPA-RIA Prolifigen[R], Mallinckrodt Diagnostica

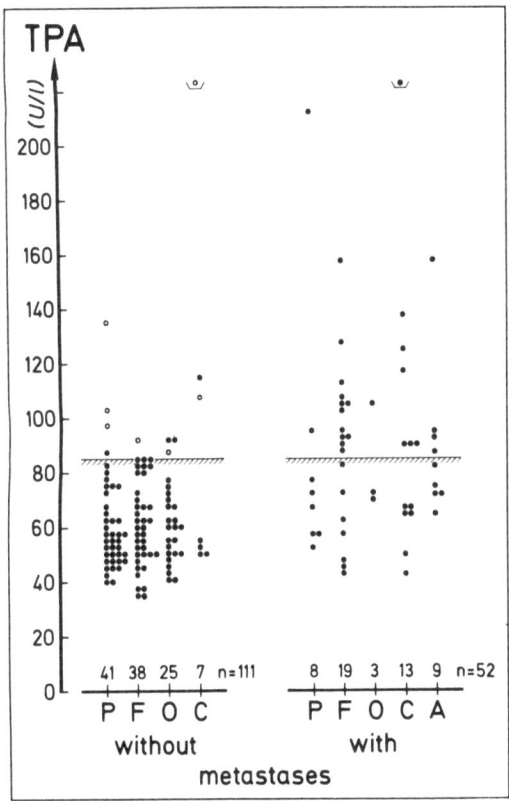

Abb. 5. Verteilung des Tissue Polypeptide Antigens (TPA) im Serum bei 111 Patienten ohne und 52 Patienten mit Metastasen der verschiedenen histologischen Typen des Schilddrüsenkarzinoms.
(P: papillär, F: follikulär, O: onkozytär, C: medullär, A anaplastisch).
offene Kreise: unspezifische Erhöhungen bei Lebererkrankungen

Neuronspezifische Enolase bei den verschiedenen histologischen Typen des Schilddrüsenkarzinoms

Angeregt durch aktuelle Publikationen (23, 33, 37, 55, 60) über Erhöhungen der Neuronspezifischen Enolase (NSE) im Serum bei verschiedenen neuroendokrinen Tumoren und Tumoren des APUD-Systems – u.a. auch bei C-Zellkarzinomen (23, 33, 37, 60) – haben wir Bestimmungen[5] dieses Isoenzyms des glykolytischen Enzyms Enolase im Serum von Schilddrüsenkarzinom-Patienten durchgeführt (47). Dabei fanden sich NSE-Erhöhungen nur bei 1 von 12 Patienten mit Metastasen des C-Zellkarzinoms, aber auch bei 4 von 18 Patienten mit metastasierendem follikulärem und 3 von 9 Patienten mit anaplastischem Karzinom. Abb. 7 stellt den Verlauf der Serum-NSE im Vergleich zum Kalzitonin bei der Patientin mit medullärem Karzinom dar, deren CEA- und TPA-Verläufe bereits anhand von Abb. 6 diskutiert wurden. Die NSE zeigt hier insofern ein ähnliches Verhalten, als eine Erhöhung der NSE erst bei klinischer Manifestation der Knochenmetastasierung festzustel-

---

[5] Pharmacia NSE RIA

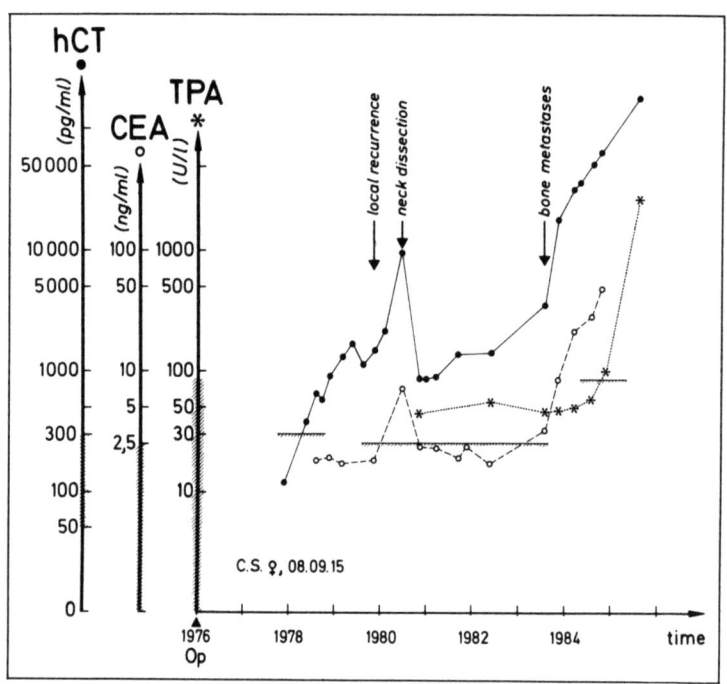

Abb. 6. Verlauf des Kalzitonins (hCT), karzinomembryonalen Antigens (CEA) und Tissue Polypeptide Antigen (TPA) im Serum bei einer Patientin mit progredientem C-Zellkarzinom der Schilddrüse

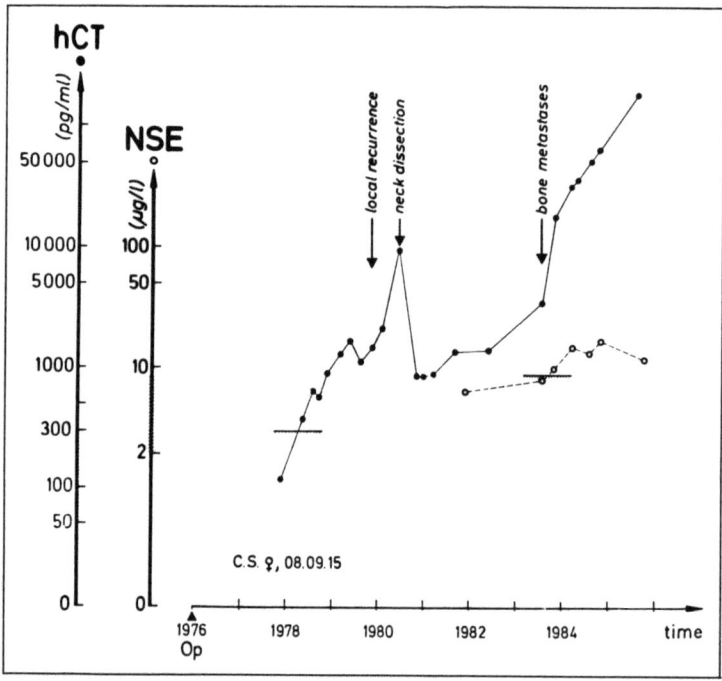

Abb. 7. Verlauf der Neuronspezifischen Enolase (NSE) im Vergleich zum Kalzitonin (hCT) im Serum bei einer Patientin mit progredientem C-Zellkarzinom der Schilddrüse

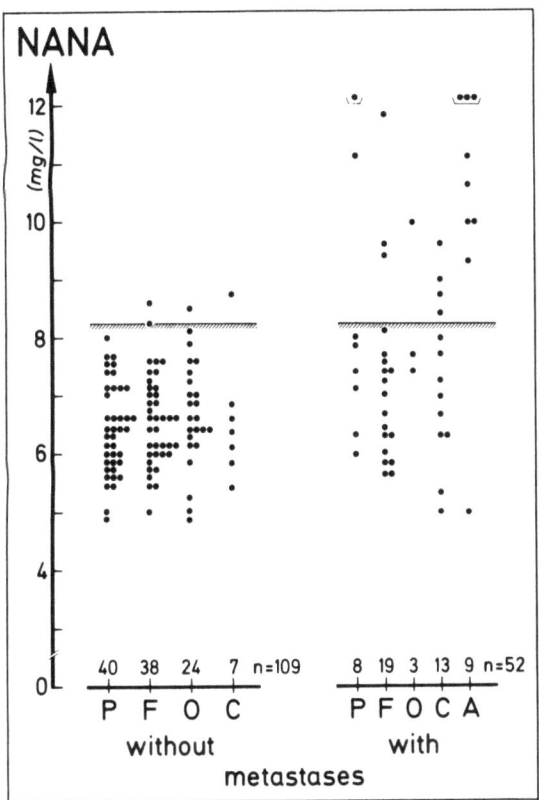

Abb. 8. Verteilung der N-Acetyl-Neuraminsäure (NANA) im Serum bei 109 Patienten ohne und 52 Patienten mit Metastasen der verschiedenen histologischen Typen des Schilddrüsenkarzinoms (P: papillär, F: follikulär, O: onkozytär, C: medullär, A: anaplastisch)

len ist. Im Gegensatz zum CEA und TPA steigt die NSE jedoch nicht mit zunehmender Ausdehnung der Knochenmetastasierung stark an. NSE-Bestimmungen scheinen somit nur von eingeschränktem Wert für die Verlaufskontrolle des C-Zellkarzinoms zu sein. Hierfür sprechen auch Berichte über relativ niedrige NSE-Konzentrationen in Extrakten dieses Tumors (60) sowie die bisher einzige Mitteilung über Serummessungen, in der nur bei 1 von 3 Patienten mit C-Zellkarzinom über erhöhte NSE-Werte berichtet wird (37).

N-Acetyl-Neuraminsäure bei den verschiedenen histologischen Typen des Schilddrüsenkarzinoms

Seit mehreren Jahrzehnten wird über die Bedeutung der Sialinsäure (N-Acetyl-Neuraminsäure = NANA) als Tumormarker diskutiert (9). Allerdings steht erst seit 1980 eine sensitive und spezifische, einfach durchzuführende enzymatische Methode zur Bestimmung der NANA im Serum zur Verfügung (58). In jüngster Zeit wurde die NANA als Tumormarker vor allem beim Melanom und bei Lungentumoren eingesetzt (17, 24, 29, 57). Abb. 8 stellt die NANA-Serumspiegel[6] des Untersuchungsguts dar, deren CEA- und TPA-

---

[6] Sialinsäure-Test, Boehringer Biochemica

Konzentrationen in Abb. 3 und 5 wiedergegeben wurden. Es zeigt sich, daß die NANA bei 18 der 52 Patienten (35%) mit Metastasen der verschiedenen histologischen Typen des Schilddrüsenkarzinoms erhöht ist. Es fällt auf, daß die höchsten Werte bei anaplastischen Karzinomen zu messen sind; hier liegt die NANA im Serum in 8 von 9 Fällen oberhalb der Normbereichsgrenze. Die erhöhten Werte bei den übrigen Formen des Schilddrüsenkarzinoms entsprechen im allgemeinen besonders progressiv verlaufenden Tumorerkrankungen. Der Bestimmung der NANA im Serum scheint somit ein gewisser Stellenwert als Prognose-Index zuzukommen. Weitere Untersuchungen – insbesondere beim anaplastischen Schilddrüsenkarzinom – sollten angestrebt werden.

Schlußfolgerungen

Thyreoglobulin stellt für das papilläre, follikuläre und onkozytäre Schilddrüsenkarzinom einen sehr sensitiven und spezifischen Tumormarker dar. Die gleiche Rolle spielt das Kalzitonin bei der Verlaufskontrolle des medullären Schilddrüsenkarzinoms. Das karzinoembryonale Antigen kann ergänzend als unspezifischer Marker der Progression von C-Zellkarzinomen dienen. Das Tissue Polypeptide Antigen ist mit gewissen Einschränkungen ebenfalls als ergänzender Marker bei progredient verlaufenden Schilddrüsenkarzinomen aller histologischen Typen zu verwenden. Die N-Acetyl-Neuraminsäure ist insbesondere ein Marker für die prognostisch extrem ungünstigen anaplastischen Schilddrüsenkarzinome. Die Neuron-spezifische Enolase scheint für das Schilddrüsenkarzinom – einschließlich des C-Zellkarzinoms – keine wesentliche Bedeutung als Tumormarker zu haben.

Literatur

1. Ashcraft MW, Van Herle AJ (1981) The comparative value of serum thyroglobulin measurements and Iodine 131 total body scans in the follow-up study of patients with treated thyroid cancer. Amer J Medicine 71:806–814
2. Becker W, Spiegel W, Reiners Chr, Börner W (1986) Besonderheiten bei der Nachsorge des C-Zellkarzinoms. Nuklearmediziner 9:167–181
3. Black EG, Hoffenberg R (1983) Should One Measure Serum Thyroglobulin in the Presence of Anti-Thyroglobulin Antibodies? Clin Endocr 19:597–601
4. Blahd WH, Drickman MV, Porter ChW, Hill VA, Baumgartner WA (1984) Serum Thyroglobulin, A Monitor of Differentiated Thyroid Carcinoma in Patients Receiving Thyroid Hormone Suppression Therapy: Concise Communication. J nucl Med 25:673–676
5. Böttger I, Kanitz W, Pabst HW (1985) Klinische Reevaluierung der radioimmunologischen Thyreoglobulin (hTg)-Bestimmung in der Nachsorge des differenzierten Schilddrüsenkarzinoms. NucCompact 16:182–190
6. Botsch H, Glatz J, Schulz E, Wenzel K-W (1983) Long-Term Follow-up Using Serial Serum Thyroglobulin Determinations in Patients with Differentiated Thyroid Carcinoma. Cancer 52:1856–1859
7. Busnardo B, Girelli ME, Simioni N, Nacamulli D, Busetto E (1985) Nonparallel Patterns of Calcitonin and Carcinoembryonic Antigen Levels in the Follow-up of Medullary Thyroid Carcinoma. Cancer 53:278–285
8. Calmettes G, Caillou B, Moukhtar MS, Milhaud G, Gerard-Marchant R (1982) Calcitonin and Carcinoembryonic Antigen in Poorly Differentiated Follicular Carcinoma. Cancer 49:2342–2348
9. Carter H, Martin NH (1962) Serum Sialic acid levels in health and disease. J clin Path 15:69–72
10. Deftos LJ (1983) Medullary Thyroid Carcinoma; in: S Eckhardt, JH Holzner, GA Nagel Hrsg Beiträge zur Onkologie Bd. 17 Karger Basel–München–Paris–London–New York–Tokyo–Sydney, Bd 17 S. 1–110
11. DeGroot LJ, Hoye K, Refetoff S, Van Herle AJ, Asteris GT, Rochman H (1977) Serum Antigens and Antibodies in the Diagnosis of Thyroid Cancer. J clin Endocr 45:1220–1223

12. Dralle H, Schwarzrock R, Lang W, Böcker W, Ziegler H, Schröder S, Geerlings H (1985) Comparison of histology and immuno-histochemistry with thyroglobulin serum levels and radioiodine uptake in recurrences and metastases of differentiated thyroid carcinomas. Acta endocr (Copenh) 108:504–510
13. Feldt-Rasmussen U, Holten I, Sand Hansen A (1983) Influence of Thyroid Substitution Therapy and Thyroid Autoantibodies on the Value of Serum Thyroglobulin in Recurring Thyroid Cancer. Cancer 51:2240–2243
14. Galligan JP, Winship J, Van Doorn T, Mortimer RH (1982) A comparison of serum thyroglobulin measurements and whole body J-131-scanning in the management of treated differentiated thyroid carcinoma. Aust NZJ Med 12:248–254
15. Girelli ME, Busnardo B, Amerio R, Scottoni G, Casara D, Betterle C, Piccolo M, Pelizzo MR (1985) Serum thyroglobulin levels in patients with well-differentiated thyroid cancer during suppression therapy: study on 429 patients. Eur J nucl Med 10:252–254
16. Heinze H-G, Reiners Chr, Becker W, Börner W (1986) Tumornachsorge beim Schilddrüsenmalignom. Nuklearmediziner 9:193–207
17. Herrmann WP, Gielen W (1980) Klinische Bedeutung der Sialinsäurekonzentration im Serum von Melanompatienten. Hautarzt 31:184–187
18. Hüfner M, Reiners Chr (1986) Thyroglobulin and Thyroglobulin Autoantibodies in Follow-up of Thyroid Carcinoma and Endemic Goiter. Proceedings of an International Workshop, Homburg/ Saar, FRG, Oct-9th-1985 Thieme, Stuttgart New York (in press)
19. Hüfner M, Stumpf H-P, Hermann HJ, Kimmig B (1983) Diagnostischer Wert des J-131-Ganzkörperszintigramms in der Nachsorge des differenzierten Schilddrüsenkarzinoms. Dtsch med Wschr 108:1234–1238
20. Hüfner M, Stumpf H-J, Mohr J, Schmidt-Gayk H, Kimmig B (1984) Erfahrungen mit der Plasmathyreoglobulinbestimmung bei der Verlaufskontrolle des differenzierten Schilddrüsenkarzinoms. Ärztl Lab 30:99–104
21. Ishikawa N, Hamada S (1976) Association of Medullary Carcinoma of the Thyroid with Carcinoembryonic Antigen. Brit J Cancer 34:111–115
22. Jänsch A, Heinze HG, Hast B (1981) Serum-Thyreoglobulin (S-hTg). Ein Tumormarker bei Patienten mit differenziertem Schilddrüsenkarzinom. Strahlentherapie 157:381–392
23. Lloyd RV, Sisson JC, Marangos PJ (1983) Calcitonin, Carcinoembryonic Antigen and Neuron-Specific Enolase in Medullary Thyroid Carcinoma Cancer 51:2234–2239
24. Krolikowski FJ, Reuter K, Waalkes TP, Sieber SM, Adamson RH (1976) Serum Sialic Acid Levels in Lung Cancer Patients. Pharmacol 14:47–51
25. Martino E, Bambini G, Aghini-Lombardi F, Motz E, Pacini F, Lari R, Baschieri L, Pinchera A (1984) Serum tissue polypeptide antigen (TPA) in thyroid cancer. J endocr Invest 7:249–252
26. Martino E, Motz E, Aghini-Lombardi F, Bambini G, Grasso L, Pacini F, Baschieri L (1983) Tissue Polypeptide Antigen (TPA): A New Marker for Detection of Dedifferentiation of Papillary and Follicular Thyroid Carcinoma and Anaplastic Thyroid Cancer. Ann Endocr (Paris) 44
27. McDougall IR, Bayer MF (1980) Follow-up of patients with differentiated thyroid cancer using serum thyroglobulin measured by an immunoradiometric assay. Comparison with J-131 total body scans. J nucl Med 21:741–744
28. Mendelsohn G, Wells SA, Baylin StB (1984) Relationship of Tissue Carcinoembryonic Antigen and Calcitonin to Tumor Virulence in Medullary Carcinoma. An Immunohistochemical Study in Early, Localized and Virulent Disseminated Stages of Disease. Cancer 54:657–662
29. Morsches B, Prellwitz W, Benes P, Schramm P, Trumpfheller R, Korting GW (1984) Tumormarker beim Melanom. Dermatol Monatsschr 170:380–390
30. Moser E, Braun S, Kirsch CM, Kleinhans E, Buell U (1984) Time course of thyroglobulin autoantibodies in patients with differentiated thyroid carcinoma after radioiodine therapy. Nucl Med Commun 5:317–321
31. Müller-Brand J, Fridrich R, Spicher E, Staub JJ (1983) Thyreoglobulin als Tumormarker und Thalliumszintigraphie zur Verlaufskontrolle beim differenzierten Schilddrüsenkarzinom. Schweiz Med Wschr 113:325–327
32. Oehr P, Vogel J, Lichius A, Selbach B, Biersack H-J, Winkler C, Gedigk P (1984) Vorkommen und Bedeutung von Thyreoglobulin, Tissue Polypeptide Antigen, Karzinoembryonalem Antigen und Calcitonin im Gewebe und im Plasma von Schilddrüsenkarzinompatienten. TumorDiagnostik 5:129–138

33. Oskam R, Rijksen G, Lips CJM, Staal GEJ (1985) Enolase Isoenzymes in Differentiated and Undifferentiated Medullary Thyroid Carcinomas Cancer 55:394–399
34. Pacini F, Pinchera A, Giani C, Grasso L, Doveri F, Baschieri L (1980) Serum thyroglobulin in thyroid carcinoma and other thyroid disorders. J Endocrinol Invest 3:283–292
35. Panza N, De Rosa M, Lombardi G, Salvadore M (1985) Usefulness of Serum Thyroglobulin at Replacement Withdrawal after Thyroidectomy for Differentiated Thyroid Cancer. J nucl Med 26:316–317
36. Petit L, Hantour Z, Savoie JC (1983) Antigene carcino-embryonnaire dans les cancers thyroidiens non medullaire. Presse Med 12:1431
37. Prinz RA, Marangos PJ (1982) Use of neuron-specific enolase as a serum marker for neuroendocrine neoplasms. Surgery 92:887–889
38. Raue F (1985) Diagnostik des medullären Schilddrüsenkarzinoms. Dtsch med Wschr 110:1334–1337
39. Raue F, Schmidt-Gayk H, Ziegler R (1983) Tumormarker beim C-Zellkarzinom. Dtsch med Wschr 108:283–287
40. Reiners Chr (1981) Spezifische und unspezifische Tumormarker beim Schilddrüsenkarzinom. Simultane Bestimmung von Thyreoglobulin, Kalzitonin, Karzinoembryonalem Antigen, Alpha-Foetoprotein, Beta-Choriongonadotropin, Tissue Polypeptide Antigen, Immunglobulin E, Ferritin und Tennessee Antigen. TumorDiagnostik 2:199–208
41. Reiners Chr (1983) Serum-Thyreoglobulin und Thyreoglobulin-Antikörper. Ergebnisse beim Schilddrüsenkarzinom und anderen Schilddrüsenerkrankungen. Thieme Stuttgart–New York, S. 1–119
42. Reiners Chr (1984) Klinische Wertigkeit der Thyreoglobulin-Bestimmung im Serum. Akt Endokr 5:76–82
43. Reiners Chr, Baum K, Wiedemann W, Schick F, Becker W, Spiegel W, Eilles Chr, Gerhards W, Börner W (1983) Special diagnostics in follow-up of C-cell (medullary)-carcinoma of the thyroid. Acta endocr [Suppl] (Copenh) 252:61–62
44. Reiners Chr, Becker W, Berger P, Eilles Chr, Gerhards W, Rendl J, Schaede B, Scheler S, Schneider P, Spiegel W, Börner W (1986) Thyreoglobulin und andere Tumormarker bei der Rezidiv- und Metastasensuche des differenzierten Schilddrüsenkarzinoms. Nuklearmediziner 9:103–116
45. Reiners Chr, Becker W, Börner W (1984) Vergleichende Untersuchungen zur Hämagglutinationstechnik und zur radioimmunologischen Methodik; in: H Schatz, D Doniach (Hrsg) Autoimmunität bei Schilddrüsenerkrankungen. Thieme Stuttgart–New York, S. 134
46. Reiners Chr, Börner W, Wiedemann W, Becker W, Schick F, Spiegel W, Eilles Chr, Gerhards W (1982) Kritische Betrachtungen zur diagnostischen Wertigkeit der Thyreoglobulinbestimmung beim differenzierten Schilddrüsenkarzinom; in: Höfer R und Bergmann H (Hrsg) Radioaktive Isotope in Klinik und Forschung, Egermann Wien, Bd. 15/I, S. 417
47. Reiners Chr, Fischbach W Die Neuron-Spezifische Enolase im Serum bei Patienten mit Schilddrüsenkarzinom. in Vorbereit.
48. Reiners Chr, Reimann J, Schäfer R, Baum K, Becker W, Eilles Chr, Gerhards W, Schick F, Spiegel W, Wiedemann W, Börner W (1984) Das metastasierende differenzierte Schilddrüsenkarzinom. Diagnostische Treffsicherheit des Thyreoglobulin-RIA im Vergleich zur J-131-Ganzkörperszintigraphie. Fortschr Röntgenstr 141:306–313
49. Reiners Chr, Schramm A (1981) Nachsorge des C-Zellkarzinoms der Schilddrüse. Ergebnisse der Kalzitoninbestimmung nach selektiver Venenkatheterisierung. Münch Med Wschr 123:1708–1710
50. Rougier Ph, Calmettes C, Laplanche A, Travagli JP, Lefevre M, Parmentier C, Milhaud G, Tubiana M (1983) The Values of Calcitonin and Carcinoembryonic Antigen in the Treatment and Management of Nonfamilial Medullary Thyroid Carcinoma Cancer 51:855–862
51. Saad MF, Fritsche HA, Samaan NA (1984) Diagnostic and Prognostic Values of Carcinoembryonic Antigen in Medullary Carcinoma of the Thyroid. J clin Endocr 58:889–894
52. Schäffer R, Reiners Chr, Reimann J, Börner W (1983) Das onkozytäre Schilddrüsenkarzinom: Klinisch-pathologische Renaissance einer Tumorform? TumorDiagnostik 4:161–168
53. Schatz H, Grebe S, Horn W, Müller H (1984) Nachsorge beim differenzierten Schilddrüsenkarzinom: Serumthyreoglobulinbestimmung statt routinemäßigem J-131-Szintigramm? Wien Klin Wschr 96:389–393

54. Schlumberger M, Charbord P, Fragu P, Lumbroso J, Parmentier C, Tubiana M (1980) Circulating thyroglobulin and thyroid hormones in patients with metastases of differentiated thyroid carcinoma: relationship to serum thyrotropin levels. J clin Endocr 51:513–518
55. Schmechel D, Marangos PJ, Brightman M (1978) Neurone-Specific Enolase is a molecular marker for peripheral and central neuroendocrine cells. Nature 276:834–836
56. Shimaoka K, Chu TM (1982) Carcinoembryonic Antigen Assay in Thyroid Sreening. J Cancer Res Clin Oncol 103:99–103
57. Silver HKB, Murray RN, Worth AJ, Salinas FA, Spinelli JJ (1983) Prediction of Malignant Melanoma Recurrence by Serum N-Acetylneuraminic Acid. Int J Cancer 31:39–43
58. Sugahara K, Sugimoto K, Nomura O, Usui T (1980) Enzymatic Assay of Serum Sialic Acid. Clin chim Acta 108:493–498
59. Sulman Ch, Gosselin P, Charpentier Ph, Lemaire B (1984) Value of the Estimation of Thyroglobulin Levels in the Surveillance of Treated Differentiated Thyroid Carcinoma. J clin Chem Biochem 22:215–218
60. Tapia FJ, Barbosa AJA, Marangos PJ, Polak JM, Bloom SR, Dermody C, Pearse AGF (1981) Neuron-Specific Enolase is Produced by Neuroendocrine Tumors. Lancet I:808–811
61. Weissel M, Bergmann H, Höfer R (1980) Klinische Wertigkeit von Serumthyreoglobulin- und J-131-Ganzkörperretentionsmessungen bei der Metastasensuche von differenzierten Schilddrüsenkarzinomen. Acta med Austriaca 7:114–119

Anschrift des Verfassers:
PD Dr. med. Chr. Reiners
Abt. f. Nuklearmedizin
der Universität Würzburg
Josef-Schneider-Str. 2
8700 Würzburg

Tumormarker beim C-Zellkarzinom der Schilddrüse: Katakalzin, Kalzitonin, Kalzitonin-„gene-related-peptide" und karzinoembryonales Antigen

F. Raue*, S. Girgis**, M. Boden*, R. Ziegler*

*Abt. Innere Medizin VI – Endokrinologie, Univ. Heidelberg
**Endocr. Unit, Hammersmith Hospital, Royal Postgrad. Med. School, London

Das C-Zellkarzinom der Schilddrüse ist gekennzeichnet durch die Mehrsekretion von Kalzitonin (CT), das physiologischerweise von den C-Zellen synthetisiert und sezerniert wird. Zusammen mit dem karzinomembryonalen Antigen (CEA) stellen beide die bewährten und klinisch relevanten Tumormarker für das C-Zellkarzinom dar (1, 2). Die Erkenntnisse über die Expression des Kalzitoningens haben uns neue Peptide beschert, die alle zur Kalzitoninfamilie gehören (3, 4), z. B. das am C-terminalen Ende des Prokalzitonins gelegene Protein Katakalzin (KC) (5) und das durch eine eigene mRNA codierte Kalzitonin-gene-related peptide (CGRP) (6). Die Bedeutung der neuen Peptide der Kalzitoninfamilie (KC, CGRP) bei Diagnostik und Therapie des C-Zell-Karzinoms soll im Vergleich zu den bekannten Tumormarkern (CT, CEA) dargestellt werden.

Patienten und Methode

Bei 12 Patienten mit histologisch gesichertem C-Zellkarzinom wurden Serumproben vor und nach der Operation des Tumors oder Metastasen im Verlauf unter Chemotherapie, im Rahmen von selektiven Venenkatheterisierungen, während CT-Stimulationstesten (Kalzium (Ca), Pentagastrin (PG)) gewonnen. In diesen Proben werden radioimmunologisch bestimmt: Kalzitonin (1) (Norm bis 0,3 ng/ml), Katakalzin (5) (Norm bis 0,15 ng/ml), CGRP (Antiserum gegen Ratten CGRP von der Firma Cambridge Research, Standard und Peptid zur Markierung von der Firma Peninsula Lab.) (Norm bis 0,5 ng/ml).

Ergebnisse

Serum-CT ist basal oder nach Stimulation mit Ca oder PG bei C-Zell-Karzinompatienten pathologisch erhöht. Die Höhe der Serumspiegel korreliert grob mit der Tumormasse, Werte bis 1,0 ng/ml sprechen für Mikrometastasen oder okkulte Primärtumoren, Werte bis 10,0 ng/ml für lokale Rezidive oder lokale Metastasen, Werte über 10,0 ng/ml findet man im fortgeschrittenen Tumorstadium bei einer diffusen Aussaat. Zwischen dem Serum-CT und -CEA-Spiegel besteht eine positive Korrelation (r = 0,94, p < 0,01), das CEA ist jedoch bei okkulten Karzinomen und Mikrometastasen nicht pathologisch erhöht. Ein Anstieg spricht für eine Progression des Leidens. Postoperativ kommt es zu einem verzögerten Abfall des CEA gegenüber dem CT. CEA ist durch PG und Ca nicht stimulierbar. Zwischen den Serum-KC und -CT-Spiegeln besteht ebenfalls eine positive Korrelation (r = 0,91, P < 0,01) und im Ca bzw. PG-Stimulationstest kommt es zu einem parallelen Anstieg und Abfall von CT und KC. Serum-CT und -CGRP korrelieren nicht miteinander, einige Patienten zeigen deutlich erhöhte CGRP-Spiegel. Im PG-Stimulationstest kommt es nicht zum CGRP-Anstieg, Ca wirkt gelgentlich CGRP-stimulierend. Bei der selektiven Venenkatheterisierung hilft die CT- und KC-Bestimmung Rezidive und Metastasen aufzuspüren, für CEA besteht wegen der längeren HWZ kein ausreichender Gradient. CGRP ist dabei auch nicht sehr hilfreich.

Schlußfolgerung

Katakalzin wird in äquimolaren Mengen mit Kalzitonin ausgeschüttet, es ist wie das Kalzitonin ein sensibler und spezifischer Tumormarker beim C-Zellkarzinom. CEA ist im fortgeschrittenen Tumorstadium ein brauchbarer Verlaufsparameter. Die Bedeutung von CGRP ist zur Zeit noch nicht absehbar.

Literatur

1. Raue F, Schmidt-Gayk H, Ziegler R (1983) Tumormarker beim C-Zellkarzinom. Dtsch Med Wschr 108:283–287
2. Raue F (1985) Diagnostik des medullären Schilddrüsenkarzinoms. Dtsch Med Wschr 110:1334–1337
3. Jacobs JW, Chin WW, Dee PC, Habener JF, Goodman RH, Bell NH, Potts JT jr (1981) Calcitonin messenger RNA encodes multiple polypeptides in a single precursor. Science 213:457–459
4. Rosenfeld MG, Amara SG, Birnberg NC, Mermod JJ, Murdoch GH, Evans RM (1983) Calcitonin, Prolactin, and growth hormone gene expression as model system for the characterisation of neuroendocrine regulation. Recent Prog Horm Res 39:305–351
5. Hillyard CJ, Myers C, Abeyasekera G, Stevenson JC, Craig RK, MacIntyre I (1983) Katacalcin: a new plasma calcium lowering hormone. Lancet I:846–848
6. Rosenfeld MG, Mermod JJ, Amara SG, Swanson LW, Sawchenko PE, Rivier J, Vale WW, Evans RM (1983) Production of a novel neuropeptide encoded by the calcitonin gene via tissue specific RNA processing. Nature 304:129–135

Anschrift des Verfassers:
Priv.-Doz. Dr. med. F. Raue
Abteilung Innere Medizin VI – Endokrinolgie
Universitätsklinik
Luisenstraße 5
6900 Heidelberg

Möglichkeit und Grenzen der Rezidivfrüherkennung mit Hilfe des kombinierten CEA/TPA-Testes nach Radikaloperation von Mundhöhlenkarzinomen

W. Meyer zu Natrup, G. Habel, R. Becker, U. Steffen

Universität Münster, Abteilung Mund- und Kiefer-Gesichtschirurgie

In der Abteilung für Mund- und Kiefergesichtschirurgie der Universität Münster wurde über einen Zeitraum von 2½ Jahren zur postoperativen Verlaufskontrolle von Mundhöhlenkarzinomen der kombinierte CEA/TPA Test angewandt. Die Studie umfaßte 62 Patienten mit verhornenden Plattenepithelkarzinomen der Mundhöhle. Während das CEA bei Tumoren des Gastrointestenaltraktes und beim Bronchialkarzinom relativ hoch ist, verbleibt die Aussagekraft des alleinigen CEA-Testes bei Tumoren in Kopf- und Halsbereich geringer (Hardt et al. 1981, Großenbacher 1979). Es liegt nahe, einen zweiten Tumormarker zur Rezidivfrüherkennung in unserem Fachgebiet mit heranzuziehen. Die CEA- und TPA-Werte wurden hierbei miteinander multipliziert.

Zunächst wurden die Normalwerte von 96 gesunden Patienten bestimmt. Hierbei wurde festgestellt, daß die so gewonnenen Werte deutlich unter den in der Literatur angegebenen Normalwerten für CEA und TPA liegen. Die Therapie der Tumorpatienten bestand in der radikalchirurgischen Entfernung des Tumors mit Entfernung der regionären Lymphknoten. Es handelte sich in 19 Fällen um Tumoren der Größe T_3, in 28 Fällen um Tumoren der Größe T_2 und in 15 Fällen um Tumoren der Größe T_1. Lymphknotenmetastasen wurden in 20 Fällen durch die histologische Untersuchung des Tumorresektates nachgewiesen. Patienten, die aus verschiedenen Gründen nur palliativ operiert werden konnten, wurden einer postoperativen Radiatio unterzogen. Alle Patienten erschienen zur postoperativen Verlaufskontrolle in regelmäßigem Abstand. Sie wurden eingehend im Hinblick auf eine eventuelle Rezidivierung des Krankheitsbildes untersucht. Es wurden von jedem Patienten Kurvenverläufe des Produktwertes von CEA und TPA angefertigt, die mit dem klinischen Erscheinungsbild prä- und postoperativ in Relation gebracht wurden. Von den erwähnten 62 Patienten mit Karzinomen der Mundhöhle waren zur Zeit des Beginns der Studie 8 Patienten bereits vorbehandelt. Sie litten zu diesem Zeitpunkt unter einem Rezidiv. Von diesen 8 Patienten wiesen 6 Fälle mit dem Auftreten des Rezidivs eine Erhöhung des Produktwertes von CEA und TPA auf. 3 Patienten haben im Verlauf der Beobachtungszeit ein Zweitrezidiv bekommen, wovon jedoch nur ein Patient eine erneute Tumormarkererhöhung verzeichnete.

Von den 54 Patienten mit primärem Tumorleiden hatten 40 Patienten präoperativ pathologisch erhöhte Produktwerte von CEA und TPA. Aus dieser Gruppe wiesen 19 Patienten pathologisch veränderte Leberwerte infolge alkoholischer Leberzellschädigung auf. Bei 18 Patienten wurden im Tumorresektat Lymphknotenmetastasen nachgewiesen. Im Rahmen der postoperativen Verlaufskontrolle über 2½ Jahre bekamen 13 Patienten ein Rezidiv. Es reagierten nur 6 Patienten aus dieser Gruppe mit einer erneuten pathologischen Tumormarkererhöhung. Das heißt, nur etwa die Hälfte der Rezidive machte sich durch eine Erhöhung der Tumormarker bemerkbar. Diese 13 Patienten hatten vorwiegend Tumoren der Größe T_3 mit Lymphknotenmetastasen. Insgesamt ist also festzustellen: in unserer Studie waren von 62 Patienten mit Plattenepithel-Karzinomen der Mundhöhle 21 mit einem Rezidiv des Krankheitsbildes zu verzeichnen. Nur in 12 Fällen wies eine postoperative Erhöhung des Produktwertes von CEA und TPA auf die Rezidivierung hin.

Abschließend ist noch zu einigen charakteristischen Kurvenverläufen Stellung zu nehmen, die erwähnenswert sind. Besonderes Interesse gilt den Patienten, die einer postoperativen Radiatio unterzogen wurden. Bei diesen Patienten fiel mit Einsetzen der Radiatio der Produktwert von CEA und TPA. Dies scheint die Erfahrung anderer Autoren zu bestätigen, daß der Gehalt von CEA und TPA im Blutserum durch Radiatio beeinflußt wird (Lüthgens und Schlegel 1980, 1981, Hardt et al. 1981).
In Anbetracht der relativ guten Zugänglichkeit der Tumoren im Kiefergesichtsbereich stellt die Tumormarkerbestimmung von CEA und TPA als postoperative Verlaufskontrolle kein wesentliches Hilfsmittel zur Rezidivfrüherkennung dar. In den ca. 50% der Rezidive, bei denen wir einen postoperativen Anstieg fanden, war zur gleichen Zeit oder nur unwesentlich später das Rezidiv mit klinischen Methoden erfaßt worden.

Literatur

1. Crossenbacher R (1979) Stellenwert des CEA-Testes bei Malignomen im ORL-Bereich. Arch Oto–Rhino–Laryng 24
2. Hardt N, Steinhäuser EW, Bloch B (1981) Ergebnisse der CEA-Bestimmung bei Plattenepithelcarcinomen des Kiefer-Gesichts-Bereiches. Dtsch zähnärztl Z 767
3. Lüthgens M, Schlegel G (1980) CEA und TPA in der klinischen Tumordiagnostik, insbesondere des Mamma-Carcinoms. Tumor Diagnostik 2:63
4. Lüthgens M, Schlegel G, Angerbauer R (1981) Verlaufskontrolle maligner Erkrankungen mit CEA und TPA. In: Uhlenbruck und Wintzer (Hrsg) CEA und andere Tumormarker, Symposium 1980. Tumor Diagnostik 118

Anschrift des Verfassers:
Dr. med. dent. W. Meyer zu Natrup
ZMK-Universitätsklinik
Waldeyerstraße 30
4400 Münster

Tumormarker in normalem und tumorösem Speicheldrüsengewebe

J. Wustrow[1], J. Caselitz[2], G. Seifert[2]

[1] Universitäts-Klinik Kiel, Abteilung HNO
[2] Universitäts-Klinik Hamburg, Pathologisches Institut

Die heterogene Gruppe der Speicheldrüsentumoren stellt im Kopf-Halsbereich wegen ihrer schwierigen Differentialdiagnose besondere Probleme. Unter Verwendung der Immunhistochemie mit Hilfe von verschiedenen poly- und monoklonalen Antikörpern haben wir versucht, eine morphologische Analyse dieser Tumoren vorzunehmen.
Grob schematisch kann man zwei Antikörpergruppen unterscheiden, nämlich zum einen Antikörper gegen Intermediärfilamente und zum anderen funktionelle Marker. Bei den Intermediärfilamenten verwendeten wir einen Antikörperpool für ein Gesamtkeratin und einzelne Keratine wie CK 18 und CB 1. Das tissue polypetide Antigen (TPA) stellt nach neueren Untersuchungen ein Zytokeratingemisch aus Zytokeratin 8, 18, 19 dar. Schließlich haben wir noch einen mesenchymalen Marker, nämlich Vimentin, verwandt.
Bei den funktionellen Markers finden wir Laktoferrin, Lysozym, die sekretorische Komponente und Amylase.
Von den verschiedenen Intermediärfilamentsystemen hat sich für die Speicheldrüsentumoren der Nachweis von Keratin und Vimentin besonders bewährt. Da Keratin als Marker von Epithelialzellen gilt, läßt es sich insbesondere in den Gangzellen der Speicheldrüsen und den epithelialen Tumorzellen, aber auch in myoepithelialen Zellen nachweisen. Damit kann die epitheliale Natur dieser Zellen unterstrichen werden. Bei der Verwendung von Antikörpern gegen Untergruppen der Keratine, z. B. gegen das Zytokeratin 18, hat sich gezeigt, daß nur Drüsenzellen und drüsig differenzierte Karzinome dieses Keratin aufweisen. Es kommt aber nicht in Plattenepithelkarzinomen und in Basaliomen vor. Damit ist es auch möglich, zwischen einem glandulär differenzierten und einem epithelialen Plattenepithelkarzinom zu unterscheiden. Dies ist besonders hilfreich bei der Herkunftsbestimmung von Metastasen.
Der Nachweis von Laktoferrin in den Speicheldrüsentumoren gelingt in eindeutiger Weise nur bei den glandulär differenzierten Tumorformen, wohingegen in der Regel Plattenepithelkarzinome negativ sind. Ähnliche Beobachtungen haben wir für Lysozym gemacht.
Bei der Nachweisbarkeit von Antikörpern gegen Amylase zeigt sich eine intensive Anfärbbarkeit von Azinuszellen in einer normalen Speicheldrüse. Nur beim Azinuszelltumor lassen sich amylasepositive Areale in nennenswerter Menge nachweisen. Somit ist Amylase ein selektiver Marker für diesen Tumortyp.
Der positive Nachweis der sogenannten sekretorischen Komponente dient als Indikator für eine regelrechte glanduläre biochemische Funktionstüchtigkeit der Speicheldrüsen bzw. ihrer Tumorzellen. Daher läßt sich die sekretorische Komponente mit Hilfe von Antikörpern nur in überwiegend glandulär differenzierten und epithelialen Tumorzellen nachweisen, z. B. beim Mukoepidermoidtumor, dem adenoidzystischen Karzinom, dem Adenokarzinom und dem pleomorphen Adenom, aber auch dem Zystadenolymphom.
Zusammengefaßt ergeben sich folgende Ergebnisse:
1. läßt sich bei der Verwendung von Antikörpern gegen das Intermediärfilamentsystem eine deutliche Differenzierung zwischen epithelial und mesenchymal vornehmen;
2. ist eine histogenetische Zuordnung der verschiedenen Tumorzellen möglich;
3. kann durch die Verwendung von Antikörpern gegen Keratin-Untergruppen, z. B. das Zytokeratin 18, eine weitere Untergliederung von Epithelien und Tumorzellen vorgenommen werden;

4. ist der Nachweis von Lysozym und Laktoferrin ein guter Marker von glandulär gut differenzierten Tumorzellen;
5. ermöglicht der Nachweis der sekretorischen Komponente einen funktionellen, also biochemischen Marker für glanduläre Differung der Tumorzellen.
6. ist der Amylasenachweis ein selektiver Marker für Azinuszelltumoren.

Anschrift des Verfassers:

Dr. med. J. Wustrow
HNO-Universitäts-Klinik
Hospitalstraße 20
2300 Kiel

DNS menschlicher Papillomaviren beim Kehlkopfkarzinom

A. Stremlau*, H. P. Zenner*, und H. zur Hausen**

* Universitätsklinik für Hals-Nasen-Ohrenkranke, Würzburg,
** Deutsches Krebsforschungszentrum, Heidelberg

Die DNS der humanen Papillomaviren Typ 16 und Typ 18 (HPV 16 und HPV 18) sind in einer großen Zahl dysplastischer Veränderungen an der menschlichen Cervix uteri wie auch in Zervixkarzinomen zu finden und unterstützten so die Theorie, daß Mitglieder dieser Virusgruppe Schlüsselfaktoren in der Ätiologie genitaler Tumoren sind (1, 2, 3). Die Gemeinsamkeit koilozytotischer Veränderungen in Larynxdysplasien und in Zervixdysplasien (4) wirft die Frage auf, ob Papillomaviren eine kausale Rolle bei der Entstehung von Larynxkarzinomen spielen. Die DNS von 30 Tumorproben wurde extrahiert, mit Restriktionsendonukleasen gespalten, elektrophoretisch getrennt, denaturiert (d. h. in Einzelstränge überführt) und auf Nitrozellulosefilter geblottet nach der Methode von Southern. Die DNS bekannter HPV-Typen (HPV 1, 2, 4, 8, 9, 10, 11, 13, 16, 18) wurde durch eine Nicktranslation radioaktiv markiert, denaturiert und die Filter wurden mit diesen Proben unter stringenten und semistringenten Bedingungen hybridisiert (18°C/28°C unter dem Schmelzpunkt).

So ist es tatsächlich gelungen, in mindestens 2 von 18 Stimmlippenkarzinomproben HPV-DNS verwandte Sequenzen nachzuweisen. Sollte es sich bei diesen Sequenzen um ein neues, bislang unbekanntes Papillomavirus handeln, so kann von einer größeren Assoziation ausgegangen werden, da HPV verwandte Sequenzen sich nur beim Vorliegen in hoher Kopienzahl nachweisen lassen. Ist die spezifische HPV-DNS kloniert, ist eine sensitivere Untersuchung möglich.

Ein klares Bild bot die Untersuchung von drei postcricoidalen Karzinomproben. In einer Probe konnte HPV 16 DNS identifiziert werden. Die virale DNS liegt nicht nur extrachromosomal, sondern auch integriert ins Wirtsgenom vor. Dies kann anhand eines

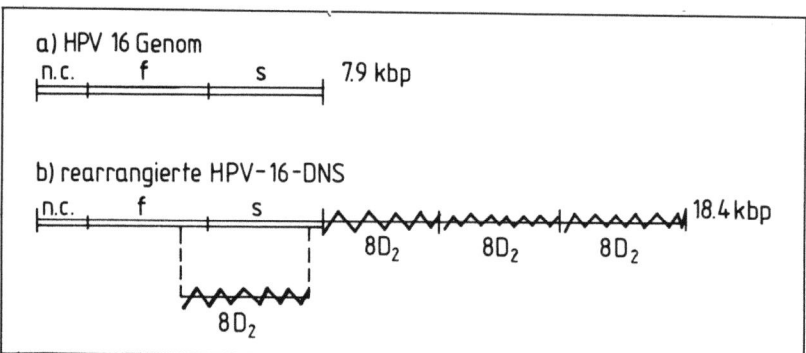

Abb. 1. a) Regul. HPV 16, Länge 7.9 kbp; bestehend aus früher Region (f), später Region (s) und nicht codierender Region (n. c.). b) rearrangierter HPV 16, Länge 18.4 kbp; das HPV-16-Fragment $8D_2$ besteht aus dem Ende der frühen Region und fast der gesamten späten Region. $8D_2$ liegt 3fach amplifiziert vor.

2dimensionalen Geles und durch Mobilisierung submolarer Banden nach Doppelspaltung mit non-cut-Enzymen gezeigt werden.

Die extrachromosomale DNS liegt in Form des regulären HPV-16 Genoms und in einer rearrangierten Form vor (Abb. 1).

Integration von Papillomaviren und Rearrangement werden für die Induktion wie auch für die Aufrechterhaltung eines transformierten Zustands mitverantwortlich gemacht.

Literatur

1. zur Hausen H (1977) Curr Topics Microbiol Immun 78:1–30
2. Schwarz E, Freese UK, Gissmann L, Meyer W, Roggenbruck B, Stremlau A and zur Hausen H (1985) Nature 314:111–114
3. Stremlau A, Gissmann L, Ikenberg H, Stark M, Bannasch P, zur Hausen H (1985): Cancer 55:1737–1740
4. Syrjänen KJ and Syrjänen SM (1981) ORL 43:181–194

Anschrift des Verfassers:

Dr. med. A. Stremlau
HNO-Universitätsklinik
Josef-Schneider-Straße
8700 Würzburg

Der Wert von Ia-Antigen als histologischer Marker für das Nasopharynxkarzinom

J. Ebbers, P. Koldovsky und K.-H. Vosteen

HNO-Universitätsklinik Düsseldorf

Die Immunantwort des Patienten auf seinen bösartigen Tumor ist ein vielschichtiger Prozeß. Besonderes Augenmerk ist in den vergangenen Jahren auf die Charakterisierung von tumorassoziierten Antigenen gerichtet worden. Die Entwicklung monoklonaler Antikörper gegen solche Antigene hat die Diagnostik, Verlaufskontrolle und möglicherweise die Therapie bösartiger Tumore gefördert. Allerdings sind tumorassoziierte Antigene oftmals nur schwach immunogen, was einer effektiven körpereigenen Immunabwehr im Wege steht. Umgekehrt kann die gleichzeitige Anwesenheit von Klasse I oder II-Antigenen des MHC auf einer Malignomzelle eine effektive Immunantwort auf sonst schwach ausgeprägte tumorassoziierte Antigene hervorrufen (5).

Das Epstein-Barr-virusassoziierte Nasopharynxkarzinom zeichnet sich gegenüber den meisten anderen Kopf- und Halskarzinomen unter anderem durch seine vergleichsweise günstige Prognose aus. Mit einer Häufigkeit von nur 0,3% aller Krebserkrankungen ist es in Mitteleuropa selten (7). In den vergangenen Jahren ist es uns gelungen, vier verschiedene Nasopharynxkarzinome auf thymusaplastische Mäuse zu transplantieren und hier in serieller Passage zu halten (2). Diese vier Xenotransplantate sowie drei weitere originale Nasopharynxkarzinom-Biopsate wurden mit Hilfe des monoklonalen Antikörpers OKIa (Ortho, Raritan, N. J.) auf die Expression von Ia Antigenen (Klasse II) hin untersucht. Mit Hilfe der indirekten Immunfluoreszenz- bzw. Immunperoxidasemethode konnte gezeigt werden, daß annähernd 100% der xenotransplantierten Karzinomzellen Ia positiv sind. Während das Xenotransplantat eine Reinkultur von Karzinomzellen darstellt, findet sich beim Originalbiopsat ein Gewebsverband von benignen Lymphozyten und malignen Karzinomzellen. Um letztere zu erfassen, wurde hier eine Doppelimmunfluoreszenzmethode mit monoklonalen Antikörpern gegen Zytokeratin und Ia eingesetzt. Damit konnten in allen drei Originalbiopsaten Ia-positive Karzinomzellen nachgewiesen werden. In zwölf Biopsaten des Nasenrachenraumes bei gutartigen Veränderungen konnten wir keine Ia-positiven Epithelzellen finden. Von acht Karzinomen des Kopf- und Halsbereiches, die nicht dem Nasenrachenraum entstammten, und die ebenfalls auf Nacktmäuse transplantiert waren, sahen wir nur zwei schwach positiv.

Unsere Untersuchungen erlauben die Vermutung, daß Epstein-Barr-virusassoziierte Nasopharynxkarzinome möglicherweise regelmäßig Ia-Antigene exprimieren. Ia-Antigene finden sich physiologischerweise auch auf B-Lymphozyten. Nur diese Zellpopulation besitzt gleichzeitig auch einen Rezeptor für das Epstein-Barr-Virus (3). Es ist bislang nicht geklärt, wie Epstein-Barr-Virusgenome in die Karzinomzelle gelangen. Trowbridge konnte zeigen, daß die Epstein-Barr-Virusinfektion von B-Lymphozyten durch Antikörperblockade des Ia-Antigens verhindert werden (6). Obgleich das Ia-Antigen nicht selbst den Virusrezeptor darstellen kann, ist es dennoch möglich, daß ihm doch eine Rolle bei der „Infektion" der Karzinomzelle zukommt. Bayliss und Wolf postulieren eine Zellfusion von B-Lymphozyt und Karzinomzelle als Infektionsweg (1). In diesem Fall wäre es denkbar, daß neben Epstein-Barr Virusgenomen des infizierten B-Lymphozyten auch solche Genomanteile in die Karzinomzelle übertragen werden, die die Genabschnitte für die Kodierung von Ia-Antigen deblockieren.

Ob die vergleichsweise günstige Prognose des Nasopharynxkarzinoms auf eine verstärkte Immunantwort auf tumorassoziierte Antigene bei gleichzeitiger Expression von Ia-Antigenen zurückzuführen ist, bleibt spekulativ. Entsprechende experimentelle Befunde an Leukämien weisen allerdings in dieselbe Richtung (4).

Literatur

1. Bayliss et al (1980) Nature 287:164
2. Ebbers et al ORL (in press)
3. Jondal et al (1976) Scand J Immunol 5:401
4. Lalezari P (1984) Advances In Immunobiology (A R Liss New York) 55
5. Tanio et al (1985) Cancer Research 45:143
6. Trowbridge et al (1977) Eur J Immunol 7:640
7. Wolf H (1984) Verh Dtsch Krebs Ges 5:159

Anschrift des Verfassers:
Dr. med. P. Koldovsky
HNO-Universitätsklinik
Moorenstraße 5
4000 Düsseldorf

Zum Problem der Antigenidentifikation in zirkulierenden Immunkomplexen

P. Koldovsky, J. Ebbers und U. Koldovsky

HNO-Universitätsklinik Düsseldorf

Im peripheren Blut von Tumorpatienten können neben tumorreagierenden Antikörpern und Immunozyten auch Immunkomplexe (IK) gefunden werden. Ihr Nachweis soll mit einer schlechten Prognose einhergehen. Daher ist ihre Entfernung bereits therapeutisch empfohlen worden (1). Auch die Lymphozyten dieser Patienten können mit dem Tumorgewebe reagieren; allerdings sind diese Reaktionen nicht tumorspezifisch. Auch eine weitere T-Zellkultivierung mit Interleukin 2 kann diese Tumorspezifität nicht wesentlich erhöhen. Allerdings konnte die zusätzliche Stimulation solcher Kulturen mit autologem Tumormaterial die Selektivität für den Tumor deutlich verbessern (2).

In einer ersten Pilotstudie haben wir präoperativ die Lymphozyten aus dem Peripheralblut von fünf Larynxkarzinompatienten isoliert. Die so gewonnenen Lymphozyten eines jeden Patienten wurden in zwei Gruppen geteilt; die eine wurde unter Zugabe von Interleukin 2 (Il-2), die andere von Phytohämagglutinin (PHA) kultiviert. Eine Woche später wurde aus autologem Tumorgewebe ein Tumorextrakt (TE) hergestellt (Suspension, Hypotonie, Ultraschall). Die Lymphozytenkulturen wurden alle vier bis fünf Tage mit TE stimuliert. IL-2 wurde in denselben Zeitintervallen hinzugefügt, PHA wurde etwas seltener in Abhängigkeit von der jeweiligen Kondition der Kultur eingesetzt. Nach Eintritt einer ausreichenden Blastentransformation folgte ihre Isolation nach der von Vose und Bonnard angegebenen Methode (3). Die Blasten wurden resuspendiert und nach einer Ruhephase von 24 Stunden auf Mikrotiterplatten verteilt (5×10^4 Zellen/Well). Sie wurden für weitere vier Tage mit auto- und allogenem TE inkubiert. Sechzehn Stunden vor Abbruch der Kultur wurde 1 mikroCurie H_3-Thymidin zugegeben. Die H_3-Inkorporation wurde in üblicher Weise gemessen und als relativer Index bezogen auf die nicht stimulierten Lymphozytenkulturen angegeben.

Nur bei zwei Patienten konnte nach kombinierter Simulation mit IL-2 und autologem TE eine positive Reaktion gefunden werden, die auf den autologen Tumor beschränkt war. (Relativer Index, 4,68 bzw. 4,20). Einschränkend muß allerdings bemerkt werden, daß die Einbaurate insgesamt niedrig war und 5000 cpm nicht überschritt. Die geringe Anzahl unserer Kontrollen erlaubt keine Aussage über die Tumorspezifität dieser Reaktionen. Die Analyse der kultivierten Lymphozytensubsets der oben genannten Patienten erbrachte die folgenden Ergebnisse: zum Zeitpunkt des ersten Kulturansatzes fand sich eine Normalverteilung der einzelnen Populationen. Nach zwanzig Kulturtagen sahen wir – wie zu erwarten – sowohl bei den mit TE und IL-2 als auch den mit TE und PHA stimulierten Kulturen nach wie vor eine heterogene Lymphozytenpopulation; allerdings war eine Vermehrung der T-Zellen um das zwei- bis vierfache nachweisbar. Präoperativ wurde gleichzeitig das Serum derselben Patienten chromatographisch fraktioniert. Die IK in diesen Fraktionen wurden mit dem Raji-Zellassay (4) bestimmt. In der 10^3 KD- und der 400 KD-Fraktion wurden erhöhte IK-Konzentrationen gefunden. Die sowohl mit TE und IL-2 als auch mit TE und PHA stimulierten Kulturen der oben genannten Patienten wurden mit sämtlichen Fraktionen getestet. Die 400 KD-Fraktion führte zu einer positiven Proliferationsreaktion. Aber auch die 600 KD-Fraktion, die praktisch keine IK enthielt, konnte eine ähnlich intensive Reaktion auslösen. Ob die Ursache hierfür in polymerisiertem Antigenmaterial liegt, bleibt fraglich. Unerwartet war auch die Beobachtung, daß die Kultivation mit PHA und TE zu identischen Reaktionen führen kann wie diejenige mit IL-2 und TE. Dies zeigt, daß auch solche Kulturen offensichtlich noch genug reaktive T-Zellen enthalten. Die vorgelegten Daten zeigen, daß Tumorpatienten eine zelluläre Reaktion auf IK entwickeln können. Untersuchungen an einem größeren Patientenkollektiv sollten die Frage der klinischen Relevanz dieser Methoden beantworten.

Literatur

1. Serrou B, Rosenfeld A (Eds) (1981) Elsevier/North Holland
2. Lotze M et al (1985) Behring Inst Mitt 77:105
3. Vose B, Bonnard G (1982) Nature 296:359
4. Theofilopoulos A et al (1976) J Clin Invest 57:169

Anschrift des Verfassers:

Dr. med. P. Koldovsky
Institut für Umwelthygiene
Auf'm Hennekamp
4000 Düsseldorf

Zum Stellenwert verschiedener Tumormarker im Serum beim malignen Melanom der Aderhaut. Untersuchung an 350 Fällen

H. J. Küchle, B. Dieckhues

Augenklinik der Westfälischen Wilhelms-Universität Münster (Direktor: Prof. Dr. H. J. Küchle)

In der Ophthalmologie ist die Diagnose eines malignen Melanoms der Aderhaut, des häufigsten bösartigen intraokularen Tumors im Erwachsenenalter, mit den uns zur Verfügung stehenden Untersuchungsmöglichkeiten wie Ophthalmoskopie, Diaphanoskopie, Echographie und Fluoreszenzangiographie in der Regel möglich. Gelegentlich können jedoch Zweifel an der Diagnose – insbesondere bei fehlendem Einblick in das Auge infolge von Medientrübungen – auftreten.
So führten Shields u. Mitarbeiter (10, 11) 40 klinische Veränderungen am Augenhintergrund an, die mit einem malignen Melanom der Aderhaut verwechselt werden können. Auf der anderen Seite findet man in etwa 11 % aller Augen, die aus anderen Gründen entfernt werden, unerwartet zusätzlich ein malignes Melanom der Aderhaut (8, 13).
Neuere Entwicklungen in der Serumdiagnostik, insbesondere bei Tumoren im Bereich des Magen-Darm-Traktes und der Mamma, haben optimistische Erwartungen in *immunologische Untersuchungsmethoden* gesetzt. Einige tumorassoziierte Immunreaktionen und Lymphozytenteste brachten bei einzelnen Tumorarten bemerkenswerte diagnostische Fortschritte. Leider sind jedoch die meisten Tumorteste zu wenig spezifisch. Zu oft finden sich falsch positive oder seltener – dafür aber folgenschwerer – falsch negative Ergebnisse. Die bisher bekannten Karzinomtestes sind im allgemeinen für eine verläßliche Aussage *im Einzelfall* nicht hinreichend spezifisch (7, 14).
Mitteilung über immunologische Untersuchungen beim malignen Melanom der Aderhaut liegen bisher nur vereinzelt vor (5, 9, 12). Wir beschäftigen uns daher inzwischen seit etwa 8 Jahren an der Münsteraner Augenklinik in ausgedehnten Untersuchungen mit der Frage, ob neben Veränderungen der unspezifischen Serumproteinwerte auch spezifische Tumortestes von zusätzlicher Bedeutung für die Diagnose oder auch Prognose eines malignen Melanoms der Aderhaut sein können.
Einzelne Ergebnisse dieser Untersuchungen haben wir schon andernorts mitgeteilt (2, 3, 4, 5, 6). Einige von ihnen waren nach dem späteren Vorliegen weit größerer Fallzahlen leider nicht reproduzierbar.

Patienten und Methodik

Die Untersuchungen wurden an 350 Patienten durchgeführt, bei denen die Diagnose eines malignen Melanoms der Aderhaut aufgrund des eindeutigen klinischen Bildes, des weiteren Verlaufes bzw. des histologischen Befundes gesichert war. Als Kontrollpersonen dienten Patienten mit einer serösen Netzhautablösung, Augenverletzungen sowie Normalwerte aus Literaturangaben.
Tabelle 1 gibt die insgesamt 28 untersuchten Serumwerte wieder, die folgende Übersicht die angewandten Untersuchungsmethoden.

Die Untersuchungen der Serumproteine erfolgte mit der Immundiffusionsmethode nach Mancini (Partigenplatten der Firma Behring-Werke, Marburg).

Tabelle 1. Untersuchte Tumorparameter im Serum von Patienten mit malignem Melanom der Aderhaut

A) *Unspezifische Veränderungen*
   1) Plasmaproteine
      a) „Akute-Phase-Proteine" (APP)
         Saures Alpha-l-Glykoprotein (AGP)
         Haptoglobin (HP)
         Coeruloplasmin (CPL)
         Alpha-l-Antitrypsin (ATT)
      b) Alpha-2-HS-Glykoprotein
      c) Plasmaproteine
         Praealbumin
         Albumin
         Transferrin
   2) Immunglobuline
      Immunglobulin A (IgA)
      Immunglobulin D (IgD)
      Immunglobulin G (IgG)
      Immunglobulin M (IgM)
      Immunglobulin E (IgE)
   3) Fermente
      a) Laktatdehydrogenase (LDH)
      b) Phosphohexose-Isomerase (PHI)
      c) L-Gamma-Glutamyl-Transferase (γ-GT)
      d) Lysozym
   4) Sonstige Serumveränderungen
      a) Retinol (Vit. A)
      b) Retinolbindendes Protein (RBP)
      c) Kupfer
      d) Magnesium
B) *Spezielle Veränderungen*
   1) Tumorassoziierte Antikörper (TAA)
      a) Karzinoembryonales Antigen (CEA)
      b) Alpha-l-Fetoprotein (AFP)
      c) Tissue Polypeptide Antigen (TPA)
      d) Beta-2-Mikroglobulin
   2) Zellgebundene Immunität
      a) Leukozytenadhärenz-Inhibitionstest (LAI)
      b) Elektrophorese-Mobilisations-Test (EMT)
      c) T- und B-Lymphozyten und Subpopulationen
         (Helfer- und Suppressorzellen)

Weitere Bestimmungen:
IgE (Enzygnost-Test, Firma Behring-Werke, Marburg),
PHI (Testomar PHI Mono UV-Test, Firma Behring-Werke, Marburg),
Lysozym (Testomar-Mono-Test, Firma Behring-Werke, Marbrug),
CEA (Enyzm Immunoassay mit monoklonalen Antikörpern, Firma Abbot),
LDH (UV-Test, Firma Boehringer, Mannheim),
γ-GT (Mono-Test, Firma Boehringer, Mannheim),
Kupfer (Testkombination Kupfer, Firma Boehringer, Mannheim),
TPA („Prolifigen") RIA KIT, Firma IDW),
Beta-2-Mikroglobulin („Phadezym", Enzym Immunoassay, Firma Pharmacia diagnostics, Enzygnost β_2M, Behring Werke),
RBP (Partigenplatten der Firma Behring-Werke, Marburg),

Magnesium („Testomar Magnesium", Firma Behring-Werke, Marburg),
LAI nach Halliday und Miller, modifiziert mit wäßrigem Tumorextrakt (4),
EMT Zytopherometer-Test nach Caspari und Field, modifiziert mit wäßrigem Tumorextrakt (2),
Lymphozytensubpopulationen, Zählung der einzelnen Zellen nach Identifizierung der Antigene auf der Zellmembran mit Hilfe fluoreszenzmarkierter monoclonaler Antikörper.

Unter den 28 ausgewählten serologischen Parametern waren die folgenden 18 bei gesicherten malignen Melanomen gegenüber den Kontrollgruppen *nicht* signifikant verändert:

Haptoglobin (HP) (n = 100)
Coeruloplasmin (CPL) (n = 44)
Alpha-1-Antitrypsin (ATT) (n = 61)
Alpha-2-HS-Glykoprotein (n = 35)
Praealbumin (n = 47)
Albumin (n = 61)
Transferrin (n = 48)
Immunglobulin A (IgA) (n = 245)
Immunglobulin D (IgD) (n = 100)
Immunglobulin M (IgM) (n = 61)
Immunglobulin E (IgE) (n = 142)
Laktatdehydrogenase (LDH) (n = 49)
Phosphohexose-Isomerase (PHI) (n = 74)
Gamma-Glutamyl-Transferase (γ-GT) (n = 72)
Lysozym (n = 235)
Retinolbindendes Protein (RBP) (n = 34)
Alpha-1-Fetoprotein (AFP) (n = 150)
T- und B-Lymphozyten und Subpopulationen (n = 77)
(Helfer- und Suppressorzellen)

Die 10 Parameter, die bei Patienten mit einem malignen Melanom der Aderhaut gegenüber solchen mit einer nicht tumorösen Netzhautablösung signifikant verändert waren, sind in Tabelle 2 aufgeführt.

Tabelle 2. Signifikante Änderungen (Mittelwerte) einiger Tumor-Parameter bei Patienten mit malignem Melanom der Aderhaut im Vergleich mit nichttumorösen Augenerkrankungen

	Maß-einheit	Tumorpatienten			Kontrollpatienten			Signifikanz	
		n	x̄	±s	n	x̄	±s	t	p
Saures-Alpha-1-Glykoprotein (AGP)	mg/dL	47	64,2	11,3	150	60	11	2,2694	P<0,025
Immunglobulin G (IgG)	mg/dL	245	1406	329	56	1273	318	2,7437	P<0,01
Retinol (Vit. A)	µg/dL	55	65,1	32,3	25	93,8	40,1	3,4106	P<0,005
Kupfer	µg/dL	220	144	40	21	123	18	2,3851	P<0,02
Magnesium	mg/dL	30	2,76	0,64	10	2,05	0,23	3,4101	p<0,005
Karzinoembryonales Antigen (CEA)	ng/mL	235	5,9	4,4	50	3,01	4,3	4,2980	p<0,001
Tissue Polypeptide Antigen (TPA)	U/L	13	142,4	67	21	108	27,6	7,1037	p<0,05
Leukozyten-Adhärenz-Inhibitontest (LAI)	% Adh. Inhib.	229	43,7	42,2	56	4,4	11,8	6,8951	p<0,001
Elektrophorese Mobilitätstest (EMI)	% Hemmung	56	16,6	12,6	20	3,3	3,6	4,6353	p<0,001
β_2-Mikroglobulin	mg/L	52	2,67	0,87	8	2,06	0,63	1,9016	p<0,05

Diskussion der Ergebnisse

Von insgesamt 28 untersuchten Serumparametern zeigten nur 10 eine signifikante Veränderung beim malignen Melanom der Aderhaut gegenüber Patienten ohne diesen Tumor (s. Tabelle 2). Neben den *unspezifischen* Veränderungen des Immunglobulin G und des sauren Alpha-1-Glykoproteins (AGP) sowie des Kupfer-, Magnesium- und Vitamin A-Gehaltes im Serum von Patienten mit einem malignen Aderhautmelanom fallen insbesondere die *Veränderungen der spezifischen Tumormarker* (CEA, TPA, β_2M) und die Erhöhung der Tumorantikörperteste (LAI-Test und EMT-Test) auf. Den LAI-Test fanden wir mit 67 % positiven Resultaten bei klinisch gesicherten und 71,4 % positiven Ergebnissen bei histologisch verifizierten malignen Melanomen der Aderhaut bei nur 5 % falsch negativen Fällen als besonders aussagefähig, auch wenn ihm im *Einzelfall* kein absolut verbindlicher Wert zukommt. In einigen gesicherten Tumorfällen – insbesondere bei schnell wachsenden bzw. metastasierenden Tumoren – wurde auffälligerweise ein *negativer* Ausfall des LAI-Testes beobachtet. Die Vermutung, daß es sich in diesen Fällen um einen Zusammenbruch des Immunsystems handeln dürfte, konnte durch die Bestimmung der immunreaktiven Lymphozyten (Helfer- und Suppressorzellen) mittels monoklonaler Antikörper (OKT 4 und OKT 8) bestätigt werden: bei 52 Patienten mit einem klinisch nachgewiesenen malignen Melanom der Aderhaut mit negativem LAI-Test waren die T-Helferzellen signifikant erniedrigt, die T-Suppressorzellen hingegen signifikant erhöht. Der Quotient Helferzellen: Suppressorzellen lag bei 21 dieser Fälle unter 1,5 und bei 11 unter 1,0. Diese Relation entspricht einem Immunmangelsyndrom, wie es auch bei anderen Immunmangelkrankheiten beobachtet wird (1).

Tabelle 3. Immunologische Parameter vor und nach Enukleation eines malignen Melanoms der Aderhaut

	n	Enukleation vor $\bar{x}$	$\pm s$	Enukleation nach $\bar{x}$	$\pm s$	Signifikanz t =	p =
Immunglobulin A	68	285	100	275	97	0,59	NS
Immunglobulin D	35	13	17	12	13	0,86	NS
Immunglobulin G	56	1408	356	1351	291	0,93	NS
Immunglobulin M	40	167	80	164	73	0,81	NS
Immunglobulin E	35	67	75	64	83	0,39	NS
Haptoglobin	25	246	65	238	70	0,62	NS
α_1-Antitrypsin	44	279	46	300	46	2,14	<0,025
Albumin	25	4226	460	4386	540	1,0	NS
karzinoembryonales Antigen (CEA)	56	3,67	2,7	2,98	2,2	1,48	NS
Phosphohexose-Isomerase (PHI)	40	43,7	15,7	39,9	14	1,56	<0,05
Lactatdehydrogenase (LDH)	40	140	42	137	37	0,3	NS
Leukozyten Adhärenz Inhibition (LAI)	56	45,1	41	20,2	20	4,09	<0,005
Lysozym	56	6,3	4,5	5,7	2,8	0,85	NS
Kupfer	30	140	18	136	20	1,02	NS
Retinolbindendes Protein (RBP)	30	5,9	1,4	5,7	1,4	1,15	NS
β_2-Mikroglobulin	25	2,27	0,78	1,94	0,63	1,65	<0,05
Tissue Polypeptide Antigen (TPA)	13	146,4	65	130,7	37	1,72	<0,05

Um anhand einer etwaigen Änderung einzelner Tumorparameter vielleicht auch prognostische Aussagen machen zu können, bestimmten wir diese sowohl vor als auch 1 bis 3 Monate nach der Entfernung des Auges. Die Ergebnisse sind in Tabelle 3 zusammengestellt. Sie zeigen, daß der LAI-Test sehr schnell nach der Enukleation negativ wird – gefolgt von TPA, β_2-Mikroglobulin, PHI und Alpha-1-Antitrypsin – während der CEA-Wert in den ersten Monaten nach der Enukleation einen langsamen, jedoch noch nicht signifikanten Abfall erkennen läßt.

Zusammenfassend läßt sich feststellen, daß von der großen Anzahl mitgeteilter Tumorteste nur wenige für den Nachweis eines malignen Melanoms der Aderhaut geeignet sind und dies nie für sich allein, sondern immer nur im Zusammenhang mit dem übrigen typischen klinischen Bild. Am aussagefähigsten zeigte sich uns der Leukozyten-Adhärenzinhibitionstest (LAI-Test) unter Verwendung eines wäßrigen malignen Melanomtumorextraktes. Beim negativen Ausfall dieses Testes kann eine Bestimmung der immunreaktiven Lymphozytenpopulationen (Helfer- und Suppressor-Lymphozyten) weitere wertvolle Hinweise auf eine Störung im Immunsystem geben und damit die Aussagekraft des LAI-Testes weiter erhöhen. Für die Verlaufskontrolle bei und nach malignen Melanomen der Aderhaut scheint uns der LAI-Test am geeignetsten, eventuell in Kombination mit dem CEA-, TPA- und β_2-Mikroglobulin-Test sowie der Bestimmung des Alpha-1-Antitrypsins und der Phosphohexo-Isomerase (PHI).

Literatur

1. Dieckhues B, Schmitz G (1986) Untersuchungen über die T- und B-Lymphozyten und die T-Subpopulationen beim malignen Melanom der Aderhaut. Ber Dtsch Ophthalmol Ges, im Druck
2. Dieckhues B, Klein J, Küchle HJ (1984) Immunologische Tumordiagnostik mittels Änderung der Wanderungsgeschwindigkeit von Zellen im elektrischen Feld (Zytopherometer). Fortschr Ophthalmol 81:367
3. Klein J, Dieckhues B, Küchle HJ (1983) Zur Bedeutung sogenannter Tumormarker für die Diagnose und Verlaufskontrolle maligner Melanome der Aderhaut. Klin Mbl Augenheilk 183:448
4. Klein J, Dieckhues B, Küchle HJ (1984) Neuere Untersuchungen zur Diagnose des malignen Melanoms der Aderhaut mit Hilfe des Leukozyten-Adhärenz-Inhibitionstestes (LAI-Test). 145 Vers d Ver Rhein-Westf Augenärzte
5. Klein J (1984) Immundiagnostik des malignen Melanoms der Aderhaut. Habilitationsschrift Münster
6. Küchle HJ, Dieckhues B, Busse H (1981) Immunologische Untersuchungen beim Melanom der Aderhaut. Ber Dtsch Ophthalmol Ges 78:911
7. Lamerz R (1985) Klinisch bedeutsame Tumormarker Münch med Wschr 127:185
8. Mewe L, Müller KM (1981) Versicherungsrechtliche Überlegungen zum Problem des klinisch unerwarteten Melanoms. Klin Mbl Augenheilk 179:48
9. Rahi AHS, Garner A (1976) Immunopathology of the eye, Blackwell Scientific Publications Oxford – London – Edingburgh – Melbourne
10. Shields JA (1977) Current approaches to the diagnosis and management of choroidal melanomas. Surv Ophthalmol 21:443
11. Shields JA, Augsburger, JJ, Brown GC (1980) The differential diagnosis of posterior uveal melanomas. Ophthalmology 87:518
12. Silverstein A, O'Connor (1979) Immunology and immunopathology of the eye. Masson, New York
13. Strempel I (1979) Das maligne Melanom der Aderhaut. Dtsch Ärzteblatt 76:1945
14. Vorländer KO (1983) Krebsdiagnostik durch immunologische Tumor-Marker. Diagnostik 16:11

Anschrift des Verfassers:
Prof. Dr. H. J. Küchle
Prof. Dr. B. Diechkues
Universitäts-Augenklinik
Domagkstraße 15
4400 Münster

Diagnostische und prognostische Bedeutung monoklonaler Antikörper beim malignen Melanom der Haut

E. B. Bröcker, L. Suter

Universitäts-Hautklinik und Fachklinik Hornheide, Münster

Durch monoklonale Antikörper konnten in den letzten Jahren viele neue melanomassoziierte Antigene charakterisiert werden. Keiner dieser Marker war spezifisch für maligne Zellen: Kreuzreaktionen mit normalen Strukturen und gutartigen pigmentierten und nicht pigmentierten Tumoren wurden bei den durch monoklonale Antikörper charakterisierten Melanomantigenen beobachtet. Dennoch ist ein Teil der durch monoklonale Antikörper charakterisierten Marker brauchbar für diagnostische und prognostische Zwecke.

Diagnostisch relevante monoklonale Antikörper

Der Einsatz monoklonaler Antikörper könnte in den folgenden diagnostischen Problemsituationen hilfreich sein:
1. in der Histopathologie bei schwierig einzuordnenden Primärtumoren und Metastasen.
2. nach radioaktiver Markierung zum In-vivo-Nachweis kleiner mit anderen Methoden nicht erkennbarer Metastasen.
3. zum Nachweis zirkulierender tumorassoziierter Antigene.

In der *Histopathologie des malignen Melanoms* haben sich Marker bisher für folgende Problemsituationen bewährt:
1. zur Abgrenzung amelanotischer Melanome von anderen Tumoren.
2. zur Erkennung von Mikrometastasen
3. zur Abgrenzung desmoplastischer Melanome von Bindegewebstumoren
4. zur Dickenbestimmung bei einigen primären Melanomen, besonders solchen mit desmoplastischer Wuchsform
5. zur Erkennung von amelanotischen Metastasen des malignen Melanoms bei unbekanntem Primärtumor

Einen festen Platz in der Routinediagnostik des malignen Melanoms hat die Bestimmung des S-100 Proteins, die allerdings nicht mit einem monoklonalen, sondern einem polyklonalen Antikörper duchgeführt wird. S-100 ist fast auf 100% der Primärtumoren und Metastasen des malignen Melanoms exprimiert (Cochran et al. 1982). Seine Spezifität ist begrenzt: es kommt auch in gutartigen Pigmentzelltumoren, in Normalzellen und Tumoren des Nervensystems, der Drüsen, des Knorpels sowie auf Entzündungszellen und bei der Histiocytosis X vor (Nakajima et al. 1982, Cochran et al. 1982).
Spezifischer als das S-100 Protein ist ein durch den monoklonalen Antikörper NKI-C3 nachweisbares Antigen. Dieses Antigen bleibt wie S-100 nach Formalinfixierung und Paraffineinbettung erhalten. Das NKI-C3 Antigen kommt in Primärtumoren und Metastasen des Melanoms, in Mamma-, Brust-, Bronchial-, Ovarial-, Darm-, Blasen- und Prostatakarzinomen, in Klarzellensarkomen, neuroendokrinen Tumoren, auf Mastzellen sowie auf Histiozyten in Tumorregionen, nicht aber in neurogenen Tumoren vor. (MacKie et al. 1984, Vennegoor et al. 1985, Van Duinen et al. 1984) Für die differentialdiagnostische Abgrenzung maligner Melanome von neurogenen Tumoren ist daher NKI-C3 im Gegensatz zu S-100 brauchbar.

Tabelle 1. Häufigkeit der Expression von S 100 und NKI-C3 in Primärtumoren und Metastasen des malignen Melanoms

Antigen	Primärtumoren	Metastasen	Literatur
S 100	100 %	100 %	Cochran et al. 1982
	93 %	86 %	Palmer et al. 1985
NKI-C3	89 %	100 %	Palmer et al. 1985
	100 %	100 %	MacKie et al. 1984
	97 %	98 %	Vennegoor et al. 1984

Das NKI-C3 Antigen ist beim malignen Melanom annähernd so häufig exprimiert wie das S-100 Protein (Tabelle 1), gelegentlich aber nicht auf allen Zellen eines positiven Tumors (eigene Beobachtung). Beim Spitztumor wurde das NKI-C3 Antigen seltener als beim malignen Melanom gefunden: in einer von MacKie et al. (1984) untersuchten Serie reagierten 3 von 14 Spitztumoren mit dem NKI-C3 Antikörper. Für die gelegentlich schwierige Abgrenzung des Spitztumors vom malignen Melanom könnte daher das Fehlen des NKI-C3 Antigens einen zusätzlichen Hinweis geben.

Weitere durch monoklonale Antikörper in Paraffinschnitten nachweisbare Marker werden z. Zt. auf ihre Brauchbarkeit für die Routinediagnostik geprüft (Atkinson et al. 1984, Bröcker und Degenhardt, unveröffentliche Ergebnisse) u. a. das KL1-37 Antigen (Bröcker und Degenhardt, unveröffentlichte Ergebnisse).

Die meisten konstitutiven Marker des malignen Melanoms überstehen die Formalinfixierung und Paraffineinbettung nicht. Für die histopathologische Routine sind diese Marker, die zum Teil das S-100 an Spezifität übertreffen, nur von geringem Interesse, da die meisten Laboratorien kein Tumormaterial für diagnostische Zwecke einfrieren. Die Zerstörbarkeit durch Formalin oder Paraffineinbettung ist hingegen für andere diagnostische Zwecke kein Hindernis:

1. zum Nachweis löslicher Antigene im Serum (Natali et al. 1983)
2. zur nuklearmedizinischen Diagnostik sonst nicht erkennbarer Metastasen nach radioaktiver Markierung der entsprechenden monoklonalen Antikörper (Matzku und Tilgen 1985, Natali et al. 1983)

Für beide Zwecke eignen sich nur monoklonale Antikörper mit guter Bindungsfähigkeit an gelöste und nicht gelöste Antigene. Die entsprechenden Marker sollten auf einem hohen Prozentsatz primärer und metastasierender Melanome exprimiert sein und höchstens begrenzt in Normalgewebe vorkommen. In Tabelle 2 sind einige Antigene mit entsprechender Spezifität zusammengestellt. Möglicherweise ist ein Cocktail aus mehreren monoklonalen Antikörpern noch besser als ein einzelner Antikörper geeignet für den Nachweis zirkulierender Antigene oder von kleinen Metastasen in vivo.

Prognostisch relevante Marker

Einige melanomassoziierte Antigene zeigen einen unterschiedlichen Malignitätsgrad von Zellen primärer Melanome an: Antigen K-1-2 ist typisch für Melanomzellen mit geringem invasiven und metastatischen Potential, die Antigene A-10-33, A-1-43 und HLA-DR (Histokompatibilitätsantigen Klasse II) kennzeichnen Zellen mit höherem Malignitätsgrad. Antigen K-1-2 (Suter et al. 1985) kommt auf Naevi und Melanomen vor und wurde auch auf 5% der Zellen eines gutartigen Histiozytoms der Haut gefunden. Normale Lunge, Leber, Hirn, Pankreas, Thrombozyten, Leukozyten, Monozyten und Haut sind negativ – mit Ausnahme von Melanozyten einiger Individuen. Das Antigen war ebenfalls nicht auf Basalzellpapillomen, Basalzellkarzinomen, Plattenepithelkarzinomen, einem Angiosarkom und einem Neurofibrosarkom exprimiert.

Tabelle 2. Melanomassoziierte Antigene in Gefrierschnitten

Antigen	Zahl der posit. Tumoren/ Zahl der getesteten		Nebenreaktionen	Literatur
	Primärmelanome	Metastasen		
p 97, gp 95 Sialoglycoprotein	8/10 (80 %)	6/7 (86 %)	Naevi Myoepithelzellen	Garrigues et al. 1982 Brown et al. 1981 Dippold et al. 1980
Hochmolekulares Antigen Glycoprotein	20/20 (100 %)	19/19 (100 %)	Naevi, Lentigines, Carcinome, glatte Muskulatur	Wilson et al. 1983 Natali et al. 1981
G D 3 Gangliosid	21/21 (100 %)	26/26 (100 %)	Naevi, Astrocytome, einzelne Zellen in Bindegewebe und Nebenniere	Dippold et al. 1980 Dippold et al. 1985
M-2-2-4	23/23 (92 %)	41/45 (91 %)	Naevi, einzelne Zellen in Talgdrüsen u. Nebenniere, Carcionome	Suter et al. 1983

Vorzugsweise kommt K-1-2 auf Zellen der horizontalen Wachstumsphase maligner Melanome vor. Diese horizontale Wachstumsphase ist mitunter noch in den Randbereichen invasiv wachsender Melanome erhalten. Die randständigen Zellen mit geringem Malignitätsgrad exprimieren in diesen Fällen den Marker, während der invasiv wachsende zentrale Tumoranteil negativ ist.

Flache primäre Melanome, die meist eine gute Prognose haben, enthalten im Vergleich zum mittleren und dickeren Tumor häufiger einen hohen Prozentsatz K-1-2-positiver Zellen (Suter et al. 1985). 80% der Melanommetastasen waren vollständig K-1-2-negativ. Primäre Melanome mit mindestens 50% K-1-2-positiven Zellen metastasieren seltener als Primärmelanome mit schwächerer K-1-2-Expression. Scheinbar im Widerspruch zu diesen Ergebnissen, die einen Zusammenhang zwischen niedrigem Malignitätsgrad und K-1-2 Expression belegen, steht die Beobachtung, daß immerhin 15% der Melanommetastasen K-1-2 auf mindestens 50% ihrer Zellen exprimierten. Ein Teil dieser stark positiven Metastasen stammte sogar von Patienten mit disseminiertem Melanom. Gleichzeitig wurden aber bei diesen Kranken vollständig negative Metastasen gefunden. Hypervariabilität in den Endstadien der Erkrankung mit teilweiser Rückentwicklung zu frühen, geringer malignen Zellklonen könnte für dieses Nebeneinander von mehr oder weniger malignen Phenotypen verantwortlich sein (Suter et al. 1985).

Antigen A-10-33 wurde in Melanomen und auf peripheren Gefäßen gefunden, Antigen A-1-43 in Melanomen und epithelialen Tumoren sowie in der Basalzellschicht normaler Epidermis, in Schweißdrüsen und Nervenfasern (Suter et al. 1983) HLA-DR ist als Histokompatibilitätsantigen der Klasse II auf Entzündungszellen, u. a. Langerhans-Zellen,

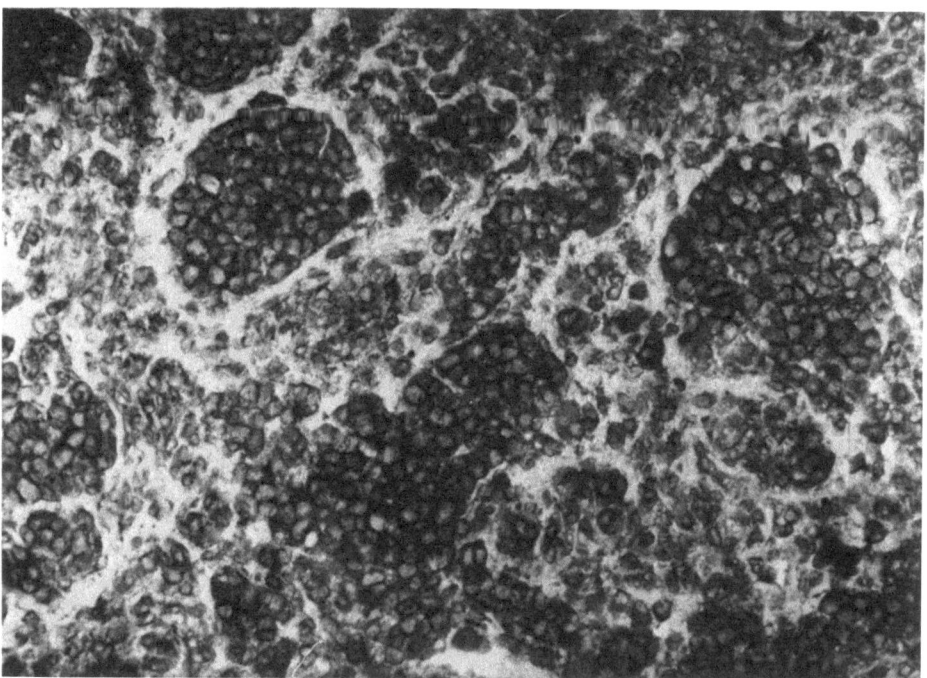

Abb. 1. A-1-43 positive Tumorzellen – erkennbar an der dunklen Kontur der Zellmembranen – in knotigem Melanom Level V – Tumordicke 11 mm. Metastasen 7 Monate nach der Operation des Primärtumors. In der Immunperoxydasereaktion im Gefrierschnitt sind die hier dunkel erscheinenden Zellmembranen braunrot. Aufname auf Ilford PANF Film mit grünem Leitz VG 9 Filter.

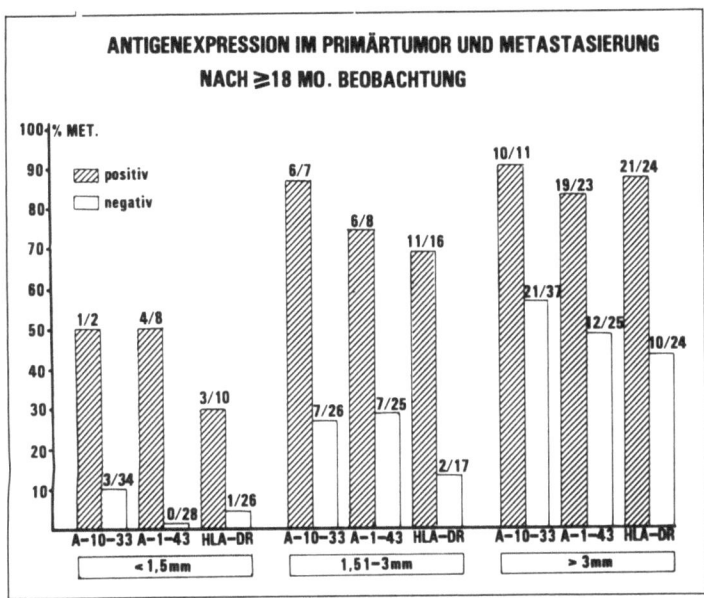

Abb. 2. Metastasierungshäufigkeit primärer Melanome in Abhängigkeit von der Expression der Risikoantigene A-1-43, A-10-33 und HLA-DR (aufgeschlüsselt nach Dickenklassen).

in Gefäßen und Tumoren, u. a. auch auf einem Teil der primären Melanome exprimiert. Im Gegensatz zu K-1-2 zeigen A-10-33, A-1-43 und HLA-DR Melanomzellen mit höherem malignen Potential an (Bröcker et al. 1984 und 1985). Die 3 Antigene waren häufiger auf dicken (Abb. 1) als auf mittleren und dünnen Primärtumoren exprimiert. Bei Patienten mit Primärmelanomen, die wenigstens eines der 3 Risikoantigene auf mehr als 10 % der Zellen enthielten, traten in einer Nachbeobachtungszeit von mindestens 18 Monaten nach der Operation häufiger Metastasen auf als bei den übrigen Melanompatienten. (Bröcker et al. 1985). Das ließ sich auch nachweisen, wenn Tumoren gleicher Dicke verglichen wurden (Abb. 2). Das Metastasierungsrisiko war höher, wenn nicht nur eines, sondern zwei oder drei der Risikoantigene A-1-43, A-10-33 und HLA-DR auf mehr als 10 % der Zellen exprimiert waren (Bröcker et al. 1985).

Einige bereits heute bekannte Faktoren primärer Melanome, z. B. Dicke, Level, Lokalisation und Ulzeration ermöglichen prognostische Aussagen. Ob die zusätzliche Bestimmung der Antigene K-1-2, A-10-33, A-1-43 und HLA-DR einzeln oder kombiniert diese Aussagen exakter machen kann, läßt sich aufgrund der bisher vorliegenden Daten noch nicht entscheiden. Die beobachtete Verknüpfung dieser Antigene mit der Metastasierungswahrscheinlichkeit – bei A-10-33, A-1-43 und HLA-DR sogar unabhängig von der Tumordicke – spricht sehr für ihre Brauchbarkeit. Mehr Fälle und längere Nachbeobachtungszeiten sind aber für eine endgültige Beurteilung erforderlich.

Literatur

1. Atkinson B, Ernst CS, Ghrist BFD, Herlyn M, Blaszczyk M, Ross AH, Herlyn D, Steplewski Z, Koprowski H (1984) Identification of melanoma-associated antigens using fixed tissue screening of antibodies. Cancer Res, 44:2577–2581
2. Brown JP, Nishiyama K, Hellström I, Hellström KE (1981) Structural characterization of human melanoma-associated antigen p 97 with monoclonal antibodies. J Immunol, 127:539–546

3. Bröcker E-B, Suter L, Sorg C (1984) HLA-DR antigen expression in primary melanomas of the skin. J Invest Dermatol, 82:244–247
4. Bröcker E-B, Suter L, Brüggen J, Ruiter DJ, Macher E, Sorg C (1985) Phenotypic dynamics of tumor progression in human malignant melanoma. Int J Cancer 36:29–35
5. Cochran AJ, Wen D-R, Herschman, HR, Gaynor RB (1982) Detection of S-100 protein as an aid to the identification of melanocytic tumors. Int J Cancer 30:295-297
6. Dippold WG, Lloyd KO, Li LTC, Ikeda H, Oettgen HF, Old LJ (1980) Cell surface antigens of human malignant melanoma: definition of six antigenic systems with mouse monoclonal antibodies. Proc Natl Acad Sci USA, 77:6114–6118
7. Dippold WG, Dienes HP, Knuth A, Meyer zum Büschenfelde KH (1985) Monoklonale Antikörper beim malignen Melanom, in: Holzmann H, Altmeyer P, Hör G, Hahn K (Hrsg.) Dermatologie und Nuklearmedizin. Springer Verlag Berlin – Heidelberg – New York – Tokyo pp. 130–136
8. Garrigues HJ, Tilgen W, Hellström I, Franke W, Hellström KE (1982) Detection of human melanoma-associated antigen p 97 in histological sections of primary human melanomas. Int J Cancer 29:511–515
9. MacKie RM, Campbell I, Turbitt ML (1984) Use of NK1 C3 monoclonal antibody in the assessment of benign and malignant melanocytic lesions J Clin Pathol, 37:367–372
10. Matzku S, Tilgen W (1985) Experimentelle Grundlagen der Radioimmundiagnostik und -therapie humaner Melanome mit monoklonalen Antikörpern, in: Holzmann H, Altmeyer P, Hör G, Hahn H (Hrsg.) Dermatologie und Nuklearmedizin. Springer Verlag Berlin–Heidelberg–New York–Tokyo pp. 137–147
11. Nakajima T, Watanabe S, Sato Y, Kameya T, Hirota T, Shimosato Y (1982) An immunoperoxydase study of S–100 protein distribution in normal and neoplastic tissues. Am J Surg Pathol, 6:715–727
12. Natali PG, Imai K, Wilson BS, Bigotti A, Cavaliere R, Pellegrino MA, Ferrone S (1981) Structural properties and tissue distribution of the antigen recognized by the monoclonal antibody 653.40S to human melanoma cells. J Natl Cancer Inst, 67:591–601
13. Natali PG, Aguzzi A, Veglia F, Imai K, Burlage RS, Giacomini P, Ferrone S (1983) The impact of monoclonal antibodies on the study of human malignant melanoma. J Cutaneous Pathol, 10:514–528
14. Palmer A A, Hall BF, Lew M (1985) A comparison of some methods for identifying amelanotic and oligomelanotic melanoma metastases in paraffin sections. Pathology. 17:335–339
15. Suter L, Bröcker EB, Brüggen J, Ruiter DJ, Sorg C (1983) Heterogeneity of primary and metastatic human malignant melanoma as detected with monoclonal antibodies in cryostat sections of biopsies. Cancer Immunol Immunother, 16:53–58
16. Suter L, Brüggen J, Bröcker E-B, Sorg C (1985) A tumor-associated antigen expressed in melanoma cells with lower malignant potential Int J Cancer 35:787–791
17. Van Duinen SG, Ruiter DJ, Hageman P, Vennegoor C, Dickersin GR, Scheffer E, Rümke P (1984) Immunohistochemical and histochemical tools in the diagnosis of amelanotic melanoma. Cancer, 53:1566–1573
18. Vennegoor C, Calafat J, Hageman P, van Buitenen F, Janssen H, Kolk A, Rümke P (1985) Biochemical characterization and cellular localization of a formalin-resistant melanoma-associated antigen reacting with monoclonal antibody NKI C3. Int J Cancer, 35:287–295
19. Wilson BS, Ruberto G, Ferrone S (1983) Immunochemical characterization of a human high molecular weight melanoma associated antigen identified with monoclonal antibodies. Cancer Immunol Immunother, 14:196–201

Anschrift des Verfassers:

Prof. Dr. med. L. Suter
Fachklinik Hornheide
Dorbaumstraße 300
4400 Münster-Handorf

Können Urin-Indol-Melanogene als Tumormarker bei Patienten mit malignem Melanom eingesetzt werden?

I. Krüger, F. Ghussen

Chirurgische Universitätsklinik, Köln

Das maligne Melanom ist ein seltener, von den Melanozyten ausgehender Tumor, dessen Häufigkeit nach neueren Statistiken in allen Ländern zunimmt. Die klinische Diagnose des malignen Melanoms ist schwierig. Um so schwieriger wird die Diagnose, wenn Tumorknoten in Subkutis bzw. anderen Organen als der Haut auftreten. Trotz weiterführender diagnostischer Verfahren, wie Sonographie, Computertomographie und anderen ist nicht immer vollständig Klarheit über den Verlauf der Erkrankung zu gewinnen.
Im Jahre 1887 beschrieb Thormälen (6) erstmals den Nachweis von Substanzen des Melaninstoffwechsels im Urin von Melanompatienten. Basierend auf diesem qualitativen Nachweis veröffentlichte Pechan 1959 (4) eine Methode zum quantitativen Nachweis einer Teilgruppe der Melanogene und empfahl dieses Verfahren zur Verlaufsbeobachtung von Patienten mit malignem Melanom.
Die Biochemie der Melaninsynthese konnte infolge der Komplexität des Endmoleküls und der Unzahl möglicher Vorstufen bis heute nur unvollständig geklärt werden. Rapers In-vitro-Schema (5) gab Tyrosin als Ausgangssubstanz der Melanogenese an, woraus über verschiedene Melanochrome schließlich Melanin gebildet wird. Durch zahlreiche Untersuchungen der folgenden Jahre konnte die Vermutung bestätigt werden, daß dieses Schema auf die In-vivo-Verhältnisse übertragbar ist. Als Enzym der Melanogenese formulierte Raper die Tyrosinase, die als das einzige Enzym im menschlichen Organismus gilt, das in der Lage ist, Tyrosin zu Melanin zu katalysieren. Da Tyrosinase ausschließlich in Melanozyten vorkommt, spiegelt ihre Aktivität spezifisch die Funktionslage dieser Zellen wieder.
In entarteten Melanozyten sowie in Zellen des malignen Melanoms ist ebenfalls Tyrosinase nachweisbar, verbunden mit einer erhöhten Ausscheidung dieser Substanzen im Urin von Melanompatienten. Dies führte Fitzpatrick (2) auf eine ungehemmte Aktivität der Tyrosinase zurück. Er nahm an, daß das Enzym durch Irritation im Zuge der Proliferation der entarteten Melanozyten aktiviert werde. Einige Autoren beobachteten im Tierexperiment sogar eine Proportionalität zwischen Tumorgröße und Melanogenausscheidung im Urin (3). Während beim Gesunden die „gehemmte" Aktivität der Tyrosinase der limitierende Faktor für die Melanogenese darstellt, kann infolge „Demaskierung" des Enzyms bei maligner Entartung der Melanozyten die zur Verfügung stehende Substratmenge (Tyrosin) die Melanogenproduktion begrenzen. Der Nachweis von Melanogenen im Harn (Melanurie) wurde somit zur Diagnose, Verlaufsbeobachtung und Prognosestellung von Patienten mit malignem Melanom herangezogen. Unter den zahlreichen Nachweisreaktionen für Melanogene im Urin erlaubt die Methode von Pechan quantitative Aussagen und erfaßt spezifisch nur eine Teilgruppe der Harnmelanogene, die Indol-Melanogene (IMG). Wenn auch bereits zahlreiche Autoren von Erfahrungen mit der Methode Pechans berichteten, fällt ihre Bewertung weiterhin aus verschiedenen Gründen schwer:
1. Aus technischen Gründen wurde meist nur die Konzentration von IMG in einer Urinprobe bestimmt, nicht jedoch die Ausscheidung dieser Substanzen im 24-h Sammelurin.
2. Eine genaue Differenzierung der Patienten nach Erkrankungsstadien wurde oft nicht oder uneinheitlich vorgenommen.

3. Verschiedene Autoren gaben unterschiedliche Normwerte als Grenze zum Pathologischen an.
4. Entsprechend der Seltenheit des Tumorleidens waren die Fallzahlen gering.

Analog zu der Annahme, daß die Tyrosinzufuhr bei „enthemmter" Tyrosinaseaktivität der entarteten Melanozyten zu einer verstärkten Produktion bzw. Ausscheidung dieser Substanzen im Urin führen kann, führte Duchon (1) eine orale Tyrosinbelastung durch und erhielt eine Steigerung der zuvor pathologischen Melanurie. Inwieweit eine Tyrosinzufuhr eine Erhöhung der Melanurie bei Patienten mit zuvor normaler IMG-Ausscheidung bewirken kann, bedarf noch der Klärung.

Zur Beantwortung dieser Fragen bestimmten wir die Indolmelanogenkonzentration und -ausscheidung im 24-h-Sammelurin von Patienten verschiedener Erkrankungsstadien nach der von Pechan beschriebenen Methode. Jede Sammelperiode erfolgte an 4 aufeinanderfolgenden Tagen ohne Unterbrechung, wobei wir am 2., 3. und 4. Tag jeweils 7 Gramm Tyrosin oral gaben.

Die Stadieneinteilung erfolgte dabei wie folgt nach dem Kölner Modell:

Stadium 1 Lokalisierter Primärtumor
               A: Primärtumor intakt
               B: Primärtumor entfernt
Stadium 2 Lokale Metastasierung oder lokales Rezidiv
               (bis zu 3 cm vom Primärtumor)
Stadium 3 Regionale Metastasierung
               A: Intransitmetastasen
               B: Metastasen in regionalen Lymphknoten
               C: A und B
Stadium 4 Fernmetastasierung

Die Kollektive (Kontrollen und Patienten mit malignem Melanom) setzten sich wie folgt zusammen:

Gruppe A (n=23): Probanden ohne klinischen Hinweis für ein malignes Melanom
Gruppe B (n=15): Patienten mit malignem Melanom Stadium 1
Gruppe C (n= 5): Patienten mit malignem Melanom Stadium 2
Gruppe D (n=17): Patienten mit malignem Melanom Stadium 3
Gruppe E (n=16): Patienten mit malignem Melanom Stadium 4

Bei der Untersuchung der gewonnenen Urinproben und Auswertung der erhobenen Daten zeigte sich, daß die orale Gabe von Tyrosin in keinem Krankheitsstadium einen Einfluß auf die IMG-Konzentration bzw. -Ausscheidung im Urin hatte. Deshalb wird im folgenden auf eine weitere Differenzierung verzichtet.

Die Bestimmung der Indolmelanogenkonzentration im Urin ergab in den verschiedenen Versuchsgruppen folgende Ergebnisse (Angaben als Mittelwert ± Standardabweichung in µg/ml):

Gruppe A (gesunde Probanden) : 2,85 ± 0,704
Gruppe B (Stadium 1) : 3,32 ± 0,607
Gruppe C (Stadium 2) : 2,61 ± 0,619
Gruppe D (Stadium 3) : 3,18 ± 0,964
Gruppe E (Stadium 4) : 7,87 ± 1,995

Betrachtet man den Prozentsatz der pathologisch erhöhten IMG-Konzentrationen, das heißt diejenigen Einzelwerte, die außerhalb der Standardabweichung der Kontrollgruppe liegen, so ergibt sich folgendes Bild (Angaben in Prozent):

Gruppe B (Stadium 1) : 13
Gruppe C (Stadium 2) : 6
Gruppe D (Stadium 3) : 18
Gruppe E (Stadium 4) : 100

Bei der Bestimmung der Indolmelanogenausschreibung im 24-h-Sammelurin konnten folgende Werte bestimmt werden (Angaben als Mittelwert ± Standardabweichung im mg/d):

Gruppe A (gesunde Probanden) : 3,48 ± 1,088
Gruppe B (Stadium 1) : 3,46 ± 0,929
Gruppe C (Stadium 2) : 2,18 ± 0,701
Gruppe D (Stadium 3) : 4,10 ± 1,635
Gruppe E (Stadium 4) : 6,98 ± 1,904

Betrachtet man hier erneut den Prozentsatz der pathologisch erhöhten Einzelwerte, so ergibt sich folgendes Bild (Angaben in Prozent):

Gruppe B (Stadium 1) : 10
Gruppe C (Stadium 2) : 0
Gruppe D (Stadium 3) : 25
Gruppe E (Stadium 4) : 67

Die dargestellten Ergebnisse lassen folgende Schlüsse zu:
– Die bei Versuchsbeginn geäußerte Erwartung, mit der Bestimmung der 24-h-Ausscheidung der Indolmelanogene einen zuverlässigeren Parameter als bei alleiniger Bestimmung der Urinkonzentration zu gewinnen, ließ sich nicht bestätigen.
– Die orale Belastung mit Tyrosin als dem Substrat der Tyrosinase brachte in keinem Erkrankungsstadium signifikante Steigerungen vorher normaler bzw. gering pathologischer Werte für IMG im Urin. Die von Duchon beschriebene extreme Erhöhung der IMG-Ausscheidung konnten wir nicht beobachten.
– Die vorgestellte Methode ergibt erst bei Patienten mit einem malignen Melanom Stadium 4, das heißt bei eingetretener Fernmetastasierung, signifikant pathologische Werte. In den Erkrankungsstadien 1 bis 3 erbrachten nur 20 % der Probanden pathologische Resultate. Somit läßt das vorgestellte Nachweisverfahren lediglich im weit fortgeschrittenen Erkrankungsstadium eine Aussage zum Krankheitsverlauf zu und ist nicht als eine wesentliche Bereicherung der Diagnostik und Verlaufsbeobachtung des malignen Melanoms anzusehen.

Literatur

1. Duchon J, Pechan Z (1964) Occurence, isolation and metabolic relations of urinary melanogens in patients affected by melanoma. Acta Unio Internat Contra Cancrum 20:1081–1084
2. Fitzpatrick Tb, Kukita A (1959) Tyrosinase activities in vertebrate melanocytes. in: Gordon M (ed) Pigment cell biology. Academic press (New York), pp. 489–524
3. Pavel S, Schwippelova Z, Drechslerova E (1979) Excretion of phenolic and indolic compounds in hamsters with experimental melanoma. Sb lek 81(1):11–18
4. Pechan Z (1959) Studien über Melanine und Melanogese. Auswertung der Thormälenschen Reaktion für die Bestimmung des Indol-Melanogens. Neoplasma 6:397–403
5. Raper, HS (1927) The tyrosine-tyrosinase reaction. Production from tyrosine of 5,6-dihydroxy-indole-2-carboxylic acid. The precursors of melanin. Biochem J 21:89–96
6. Thormälen J (1887) Mitteilung über einen noch nicht bekannten Körper im pathologischen Menschenharn. Virch Arch f Path Anat 108:317–322

Anschrift des Verfassers:
Dr. med. I. Krüger
Chirurgische Universitäts-Klinik
Josef-Stelzmann-Str. 9
5000 Köln 41

Die klinische Bedeutung des Neopterin als Tumormarker

G. Reibnegger, A. Bichler*, D. Fuchs, A. Hausen, H. Hetzel*, E. R. Werner, H. Wachter

Institut für Medizinische Chemie und Biochemie und Universitätsfrauenklinik*, Universität Innsbruck, Österreich

Einleitung

Neopterin wird in Zellen von Wirbeltieren aus Guanosintriphosphat synthetisiert. Wir konnten 1979 zeigen, daß Neopterin im Harn von Patienten mit malignen Erkrankungen und viralen Infekten erhöht ist (1).
Neopterin wird nicht von Tumorzellen, sondern von Zellen des Immunsystems produziert. Jede Stimulation von T-Lymphozyten in Kulturen peripherer mononukleärer Blutzellen durch fremde oder chemisch bzw. viral modifizierte eigene Zellen ist von einer starken Neopterinproduktion begleitet (2). Neopterin wird ausschließlich von Monozyten/Makrophagen gebildet, wenn diese durch Überstände aktivierter T-Lymphozyten stimuliert werden (3). Mit rekombinantem Interferon-gamma und monoklonalen Antikörpern gegen dieses wurde Interferon-gamma als das Lymphokin erkannt, das die Neopterinfreisetzung bei Makrophagen induziert (3):

Stimulierung von T-Lymphozyten führt zur Produktion von Interferon-gamma. Dieses bewirkt die Freisetzung von Neopterin durch Makrophagen.

Neopterin wird weder von stimulierten, noch von unstimulierten anderen Zellen des Blutsystems, noch von malignen Zellinien in meßbarer Konzentration ausgeschieden (Erfassungsgrenze: 1 nmol/l). Die Freisetzung von Neopterin in vitro stellt daher einen spezifischen Indikator der Aktivierung des zellulären Immunsystems dar. Bei allen Erkrankungen, nichtmalignen und malignen, bei denen zelluläre Immunphänomene eine Rolle spielen, ist die Neopterinausscheidung erhöht (4).
Die vorliegende Übersicht soll die Bedeutung des immunologischen Markers Neopterin für die Diagnose und Nachsorge maligner Erkrankungen zeigen, wobei besonderes Gewicht auf die Eignung des Neopterinwertes als prognostischer Indikator gelegt werden soll.

Methode

Ein Hochdruckflüssigkeitschromatographie (HPLC)-Verfahren an „reversed phase", das für die quantitative Bestimmung von Neopterin und Kreatinin im Harn optimiert ist, steht zur Verfügung (5). Die einfache, rasche, empfindliche und genaue Methode entspricht den Anforderungen der Qualitätskontrolle klinisch-chemischer Untersuchungen und ist für Reihenuntersuchungen verwendbar. Es ist zweckmäßig, anstelle des 24h-Harnes den ersten Morgenharn zu verwenden, wobei physiologische Konzentrationsschwankungen durch den Bezug auf Kreatinin weitgehend ausgeglichen werden. Neuerdings ist auch ein Radioimmunoassay zur Bestimmung von Neopterin im Serum erhältlich (Neopterin-RIAcid, Henning AG, Berlin) (6).
Die Normalwerte und oberen Toleranzgrenzen des Harnneopterin bei klinisch gesunden Personen sind alters- und geschlechtsabhängig (4). Diese oberen Toleranzgrenzen definieren „erhöhte" Neopterinwerte in den folgenden Tabellen.

Resultate und Diskussion

Die Inzidenz erhöhter Neopterinwerte bei Patienten mit malignen Erkrankungen unterscheidet sich je nach Lokalisation des Tumors beträchtlich (Tabelle 1).

Tabelle 1. Häufigkeit erhöhter Neopterinwerte bei Patienten mit malignen Erkrankungen vor Therapiebeginn

Diagnose	Zahl der Patienten	% erhöht
Multiples Myelom	27	29– 70*
Morbus Hodgkin	16	88
Non-Hodgkin-Lymphom	33	91
Chron. lymphatische Leukämie	26	92–100*
Chron. myeloische Leukämie	21	95
Akute lymphatische Leukämie	8	100
Polyzythämia vera	12	75
Remissionen	60	12
Zervixkarzinom	161	39– 93*
Endometriumkarzinom	50	60–100*
Ovarialkarzinom	32	81
Prostatakarzinom	34	0– 85*
Blasenkarzinom	54	0– 85*
Hodenkarzinom	14	30–100*
Nierenzellkarzinom	19	68
Lungenkarzinom	55	64
Magen-, Kolon-, Rektumkarzinom	67	43
Pankreaskarzinom	26	69
Gallentraktkarzinom	9	89
Rezidive	24	80
Mammakarzinom	43	10– 44*
HNO-Karzinome	30	23
Sarkome	5	0

* Abhängig vom Stadium der Erkrankung.

Bei einer Reihe von Tumorlokalisationen konnte ein signifikante Abhängigkeit der Höhe der Neopterinwerte vom Tumorstadium festgestellt werden (Tabelle 2).
Diese Korrelation der Neopterinwerte mit dem Tumorstadium und die Beobachtung einer signifikanten Korrelation mit dem Risikofaktor im Falle der aktiven akuten lymphoblastischen Leukämien im Kindesalter (linearer Korrelationskoeffizient = 0.82, $p < 0.01$) deutete auf eine mögliche Eignung des Neopterinwertes als Prognoseparameter hin. Diese Frage wurde anhand eines umfangreichen Datenmaterials über die Neopterinausscheidung bei 186 Frauen mit Zervixkarzinom mittels univarianter und multivarianter Methoden detailliert untersucht: Die Einjahresüberlebensrate der Patientinnen mit prätherapeutischen Neopterinwerten über 400 µmol/mol Kreatinin (n = 27) war 61 % im Gegensatz zu 95% bei Patientinnen mit niedrigeren Neopterinspiegeln (n = 134). Der Unterschied zwischen den Kaplan-Meier-Überlebensfunktionen dieser Patientengruppen ist hochsignifikant: $p < 0.0001$, Breslow-Test. In einer multivarianten stufenweisen Cox-Regressionsanalyse wurde untersucht, ob dieser prognostische Effekt der prätherapeutischen Neopterinwerte auch bei Berücksichtigung anderer Befunde signifikant ist. Die Patientinnen wurden anhand der chirurgischen Behandlung stratifiziert (Radikaloperation versus Bestrahlungstherapie), und die folgenden Befunde, erhoben vor Therapiebeginn, wurden berücksichtigt: Alter,

Tabelle 2. Einfluß des Tumorstadiums auf die Neopterinwerte (µmol/mol Kreatinin) vor Therapiebeginn

Diagnose*	Stadium	Zahl der Patienten	Median	Bereich	p**
CLL	I, II	12	395	126– 673	
	III, IV	14	797	445– 1313	0.0001
NHL	I, II	14	470	109– 920	
	III, IV	19	1075	300–16000	0.020
MM	I	7	191	123– 257	
	II, III	20	350	187– 771	0.0026
Prostata	A, B	15	145	110– 205	
	C, D	19	410	188– 1050	<0.0001
Blase	I	19	137	55– 215	
	II, III, IV	35	450	125– 5083	<0.0001
Zervix	I, II	90	211	62– 480	
	III, IV	71	291	86– 1119	<0.0001
Endometr.	I, II	44	268	97– 565	
	III, IV	6	343	312– 879	0.030
Ovarium	I, II, III	22	305	121– 813	
	IV	10	497	262– 474	0.038

  * CLL = chronisch-lymphatische Leukämie,
    NHL = Non-Hodgkin-Lymphom
    MM = Multiples Myelom
 ** Signifikanzniveau (Kruskal-Wallis-Test)

Tumorstadium, Hämoglobinspiegel, Erythrozytensedimentationsgeschwindigkeit, Leukozytenzahl, Serumharnstoffspiegel, Leberfunktionstests, Urogramm, Gewicht (bezogen auf Größe) und Neopterinwert. Für 141 der 186 Patientinnen waren prätherapeutische Werte dieser Parameter verfügbar. Nur drei dieser Parameter waren in Kombination statistisch signifikant: Hämoglobin, Neopterin und Leukozytenzahl (Tabelle 3). Ebenfalls angeführt in der Tabelle sind die relativen Risikofaktoren, die mit diesen Parametern verknüpft sind. Alle anderen untersuchten Parameter tragen keine weitere signifikante prognostische Information bei.

Mittels dieser prognostischen Parameter konnten die Patientinnen in 4 Risikokategorien eingeteilt werden: Frauen mit allen 3 prätherapeutischen Befunden im Normalbereich zeigten eine Einjahresüberlebensrate von 97%, waren 1, 2 oder alle 3 Parameter im pathologischen Bereich (s. Tabelle 3), sank die Einjahresüberlebensrate auf 92%, 72% bzw. 18% ab.

Tabelle 3. Resultat einer multivarianten Cox-Regressionsanalyse der Überlebenszeiten von Patientinnen mit Zervixkarzinom – Signifikante Parameter

Parameter	Regressionskoeffizient	p*	relatives Risiko**
Hämoglobin	1.519	0.0023	4.57
Neopterin	0.995	0.043	2.71
Leukozyten	0.959	0.044	2.61

  * Signifikanzniveau (Test des standardisierten Regressionskoeffizienten)
 ** Um diesen Faktor steigt das relative Risiko, wenn
    Hämoglobin ≤ 120 g/l bzw.
    Neopterin > 400 µmol/mol Kreatinin bzw.
    Leukozyten > 8000 mm^{-3} ist.

Eine statistische Analyse der Neopterinverlaufsdaten bei diesen Patientinnen mit Zervixkarzinom (insgesamt 1088 Neopterinbestimmungen, mittlere Frequenz: 1 Bestimmung pro 2.5 Patientenmonate) mit Hilfe einer Cox-Regressionsanalyse mit einer zeitabhängigen Kovarianten ergab, daß eine hochsignifikante Assoziation ($p < 0.0001$) besteht zwischen erhöhten Neopterinwerten im Verlauf der Erkrankung und einem erhöhten Risiko der Patienten, ein kritisches klinisches Ereignis (analysiert wurden die Endpunkte Rezidivdiagnose, Metastasendiagnose und Tod am Karzinom) zu erleiden.

Ein weiterer Hinweis auf die Wertigkeit der Neopterinausscheidung als prognostischer Parameter bei malignen Erkrankungen ergab sich aus einer Analyse von Daten, die im Zuge von 25 Second-look und 4 Third-look-Operationen von 25 Patientinnen mit Ovarialkarzinom erhoben wurden. Der Zusammenhang zwischen dem nachfolgenden klinischen Verlauf der Patientinnen und den folgenden Parametern, erhoben zum Zeitpunkt der Kontrolloperation, wurde untersucht: Histologisches Untersuchungsresultat, Palpationsbefund, Computertomographie, Stadium, Hämoglobin, Erythrozytensedimentationsgeschwindigkeit, Leukozytenzahl und Neopterinwert. Bei univarianter Auswertung ist der Zusammenhang zwischen weiterem Verlauf und dem Neopterinbefund am ausgeprägtesten ($p = 0.0083$, Fisher's exakter Test). Die multivariante Analyse ergab, daß eine optimale Voraussage des weiteren Verlaufes durch die additive Kombination der Neopterinausscheidung und des histologischen Befundes möglich ist (Tabelle 4): Sechs der 6 Frauen, die eine Progression zeigten, hatten bei der Second-look-Operation eine erhöhte Neopterinausscheidung und/oder einen pathologischen histologischen Befund.

Tabelle 4. Korrelation des Neopterinwertes und des histologischen Befundes bei Second-look-Operation von Frauen mit Ovarialkarzinom mit weiterem Verlauf

		CR/PR*	PD**	p (Fisher)
Neopterin	normal	21/23	2/6	0.0083
	pathol.	2/23	4/6	
Histologie	normal	17/23	2/6	0.063
	pathol.	6/23	4/6	
Kombination:				
Neopt. + Hist. normal		16/23	0/6	0.0036
Neopt. und/oder Hist. pathol.		7/23	6/6	

* CR = Komplette Remission, PR = Partielle Remission
** PD = Progression

Zusammenfassung

Neopterin wird nicht von Tumorzellen produziert, ist also kein Tumormarker im engen Sinn des Wortes, sondern ein sensitiver Indikator für den Zustand der zellvermittelten Immunität. Die Untersuchungen der Neopterinausscheidung von Patienten mit verschiedenen malignen Erkrankungen zeigen die klinische Relevanz in der Onkologie: Die Treffsicherheit erhöhter Neopterinwerte bei verschiedenen Malignomen, insbesondere hämatologischen, liegt zwischen 80 und 100%. Bei manchen Tumorlokalisationen besteht eine ausgeprägte Stadienabhängigkeit. Prätherapeutische Neopterinwerte haben prognostische Signifikanz beim Zervixkarzinom (bei anderen Lokalisationen sind diesbezügliche Untersuchungen im Gange). Es besteht eine hochsignifikante Korrelation zwischen der Neopterinerhöhung im Verlauf der Erkrankung und einem erhöhten Risiko für fatale klinische Ereignisse.

Literatur

1. Wachter H, Hausen A, Graßmayr K (1979) Hoppe Seyler's Z Physiol Chem 360:1957–1960
2. Huber Ch, Fuchs D, Hausen A, Margreiter R, Reibnegger G, Spielberger M, Wachter H (1983) J Immunol. 130:1047–1050
3. Huber Ch, Batchelor JR, Fuchs D, Hausen A, Lang A, Niederwieser D, Reibnegger G, Swetly P, Troppmair J, Wachter H, (1984) J Exp Med 160:310–316
4. Wachter H, Fuchs D, Hausen A, Reibnegger G (1984) Jugoslav Med Biokem 3:3–12
5. Fuchs D, Hausen A, Reibnegger G, Wachter H (1982) In: Wachter H, Curtius HCh, Pfleiderer W, (Hrsg) Biochem. and Clin. Aspects of Pteridines, Walter de Gruyter, Berlin – New York, vol.1 67–79
6. Rokos H, Rokos K (1983). In: Blair JA, (Hrsg) Chemistry and Biology of Pteridines, Walter de Gruyter, Berlin – New-York, 815–819

Anschrift des Verfassers:

Dr. phil. Gilbert Reibnegger
Institut für Med. Chemie und Biochemie
der Universität Innsbruck
Fritz-Pregl-Str. 3
A-6020 Innsbruck

Klinische Daten zur Beurteilung der Neopterinwerte im Urin bei der Verlaufskontrolle von Krebspatienten

F. R. Douwes, B.C.C. Tschechne, D. I. Wolfrum

Sonnenberg-Klinik Bad Sooden Allendorf

Neopterin gehört der Stoffklasse der Pteridine an, die als natürlich vorkommende Pigmente in verschiedenen Organismen beschrieben worden sind. Allerdings weiß man noch sehr wenig über seine biologische Funktion. Bei Mikroorganismen wurde beispielsweise eine Korrelation zwischen Pteridinfreisetzung und Zellwachstum nachgewiesen, die sich auch auf menschliche Systeme übertragen läßt (1). In vitro werden Makrophagen unter dem Einfluß von aktivierten T-Lymphozyten zur Produktion und Sezernierung von Neopterin angeregt, hierbei kommt den Interferonen eine besondere Bedeutung zu. Das so freigesetzte Neopterin ist sowohl im Serum als auch im Urin meßbar. Die Neopterinausscheidung korreliert mit dem Aktivierungsgrad der beteiligten Lymphozyten und Makrophagen (2). Die Neopterinbestimmung erscheint uns sinnvoll zur Verlaufsbeobachtung von: Infektionskrankheiten, Allotransplantatabstoßung, Tumorerkrankungen und Immunstimulationen. Wir haben an über 1 000 Patienten mit haematologischen, gynäkologischen, gastrointestinalen, urogenitalen und pulmonalen Karzinomen Neopterinbestimmungen unter folgender Zielsetzung durchgeführt: 1. Besteht eine Beziehung zwischen der Neopterinausscheidung i. U. und dem Krankheitsstadium, bzw. der Aktivität des Tumorleidens?, 2. Welche klinische Bedeutung hat die Neopterinausscheidung im Vergleich mit den routinemäßigen Laborparametern/Tumormarkern im Krankheitsverlauf?, 3. Kann Neopterin ähnlich wie andere Tumormarker etwas über die Therapiekontrolle aussagen?, 4. Besteht eine Korrelation mit der Tumormasse? 5. Ist Neopterin zur Rezidiverkennung geeignet?, 6. Besteht eine Korrelation zwischen Prognose und Neopterinausscheidung?
In der vorliegenden, 292 Patienten umfassenden Studie sind diejenigen Patienten erfaßt, bei denen Verlaufskontrollen der Neopterinausscheidung im Urin über mehrere Wochen bis Jahre vorliegen. Parallel zur Neopterinbestimmung wurden Routine-Laborparameter und Tumormarker CEA, TPA, PHI, CA 12–5, CA 15–3, CA 19–9 und sämtliche relevanten klinischen und technischen Untersuchungen dokumentiert. Dabei stellte sich heraus:
Neopterin ist ein „Wirtsmarker", d. h. kein Tumormarker im üblichen Sinne, sondern es signalisiert die Aktivität der Auseinandersetzung des Körpers mit dem Tumor oder anderen ihn angreifenden, bzw. zerstörenden Prozessen,
Neopterin kann deshalb auch nicht isoliert betrachtet werden, sondern hat Bedeutung nur im Zusammenhang mit der Klinik, wobei aus den Werten mit Einschränkung auch prognostische Schlüsse abgeleitet werden können,
Neopterin hat daher von vornherein auch ein anderes Spektrum und ist auch dort als Marker verwendbar, wo sonstige Marker fehlen, z. B. bei Melanom- und hämatologischen Systemerkrankungen.
Neopterin ist ein Marker, der zur Kontrolle der Therapie mit „Biological Response Modifiers" (BRM) Verwendung finden könnte, da die Neopterinkonzentration im Urin eng mit der Aktivierung des Immunsystems (der mononukleären Zellfraktion) verbunden ist.

Literatur

1. Stea B, Halpern RM, Halpern BC, Smith RA (1981) Clin Chim Acta 113:231–242
2. Hausen A, Fuchs D, Wachter H (1981) J clin chem clin Biochem 19:375–378
3. Voelter W, Ebner B, Bauer H, Röhrer H, Porcher H, Stiefel Th (1984) Klin Wochschr 62:103–113

Anschrift des Verfassers:

Prof. Dr. med. F. R. Douwes
Sonnenberg-Klinik
3437 Bad Soden-Allendorf

Neopterinspiegel bei Tumorpatienten unter Therapie mit xenogenen Peptiden und Proteinen – Verlauf und Ansprechrate

H. Röhrer, W. Voelter

Breisach

Zelluläre Immunmechanismen in Form von Makrophagen, zytotoxischen T-Lymphozyten und Killer-Lymphozyten sind wichtig bei der Abwehr maligner Tumoren. Die Aktivität des zellulären Immunsystems kann durch die Bestimmung von Neopterin im Serum und Urin erfaßt werden. Neopterin wird bekanntlich von Makrophagen sezerniert, die durch γ-Interferon aus stimulierten T-Zellen aktiviert wurden. Immunmodulation bei malignen Tumoren sollte eine gezielte Stimulation des zellulären Immunsystems bewirken. Die Neopterinbestimmung könnte hierbei als Monitoring dienen.

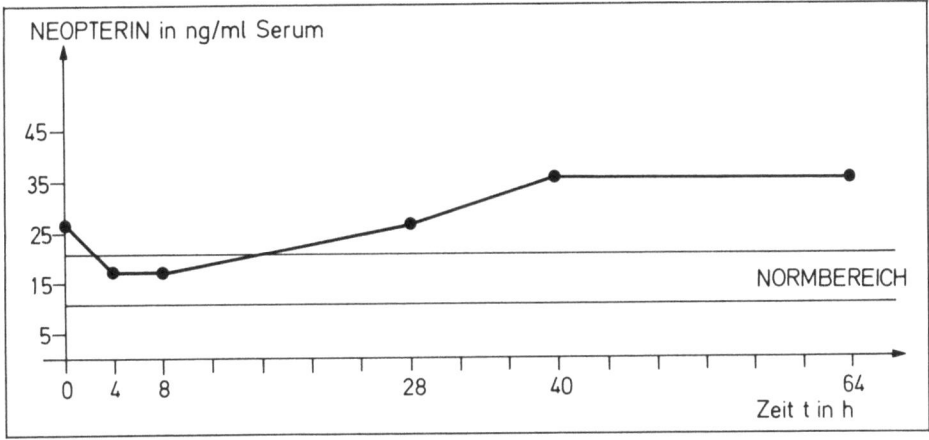

Abb. 1.

Xenogene Peptide und Proteine (XP) bestimmter Struktur, gewonnen aus Xenoseren, xenogenen Organen und der Haemolymphe bestimmter Schnecken bewirken in vitro und im Tiermodell eine polyklonale Stimulation und Expansion zytotoxischer T-Lymphozyten mit zytotoxischer Wirkung gegen allogene und syngene Tumorzellen.
Solche Fraktionen erschienen uns demnach geeignet zur Anwendung bei konventionell nicht therapierbaren Tumorpatienten. Hierzu verwendeten wir die Präparate Factor AF 2 und Immukothel (Hersteller: Fa. Biosyn, Technologiezentrum Stuttgart). Neben den üblichen Kontrolluntersuchungen wurden bei allen Patienten unter der Therapie die Neopterinspiegel vorwiegend im Urin bestimmt. Zur Inaktivierung von Suppressor-Lymphozyten erhielten die Patienten zusätzlich zwei bis dreimal 1g. Endoxan bzw. 10 mg. Mitomycin iv. Die Untersuchungen sind noch nicht abgeschlossen. Bislang beobachteten wir bei 20 Patienten mit verschiedenartigen malignem Tumoren 1 Vollremission und 1 Teilremission, die jetzt 12 bzw. 14 Monate andauern sowie in 8 Fällen eine mehrmonatige Stabilisierung des Krankheitsbildes. Bei nahezu allen Patienten kam es unter der Therapie zu einem zumindest passageren Anstieg des Neopterinspiegels. Abb. 1 (Pat. mit einem LP-

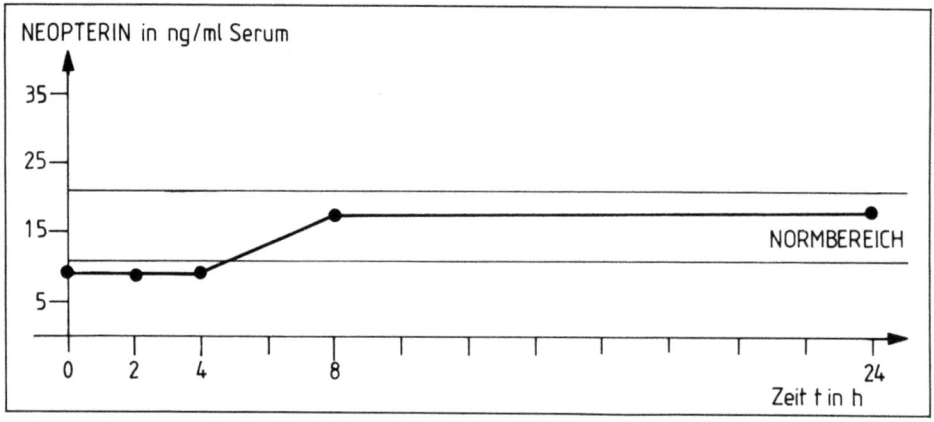

Abb. 2.

Immunozytom Stad. IV) und Abb. 2 (Pat. mit einem metastasierenden Sigma-Ca.) zeigen exemplarisch den Verlauf des Serum-Neopterinspiegels unmittelbar nach Therapie.

Die Abb. 3 bezieht sich auf eine Patientin mit konventionell austherapiertem metastasierendem Zervix-Ca. mit Lungenmetastasen und Metastasen im kleinen Becken. Eine deutliche partielle Remission ist hier begleitet von einem passageren exzessiven Neopterinanstieg, der auch nachfolgend deutlich erhöht bleibt. Ab Januar zeigte die Patientin Neopterinwerte zwischen 400 und 500 mmol/mol Kreatinin und CEA-Werte zwischen 1500 und 2000 ng/ml, ohne daß es in der Folgezeit zu einer nachweisbaren Tumorprogression gekommen wäre! Hypothetisch könnte es hier zu einer Autoimmunität gegenüber dem Tumor gekommen sein mit Wechsel von Tumorwachstum und immunologischer Zerstörung.

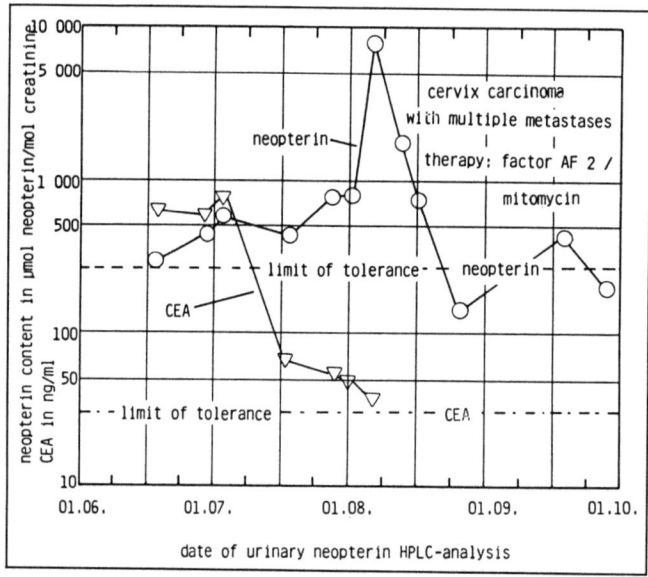

Abb. 3.

Die bisherigen Erfahrungen zeigen die Brauchbarkeit der Neopterinbestimmung für das Monitoring einer derartigen Immunmodulation, deren bisherige Ergebnisse weitere Untersuchungen in dieser Richtung rechtfertigen.

Literatur

Munder P G (1985) Beitragstitel New Aspects in Physiological Antitumor Substances, Karger, Basel, pp. 44–58
Denizot F (1981) Cell Immunol 58:333–344

Anschrift des Verfassers:
Dr. med. Helmut Röhrer
Augustinerberg 8
7814 Breisach/Rhein

Verhalten von Lymphozytenstimulation und Lymphozyten-Sub-Populationen bei Patienten mit akuter myeloischer Leukämie in kompletter Remission (AML in CR)

H. J. Pielken, P. Koch, D. Urbanitz

Medizinische Klinik und Poliklinik Abt. A der Universität Münster

Von den im Zeitraum Juni 1981 bis September 1985 an der Medizinischen Klinik der Universität Münster mit AML aufgenommenen Patienten wurden 120 mit Thioguanin, Zytosin-Arabinosid und Daunoblastin behandelt (TAD9). 69 Patienten erreichten eine komplette Remission, 40 von diesen führten anschließend eine Erhaltungstherapie mit Zytosin-Arabinosid in wechselnder Kombination mit Daunoblastin, Thioguanin oder Zyklophosphamid in vierwöchigen Abständen durch. 2 Wochen nach Ende der jeweiligen Erhaltungstherapie, jedoch frühestens nach Erreichen von 50 000 Thrombozyten und 1500 Leukozyten/cmm im peripheren Blut wurden Lymphozytenstimulationen durchgeführt. Lymphozyten von Patienten und Normalpersonen wurden über 72 Stunden mit den Mitogenen Phytohämagglutinin (PHA) oder Pokeweed mitogen (PWM) in 5 verschiedenen Konzentrationsstufen inkubiert (PHA: 0,156, 0,625, 2,5 10,0, 40,0 y/ml; PWM: 0,025, 0,25, 2,5, 25,0, 250,0 y/ml); 16 Stunden vor Ende der Inkubationszeit wurde ^{3}H-Thymidin hinzugegeben. Bei Normalpersonen und bei Patienten wurden die höchsten Stimulationswerte im zweithöchsten Mitogendosisbereich bei PHA und PWM gefunden, während im höchsten Dosisbereich die Stimulationswerte bereits wieder abfielen. Die Patienten zeigten gegenüber den Normalpersonen bei der Stimulation mit PHA auf den Konzentrationsstufen 2,5, 10,0 und 40,0 y/ml eine hochsignifikant verminderte Stimulierbarkeit (Abb 1); das

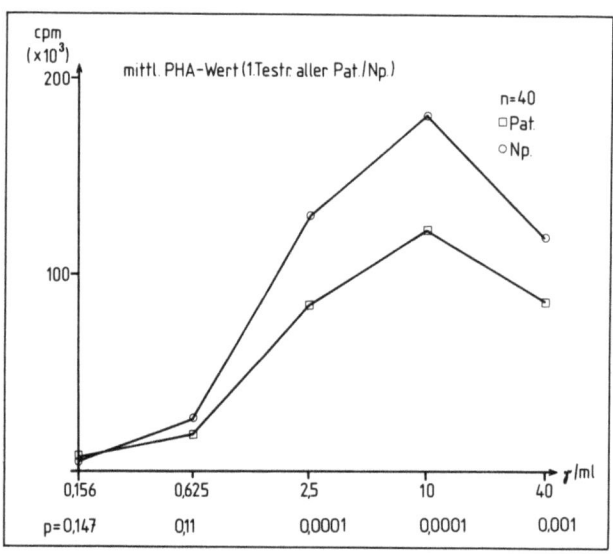

Abb. 1. Ergebnis der Lymphozytenstimulation mit PHA bei Patienten mit AML in CR vor dem 1. Erhaltungs-Chemotherapiezyklus im Vergleich zu Normalpersonen.

Tabelle 1. Vergleich der Leukozyten, Granulozyten-, Monozyten- und Lymphozytenzahlen sowie der Lymphozytensubpopulationen von Patienten mit AML in CR und Normalpersonen

Zell-Population	Normal-Person	Patient	p
Gesamt-Leukocyten	7700	5606	< 0,01
Granulocyten	4753	3849	n.s.
Monocyten	638	527	n.s.
Lymphocyten	2310	1230	< 0,01
IAI	292	158	< 0,01
T_3	1796	1062	< 0,01
T_4	1145	494	< 0,01
T_8	617	563	n.s.
T_4/T_8	2,27	1,36	< 0,05

Gleiche gilt für die Stimulation mit PWM auf den höchsten Konzentrationsstufen. Auf diesen wiesen die Patienten für PHA und PWM vor dem 1. und 8. Therapiezyklus jeweils signifikant niedrigere Thymidin-Einbauraten als Normalpersonen auf; vor dem 12. Therapiezyklus war dann kein signifikanter Unterschied mehr nachweisbar.

Weitere Hinweise auf eine Immunsuppression fanden sich bei der Untersuchung der peripheren Blutbilder der Patienten. Die absoluten Lymphozytenzahlen waren gegenüber Kontrollpersonen signifikant vermindert, wohingegen die absoluten Granulozytenzahlen vergleichbar waren. Die Bestimmung von Lymphozytensubpopulationen mit monoklonalen Antikörpern (OKI A1, OKT3, OKT4, OKT8) ergab eine signifikante Reduktion der absoluten Zahl der B-Zellen, T-Zellen und Helferzellen; die Zahl der Suppressorzellen unterschied sich nicht von der gesunder Vergleichspersonen (Tabelle 1).

Weitere Untersuchungen müssen zeigen, ob diese Hinweise auf eine Immunsuppression auf die Chemotherapie oder die Grunderkrankung zurückgeführt werden müssen. Es ist zu hoffen, daß diese Frage beantwortet werden kann, wenn eine größere Anzahl von Patienten nach Ende der dreijährigen Erhaltungstherapiephase untersucht worden ist.

Anschrift des Verfassers:
Dr. med. H.J. Pielken
Medizinische Universitätsklinik Abt. A
Albert-Schweitzer-Str. 33
4400 Münster

Serumferritinmessung mit monoklonalen und polyklonalen Antikörpern bei soliden Tumoren und Leukämien

K. P. Schalk, J. P. Kaltwasser und H. S. Kim

Abteilung Hämatologie, Zentrum der Inneren Medizin Frankfurt und Division of Haematology, Nat. Medical Center, Seoul, Korea

Tumorerkrankungen gehen häufig mit einer erhöhten Serumferritinkonzentration einher. Mögliche Ursachen für eine tumorbedingte Ferritinämie könnten sein: Eine vermehrte Ferritinfreisetzung durch untergehende Tumorzellen, eine verzögerte Ferritinclearance bei eingeschränkter Leberzellfunktion und eine erhöhte Ferritinsynthese durch den Tumor selbst. Eine erhöhte Ferritinsynthese konnten White et. al. 1974 an leukämischen Blasten nachweisen. Die Annahme, daß die Ferritinämie durch Syntheseleistung der Tumorzellen entsteht, wurde insbesondere von Hazard and Drysdale 1977 vertreten, aber von anderen Autoren, wie z. B. Jones and Worwood 1978 angezweifelt. In Hinblick auf mögliche Unterschiede des Serumferritins zwischen Gesunden und Tumorpatienten wurden bei 195 Patienten mit Malignomen die Serumferritinkonzentration durch zwei in ihrer Antikörpereigenschaft sich unterscheidenden Assays bestimmt. Außerdem wurde der Einfluß von Krankheitsstadium und Therapie auf die Ferritinkonzentration in der vorliegenden Studie untersucht.

112 Patienten waren an einer Leukämie erkrankt und 83 Patienten litten an einem soliden Tumor (Tabelle 1). Die Ferritinbestimmung wurde immunoradiometrisch mit zwei in ihrer Antikörperspezifität sich unterscheidenden Assays durchgeführt. Der eine Assay arbeitete mit einem polyklonalen Milzferritinantikörper, das zweite System basierte auf einem monoklonalen Antikörper gegen menschliches Leberferritin.

Tabelle 1. Untersuchte Patienten und beobachtete Ferritinkonzentrationen * geometrisches Mittel ± log SD

	n	Alter(J.)	Hb x̄(g/l)	polyclonal best. Ferritin * µg/l	monoclonal best. Ferritin * µg/l
gesunde Kinder	97	1–10	126 ± 5	45 ± 0,6	–
gesunde Männer	67	21–81	155 ± 9	92 ± 0,5	–
gesunde Frauen	44	20–89	141 ± 9	59 ± 1,7	–
AML	13	12–55	109 ± 20	651 ± 1,2	725 ± 1,2
ALL	78	2–40	129 ± 20	311 ± 1,5	349 ± 1,5
CML	6	9–68	129 ± 56	160 ± 0,9	82 ± 1,2
CLL	15	40–75	137 ± 10	120 ± 1,1	107 ± 1,1
Gastrointestinale Ca	48	29–79	133 ± 18	110 ± 1,4	100 ± 1,5
Bronchial-Ca.	23	38–78	131 ± 12	270 ± 1,0	221 ± 1,3
Knochen-Tu.	6	7–18	138 ± 6	270 ± 1,4	270 ± 1,7
Urogenital-Tu.	6	5–72	132 ± 10	365 ± 1,0	270 ± 1,7

Ergebnisse

Der Interassayvergleich zwischen polyklonalem und monoklonalem System ergab eine ausgezeichnete Korrelation der Ferritinkonzentration (R = 0,91) über den gesamten Meßbereich. Insbesondere ließen sich auch keine systematischen Abweichungen nachweisen. Für die statistische Auswertung wurden die gesunden Kinder, Männer und Frauen zu einer Kontrollgruppe zusammengefaßt. Die mittlere Ferritinkonzentration in diesem Kollektiv lag bei $60 \pm 0,6$ µg/l*. In allen 4 Patientengruppen (Tabelle 1) war die Serumferritinkonzentration signifikant erhöht: AML $p \leq 0,01$, All $p \leq 0,02$. Dabei lagen die Konzentrationen bei den akuten Formen deutlich höher als bei den chronischen: CLL und CML $p \leq 0,05$. Für das Ausmaß der Ferritinämie war das Krankheitsstadium von Bedeutung. Bei der ALL lag die Serumferritinkonzentration bei Diagnosestellung im Mittel bei $230 \pm 0,7$ µg/l*, stieg unter der Therapie an und zeigte bei erreichter Remission unter Therapie $820 \pm 0,9$ µg/dl*. Erst nach Beendigung der Chemotherapie fiel die Serumferritinkonzentration auf $104 \pm 1,2$ µg/l* zurück. Eine Korrelation zwischen der Anzahl der Transfusionen und der Serumferritinkonzentration ließ sich bei den Patienten mit den akuten Leukämien nicht nachweisen.

Auch bei den soliden Tumoren konnten zwischen den mit dem polyklonalen und den mit dem monoklonalen Assaytyp bestimmten Serumferritinkonzentrationen keine wesentlichen Unterschiede nachgewiesen werden. Alle Tumorentitäten wiesen unterschiedlich stark erhöhte Serumferritinkonzentrationen auf (s. Tabelle 1). Die Analyse der Krankheitsstadien – lokalisierter Tumor und disseminierter Tumor – ergab für alle untersuchten Gruppen signifikant erhöhte Serumferritinkonzentrationen. Die niedrigsten Werte fanden wir bei nicht metastasierten gastrointestinalen Karzinomen $63 \pm 1,0$ µg/l* $p \leq 0,05$ und die höchsten Ferritinkonzentrationen bei metastasierten Knochentumoren $1998 \pm 0,2$ µg/l $p \leq 0,001$. Insgesamt imponierten die metastasierten Stadien durch höhere Ferritinkonzentrationen als die nicht metastasierten Tumoren.

Diskussion

Unter der Vorstellung, daß das Serumferritin bei Tumorpatienten eine andere Mikroheterogenität aufweist (Drysdale et al. 1977) untersuchten wir die Serumferritinkonzentration bei Patienten mit Leukämien und soliden Tumoren mit Hilfe von 2 immunoradiometrischen Assays, die sich in ihrer Antikörpereigenschaft unterschieden. Mit den verwendeten Systemen ließen sich keine Hinweise erbringen, die auf leicht erkennbare immunologisch bedingte Unterschiede des Serumferritins hinweisen. Auch andere Untersucher (Jones et al., 1980) fanden mit einem He-La-Zell-Ferritinantikörper keine höher Ferritinkonzentration als mit dem parallel verwendeten Milzferritinantikörper. Die signifikant erhöhten Serumferritinkonzentrationen bei den Leukosen stimmen gut mit den Angaben in der Literatur überein (Parry et al., 1975). Die Ergebnisse von Siimes et al., 1975, die einen Ferritinabfall unter Chemotherapie beobachteten, können wir nicht bestätigen. Die initial erhöhten Ferritinkonzentrationen bei ALL-Patienten stiegen unter der Chemotherapie an, verblieben unter der Erhaltungstherapie weiterhin auf erhöhtem Niveau und näherten sich erst in Remission ohne weitere Therapie dem Normalbereich. Eine wesentliche Beeinflussung der Serumferritinkonzentration durch Bluttransfusionen, die zum Teil solche Unterschiede erklären könnten, konnten wir ausschließen.

Auch die Patienten mit soliden Tumoren wiesen signifikant erhöhte Serumferritinkonzentrationen auf. In Übereinstimmung mit Worwood 1982 bestand eine Abhängigkeit des Ausmaßes der Ferritinämie von der Art des Tumors und dem Tumorstadium. Eine exakte quantitative Beziehung zwischen Tumormasse und Serumferritin besteht vermutlich nicht, was Jones et al. 1978 am Beispiel des primären Leberzellkarzinoms zeigen konnten. Allerdings wiesen die metastasierten Stadien in der vorliegenden Studie generell höhere Ferritinkonzentrationen auf als die lokal begrenzten Tumoren.

Zwar fanden wir in allen untersuchten Gruppen erhöhte Serumferritinkonzentrationen, aber das ubiquitäre Vorkommen dieses Proteins und seine enge Beziehung zum Eisenstoffwechsel lassen das Serumferritin als einen Tumormarker von beschränktem diagnostischen

Wert erscheinen. Mit den beschriebenen relativ einfachen Techniken lassen sich keine Unterschiede in der Mikroheterogenität des Serumferritins nachweisen. Inwieweit eine differenzierte Unterscheidung in Isoferritingruppen eine Abgrenzung von tumorspezifischen Ferritinämien zulassen, ist derzeit noch nicht zu überblicken.

Literatur

1. Drysdale JW, Adelmann Th G, Arosio P, Casarcale D, Fitzpatrick P, Hazard JT, Yokote Minoru 1977 Human Isoferritins in Normal and Disease States, Seminars in Haematology 14:71–88
2. Hazard JT Drysdale JW 1977 Ferritinaemia in Cancer, Nature 265:755–756
3. Jones BM Worwood 1978 An Immunoradiometric Assay for the Acidic Ferritin of Human Heart: Application to Human Tissues, Cells and Serum: Clinica Chimica Acta, 85:81–88
4. Jones BM, Worwood M, Jacobs A 1980 Serum Ferritin in Patients with Cancer; Determination with Antibodies to HeLa-Cell and Spleen Ferritin: Clinica Acta 106:203–214
5. Kew MC, Torrance JD, Derman D, Simon M, Macnab GM, Charlton RW, Bothwell TH 1978 Serum and Tumor Ferritins in Primary Liver Cancer: GUT, 19:294–299
6. Parry DH, Worwood M, Jacobs A 1975 Serum Ferritin in Acute Leukaemia at Presentation and during Remission, British Medical Journal i:245–247
7. Siimes MA, Wang UC, Dallmann PR 1975 Elevated Serum Ferritin in Children with Malignancies, Scandinavian Journal of Haemotology, 19:153–158
8. White GP, Worwood, M, Parry D, Jacobs A 1974 Ferritinsynthesis in Normal and Leukaemic Leucocytes, Nature 250:584–586
9. Worwood M 1982 Ferritin in Human Tissues and Serum, Clinics in Haematology, 11:275–307

Anschrift des Verfassers:
Dr. med. K. P. Schalk
Zentrum für Innere Medizin, Abt. Hämatologie
Theodor-Stern-Kai 7
6000 Frankfurt 70

Serum-Ferritin und Serum-β_2Mikroglobulin als Tumormarker bei Patienten mit malignen Lymphomen

E. Aulbert und H. Thiel

St. Barbarahospital, Gladbeck

Die klinische Verlaufskontrolle von Patienten mit malignen Lymphomen ist durch das Fehlen spezifischer Tumormarker erschwert. In den letzten Jahren sind verschiedene Akut-Phase-Proteine als brauchbare Indikatoren für die Tumorausbreitung und den Aktivitätsgrad bei Patienten mit malignen Lymphomen beschrieben worden.
Ziel unserer Studie war es, die Wertigkeit des Serum-Ferritins und -β_2Mikroglobulins für die Prognose, den Ausbreitungsgrad und die Aktivität der Erkrankung zu überprüfen. Es wurden 490 Ferritinbestimmungen und 310 β_2Mikroglobulinbestimmungen bei 215 Patienten mit malignen Lymphomen unterschiedlicher histologischer Typen und unterschiedlicher Tumorausbreitung zum Zeitpunkt der Diagnosestellung sowie mehrfach während des Krankheitsverlaufes durchgeführt. Dabei korrelierten die im Serum gemessenen Ferritin- und β_2Mikroglobulinkonzentrationen mit dem Tumorstadium: Es lagen die mittleren Serum-Ferritinkonzentrationen bei 97 ng/ml (Stadium I), 158 ng/ml (Stadium II), 290 ng/ml (Stadium III) und 595 ng/ml (Stadium IV), wobei die Werte in den Stadien III und IV signifikant gegenüber der Norm erhöht waren. Die β_2Mikroglobulinkonzentrationen wiesen ebenfalls eine Abhängigkeit von der Tumorausbreitung auf. Die Abweichung von der Norm war jedoch mit 1,83 µg/ml (Stadium I), 2,09 µg/ml (Stadium II), 2,77 µg/ml (Stadium III) und 3,92 µg/ml (Stadium IV) weniger deutlich als die der Ferritinwerte.
In den Verlaufsbeobachtungen zeigte sich, daß die Ferritinkonzentration im Serum den klinischen Verlauf der Erkrankung widerspiegelte: Hohe praetherapeutische Ferritinkonzentrationen fielen unter der Therapie entsprechend der therapieinduzierten Tumorrückbildung ab und kehrten bei Erreichen einer Vollremission zur Norm zurück. Kam es dagegen zu einem Rezidiv oder einer Tumorprogression, so stieg die Serumferritinkonzentration erneut an. Wurde durch die Therapie eine erneute Tumorrückbildung erreicht, so war diese von einem erneuten Abfall der Ferritinkonzentration begleitet, während ein fehlendes Ansprechen des Tumors auf die eingeleitete Therapie durch eine weiterhin erhöhte oder weiter ansteigende Ferritinkonzentration gekennzeichnet war. Sehr ähnliche Ergebnisse erhielten wir bei den Verlaufsuntersuchungen der β_2Mikroglobulinkonzentrationen im Serum.
In einzelnen Fällen von niedermalignen Non-Hodgkin-Lymphomen ergaben sich in den Stadien III und IV inadäquat niedrige Serumferritinwerte. Als Erklärung hierfür wurde das frühzeitige Auftreten einer Knochenmarksinfiltration bei vielen niedermalignen NHL angesehen, wodurch nach der Ann-Arbor-Klassifikation ein Stadium IV vorliegt, obwohl die Tumormasse vergleichsweise gering ist. Eine bessere Korrelation ergab sich dagegen bei Zugrundelegung der Klassifikation nach Rai, die sich mehr an der Tumormasse und den Auswirkungen auf die Blutbildung orientiert. Ebenfalls nicht verwertbar waren die Serumferritinwerte bei Patienten mit gleichzeitigem Leberparenchymschaden, bei denen sich inadäquat hohe Serumferritinkonzentrationen fanden, die weder mit dem Ausbreitungsgrad noch mit der Aktivität der lymphatischen Erkrankung in Beziehung standen.
Wir folgern aus unseren Daten, daß das Serumferritin und -β_2Mikroglobulin nicht als spezifische Tumormarker bei malignen Lymphomerkrankungen angesehen werden können. Dennoch zeigt sich, daß beide Akut-Phase-Proteine – insbesondere in den Stadien III und IV – deutlich mit der Tumorausbreitung korrelieren. Darüberhinaus sind beide Marker als

Verlaufsparameter zur Erkennung der Aktivität der Erkrankung nutzbar. Eine Parallelbestimmung beider Parameter verbessert die Information über den Ausbreitungsgrad und die Aktivität der lymphatischen Systemerkrankung. Es zeigten sich keine Unterschiede zwischen Patienten mit einem Morbus Hodgkin und Patienten mit Non-Hodgkin-Lymphomen.

Anschrift des Verfassers:

Priv. Doz. Dr. med. E. Aulbert
Dr. med. H. Thiel
St. Barbara-Hospital
Barbarastr. 1
4390 Gladbeck

Meßwerte von menschlichem CEA in xenotransplantierten BALB/c-Nacktmäusen

R. Schmitz, W. Nikolaizik, G. Langkau und M. Nagelschmidt

Klinikum Merheim

Humanes CEA wurde im Serum bei nude-Mäusen nach Xenotransplantation kolorektalen Karzinomgewebes erstmals von Mach et. al. im Jahre 1974 nachgewiesen.
Die Entwicklung des nude-Maus-Tiermodells auf dem genetischen Zuchtkern der syngenen BALB/c-Maus schaffte die Voraussetzungen für vergleichbare Untersuchungen an tumortragenden Versuchstierkollektiven (Schmitz, 1980). Den mit ihrer kongenitalen Thymusdysplasie gezüchteten, weiblichen syngenen BALB/c-nude-Mäusen wurden unter spf-Bedingungen im Alter von 4 Wochen subkutan Adenokarzinomgewebe verschiedener humaner kolorektaler Karzinome nach Resektion primär xenotransplantiert und das Ausgangsvolumen des Transplantates bestimmt. Die Volumenmessungen erfolgten nach der Formel:

$$V = \frac{\pi}{4} (d_1 \cdot d_2 \cdot d_3) \cdot 1{,}4.$$

12 Wochen nach der Transplantation wurden die Tiere in Äthernarkose getötet, entblutet und die Organe sowie die Tumoren pathohistologisch durchuntersucht. Serum-CEA-Spiegel wurden mit dem CEA-RIA (Abbott Diagnostic Division, Wiesbaden) 12 Wochen nach Transplantation durchgeführt. Nach einer Adaptationsphase von 20–35 Tagen entwickelten 5 Tierkollektive ein deutliches Tumorwachstum, 1 Kollektiv von 5 Tieren zeigte einen negativen tumor take. Pathohistologisch wuchsen die Tumoren ohne wesentliche leukozytäre Randreaktion an der Transplantatstelle. Wie nachstehende Tabelle zeigt, handelte es sich bei den 5 Kollektiven um die Ausgangstumoren der Stadien DUKES B; 1 Tumor war fortgeschrittener (DUKES C).

Tabelle 1. Meßdaten von humanem CEA in xenotransplantierten BALB/c-nude-Mäusen (12 Wochen posttranspl.)

PRAEOPERATIV			NUDE MICE		
Tumortyp	Stadium	CEA	CEA	tumor take	Vol. $\bar{X}$ (mm^3)
Adeno-CA	DUKES B	+	+	0/5	–
Adeno-CA	DUKES C	+	+++	6/7	500
Adeno-CA	DUKES B	–	+	7/8	80
Adeno-CA	DUKES B	–	+	6/7	40
Adeno-CA	DUKES B	–	+++	4/6	500
Adeno-CA	DUKES B	+	+++	8/9	7495

+ Serum-CEA > 1.0–1.2 ng/ml
++ Serum-CEA > 4.0–6.0 ng/ml
+++ Serum-CEA > 40–60 ng/ml
[Unbehandelte Kontrolltiere: Serum-CEA 0.6 ± 0.14 ng/ml]

Alle Tiere, auch die Gruppe mit negativen tumor take, entwickelten erhöhte CEA-Spiegel, die positiv mit dem erzielten Tumorvolumen korrelierten. Niedrige CEA-Spiegel (1.0 bis 1.2 ng/ml) fanden sich bei 12 Tieren mit negativem tumor take sowie bei sehr kleinen Tumoren bis 80 mm³; 4.0 – 6.0 ng/ml war mit Tumorvolumina bis 1000 mm³ korreliert (n = 10 Tiere). 40–60 ng/ml entwickelten die Tiere mit großem Tumorvolumen, d. h. bis 10.000 mm³ (n = 14).

Die Meßdaten zeigen, daß primär xenotransplantierte humane kolorektale Tumorgewebe die humane CEA-Synthese beibehalten, und daß die Serum-CEA-Spiegel nach positivem Tumorwachstum auf den Tieren von der Tumorgröße abhängen. Die hohe Inzidenz erhöhter CEA-Spiegel bei tumortragenden Tieren hat ihre Ursache in dem T-zelldefekten Tiermodell.

Es bleibt zu untersuchen, inwieweit die diskrepanten CEA-Spiegel bei der Diagnosestellung eines kolorektalen Karzinoms mit unterschiedlicher T-Zellfunktion der Tumorpatienten erklärt werden können.

Anschrift des Verfassers:

PD Dr. med. R. Schmitz, oA
II. Chir. Lehrstuhl der Universität zu Köln
Klinikum Merheim
5000 Köln Merheim

Solider HeLa-Zell-Tumor in Nacktratten als Modell für Tumormarker- und immunszintigraphische Studien

P. Oehr*, A. Giryes*, M. W. Wolff**, C. Winkler*

* Institut für klin. und exp. Nuklearmedizin, Univers. Bonn
** Institut für Mikrobiologie, Universität Bonn

Experimentelle Untersuchungen über Mechanismen der Produktion und Freisetzung von Tumormarkern sowie über die Anwendbarkeit radioaktiv markierter Antikörper zur Radioimmunszintigraphie von Tumoren erfordern die Verwendung geeigneter Tiermodelle. Für Studien über tumorassoziierte Substanzen, wie z. B. CEA, TPA oder AFP, sind Zellkulturen nur begrenzt geeignet, da Einflüsse des Organismus dabei nicht berücksichtigt werden können. Für In-vivo-Tumormarkerstudien werden häufig Xenotransplantatmodelle herangezogen. Bezüglich TPA stand bisher noch kein optimal geeignetes Modell zur Verfügung. Im Verlauf eigener Untersuchungen über verschiedene Möglichkeiten der Transplantation menschlicher Tumoren auf Versuchstiere konnten wir nun ein Modell entwickeln, das den experimentellen Anforderungen auf diesem Gebiet weitgehend gerecht wird.

Als Tumorzellen wurden $0.5 - 1 \times 10^7$ HeLa-Zellen auf RNU-Ratten intramuskulär in den Hinterlauf transplantiert. Die HeLa-Zellen entstammen einem humanen Zervixkarzinomgewebe. Sie sind kommerziell erhältlich, können unter standardisierten Bedingungen gezüchtet werden und brauchen nicht in Tieren passagiert zu werden. Im Verlauf von 4 bis 6 Wochen nach Transplantation entwickeln sich in immunsupprimierten RNU-Ratten solide Tumoren von 4 bis 6 g. Mit immunhistochemischen Färbungen wurde von uns nachgewiesen, daß die Tumoren eine TPA-positive Reaktion zeigen. Wie bei anderen humanen Karzinomen sind die nekrotischen Areale der Tumoren TPA-negativ, die Nekroserandzone TPA-positiv. Plasmauntersuchungen ergaben erhöhte TPA-Konzentrationen (158 U/l, n=4) im Gegensatz zu denen tumorfreier Tiere (27 U/l, n=4). Die Plasmakonzentration für TPA zeigte einen Zusammenhang mit dem Tumorgewicht.

Das beschriebene Xenotransplantmodell ist auch für den immunszintigraphischen In-vivo-Nachweis von Tumoren geeignet. In Zusammenarbeit mit Dr. B. Björklund und seinen Mitarbeitern im National Bacteriological Laboratory, Stockholm, stellen wir fest, daß eine optimale Darstellung des soliden HeLa-Zell-Tumors am siebten Tag möglich ist, wenn die Untersuchung mit kompletten polyklonalen ^{125}J-anti-TPA-Antikörpern durchgeführt wird. Eine ausführliche Publikation der entsprechenden Ergebnisse ist in Vorbereitung.

Zusammenfassend läßt sich feststellen, daß der solide HeLa-Zell-Tumor in Nacktratten als sehr gut geeignetes Modell insbesondere für TPA-Studien an Tumoren und tumortragenden Organismen angesehen werden kann. Es bietet folgende Vorteile: 1. HeLa-Zellen sind im Handel erhältlich und können in Ratten unter standardisierten Bedingungen gezüchtet werden. 2. Die Ratte ist wegen ihres Körperumfangs für die in Betracht kommenden Untersuchungen besser geeignet als die Maus, da a) Blutuntersuchungen wiederholt durchgeführt und somit Verlaufskontrollen ermöglicht werden können und b) radioimmunszintigraphische Studien sinnvoll nur an Tieren von der Mindestgröße der Ratte durchführbar sind, weil das Auflösungsvermögen der zur Szintigraphie eingesetzten Gammakamera begrenzt ist und exakte Aussagen über die Radioaktivitätsverteilung anhand von Szintigrammen bei kleineren Organismen nicht gestattet.

Der solide HeLa-Zell-Tumor in der Ratte dürfte somit günstige Voraussetzungen für die weitere Entwicklung der Radioimmundiagnostik bieten.

Anschrift des Verfassers:

Dr. P. Oehr
Institut für klinische und experimentelle Nuklearmedizin
Sigmund-Freud-Str. 25
5300 Bonn-Venusberg

Biochemische und immunchemische Charakterisierung eines besonderen Pyruvatkinase-Subtypes M_2 in malignen Tumoren

E. Eigenbrodt und M. Reinacher

Institut für Biochemie und Endokrinologie, Institut für Veterinär-Pathologie, Justus-Liebig-Universität Giessen

Pyruvatkinase (PK) ist eines der drei Schlüsselenzyme der Glykolysekette. Von ihr sind drei Isoenzyme bekannt: Typ M_1 findet sich in Muskulatur und Gehirn, Typ L in Leber und Nierenrinde und Typ M_2 in fast allen übrigen Geweben. Ein besonders hoher Gehalt an Pyruvatkinase Typ M_2 tritt in der Lunge und in den meisten Tumoren auf.

Pyruvatkinase Typ M_2 wurde aus Lungen und Tumoren von Ratten gereinigt und enzymologisch sowie proteinchemisch untersucht. Dabei fanden sich deutliche Unterschiede zwischen den beiden Typ-M_2-Isolaten aus Lunge und Tumor. Gegen diese beiden Subtypen der Pyruvatkinase Typ M_2 erzeugte monoklonale Antikörper sind in der Lage, die Unterschiede zwischen M_2-Pyruvatkinase aus Lunge und Tumor auch immunchemisch und immunhistologisch nachzuweisen. Ein Klon, der im ELISA mit Tumor-M_2-PK, nicht aber mit Lungen-M_2-PK reagiert, wurde wie folgt näher charakterisiert: Die verschiedenen gereinigten Isoenzyme Typ L aus der Leber, Typ M_1 aus Skelettmuskulatur und Typ M_2 je aus Lunge und Tumoren wurden auf SDS-Polyacylamidgelen aufgetrennt und im Elektroblot auf zwei Nitrozellulosefilter übertragen. Die Anfärbung der Proteine zeigt, daß alle Pyruvatkinase-Isoenzyme ein Molekulargewicht von 60 kDa besitzen. Der monoklonale Antikörper reagiert nur mit der M_2-PK aus Tumoren, ebenfalls im 60 kDa-Bereich, nicht aber mit M_2-Pyruvatkinase aus der Lunge und auch nicht mit L- und M_1-PK.

Homogenate von Rous-Sarkom-Virus-transformierten Rattenembyofibroblasten wurden in gleicher Weise untersucht. Der monoklonale Antikörper reagiert auch hier, obwohl es sich um ein Gesamthomogenat handelt, nur mit der Pyruvatkinase im 60 kDa-Bereich, aber sonst mit keinem Protein. In den transformierten Zellen läßt sich im Immunoblot ein sehr hoher Gehalt an diesem speziellen Tumor-Subtyp der M_2-Pyruvatkinase nachweisen, nicht aber in den nicht transformierten Zellen.

Mit Hilfe des im ELISA und im Immunoblot eines nur den Tumor-Subtyp der M_2-Pyruvatkinase erkennenden monoklonalen Antikörpers läßt sich auch immunhistologisch dieses Isoenzym in Tumoren nachweisen. Aufgrund der hohen Spezifität des Antikörpers, der mit Lungengewebe nicht reagiert, lassen sich immunhistologisch schon Mikrometastasen z. B. in der Lunge sehr gut erkennen. Der immunhistologisch nachweisbare Gehalt an dem Tumor-Subtyp der M_2-Pyruvatkinase ist in fast allen Tumoren von der Dignität des jeweiligen Tumors abhängig. Je höher der Malignitätsgrad des Tumors ist, um so mehr Tumor-Subtyp der M_2-Pyruvatkinase findet sich in den Tumorparenchymzellen.

Anschrift des Verfassers:
Prof. Dr. med. vet. E. Eigenbrodt
Institut für Biochemie und Endokrinologie
Frankfurter Str. 100
6300 Giessen

Expression myelo-monozytärer Zellmarker während der In-vitro- und In-vivo-Kultur von CALL-A-positiven Nalm 6M1-Zellen

B. Lau, G. Jäger, P. Dörmer

GSF-Abteilung für Experimentelle Hämatologie/München

Subtile Markeruntersuchungen haben gezeigt, daß selbst die akute lymphatische Leukämie vom Common-Typ (CALL) keine einheitliche Krankheitsgruppe darstellt. Die Mehrzahl unter ihnen entspricht einer frühen Entwicklungsstufe innerhalb des B-Zellsystems, während der kleinere Teil der T-Zellreihe angehört oder als Vertreter einer gemeinsamen lymphatischen Stammzelle betrachtet wird. Dagegen ist bislang offen, ob CALL-positive Leukämiezellen auch in einer engeren Beziehung zur granulozytären Reihe stehen – eine Vermutung, die auf das Vorkommen von biphenotypischen Leukämien zurückgeht.

Um dieser Frage nachzugehen, haben wir Zellen der CALL-positiven Linie Nalm 6M1, die auf Grund ihres Gehaltes an zytoplasmatischem Immunglobulin als B-lymphozytäre Vorläufer ausgewiesen sind, kultiviert und auf ihre Differenzierungskapazität untersucht. Als geeignetes Kulturverfahren wählten wir die Diffusionskammern (DC), die nach Füllung mit 5×10^5 Nalm 6M1-Zellen in die Bauchhöhle von lethal bestrahlten CBA-Mäusen implantiert wurden (1). Zusätzlich wurden Nalm 6M1-Zellen (1×10^6/ml) unter In-vitro-Bedingungen dem Einfluß von 12-0-Tetradecanoyl-Phorbol-13-Azetat (TPA) ausgesetzt. In beiden Fällen entwickelten die Zellen, die bei Kulturbeginn nur B-lymphozytäre Merkmale und das CALL-Antigen exprimierten, myelo-monozytäre Oberflächenantigene. Diese waren nach 34 Tagen DC-Kultur auf 18% der Kammerernte, die zu diesem Zeitpunkt bei $3,7 \times 10^6$ Zellen/DC lag, nachweisbar. Im Falle der 7tägigen In-vitro-Kultur machten die Zellen mit granulozytären und monozytären Oberflächenstrukturen bei Kulturende 32% von den noch verbliebenen $1,7 \times 10^5$ Zellen/ml aus. Als ein weiteres Merkmal ihrer granulzytären Differenzierung entwickelten die Nalm 6M1-Zellen eine positive Naphthol-AS-D-Chlorazetat-Esterase-Reaktion; dagegen traten Merkmale, die für eine Ausreifung nach morphologischen Kriterien gesprochen hätten, nicht auf.

Diese Resultate und ähnliche Beobachtungen mit der leukämischen Linie Reh (1, 2) legen nahe, daß CALL-positive Leukämiezellen Merkmale der myelo-monozytären Reihe ausprägen können und daher in einigen Fällen in einer engen Beziehung zum granulozytären Kompartiment stehen müssen. Weitere Experimente zur Differenzierungsinduktion von CALL-positiven leukämischen Blasten werden darüber entscheiden, ob sich daraus auch Konsequenzen für die Klassifizierung und Therapie von akuten Leukämien ergeben.

Literatur

1. Lau B, Jäger G, Thiel E, Rodt H, Huhn D, Pachmann K, Netzel B, Böning L, Thierfelder S, Dörmer P (1979) Growth of the Reh cell line in diffusion chambers: evidence for differentiation along the T- and B-cell pathway. Scand J Haematol 23:285
2. Srivasta SBI, Koga M, Srivasta P (1984) Phorbol ester induced differentiation of a non-T, non-B human leukemic cell line (Reh) to macrophage-like cells. Canc Res 44:3017

Anschrift des Verfassers:
Dr. med. Barbara Lau
Abt. Experimentelle Hämatologie GSU
Landwehrstr. 61
8000 München 2

Immunchemische und ultrastrukturelle Untersuchungen an Membran-Antigenen des Nierenadenokarzinoms, der Fetal-/adulten Niere und der Plazenta

J. E. Scherberich, G. Wolf, J. Mauck, V. Haase, H. Hess, L. Schmids, W. Schoeppe

Zentrum für Innere Medizin, Zentrum der Pathologie, Universitäts-Klinikum Frankfurt/Main

Zur Untersuchung spezifischer Zelloberflächenmarker unter normalen und pathologischen Bedingungen wurden Paraffin- u. Gefrierschnitte von Nierenadenokarzinomen (CA, Klarzelltyp), Fetal- und adulten Nieren (FN, N) und reifer Plazenta (PLC) auf die Anwesenheit membrangebundener Enzyme wie Aminopeptidase A (APA), Aminopeptidase M(APM), γ-Glu-Transpeptidase (gGT), alkal. Phosphatase (AP), Dipeptidilpeptidase (DAP) und des Hauptoberflächenglykoproteins des prox. Tubulus der N (= SGP-Antigen) überprüft. Die Verteilung von Lektinrezeptoren u.a. ConA, WGA, RCA, SBA, PNA, UEA und Blutgruppen-assoziierten Antigenen (BG) wie A, B, H, Le^a, Le^b, M, N (Seraclone), HLA-assoz. T_2, T_3, M/G, DR-I-Proteinen (Medac) wurde über die indirekte Technik (POD-Markierung, bzw. Avidin-Biotin-Markierung) bestimmt. Die Anwesenheit histologisch definierter Epitope auf Antigenen wurde mit Hilfe gegen CA und PLC generierter monoklonaler Antikörper (MoAK) untersucht (1–4). In der negative-staining-Technik zeigten aus CA isolierte Plasmamembranen (PM) nicht die 7 nm großen globulären

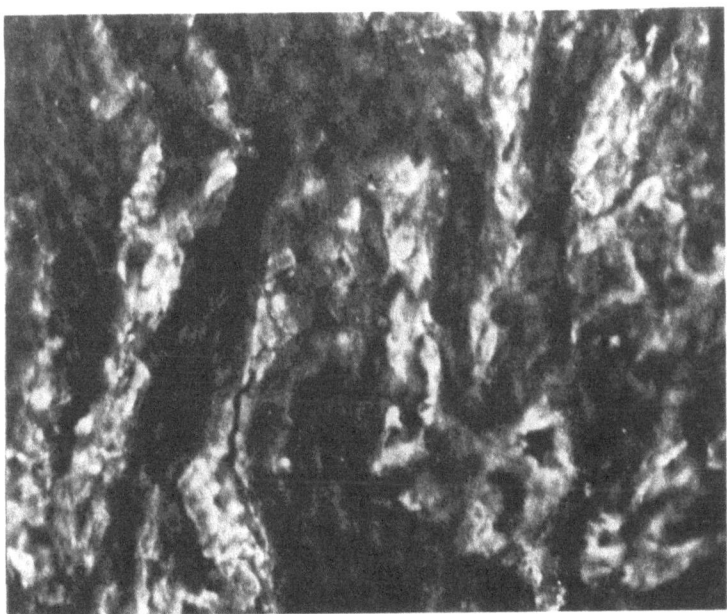

Abb. 1. Gefrierschnitt eines Nierenkarzinoms (Hellzelltyp) nach Inkubation mit einem MoAK, der Epitope auf trabekulär verteilten Antigenen erkennt. Der MoAK reagiert ebenfalls mit Trophoblastmembranen u. umschriebenen Segmenten des distalen Tubulus d. Humanniere FITC Mark., x ca. 120.

Oberflächenpartikel (= identisch mit Glykokonjugaten), wie sie sich auf PM von N und FN fanden; Hinweis auf partielle Dedifferenzierung oberflächlicher PM Proteine des CA. Entsprechend ergab das „Antigen-mapping" einen erheblichen Verlust von APA, APM, AP und DAP Aktivität, von ConA, WGA, RCA-Rezeptoren sowie BG A, B, H, und Le^a (nicht jedoch Le^b) und HLA T$_2$-assoziierten Proteinen. Auf PM des PLC-Trophoblasten war ein immunreaktiver Vorläufer des SGP-Antigens (240 kD, IP 3.5), Teil des Glykoprotein-Oberflächenkomplexes prox. Tubulusepithelien der N., exprimiert, fand sich jedoch nur in sehr wenigen CA-Zellen in punktförmiger Verteilung. GGT-Aktivität wurde (im Gegensatz zu den anderen Markeern) konstant in Nieren-CA gefunden, unabhängig des histologischen Typs und des CA-gradings. GGT aus CA (Papain-Andauung) zeigte eine im Vergleich zur GGT aus N signifikant höhere Bindung an ConA (CA 30–60%, N 2–10%, n=5), was auf eine veränderte Glykosylierung des Enzyms hinweist (gGT als TAA). Ein UEA-Rezeptor wurde in Endothelien von K und Ca konstant gefunden, dagegen ein PNA-Rezeptor in höherer Konzentration nur in Endothelien des CA und nicht auf vaskulären Strukturen der N und FN. Die Immunhistologie über MoAK und polyklonale AK gegen histologisch und zT biochemisch/ultrastrukturell definierte Antigene wies auf eine zyto/histochem. Heterogenität in CA hin. In N, FN, waren PNA-Rezeptoren auf die luminale PM distaler Tubulusepithelien beschränkt. Ein ähnliches Muster fand sich mit MoAK der Klonotypen PLC IF4, PLC IIF8, PLC IIE4, die umschriebene luminale distal-tubuläre Epitope, PLC-Trophoblast, jedoch nicht CA-PM markierten. Im Gegensatz hierzu erkannten MoAK HYP I143D12, HYP IE10 Epitope auf distalen Tubuli, PLC-Trophoblast sowie PM von CA. Die Beobachtungen deuten auf einen Verlust differenzierter Glykoproteine in Nieren-CA hin (1), sowie die These, daß sich Nieren-CA nicht, wie bisher beschrieben, ausschließlich von malignen transformierten Zellen des proximalen Konvoluts der Nieren ableiten, sondern auch distale Epithelien als potentielles Stammgewebe in der Histogenese von Nieren-CA in Frage kommen könnten.

Literatur

1. Mauck J, Wolf G, Scherberich JE, Hess H (1985) Immunobiol. 170:62
2. Scherberich JE, Mauck J, Hess H et al (1984) Prot. Biol. Fluids 31:845
3. Hess H, Alheid U, Biermann et al (1982) Prot. Biol. Fluids 29:903
4. Mauck J, Scherberich JE, Hess H et al. (1983) Immunobiol. 165:317

Anschrift des Verfassers:
Priv. Doz. Dr. med. J. E. Scherberich
Klinikum der J.W.-Goethe-Universität
Zentrum für Innere Medizin
Theodor-Stern-Kai 7
6000 Frankfurt 70

Der LAI-Test und sein diagnostischer Wert bei bösartigen Tumoren

R. Voigtmann

Medizinische Universitätsklinik der Ruhr-Universität Bochum
Marien-Hospital Herne 1 (Direktor: Prof. Dr. med. A. Sturm)

Die Diagnostik, Früherkennung und Rezidiverkennung einer malignen Erkrankung stellt ein wesentliches Anliegen tumorimmunologischer Forschung dar. Zu den zwischenzeitlich entwickelten In-vitro-Testen ist auch der erstmals von Halliday und Miller (1972) beschriebene Leukozyten-Adhärenz-Hemmungstest zu zählen. Er beruht auf der Beobachtung, daß die natürliche Adhärenz von Leukozyten an Glas- oder Plastikoberflächen in Gegenwart eines Antigens und spezifisch gegen dieses Antigen sensibilisierter immunkompetenter Zellen gehemmt wird. Bezogen auf Tumorerkrankungen bedingt diese Reaktion die Existenz tumor-assoziierter, bzw. tumor-spezifischer Antigene.
Die verblüffende Einfachheit und Schnelligkeit für einen immunologischen Test (Abb. 1), der weiterhin noch nicht endgültig geklärte Reaktionsablauf sowie die zahlreich entwickelten Modifikationen in der technischen Durchführung mit der Schwierigkeit in der Interpretation und Vergleichbarkeit der Ergebnisse bilden auch heute noch die Grundlage für eine berechtigte Skepsis gegenüber der Aussagekraft dieses Tests.

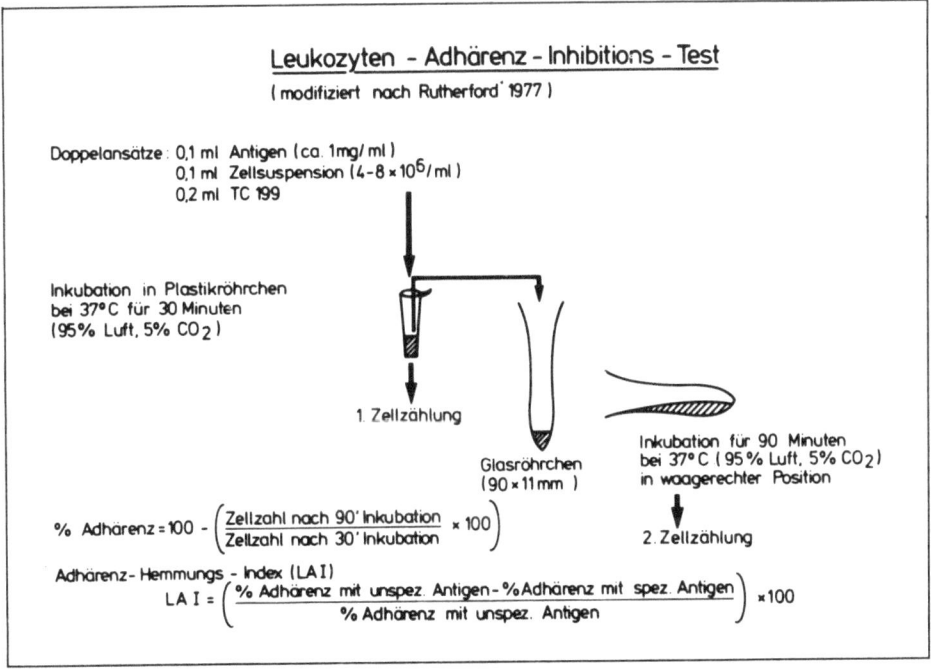

Abb. 1. Technische Durchführung des Leukozytenadhärenz-Hemmungstestes (modifiziert nach Rutherford et al., 1977)

Die zunehmende Automatisation des Tests mit der Möglichkeit einer Vielzahl von Spezifitätskontrollen sowie die vermehrten Erkenntnisse über die auflaufenden Reaktionsmechanismen mit der Beteiligung von Makrophagen, T-Lymphozyten und der Identifizierung von löslichen Mediatorsubstanzen lassen es gerechtfertigt erscheinen, den Stellenwert dieses Tests in der Diagnostik von malignen Erkrankungen neu zu überdenken.
Die Probleme der technischen Durchführung (z. B. Reproduzierbarkeit, Störanfälligkeit durch unterschiedliche Eiweißkonzentrationen im Testansatz oder durch die Antigenqualität u. a.) scheinen bei konstanten Versuchsbedingungen, bei Einsatz vielfältiger, erst durch die Automatisation möglicher Kontrollansätze sowie bei größerer Erfahrung im Umgang mit diesem immunologischen Test gelöst zu sein.
Von entscheidender Bedeutung für die Wertigkeit eines diagnostischen Tests sind seine Sensitivität und Spezifität. Die Sensitivität beschreibt die Fähigkeit, eine Tumorerkrankung zu entdecken; während die Spezifität die korrekte Identifikation der Abwesenheit einer Tumorerkrankung bei einem bestimmten Patientenkollektiv ausdrückt, d. h. die Anzahl falsch-positiver Tests im Verhältnis zur Gesamtzahl beschreibt. Die Bestimmung der Sensitivität und Spezifität kann rechnerisch somit wie folgt vorgenommen werden:

$$\text{Sensitivität} = 100 \times \frac{\text{Anzahl d. Pat. mit positivem LAI bei Malignom eines spezif. Organs}}{\text{Anzahl d. Pat. bei Malignom des gleichen Organs}}$$

$$\text{Spezifität} = 100 \times \frac{\text{Anzahl d. Pat. mit negativem LAI ohne Malignom eines spezif. Organs}}{\text{Anzahl d. Pat. ohne Malignom des gleichen Organs}}$$

(LAI) = Leukozyten-Adhärenz-Hemmungs-Index

Auf Grund eigener Erfahrungen beim Mammakarzinom, beim kolorektalen Karzinom und bei der akuten myeloischen Leukämie des Erwachsenen sowie anhand einer Literaturanalyse der letzten 10 Jahre wird die Sensitivität zwischen 55 und 100% angegeben (Tabelle 1). Fujisawa et al. (1977) konnten für das Mammakarzinom ebenso wie Mac Farlane et al. (1982) für das kolorektale Karzinom eine eindeutige Abhängigkeit der Sensitivität von der Tumormasse aufzeigen. Größere Tumoren senken die Sensitivität auf 25 bis 60%, ein entscheidender Nachteil insbesondere bei Malignomen, die der Inspektion und Palpation nur schwer zugänglich sind und somit häufig auch erst in Spätstadien diagnostiziert werden. Aber auch in dieser Hinsicht scheint eine Lösung in greifbare Nähe gerückt. Mac Farlane et al. (1982) war es möglich, durch Zusatz von Prostaglandin E2 oder Aminophyllin in den Reaktionsansatz die Sensitivität auch bei großen Tumormassen in Abhängigkeit vom Tumortyp auf 67 bis 100% anzuheben. Eine weitere Steigerung der Sensitivität kann auch durch den Einsatz mehrerer Antigenextrakte erreicht werden (Voigtmann, 1981).
Bezüglich der Spezifität, des zweiten wichtigen Bewertungskriteriums, weisen die eigenen und publizierten Ergebnisse dem Leukozyten-Adhärenz-Hemmungstest eine hohe Diskriminierungsrate zu. Dies wird durch den gleichzeitigen Einsatz einer Vielzahl von Kontrollen (Normalpersonen, Patienten mit verschiedenen Tumoren (Abb. 2, Abb. 3), Einsatz verschiedener, nicht korrespondierender Tumorantigene, Durchführung der Tests in Unkenntnis der Diagnose zur Vermeidung subjektiver Einflüsse) belegt. Darüber hinaus beinhaltet die Durchführung des Tests selbst (in seinen verschiedenen Modifikationen) schon eine Spezifitätskontrolle, da die Adhärenz-Hemmung durch das „spezifische" Antigen zur Adhärenz-Hemmung durch das „unspezifische" Antigen zur Berechnung des Leukozyten-Adhärenz-Hemmungs-Index in Beziehung gesetzt wird.
Den aussagekräftigsten Spezifitätsbeweis stellt sicherlich der positive Testausfall im autologen System dar, d. h. wenn patienteneigene Tumorextrakte auf ihre Reaktivität bei dem

Tabelle 1. Erfahrungen mit dem Leukozyten-Adhärenz-Hemmungstest bei menschlichen Tumoren

Tumorart	Sensitivität	Spezibität	Nachweis Serum blockierender Faktoren	Verlaufs-Kontrolle	Autor	
Mamma-Ca.	95% (n = 44)	96% (n = 104)	n.d.+	n.d.	Powell	1975
	83% (n = 38)	92% (n = 28)	n.d.	n.d.	Grosser	1975
	64% (n = 75)	92% (n = 39)	+	+	Fujisawa	1977
Stad. I u. II	85% (n = 223)	98%	+	+	Flores	1977
Stad. III u. IV	42% (n = 177)	98%	+	+	Flores	1977
	90% (n = 27)	93% (n = 27)	+	n.d.	Waldman	1978
	89% (n = 19)	84% (n = 34)	+	n.d.	Halliday	1980
	82% (n = 22)	98% (n = 37)	n.d.	n.d.	Voigtmann	1981
	87% (n = 45)	95% (n = 213)	n.d.	n.d.	Mac-Farlane	1982
Colon-Ca.	81% (n = 11)	100% (n = 52)	n.d.	+	Rutherford	1977
	72% (n = 18)	93% (n = 15)	+	n.d.	Waldman	1978
	87% (n = 32)	90% (n = 32)	n.d.	+	Halliday	1980
	60% (n = 15)	98% (n = 58)	n.d.	n.d.	Ayeni	1981
	77% (n = 18)	78% (n = 37)	n.d.	n.d.	Voigtmann	1981
Dukes A; B	89% (n = 19)	93% (n = 102)	n.d.	n.d.	Mac-Farlane	1982
Dukes C; D	64% (n = 83)	93%				
Pankreas-Ca.	90% (n = 22)	100% (n = 25)	n.d.	n.d.	Russo	1978
	85% (n = 35)	84% (n = 109)	n.d.	n.d.	Douglass	1979
	83% (n = 16)	98% (n = 126)	n.d.	n.d.	Mac-Farlane	1982
Hepato-Zelluläres Ca.	65% (n = 40)	100% (n = 22)	n.d.	n.d.	Morizane	1980
Lungen-Ca.	55% (n = 20)	94% (n = 18)	n.d.	n.d.	Urist	1976
	95% (n = 21)	100% (n = 14)	n.d.	n.d.	Sanner	1980
Melanom	91% (n = 24)	100%	n.d.	+	Halliday	1975
	91% (n = 10)	93% (n = 15)	n.d.	n.d.	Powell	1975
	78% (n = 44)	87% (n = 24)	n.d.	n.d.	Hellström	1977
	73% (n = 26)	94% (n = 19)	n.d.	n.d.	Halliday	1980
Osteogenes Sarkom	100% (n = 13)	97% (n = 39)	n.d.	n.d.	Powell	1975
Akute Myeloische Leukämie (in Vollremission)	75% (n = 33)	94% (n = 37)	+	+	Voigtmann	1981

Spender untersucht werden können. Dies ist allerdings nur in Einzelfällen möglich und belegt, scheitert aber in aller Regel bei einem routinemäßigen Einsatz des Tests an dem großen Arbeitsaufwand.

Leider gibt es bis heute nur eine Publikation, die den diagnostischen Aussagewert dieses Tests im Vergleich zu herkömmlichen Verfahren untersucht hat (Tabelle 2) (Ayeni et al., 1981). Bei ausreichender Spezifität kann im Vergleich mit den endoskopisch-radiologischen Verfahren beim kolorektalen Karzinom der Leukozyten-Adhärenz-Hemmungstest nur bei wenig ausgedehnten Tumoren hinsichtlich der Sensitivität befriedigen. Nur im Stadium Dukes A und B zeigen sich die herkömmlichen Verfahren in statistischer Hinsicht nicht überlegen. Darüber hinaus fehlt diesem Test die Möglichkeit der Lokalisation des malignen Prozesses.

Als weiterer Nachteil muß aufgeführt werden, daß eine Reihe von prämalignen Veränderungen (z. B. chronische Pankreatitis in Abgrenzung zum Pankreaskarzinom, die zystische Mastopathie zum Mammakarzinom, die atrophische Gastritis oder adenomatöse Polypen zum Magenkarzinom, die adenomatösen Polypen zum kolorektalen Karzinom) ebenfalls

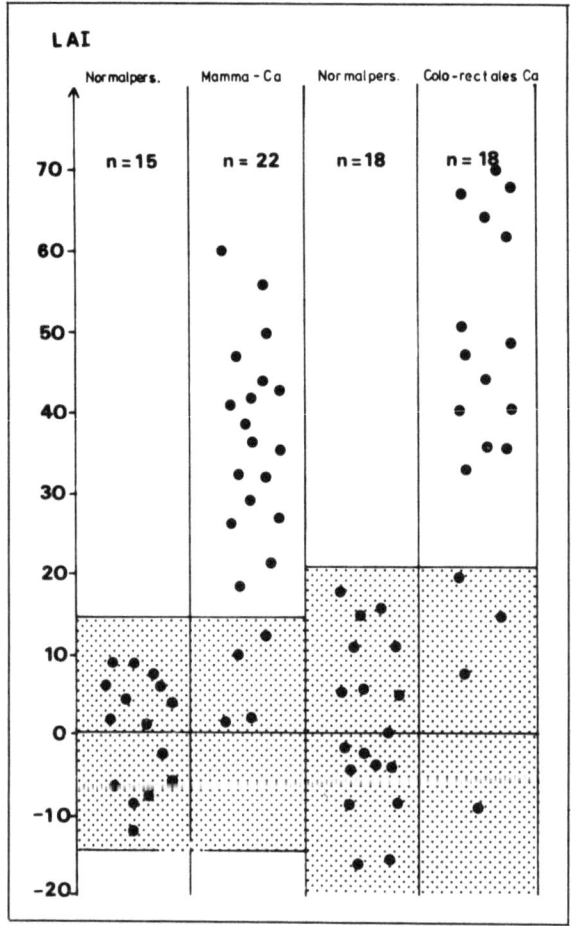

Abb. 2. Leukozytenadhärenz-Hemmungsindizes von zwei Patientenkollektiven mit gesichertem Karziniom im Vergleich zu parallel getesteten Normalpersonen. Die Normbereiche der Hemmungsindizes (LAI), punktierte Fläche, wurden jeweils aus den Mittelwerten der Indizes von Normalpersonen ± zweifacher Standardabweichung berechnet.

positive Ergebnisse zeigen können. Die meisten dieser Veränderungen schreiten aber nicht zu einem manifesten Karzinom fort, so daß gerade für die wichtige Differentialdiagnose zwischen Präkanzerose und manifestem Karzinom von diesem Test keine eindeutige Hilfestellung erwartet werden kann.

Zusammenfassend läßt sich der Leukozyten-Adhärenz-Hemmungstest als ein einfacher, gut reproduzierbarer, technisch wenig aufwendiger In-vitro-Test zum Nachweis einer Immunantwort gegen tumorassoziierte Antigene mit hoher Spezifität und guter Sensitivität charakterisieren. Die zur Zeit noch vorhandenen Modifikationen in der Durchführung mit der mangelnden Vergleichbarkeit der Ergebnisse, die unzureichende Diskriminierung von Präkanzerosen und manifesten Karzinomen, die Schwierigkeiten in der Bereitstellung und Konservierung eines gleichbleibend aktiven Antigenextraktes lassen die Einführung dieses Tests in die Routinediagnostik von malignen Erkrankungen zum jetzigen Zeitpunkt noch nicht für adäquat erscheinen.

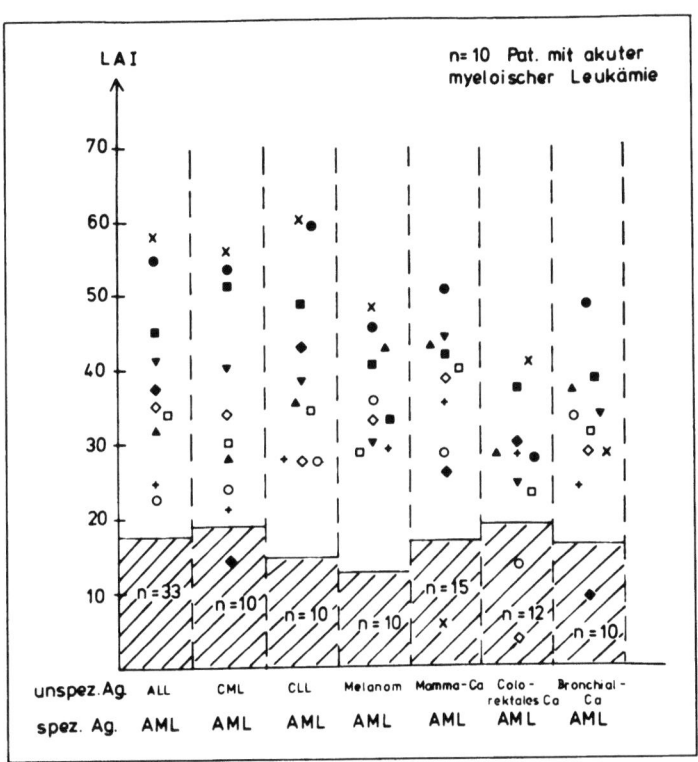

Abb. 3. Leukozytenadhärenz-Hemmungsindizes von 10 Patienten mit einer akuten myeloischen Leukämie in Vollremission bei Einsatz unterschiedlicher Tumorantigen-Extrakte als unspezifisches Antigen (Referenz-Antigen) in der Berechnung des Hemmungsindex (LAI). Jedem Patienten wurde ein Symbol zugeordnet. Die schraffierte Fläche umschreibt den Indexbereich von *Normalpersonen* bei Verwendung der dargestellten Antigenpräparationen.

Tabelle 2. Wertigkeit diagnostischer Verfahren bei kolorektalen Karzinomen (Ayeni, 1981)

Erkrankung	Diagnostisches Verfahren	Sensitivität	Spezifität
Karzinome	LAI*	60%	98%
Aller Stadien	Kolonkontrast-Einlauf	87%	100%
	Koloskopie	73%	100%
Karzinome	LAI*	83%	98%
Dukes A u. B	Kolonkontrast-Einlauf	100%	100%
	Koloskopie	100%	100%
Karzinome	LAI*	44%	98%
Dukes C u. D	Kolonkontrast-Einlauf	77%	100%
	Koloskopie	55%	100%

* LAI = Leukozyten-Adhärenz-Hemmungstest

Auf Grund der hohen Spezifität wäre der Einsatz mit einem Panel von Antigenextrakten bei der Suche nach einem unbekannten Primärtumor zu diskutieren. Die Durchführung des Tests mit und ohne Prostaglandin E2 könnte darüber hinaus eine prognostische Aussage im

Hinblick auf die vorhandene Tumormasse erlauben. Erfahrungen mit dem Nachweis serumblockierender Faktoren im Verlaufe der Erkrankung sind noch nicht groß genug, um ein weiteres, mögliches Anwendungsgebiet zur eventuellen Früherkennung von Tumorrezidiven schon jetzt zu propagieren.

Zukünftige, sich schon jetzt abzeichnende Entwicklungen mit der Verwendung von monoklonalen Antikörpern, die die Identifizierung der reaktiven Zelle im Testansatz ermöglichen (Morizane et al., 1983) lassen vermuten, daß dieser relativ einfache und schnelle immunologische Test für den Kliniker in der Diagnose, Differentialdiagnose und vor allen Dingen in der Früherkennung von Malignomen und ihren Rezidiven eine wertvolle Hilfe werden könnte.

Literatur

1. Ayeni AO, Thomson DMP, MacFarlane JK, Daly D (1981) A comparison of the tube leukocyte inhibition assay and standard physical methods for diagosing colorectal cancer. Cancer 48:1855–1862
2. Fujisawa T, Waldman StR Yonemoto R (1977) Leukocyte adherence inhibition by soluble tumor antigens in breast cancer patients. Cancer 39:506-513
3. Halliday WJ, Miller S (1972) Leukocyte adherence inhibition: a simple test for cellmediated immunity and serum blocking factors. Int J Cancer 9:477–483
4. MacFarlane JK, Thomson DMP, Phelan K, Shenouda G, Scanzano R (1982) Predictive value of tube leukocyte adherence inhibition (LAI) assay for breast, colorectal, stomach and pancreatic cancer. Cancer 49:1185–1193
5. Morizane T, Sjögren HO (1983) A leukocyte adherence inhibition (LAI) assay of antitumor immunity in rats using selective radioimmunological assessment of adherence of T- lymphocytes and monocytes. Int J Cancer 31:803–812
6. Rutherford JC, Walters AJ, Cavage G, Halliday WJ (1977) A modified leukocyte adherence inhibition test in the laboratory investigation of gastrointestinal cancer. Int J Cancer 19:43–48
7. Voigtman R (1981) Leukämie-assoziierte Antigene – ein Beitrag zur Immunbiologie maligner Tumoren am Beispiel der akuten myeloischen Leukämie des Erwachsenen. Habilitationsschrift zur Erlangung der Venia legendi der Abteilung für Theoretische und Klinische Medizin der Ruhr-Universität Bochum

Anschrift des Verfassers:

Priv. Doz. Dr. med. R. Voigtmann
Marienhospital-Univ.Klinik
Hölkeskampring 40
4690 Herne 1

Möglichkeiten und Grenzen der „In-vitro"-Diagnostik von Tumoren mit monoklonalen Antikörpern

H. J. Strecker; G. K. Schnorr; L. Seidel

Radiochemisches Laboratorium, Hoechst AG, Frankfurt

Eine verbesserte analytische Qualität (Richtigkeit, Präzision, Störungsunanfälligkeit) von „In-vitro"-Tumormarkern bietet Ansatzpunkte zur Erhöhung der diagnostischen Aussagekraft. Darüber hinaus kann die Diagnose zu einem früheren Zeitpunkt der Tumorerkrankung erfolgen; das erhöht die Überlebenschance des Patienten. Durch optimale Kombination einfachster Trenntechnik („coated tube") und überlegener immunoradiometrischer Methode (IRMA) unter Verwendung hochspezifischer monoklonaler Antikörper wurden für die „klassischen" Tumormarker CEA, CG, Ferritin und AFP eine höhere Empfindlichkeit (10–100fach), ein breiterer Meßbereich (ca. 10fach), eine verkürzte Inkubationszeit (mehr als 10fach), eine bessere Präzision (ca. 2fach), eine höhere Spezifität und eine geringere Störanfälligkeit (weniger Matrixeffekte, nur Probe muß präzise pipettiert werden) erreicht.

Es wird nachgewiesen, daß IRMA-Technik und MAK sich ergänzen. Der IRMA erfordert eine größere Menge Antikörper und birgt die Gefahr zweideutiger Resultate im hohen Konzentrationsbereich („high dose hook"-Effekt). Durch MAK sind diese Probleme lösbar. Andererseits haben die meisten MAK eine niedrige Affinität und damit geringere Empfindlichkeit im RIA zum Antigen. Der Antikörperüberschuß beim IRMA verhindert diesen Nachteil. Die „coated tube"-Trennung schließlich verbessert auf Grund der niedrigen unspezifischen Bindung die Empfindlichkeit des Assays.

Die höhere Spezifität, und vor allem die Homogenität der MAK kann zu Problemen führen, da im Vergleich zum Gemisch eines polyklonalen Antiserums extreme Eigenschaften auftreten können. Die Einflüsse von Ionenstärke, PH-Wert, Proteingehalt der Probe sowie die MAK-Stabilität müssen sorgfältig überprüft werden. Bezüglich der Immunreaktivität können Überspezifitäten auftreten; das gilt besonders bei Analyten, die Heterogenität besitzen (z. B. AFP, CEA, Ferritin). Schließlich müssen die MAK-produzierenden Zellstämme sehr gründlich auf ihre Stabilität der neuen genetischen Formation untersucht werden. Mehrfaches reklonieren schaffte Abhilfe. Beim Ferritin traten in ersten Versuchen mit unterschiedlichen MAK bei bestimmten Tumorseren deutlich höhere Werte auf (im Vergleich zu polyklonalen Antiseren). Das läßt mit MAK eine höhere Aussagekraft des Ferritins als Tumormarker erwarten. Es kann vermutet werden, daß „Tumorferritin" Abweichungen gegenüber „Normalferritin" aufweist.

Neben der Erhöhung der diagnostischen Aussagekraft durch analytisch-technische Verbesserung bestehender Tumormarker wurden neue Parameter auf ihre Eignung in der Tumordiagnostik untersucht. Mit Laminin P1 (Komponente der Basalmembran) wurde bei gleichzeitiger CEA-Messung eine deutliche additive Sensitivität erreicht (351 Patienten, nur CEA erhöht 33%, nur Laminin P1 erhöht 14%, beide Parameter erhöht 37%). Weiterführende Untersuchungen sollen zeigen, ob Laminin P1 besonders bei Patienten mit Metastasen erhöht ist, (Durchbruch der Tumorzelle durch die Basalmembran). Die größten Chancen zur Etablierung neuer Tumormarker können bei der Herstellung von MAK durch Immunisierung mit Tumorzellen bzw. Tumorzellbestandteilen (speziell der Zellwand) erwartet werden. Auf diese Weise kann auch die extreme zeit- und arbeitsaufwendige Isolierung potenzieller Tumorantigene „umgangen" werden. Ein so entwickelter Parameter, CanAg 50, läßt Fortschritte auf dem Gebiet der Tumordiagnostik erwarten. Erste

Untersuchungen lassen deutlich höhere Aussagekraft bei der gleichzeitigen Messung mit CEA erwarten (300 Patienten, nur CEA erhöht 4 %, nur CanAg 50 erhöht 23 %, beide Parameter erhöht 12 %.

Anschrift des Verfassers:

Dr. med. H.J. Strecker
Radiochemisches Laboratorium
Hoechst AG
Postfach 80 03 20
6000 Frankfurt 80

Proliferationsmuster von Knochentumoren, dargestellt durch den monoklonalen Antikörper Ki-67

E. Vollmer[1], A. Roessner[1], W. Mellin[1], J. Gerdes[2], H. Stein[2], E. Grundmann[1].

[1] Gerhard-Domagk-Institut für Pathologie der Universität Münster
[2] Pathologisches Institut, Klinikum Steglitz, FU Berlin

Ein wesentliches Kriterium für die Dignität eines Tumors ist die Proliferationsrate. Sie wird in der Routinediagnostik normalerweise anhand der in Mitose befindlichen Zellen geschätzt. Schwierig wird dies allerdings bei Geweben mit atypischer Proliferationsrate, welche ein erhöhtes Malignitätsrisiko darstellen. Der monoklonale Antikörper Ki-67, der gegen ein Kernantigen gerichtet ist, das in allen Phasen des Zellzyklus vorkommt, vermag

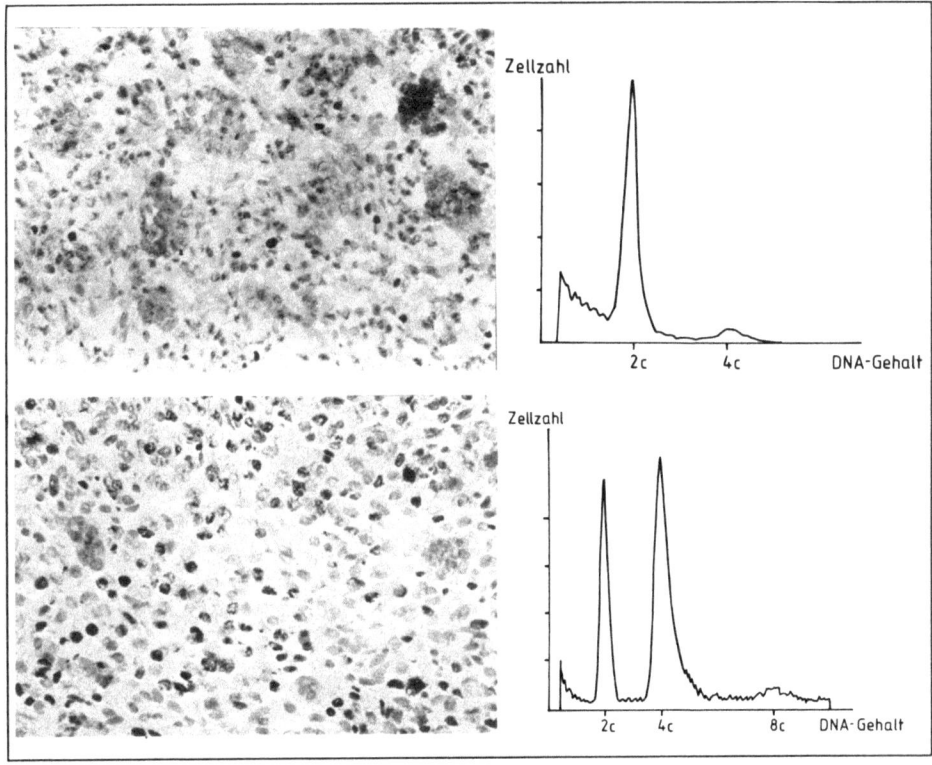

Abb. 1. Links: Anzahl der mit dem Proliferationsantikörper Ki-67 markierten Zellen als differentialdiagnostisches Kriterium beim Riesenzelltumor des Knochens (oben = mäßige Proliferation) und bei einem anaplastischen, riesenzellhaltigen Osteosarkom (unten = starke Proliferation). (Immunperoxidasemarkierung mit Ki-67, leichte Kerngegenfärbung, x 250). Rechts: Jeweils zugehörige impulszytophotometrisch erfaßte DNA-Verteilung (FACS-Analyzer, BECTON DICKINSON). Oben: Unimodale, diploide Verteilung. Unten: Zusätzliche tetraploide Tumorzellpopulation (4c), und eine kleine, mit der Basis des tetraploiden Gipfels verschmolzene hypertetraploide Zellinie.

auch solche Zellen zu markieren (1). Zellen, die in der postmitotischen Ruhephase (G_0) unter gleichzeitiger Differenzierung verblieben, exprimieren *kein* Ki-67 Kernantigen. Mit Hilfe einer doppelt indirekten Peroxidase- und einer monoklonalen PAP-Technik markierten wir an 5 µm dicken Gefrierschnitten (4) die Kerne proliferierender Zellen bei 60 Knochentumoren unterschiedlicher Dignität aus dem Knochengeschwulstregister Westfalen. In allen Fällen ist eine gute Übereinstimmung ersichtlich zwischen dem biologischen Proliferationsverhalten der Tumoren und der Expression des Kernantigens Ki-67 im Gewebe. So lassen die hochmalignen Osteosarkome eine Proliferationsrate von etwa 14% erkennen, während die der Riesenzelltumoren mit etwa 5–6% erheblich geringer ist. Wie die Abbildung zeigt, kann dieser Befund durchaus zur Differentialdiagnose zwischen dem riesenzellhaltigen anaplastischen Osteosarkom und dem Riesenzelltumor herangezogen werden. Die Ergebnisse ließen sich mit der erheblich aufwendigeren Impulszytophotometrie untermauern (2) (s. Abb. 1). Auch andere Beispiele, bei denen die Routinediagnostik keine oder unzureichende Aussagen zur Dignität liefert, zeigten, daß die Ki-67-Markierung ein zusätzliches Instrument zur Diagnostik der Knochentumoren bietet. Daneben fanden wir frühere autoradiographische Untersuchungen an Knochentumoren (3) durch diese immunhistologischen Befunde bestätigt. – Somit steht mit dem monoklonalen Antikörper Ki-67 ein hervorragender Marker zur Bestimmung der Wachstumsfraktion von Zellen in einem menschlichen Gewebsverband zur Verfügung. Praktisch ist dies von Interesse bei der diagnostischen Analyse der Proliferationsrate von Tumoren, aber auch bei der weiteren Überwachung im prä- und posttherapeutischen Verlauf mit entsprechender Relevanz für die Prognose.

Literatur

1. Gerdes J, Lemke H, Baisch H, Wacker HH, Schwab U, Stein H (1984) Cell cycle analysis of a cell proliferation-associated human nuclear antigen defined by the monoclonal antibody Ki-67. J Immunol 133:1710–1715
2. Mellin W, Roessner A, Wörman B, Vollmer E, Hiddemann W, Grundmann E (1984) Dignitätsbestimmung des metastasierenden Riesenzelltumors des Knochens mit der Durchflußzytophotometrie. Verh Dtsch Ges Path 68:220–223
3. Roessner A, v. Bassewitz DB, Schlake W, Thorwesten G, Grundmann E (1984) Biological characterization of human bone tumors. III. Giant cell tumors of bone. Path Res Pract 178:431–440
4. Vollmer E, Roessner A, Lipecki KH, Zwadlo G, Hagemeier HH, Grundmann E (1986) Biological characterization of human bone tumors. VIII. The aneurysmal bone cyst. Virchows Archiv B (im Druck)

Anschrift des Verfassers:
Dr. med. Dr. med. vet. E. Vollmer
Gerhard-Domagk-Institut für Pathologie
Domagkstraße 17
4400 Münster

Differenzierung von Adenokarzinomen mit monoklonalen CEA-Antikörpern

K. Neumann, J. Lüttges

Medizinisches Zentrum für Pathologie der Philipps-Universität Marburg

Beim Nachweis des karzinoembryonalen Antigens mit polyklonalen Antiseren ergeben sich unspezifische Kreuzreaktionen. In unserer Untersuchung verglichen wir die Reaktionsmuster von drei monoklonalen CEA-Antikörpern der Firma Behring (BMA 130 a, b, c), die sich gegen verschiedene Epitope des CEA-Moleküls und kreuzreagierender Antigene richteten, mit einem polyklonalen CEA-Antikörper der Firma Dako.

Ein monoklonaler Antikörper, im folgenden mono-CEA genannt, reagierte mit einem Epitop, das ausschließlich auf dem CEA-Molekül nachgewiesen werden konnte. Ein weiterer monoklonaler Antikörper band an ein Epitop, das sowohl auf dem CEA-Molekül als auch auf einem kreuzreagierenden Antigen mit dem Molekulargewicht 95.0000, dem NCA 95, vorkommt. Der dritte monoklonale Antikörper erkannte ein Epitop, das auf einem kreuzreagierenden Antigen mit dem Molekulargewicht 55.0000, dem NCA 55, und ebenfalls auf dem CEA-Molekül vorkommt.

An 54 Dickdarmkarzinomen und 48 Ovarialkarzinomen wurde die Ausprägung der mit den einzelnen Antikörpern nachweisbaren Antigene verglichen. Als positiv wurden alle Tumoren gewertet, bei denen wenigstens 5 % der Tumorzellen eine positive Reaktion zeigten.

Bei den 54 untersuchten Dickdarmkarzinomen zeigten 53 der Karzinome mit poly-CEA eine positive Reaktion. 48 dieser positiven Karzinome reagierten mit allen monoklonalen Antikörpern positiv. 5 waren mit mono-CEA negativ, jedoch mit NCA 55 oder NCA 95 oder mit beiden Antikörpern positiv. Ein Tumor, ein entdifferenziertes Adenokarzinom, reagierte mit allen verwendeten CEA-Antikörpern negativ.

Von 48 Ovarialkarzinomen zeigten 24 eine positive Reaktion mit dem polyklonalen Anti-CEA-Serum. In 8 Fällen war die Reaktion mit mono-CEA positiv; in diesen Fällen fand sich auch erwartungsgemäß eine positive Reaktion mit NCA 55 und NCA 95. In 16 Fällen, die mit poly-CEA eine positive Reaktion zeigten, war die Reaktion mit mono-CEA negativ. In 6 Fällen konnte auch mit NCA 55 und NCA 95 kein Antigen nachgewiesen werden. In den verbleibenden Fällen konnten z. T. NCA 55, z. T. NCA 95 oder auch beide Antigene nachgewiesen werden.

Bei der Aufteilung nach Tumortypen waren alle 17 muzinösen Karzinome mit poly-CEA positiv. 8 hiervon, d. h. nahezu 50 %, zeigten mit allen monoklonalen CEA-Antikörpern eine positive Reaktion. 9 waren mit mono-CEA negativ, 7 hiervon zeigten wechselnde positive Reaktionen mit NCA 55 und NCA 95. Von den restlichen 31 Karzinomen waren 23 serös-papillär und 8 wurden in die Gruppe „Sonstige" eingeteilt. 5 der serös-papillären und 2 der Gruppe „Sonstige" zeigten mit poly-CEA eine positive Reaktion. Mit mono-CEA ließ sich in keinem dieser Tumoren CEA nachweisen. In 2 der serös-papillären Karzinome ließ sich NCA 55 bzw. NCA 95 nachweisen. Bei der Gruppe „Sonstige" fand sich auch mit diesen Antikörpern kein entsprechendes Antigen.

Zusammenfassend kann man feststellen:
1. In 53 von 54 Dickdarmkarzinomen läßt sich mit poly-CEA-Antiserum ein entsprechendes Antigen nachweisen. Die positive Reaktion wird in 90 % durch das Vorliegen von CEA und in 10 % durch NCA 55 und NCA 95 verursacht.

2. In 24 von 48 Ovarialkarzinomen läßt sich mit poly-CEA-Antiserum ein entsprechendes Antigen nachweisen.
3. Die positive Reaktion wird, ausgenommen bei muzinösen Karzinomen, durch kreuzreagierende Antigene verursacht, die teilweise als NCA 95 und NCA 55 nachgewiesen werden konnten.
4. Bei nichtmuzinösen Karzinomen kann der Nachweis von CEA mit monoklonalen Antikörpern zur Differentialdiagnose zwischen Adenokarzinomen des Ovars und des Dickdarms verwendet werden.

Anschrift des Verfassers

Dr. med. K. Neumann
Zentrum für Pathologie
Klinikum Lahnberge
3550 Marburg

Ergebnisse einer internationalen Qualitätskontrollstudie mit CA 12-5

M. Zwirner, Ch. Bieglmayer, R. Klapdor, R. Kreienberg, M. Zwirner, H. J. Staab

Tübingen, Wien, Hamburg, Mainz, Stuttgart, München

Einleitung

Will man zufällige, grobe und systematische Fehler innerhalb des überschaubaren Analysenwegs im Labor erkennen und vermeiden, ist es notwendig, eine effiziente Qualitätskontrolle einzusetzen. Vor allem in der Verlaufskontrolle von Tumorpatienten mit Tumormarkern ist es wichtig, die Reproduzierbarkeit der Meßmethodik anhand von Referenzseren zu kontrollieren, will man individuelle Patientenverläufe richtig interpretieren.

Material und Methoden

In der vorgestellten Ringstudie zur Qualitätssicherung des CA12-5 erhielten sämtliche Teilnehmer je 5 chargenidentische Referenzproben der Firma BIOREF, Mömbris, welche laborintern portioniert und bis zur jeweiligen Messung bei $-20°$ Celsius gelagert wurden. Die Konzentrationsbereiche der Referenzseren waren so gewählt, daß der komplette Meßbereich des CA12-5 Testbestecks systematisch abgedeckt war. Bei jedem Routineassay wurden die Referenzen als Duplikate mitbestimmt. Die Messergebnisse wurden auf einem speziellen Vordruck dokumentiert, auf welchem neben den Einzelmesswerten auch die Charge des verwendeten Testkits, das Datum der Bestimmung und der entsprechende Laborcode vermerkt wurden. Zur Bestimmung des CA12-5 verwendeten alle Teilnehmer den Originalkit der Firma CENTOCOR, Malvern, USA.

Ergebnisse

Die Ergebnisse beziehen sich auf den Zeitraum zwischen Juni 1984 und März 1985. Während dieses Zeitraums wurden von den teilnehmenden Laboratorien zwischen 12 und 34 Meßreihen durchgeführt und dabei zwischen 11 und 18 verschiedene Kitchargen verbraucht.

Richtigkeit der Meßmethode

Das tumorassoziierte Antigen CA12-5 ist bisher nur durch den monoklonalen Antikörper definiert, mit welchem es nachgewiesen wird. Eine „wahre" Konzentration kann deswegen für die jeweiligen Referenzen nicht angegeben werden. Deswegen wurde von jedem Teilnehmer durch eine Mehrfachbestimmung in verschiedenen aufeinanderfolgenden Meßreihen und anschließender Berechnung des Mittelwerts ein Initialwert pro Referenz festgelegt. Auf diese Weise konnte sich jedes Laboratorium durch Bildung entsprechender Warngrenzen ein individuelles Qualitätskontrollblatt erstellen. Faßt man die Einzelwerte aller Teilnehmer innerhalb der gesamten Meßperiode zusammen, ergeben sich vergleichbare Durchschnittswerte pro Referenz für alle teilnehmenden Laboratorien. Die numerischen Daten sind in Tabelle 1 dokumentiert. Auffallend war, daß die Durchschnittswerte der

Tabelle 1. Numerische Qualitätskontrolldaten bis März 1985

Labor	N	Mittelwert	Standardabweichung	Variationskoeffizient %	Min.	Max.	Bioref-Pool
1	33	27	7	26.1	13	41	
2	–	–	–	–	–	–	
3	17	32	4	11.4	23	37	A
4	17	26	4	15.1	20	34	
5	12	27	6	22.6	13	41	
alle	79	27	6	22.6	13	41	
1	34	50	7	13.7	36	66	
2	19	48	5	9.5	38	59	
3	17	58	5	9.3	49	66	B
4	18	53	7	13.2	41	63	
5	12	49	7	14.0	42	65	
alle	100	51	7	13.8	36	66	
1	34	108	13	11.9	75	136	
2	19	103	7	6.6	87	111	
3	17	117	9	7.5	96	130	C
4	18	109	14	12.5	73	136	
5	12	109	12	11.3	97	138	
alle	100	109	12	11.0	73	138	
1	34	216	40	18.6	158	303	
2	19	203	25	12.5	173	271	
3	17	212	18	8.6	188	241	D
4	17	200	23	11.6	165	239	
5	12	220	24	11.0	184	262	
alle	99	210	30	14.3	158	303	
1	27	450	67	14.8	329	598	
2	19	406	65	15.9	307	572	
3	17	416	59	14.1	298	583	E
4	–	–	–	–	–	–	
5	12	402	42	10.5	320	464	
alle	75	423	63	15.0	298	598	

beiden niedrigsten Referenzen bei 2 Laboratorien im direkten Vergleich statistisch signifikant verschieden waren. Inwieweit diese Abweichungen möglicherweise gerätespezifisch durch differierende Modelle bei der Standardkurvenberechnung verursacht wurden, wird zur Zeit abgeklärt.

Präzision

Die Präzision einer Meßserie wird durch die Reproduzierbarkeit eines oder mehrerer Meßpunkte entweder innerhalb derselben Meßreihe (Intraassay-Präzision) oder innerhalb mehrerer Meßreihen (Interassay-Präzision) reflektiert. Sie ist bei quantitativen immunologischen Meßmethoden jedoch dosisabhängig. Die Verwendung mehrerer Kontrollseren ermöglicht die Erstellung eines Präzisionsprofils. Daraus läßt sich der relative Fehler einer Methode bzw. deren Ungenauigkeit für entsprechende Konzentrationsbereiche charakterisieren. Als statistische Größe kann man den Variationskoeffizienten verwenden (s. Tabelle 1). Die vorgestellten Ergebnisse beweisen, daß die Meßmethode zur Bestimmung des CA12-5 gut unter Kontrolle zu sein scheint. Die Interassay-Präzision als wichtigstes

Kriterium der Verlaufskontrolle bei Tumormarkerbestimmungen ist in der vorgestellten Studie für alle Teilnehmer zufriedenstellend. Das Mitführen externer Referenzseren, möglichst systematisch über den gesamten Meßbereich der Methode garantiert, daß meßbedingte Variationen innerhalb der Langzeitverlaufskontrolle eindeutiger erkannt werden und somit eine sichere Interpretation des Markerverlaufs bei den Patienten möglich ist.

Anschrift des Verfassers:

Dr. rer. nat. M. Zwirner
Univ.-Frauenklinik
Schleicherweg 4
7400 Tübingen

Statistische Methoden zur Analyse der diagnostischen und prognostischen Wertigkeit von Tumormarkern

U. Abel

Biometriker des Tumorzentrums Heidelberg/Mannheim, DKFZ Heidelberg

Lange Zeit hindurch war die Analyse von Markerdaten ein etwas vernachlässigtes Gebiet der Statistik. Es ist kennzeichnend für die Situation, daß gegenwärtig noch keine umfassende Abhandlung über dieses Thema existiert. Dank der methodologischen Fortschritte der letzten Dekade ist eine sorgfältige statistische Analyse heute aber in der Lage, zahlreiche Probleme im Zusammenhang mit der Validierung von Tumormarkern als diagnostisches und prognostisches Hilfsmittel zu bearbeiten. Die Hauptfragestellungen lassen sich folgendermaßen gliedern:

I. Diagnostische Wertigkeit von Markertests (MT)

1. Beurteilung gegebener MT
  a. Die Schätzung von Güteindizes mit approximativen Varianzen
  b. Die statistische Prüfung der Effizienz
  c. Darstellung der Abhängigkeit der Effizienz von Kovariaten

2. Definition und Beurteilung neuer MT anhand einer Stichprobe von Markerwerten
  a. Bestimmung des optimalen Schwellenwertes in der Stichprobe
  b. Vergleich des solchermaßen entstandenen MT mit dem Zufallszug anhand der Befundmatrix
  c. Approximativ unverzerrte Güteschätzungen mit Hilfe von Münchhausenverfahren (Jackknife, Bootstrap, Datensplitting)
  d. Prüfung der Existenz effizienter MT
  e. Grafiken (ROC-Kurven, Güteindizes in Abhängigkeit vom Schwellenwert)

3. Vergleich und Kombination gegebener Markertests
  a. (Bedingte) Unabhängigkeit der MT: Befundmatrizen der kombinierten MT
  b. Prüfung auf Unterschiede in der Wertigkeit (bei gleichem oder verschiedenen Patientengut)
  c. Validierung eines MT mit Bezug auf einen Standardtest als Außenkriterium
  d. Die Wertigkeit wiederholter MT

4. Vergleich und Kombination neuer (potentieller) MT anhand einer Stichprobe von Markerwerten
  a. Grafiken: ROC-Analyse der kombinierten Marker
  b. Test auf Unterschiede der Güte potentieller MT (bei gleichem oder verschiedenem Patientengut)

II. Marker als Indikator für die Prognose und die Entwicklung des Krankheitsverlaufs

  1. Prognostische Relevanz des prä- bzw. posttherapeutischen Markerwerts (Regressionsmodelle für zensierte Daten)

2. Bestimmung kritischer Markerwerte (= Werte, bei denen ein Prognosesprung eintritt)
3. Vergleich von Markerverläufen aus unregelmäßigen Follow-ups
4. Prognostische Relevanz der Markerwertentwicklung
   (Proportional-Hazards mit zeitabhängigen Kovariaten. Markoffmodelle)
5. Kriterien für Second-Look-Operation
   (Slope-Analysen, individuelle Schwellenwerte)

Anschrift des Verfassers:

Dr. med. U. Abel
DKFZ
Institut für Dokumentation
Im Neuenheimer Feld 280
6900 Heidelberg

Radioimmunszintigraphie maligner Tumore mit Emissions-computertomographie (ECT)

J. Happ, R. P. Baum, I. Loose-Wagenbach, F. D. Maul, Th. Schmitt-Bylandt, G. Hör

Abteilungen Nuklearmedizin, Klinikum der Universität Frankfurt und des St. Marienkrankenhauses, Frankfurt am Main

Bei Patienten mit positiven Tumormarkern (z. B. CEA, CA 19–9, CA 125) in vitro erscheint die Immunszintigraphie als ein aussichtsreiches spezifisches Verfahren, maligne Tumore, deren Lokalrezidive oder deren Fernmetastasen zur Darstellung zu bringen (1,2). In der vorliegenden Arbeit werden Ergebnisse der ECT vorgestellt, welche Technik bekanntlich eine überlagerungsfreie Lokalisationsdiagnostik ermöglicht.

Methodik

Wir untersuchten 12 Patienten mit unterschiedlichen Tumoren (Ovarialkarzinom (OVCA), Mammakarzinom (MACA), kolorektales Karzinom (CRCA) und Lungen-Adenokarzinom oder Alveolarzellkarzinom (LUCA)) oder deren Metastasen und mit unterschiedlich stark positiven Tumormarkern im Serum (Tabelle 1). Die Bestimmung der Tumormarker erfolgte mit Kits der Fa. Isotopendiagnostik CIS, Sprendlingen, BRD. Zur Szintigraphie erhielten die Patienten ^{131}J-markierte F(ab')$_2$-Fragmente monoklonaler Antikörper (OC 125 oder 19–9/Anti-CEA, Isotopendiagnostik CIS) wie früher beschrieben (1) und wurden in der Regel 2 Tage später mit ECT (Apex, Elsint, Wiesbaden, BRD) untersucht (Aquisitionszeiten zwischen 30' und 60'). In Abhängigkeit vom erwarteten Befund wurden zur exakten Lokalisation benachbarte Organsysteme szintigraphisch dargestellt (anatomical landmarking); so erfolgten gleichzeitig z. B. ein Skelettszintigramm, Knochenmarkszintigramm bzw. Leber-Milzszintigramm mit einem 99m Tc-markierten Tracer (Aquisition in gleicher Position des Patienten unmittelbar nach dem Immun-ECT, alle Aufnahmen mit hochenergetischem Kollimator).

Tabelle 1. Tumormarkerserumkonzentrationen[1] und immunszintigraphische Befunde bei Patienten mit malignen Tumoren[2]

Patient	Diagnose	Metastasen[1]	CEA	CA 19–9	CA 125	CA 15–3	Immun-ECT lokal	Leber
1) S.A.	OV	peritoneal	4	6	2318	–	+++	∅
2) K.L.	OV		3	56	240	–	∅	∅
3) F.A.	OV+CR		3	84	365	–	∅	∅
4) B.U.	OV		1	89	1300	132	∅	∅
5) W.H.	MA	hepatisch	3	8	218	178	∅	++
6) H.M.	MA	ossär, hep.	5	37	658	–	∅	∅
7) G.S.	CR	hepatisch	658	24	–	–	∅	(+)
8) D.A.	CR	peritoneal	36	85	–	–	+++	∅
9) S.R.	CR	hepatisch	1214	33	21	–	∅	∅
10) L.A.	CR	hepatisch	257	28	32	–	∅	∅
11) L.L.	LU		5	81	6500	–	+++[3]	∅
12) W.M.	LU		3	83	33	7	+++[4]	∅

[1] CEA pg/l, übrige Marker U/ml, [2] dch. Sonogr., TCT od. OP gesichert, [3] pulm+mediast., [4] mediast.

Ergebnisse

Von 12 Patienten mit unterschiedlichen Tumoren zeigten 5 positive szintigraphische Befunde und 1 Patient einen fraglich positiven Befund (s. Tabelle 1). Patient 1, mit planarer Szintigraphie als schwach positiv beurteilt (3), war mit ECT stark positiv. Patient 2, mit planarer Szintigraphie als positiv beurteilt (3), war bei der ECT-Untersuchung negativ.

Folgerungen

Bei Verwendung von ^{131}J-markierten monoklonalen Antikörpern ist die Sensitivität mit der hier angewandten ECT offenbar der planaren Darstellungstechnik (1,2) unterlegen, da mit letzterer im intraindividuellen Vergleich stets ein immunszintigraphisch positiver Befund erhoben werden konnte (3). Es ist zu erwarten, daß mit Verbesserung der Technik (z. B. durch längere Aquisitionszeiten, Applikation höherer Aktivitäten) eine Steigerung der Sensitivität des ECT erreicht werden kann. Der Vorteil der ECT-Diagnostik zeigte sich in der überlagerungsfreien Darstellung von Befunden vor allem im kleinen Becken, wo eine sichere Abgrenzung von intravesikaler Aktivität erforderlich ist.

Literatur

1. Baum R P, Maul F D, Klapdor R, Senekowitsch R, Lorenz M, Hoffenrott C, Montz R, Happ J, Krügel H, Chatal J F, Hör G (1985) Nuc Compact 16:121–128
2. Baum R P, Lorenz M, Maul F D, Hoffenrott C, Happ J, Senekowitsch R, Klapdor R, Hör G (1985) In: Wüst G (Hrsg) Tumormarker Steinkopff Verlag, Darmstadt, dieser Band S 80–81
3. Happ J, Baum R P, Loose-Wagenbach I, Maul F D, Schmitt-Bylandt Th, Hörr G (1985) In: Klapdor R (Hrsg) III. Hamburger Symp. über Tumormarker, Thieme Verlag, Stuttgart

Anschrift des Verfassers:
Prof. Dr. J. Happ
Abteilung Allgemeine Nuklearmedizin
Klinikum der Universität Frankfurt
Theodor Stern Kai 7
6000 Frankfurt

D. FRITZE, Darmstadt
Medikamentöse Krebsbehandlung
Grundlagen – Indikationen – Anwendungen
1986. 400 Seiten.
Geb. DM 64,–
ISBN 3-7985-0721-X

Zum Buch: Diese straff gefaßte Monographie bietet eine leicht zugängliche Darstellung aller praktischen Fragen zur Definition, Klassifikation und medikamentösen Therapie der Krebserkrankungen. Sie möchte der wachsenden Zahl von Ärzten, die mit den Problemen der Therapie krebskranker Patienten konfrontiert sind, eine übersichtliche praxisnahe Informationsquelle sein, darin liegt ihr besonderer Nutzen.

Erstmalig wird in diesem Buch die zytostatische Behandlung bei Tumorleiden nach kurativen und palliativen Aspekten dargestellt. Die Ergebnisse der systemischen und regionalen Chemotherapie werden unter den Gesichtspunkten Heilung oder Linderung der Beschwerden kritisch analysiert. Ziel des Buches ist, die auf Heilung ausgerichtete Chemotherapie einschließlich der Nebenwirkungen im Rahmen eines interdisziplinären Behandlungskonzeptes zu vermitteln.

Dieses praxisorientierte Buch wird dem Arzt die kritische Anwendung zytostatischer Medikamente sehr erleichtern.

Inhalt: I. Allgemeiner Teil: Grundlagen des Krebswachstums – Grundlagen der Chemotherapie – Supportive Maßnahmen. II. Spezieller Teil: Indikationen zur Chemotherapie mit potentiell kurativer Zielsetzung – Indikationen zur Chemotherapie mit überwiegend palliativer Zielsetzung. III. Weiterführende Literatur. – IV. Sachwortregister.

O. HALLWACHS, Darmstadt (Hrsg.)
Zytostatische Therapie urologischer Tumoren
1986. 94 Seiten.
Broschiert DM 48,–
ISBN 3-7985-0709-0

Zum Buch: Neben Operation und Strahlentherapie hat die Chemotherapie in den letzten Jahren bei der Tumorbehandlung eindeutig an Boden gewonnen. Die vorliegende Monographie arbeitet den aktuellen Stand der zytostatischen Therapie urologischer Tumoren heraus. Fragen nach empfehlenswerten Therapiekonzepten und einer sinnvollen Therapie in den verschiedenen Tumorstadien finden hier eine kritische Erörterung. Ebenso wird die Verteilung der Nachsorge auf die verschiedenen Disziplinen eingehend diskutiert.

Dieses Buch gibt insbesondere allen niedergelassenen Ärzten, denen die Hauptlast der onkologischen Überwachung und Nachsorge obliegt, diagnostische Richtlinien, therapeutische Empfehlungen und vor allem auch Nachsorgerichtlinien zur zytostatischen Therapie maligner Tumoren im Urogenitaltrakt.

Inhalt: Morbidität der Chemotherapie und deren Prävention – Topische Chemotherapie des oberflächlichen Blasenkarzinoms – Gegenwärtiger Stand der systemischen Chemotherapie beim fortgeschrittenen Harnblasenkarzinom – Chemotherapie beim Prostatakarzinom – Chemotherapie des fortgeschrittenen metastasierten Hodentumors – Chemotherapie des diskret metastasierten Hodentumors.

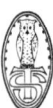
Erhältlich in Ihrer Buchhandlung.
Dr. Dietrich Steinkopff Verlag, Saalbaustr. 12, D-6100 Darmstadt

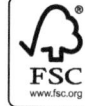

MIX
Papier aus verantwortungsvollen Quellen
Paper from responsible sources
FSC® C105338

If you have any concerns about our products,
you can contact us on
ProductSafety@springernature.com

In case Publisher is established outside the EU,
the EU authorized representative is:
Springer Nature Customer Service Center GmbH
Europaplatz 3, 69115 Heidelberg, Germany

Printed by Libri Plureos GmbH
in Hamburg, Germany